痴斋医稿

岐黄求真集

宋 兴/著

【上册】

人民卫生出版社
·北京·

图书在版编目（CIP）数据

岐黄求真集．上册／宋兴著．—北京：人民卫生
出版社，2022.5（2024.2重印）
ISBN 978-7-117-32994-1

Ⅰ．①岐…　Ⅱ．①宋…　Ⅲ．①中国医药学－研究
Ⅳ．①R2

中国版本图书馆 CIP 数据核字（2022）第 049683 号

| 人卫智网 | www.ipmph.com | 医学教育、学术、考试、健康，购书智慧智能综合服务平台 |
| 人卫官网 | www.pmph.com | 人卫官方资讯发布平台 |

岐黄求真集（上册）
Qihuang Qiuzhen Ji（Shangce）

著　　者：宋　兴
出版发行：人民卫生出版社（中继线 010-59780011）
地　　址：北京市朝阳区潘家园南里 19 号
邮　　编：100021
E - mail：pmph @ pmph.com
购书热线：010-59787592　010-59787584　010-65264830
印　　刷：北京汇林印务有限公司
经　　销：新华书店
开　　本：710×1000　1/16　印张：26　插页：2
字　　数：439 千字
版　　次：2022 年 5 月第 1 版
印　　次：2024 年 2 月第 3 次印刷
标准书号：ISBN 978-7-117-32994-1
定　　价：78.00 元

打击盗版举报电话：010-59787491　E-mail：WQ @ pmph.com
质量问题联系电话：010-59787234　E-mail：zhiliang @ pmph.com
数字融合服务电话：4001118166　E-mail：zengzhi @ pmph.com

著 者 简 介

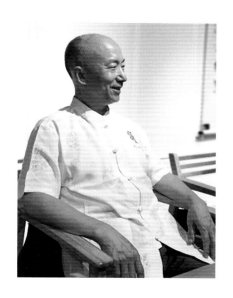

宋兴，自号痴翁，四川仪陇人，全国著名中医专家陈潮祖教授嫡传门人，成都中医药大学教授、博士生导师，四川省中医药学会医史文献专业委员会主任委员，四川省中医学术技术带头人。

长期执教中医各家学说，从事历代名家学术经验研究。学术上强调以理统派，指出各派学说都是实践过程中的理论价值新发现，而不是新的理论体系。临床强调以辨证论治统名家经验，指出所有名家经验都是理论指导下的创新拓展，而不是"神授仙传"的独门绝技。学术传承强调明理致用，指出辨证论治是灵魂，各家各派，概莫能外！

代表性论著有《陈潮祖教授膜腠三焦说》《怪证诊治探要》《疑证诊法探要》《"冒家欲解，必大汗出"析疑》《中医治癌问题反思》《〈医法圆通〉阴虚证治析疑》《病毒性心肌炎诊治辨析》《矽肺诊治要点探讨》《老年病中医诊疗要点》等文，《陈潮祖临证精华》《中医膏丹丸散大典》等书及"中医经典导读丛书"。

痴翁叹

众人嘻嘻笑我痴，
傻帽迂腐不入时。
名利华屋弃求取，
偏要深山觅陋室。
功禄盛宴拒品尝，
偏要苦熬嚼故纸。
理不透，心不死，
长夜孤灯无了时，
难怪人笑性呆痴。

言呆语呆行更呆，
貌痴神痴情更痴。
以身相许岐黄事，
扶危济困托生死。
求索解惑意未尽，
夕阳黄昏叹暮迟。
念有动，天有知，
呕心沥血终无悔，
哪管是呆还是痴。

庚子秋于痴斋

《岐黄求真集（上册）》
编撰协助人员

编撰助理　邓森涛　贾宪洲　廖勇江　宋　苏

资料整理　（按姓氏笔画排列）

王　静　孔沈燕　左渝陵　刘　平

刘　渊　刘亚飞　关芳妍　江　花

江　澜　江慧珠　汤利萍

李中隆（韩国）　何仙童

张　芳（美国）　阿贝乐（法国）

陈　颖　陈丽平　陈建明　金　钊

孟　君　胡　波　姚宝清　高　峰

黄金燕　黄勇刚　曾元静　雷长国

蔡　林

痴心痴语

痴心全在求真是，痴语只为辨真非。

以求实态度、求真精神，开诚相见地和热爱中医、学习中医的朋友们讨论长期困扰中医的一些学术问题，唯一愿望就是辨明是非，弄清真相，以利中医传承发展。是非不明，真理蒙蔽，谬种流传，误人误己。

在今天这个百花齐放、百家争鸣、学术多元的时代，对中医到底是什么性质的学科，优势在哪里，该如何学习、如何运用、如何传承等问题的认识，分歧巨大。对中医经典的认知也人各一说，见仁见智。

或以为中医理贯天人，学综百科，属于博大精深的哲理医学，学术研修，贵在明理。由牢记而深刻理解，由深刻理解而融会贯通，由融会贯通而灵活运用，是学习中医的最佳方法；或以为中医是经验医学，毫无理论可言，学习研修，贵在牢记谨守前人方药运用经验，由熟读而死记硬背，由死记硬背而一成不变照搬套用，才是学习中医的最佳方法。

或以为现代中医教育以学府为平台，理综百家之说，术集百家之长，有利于开阔学生眼界，活跃学生思维，启发学生智慧，是中医学最佳传承模式；或以为现代中医教育缺乏面授家学、秘传心法过程，为师者难述其隐，为生者难窥其奥，学府授受，弊大于利，中医传承应重返家传师授模式。

或以为现代中医教材知识系统化，内容条理化，概念标准化，语言现代化，是中医学术传承的最佳范本；或以为知识系统化割裂了中医"天人合一"整体观，内容条理化僵化了中医生动活泼学术理念，概念标准化肢解了中医学术内涵，语言现代化淡化了中医学术理趣，极力主张以经典和历代名家原著为教材。

或以为中医"整体恒动"理论特点，决定了中医理法方药运用只有辨证论治一种模式，中医理法方药必须在辨证论治原则指导下运用，才能把整体恒动认识理念落到临床运用的实处，才能制订出科学的个体化治疗方案，才能确保获取可靠疗效。辨证论治既是检验中医是否合格的起码标尺，又是中医学术修炼的最高标杆，确属无可替代的中医临床工作灵魂。或以为"天人合一""整体恒动"是中医荟萃百科的理论特点，虽有开阔视野、活跃思维、丰富智慧的学术价值，但与理法方药运用模式并无直接联系。中医理法方药运用模式多样，对症状治疗、经验方治疗、专科专病专方治疗、大病重病特效方治疗、现代西医病理结合现代中药药理指导下的辨病治疗，都是中医临床运用模式，都可任意选择，辨证论治并非不可替代的中医临床工作灵魂。

或以为在中医理论指导下的近两千年发展过程中，历代名家积累的医方都是前贤认识问题、分析问题、解决问题的智慧结晶，是价值无穷的瑰宝。在每一个古方中，都蕴涵创造者奇思妙想的学术灵魂，学方当以明配伍之理为要点；用方当以根据病情灵活化裁为要点。切忌不求甚解，照搬套用！只有这样，才能有效复苏原创者的学术灵魂，所得才是具有鲜活学术生命力的真宝藏。或以为古方虽多，极品甚少，只有出自圣人手笔的经方，才是真正具有巨大学术价值的古方极品。经方是圣人在上古宝典指引下，"人神暗通"，密传秘授的绝世奇方；是结构神秘，疗效独特的稀世珍宝。其创制之机，用药之理，妙不可言，非凡夫俗子所能解。临床运用时，不可有丝毫加减化裁，违之则无效。只有一成不变，照搬套用，才是圣人真传。

或以为中医"不传之秘在量"的说法，并不是针对药物用量大小而言，而是针对方剂配伍时药物用量间的微妙搭配比例而言。强调从《本草纲目》到现代中药《药典》所规范的药物用量，都是中华民族以巨大生命牺牲为代价，从长期临床实践中反复验证总结得来的有效量，也是规范临床用药的法定量，还是有一定弹性空间的科学量，必须严格遵守。而且指出：中医疗效当从辨证论治中求取，而不是从盲目放大药物用量中求取。各药用量配伍比例，只有建立在对病机入微分析基础上，才能收获最高临床效价。或以为"不传之秘在量"的说法，正是针对药物用量大小而言，强调药物用量与疗效呈正相关关系，效随量增，用量越大越好。从用量中求疗效，最简单明确，最易知易行。而且认为《药典》用量太小，失误全在李时珍《本草纲目》总结有误，定量不当上。放胆突破《药典》法定量束缚，就是最具实用价值的创新。药物用量大小是考验医生学术水平、临床胆识的试金石。平庸者举轻若重，战战兢兢，锱铢必较；艺高人举重若轻，大刀阔斧，霹雳手段。

或以为《黄帝内经》内容博大精深，是中医理论渊薮，是临床各科基础，是名家成长摇篮，是经典的经典，为中医者当毕生苦求；或以为《黄帝内经》是满纸荒唐言，一本糊涂账的陈腐典籍，在科学勃兴的今天，应破旧立新，以西医学理加以置换。

或以为《伤寒论》是在《黄帝内经》整体恒动理论特点指导下，第一部对辨证论治做出全面示范的临床作品，功在确立辨证论治原则，把整体恒动认识原理落到临床运用的实处；或以为中医理论源头多歧，《伤寒论》学术源头不在《黄帝内经》，而在《神农本草经》《汤液经法》，其学术贡献不在辨证论治原则确立上，而在六经方证简明对应上。

或以为《金匮要略》虽是以脏腑为纲来论治内伤杂病，其诊治纲领仍是辨证论治，以此书为范本学习杂病诊治，仍当守定辨证论治根本，才能真正掌握杂病诊治要领；或以为《金匮要略》以脏腑论杂病，是辨病论治模式的体现，说明辨证论治不是中医唯一诊疗原则，而是诊疗原则之一种，内伤杂病当以辨病论治为准绳。

真是百家见解百家新，不知哪家是真经。

实践是检验真理的方法，疗效是检验真理的标准。真理颠扑不破，谬论不攻自破。真理蔽则邪说乱世，谬种流传；真理彰则众说归一，歧义自消。

理不弃贫，因真而存；理不阿贵，因伪而废。并不是谁财大气粗，谁就言之有理。也不是谁位高名重，谁就占领了真理制高点。求理者不必以讲理者的身份地位为取舍，最重要的是用智慧去鉴别"理"的真伪。

以"天人合一""整体恒动"为学术本质的中医理论体系，不是上帝安排的，不是人为设计的，更不是现代人归纳总结出来的，而是受"理解生命"研究方法影响自然形成的，原本就存在于中医理论体系中。后人通过归纳总结，点睛提要，彰显真相，不过使之大白于天下罢了。中医的理就得循着这个源头去讲，才能讲清真是，讲明真非。

受历史条件限制，中医学无法以微观物证去揭示疾病发生发展之理，于是创造了在"天人合一"理论框架下，在全时空大平台上，通过参天、察地、验人，对包罗宇宙万象在内的宏观"象变"进行综合分析，去窥探生命奥秘，去揭示疾病发生发展规律，去阐明诊断、治疗与时空关系所以然之理的"理解生命"独特研究方法。中医理论体系就是通过这种方法建立起来的。

"天人合一""整体恒动"是中医理论体系的基本特点。在天人合一、整体恒动条件下，每个生命的形成瞬间，所对应的时空环境是不一样的，因而决定了各自所携带的时空能量和信息不同。这就是时空环境给每个生命打上的特定烙印和编制的独一无二信息密码。凭借这种特异宇宙信息编码，不同个体都与时空永远保持着微妙联系。这正是人各一形一性一质的原因所在，也正是人体生命活动随时空变化而发展变化的原因所在。

正是"天人合一""整体恒动"的理论特点，决定了中医理法方药运用原则是与这种理论体系全息融合的"辨证论治"。只有在辨证论治原则指导下去运用中医理法方药，中医才能诊有深刻之认知，治有独特之方法，最终收获神奇之疗效。辨证论治是中医临床工作的灵魂。

作为救死扶伤的医学，没有可靠疗效就没有蓬勃生命力，无论形式多花哨，吹捧多狂热，都是枉然，人们只信实效这个理。在两种医学并存的今天，中医只有在诊可补西医认识之偏、治可匡西医临床之失的前提下，才能健康发展，走向世界，走向未来。疗效是决定中医生死存亡的命根子！

中医疗效是建立在中医理论基础上的，中医学术修炼的最高境界就是一个"理"字。无理不言学，无理不言术，无理不言方，无理不言效。讲授中医，要点只在"理"字上，把天人合一、整体恒动之理讲清楚了，就是好老师。学习中医，重点也只在"理"字上，把天人合一、整体恒动之理学明白了，就是好学生。运用中医，难点还是只在"理"字上，把天人合一、整体恒动之理用活泼了，就是好医生。

这个集子的问世，要感谢授我以渔的所有师长，是他们引领我进入中医学术殿堂，中医生涯由此而始。尤其要感谢我的两位恩师：郑公孝昌翁、陈公潮祖翁。他们将自己做人、做事、做学问的毕生真经倾囊相授，馈我以真知，励我以勤勉，育我以朴诚。从此，灵魂荡涤，学术日进。一路行来，让我深切体会到，这才是人生最宝贵的财富。

这个集子的问世，要感谢我教过的校内外、海内外学生以及一起切磋过中医学术的同仁，是他们的充分信任，热情邀请，使我在近半个世纪的中医教育生涯中，至少作过四十余场，三十多个不同专题的学术讲座。没有这样的经历，就没有这些基本素材的积累。这次选择整理了有关中医教育、教材、学科特点、学习方法、经典析疑的部分专题。其余与医家、医论、医著相关的专题，都尽可能地融入各家学说课堂讲稿——《求实集》中去了。

这个集子的问世，要感谢门下的硕博士生和临床带教过的校内外部分医生、学生，没有他们的积极推动和协助编撰整理，就不可能有这个集子的问世。自以为传道授业乃师之本分，讲过了，也就放下了，从来不曾想过要重拾唾余，另展新颜。是他们千方百计收集我昔年的音频、视频，辑成初稿，敦促审订，才断了我求静思闲的退路，催生了这个集子。

其中要特别感谢的是廖勇江医师、邓森涛博士、贾宪洲博士，以及远隔重洋的小女宋苏博士，他们付出最多。是勇江一次又一次苦心敦促并着力实施，才变空谈为现实。是邓博士、贾博士、宋博士，在精心校对过程中提出不少拾遗补缺、剔瑕去疵的宝贵意见，才避免了贻笑大方。

言由心生，情随感发，当年和门生一起讨论这些问题时，面对一颗颗满怀求知热情的青春心灵，面对一双双充满求知渴望的青春眼睛，讲到学术环境污染，学术谬种流传时，惆怅之叹难免不有感而发；讲到英才接力代不乏人，学术发展逐浪推高处，欣喜之情难免不油然而生。言到动情处，常常语偏激。在审订过程中，数次动念想彻底抹去情感色彩，使文归于朴。可一位学界挚友却连呼"不可！"说是"改了有失真性情，可惜！可惜！"

静心想想，也不无道理。在数十年讲坛论道生涯中，和青年学子们共探岐黄妙理，同论名家绝学时，总是用陶行知先生"千教万教，教人求真，千学万学，学做真人"的名言作为座右铭。答疑解惑，无私无隐；揭伪剖弊，无顾无忌。暮年回首，念中犹觉酣畅淋漓。到头来，差点竟连做一次真人的勇气都没有了，惭愧！惭愧！感谢朋友的警醒，让我最终坚定不移地站在尽可能忠实原貌立场上进行审订，为的是留下"痴人真性情"。

书无完书，文无尽善，这个集子也存在不少瑕疵，内容不那么丰富，说理不那么透辟，用语不那么精准，甚至免不了有见识浅陋、观点偏颇的地方，一定会给读者留下不少遗憾。

学问无穷，生命有限，对这个集子中存在的学术遗憾，也只好重取真经待智者，更上层楼待后生了。抱歉！抱歉！

痴心无私，痴语无诳。是非剖判，真伪自彰。

痴翁宋兴庚子秋自述于痴斋

目　　录

如何看待中医学科性质

同学们好！

长期以来，流行一种提法：中医是经验医学。

不仅否定中医者这样讲，老百姓这样讲，其他学科的学者这样讲，就连不少中医专家学者也都这样讲。

首先表个态。我是完全不同意这种提法的！

否定中医的人这样讲，是因为心存偏见，有意诋毁，是可以理解的。

普通老百姓这样讲，是因为对中医学术体系认知模糊，以讹传讹，也是可以理解的。

其他学科的学者这样讲，是因为隔行如隔山，缺乏对中医学理的深刻了解和正确认知，自以为是，还是可以理解的。

所有非中医专业人员这样讲，不管存心善恶，都是可以理解的。

中医专业人员也这样讲，那就无法理解了。

大家要有一个清醒认识，把中医学划入经验医学的范畴，可不是概念清不清晰的问题，而是对中医学作为一门成熟学科的根本否定！

以中医为"经验医学"的中医学者，对这种批评大多是难以接受的，他们会振振有词地举例加以辩驳：

老中医看病不就是凭经验吗？

医圣张仲景的《伤寒杂病论》不就是一个没有理论的临床经验账本子吗？

理论医学是有共同理论基础，有共同诊断标准，有共同治疗原则的，中医有吗？

理论医学的具体治疗方案都是可重复的，中医的治疗方案可重复吗？

我就听到有"中医大专家"在公开场合发表这样的见解，而且讲得慷慨激昂。我认为，这样的说法给中医造成的负面影响真的不能低估哦！

长期以来，大多数中医人在面对这类问题时，都不敢理直气壮地回答，总是张口结舌,吞吞吐吐,一副自认理短而又满腹委屈无处申述的可怜形象。

其实,哪里是这么回事呢?中医的理法方药性质都非常明确,答案都非常肯定,中医论病有理论,诊病有标准,治病有原则,治疗方法、方案都百分之百可以重复!中医就是不折不扣的理论医学嘛!有什么理短的?有什么可怜的?

为什么这样讲?

因为理论医学具有的特点,中医学都有!理论医学具备的可重复性,中医学同样具备!

某些人不明白中医学的这些内涵,不等于中医学的这些内涵不存在!某些人不懂得中医学的这些特点,不等于中医学的这些特点不具备!这是两码事!

完全脱离中医理论指导,仅仅凭经验看病的中医有没有?

有!数量还不少!

如果从现代医学管理的角度来看这种现象,这样的中医,无论头顶多少光环,也不是一个合格的中医。

中医是宏观求象、据象析理的理解生命研究方法。除了色脉形症外,几乎没有翔实的数据可凭,表面上陈旧虚玄,骨子里生动活泼,掌握运用起来,更需要医生个人的卓越智慧。所以中医人才合格率相对较低,人才水平相对参差不齐。奇怪的是某些头顶光环的中医名家大腕,把中医队伍里存在诊不守法、治不明理的庸医现象,看作是中医的学科特点。

中医学深刻阐明人和自然万物一样,都是大自然的产物,每个不同个体都是在大自然特定环境条件下形成的特定生命形式。时空无限,因而决定了每个生命形成的时空背景是不一样的。不一样的时空背景,决定不一样的宇宙能量信息影响。从《灵枢·决气》篇所说"两神相搏,合而成形"的那一刻起,作为生命胚芽的父精母卵就打上了时空烙印,这个时空烙印就是宇宙根据每个不同个体遗传物质量身定制的信息编码。正是这样的信息编码,决定了不同个体的生命活动每时每刻都与时空运动发生着特定的能量信息同步;决定了不同个体以不同特质保持着春生、夏长、秋收、冬藏的生命活动规律;决定了每个生命终其一生,都必然受到自然气候气象的深刻影响。人是如此,一切地球生命也无不如此。

这是不是理论?

博大的理论嘛!

中医学深刻阐明人体疾病的发生发展与自然环境密切相关,必须高度重视自然环境因素对人体健康的微妙影响，必须把疾病的发生发展和时空联系起来加以研究。就连病因变化都是如此，不同季节有不同病因产生。结合现代自然地理学和微生物学观念看，同一纬度，同一季节，常常温度、湿度相近，因而会有相同或相近的微生物群落产生，就连后续的变异都可能存在巨大的相似性。

这是不是理论？

高深的理论嘛！

中医学还深刻阐明人体生命活动特点的本质，就是时空运动过程中由天体位置移动带来的阴阳盛衰变化。还强调人的健身养生都应该遵循这些规律，医生诊病治病也都应该遵循这些规律。人的生老病死，都与自然环境息息相关，还与体质、年龄、性别、饮食、起居等多种因素密切相关，人体疾病的诊断治疗、善后调养，也必须把各种因素纳入其中，因时、因地、因人、因证制宜，才是最科学的治疗思想。以这种治疗思想设计的治疗方案才是最严密、最科学的个体化治疗方案，才能收到最佳治疗效果。

这是不是理论？

精妙的理论嘛！

中医学的研究方法是理解生命，中医学的理论特点是整体恒动，中医学的诊疗特点是辨证论治，中医学求实求真的方法就是通过说透天人合一之理去还原生命本真，去解读疾病本质。中医学正是通过全息求证、充分说理去弥补微观认识不足的，离开了深邃的理论，中医学就无法正确解读疾病发生发展的所以然之理。中医学是处处都在讲理论，处处都必须讲理论，处处都以理论为支撑的应用性学科，这是谁都不能否认的中医学术特点客观存在！怎么能说中医学没有理论呢！

中医有没有共同理论基础？

有啊！天人合一，整体恒动，都是共同理论基础啊！建立在这个基础上的脏腑经络理论，五脏生克制化理论，六淫七情病因学理论，邪正对比的发病学理论，应时而动的养生理论，四诊合参的诊断学理论，因时因地因人因证制宜的治疗学理论，在中医临床各科的运用都是相同的，而且时贯古今，无论什么名家大腕，学术泰斗都必须遵循！无一例外。

脱离这些中医理论基础谈中医、用中医，不是谬种流传，就是邪说乱世！怎么能说中医学没有共同理论基础呢！

中医有没有共同诊断标准？

有啊！神、色、舌、脉、形、症都有统一的诊断标准哪！

统一不等于某个阶段的诊断结论就可以贯穿病症始终，那是西医辨病诊断特点，不是中医辨证诊断特点。中医是以不同阶段的不同临床表现为依据进行阶段性定性、定位、定量评估的，任何疾病都不例外！

统一不等于在任何病症的发生发展过程中，不同个体、不同阶段的各项指标都永远指向相同！而是存在因体质、年龄、性别、病情轻重、病程长短等因素影响下的种种差异，甚至还存在某些特殊情况下的标准真假差异。

正是为了克服标准运用过程中多因素复杂性造成的干扰，所以中医诊断原则才特别强调四诊合参哪！

四诊合参不是一加一等于二的累计关系。对于病情相对轻浅，矛盾相对单一的一般病症而言，四诊指向常常具有互证互参的趋同意义。对某些病情深重，矛盾盘根错节的特殊病例而言，四诊指向从表面上看，未必具有互证互参的趋同意义，有的似乎还相互对立，相互否定，四诊合参过程就是一个理用合一、由表及里、去伪存真的深入精细分析过程。

在这一过程中，需要深厚的理论基础为支撑，还需要丰富的实践经验为参照，绝不等于没有深刻理论分析、精细标准比对、随心所欲的乱合乱参。

同一病症，只要是合格的中医师，几个不同中医师的诊断大致是相同的。

那些见热象便认作热证，见寒象便认作寒证，见胀便认作实，见泻便认作虚的人，根本就不懂什么是中医的共同标准，而不是中医没有共同标准！

中医有没有共同治疗原则？

有啊！早在《内经》时代就明确制订了啊！《素问·至真要大论》"寒者热之，热者寒之""实则泻之，虚则补之""从内之外者调其内，从外之内者治其外，从内之外而盛于外者，先调其内而后治其外，从外之内而盛于内者，先治其外而后调其内，中外不相及，则治主病""谨察阴阳所在而调之，以平为期，正者正治，反者反治"。这些都是所有中医工作者必须遵守的共同治疗原则，无一例外呀！而且都是针对疾病本质而言的，不是针对症状呀！

那些只见症状，不求病本，一见发热就用寒凉，一见恶寒就用温热，一见胀满就用攻下，一见腹泻就用解毒、消导、固涩的人，根本就不懂什么是中医共同的治疗原则，而不是中医没有共同治疗原则。

中医学识有理论，诊有标准，治有原则，是一门对人类疾病发生发展与时空、体质、年龄、性别、情感、饮食、起居、劳逸等一切因素都紧密关联，有深刻认识，诊疗理念高度成熟的学科。

有的朋友可能又不同意这种提法了，中医不就是经验医学吗？怎么能说认识深刻，诊疗理念高度成熟呢？西医学都未必敢讲这个话呢！真是王婆卖瓜，自卖自夸。

看法分歧很正常，但正确定义只有一种。不能说对中医学科定义的认识有分歧，中医的学科定义也就可以多种多样。认识分歧，是学者学术水平所决定的；学科性质，是学科自身内涵所决定的。不能说学科性质因名家的见识不同而异。如果以某名家见解来否定中医学科特点，那纯属谬种流传！

中医不是经验医学，而是哲理医学！

中医学宗百科，理贯天人，体系庞杂，理论博大精深，确实很难精确定性。称中医为哲理医学是因为其理论构成主要为中国古代医药学、天文学、哲学三大板块。其中的理论内核主要是先秦道家的哲学思想和辩证方法，与中医药理法方药有着千丝万缕的复杂联系。

这不是王婆卖瓜式的自夸，而是客观评价。

刚才讲了，中医学是天人合一的复杂理论体系，中医学的基本理论特点就四个字：整体恒动。

整体到什么程度？

天人合一，无处不在。

恒动到什么程度？

无休无止，无始无终。

这是经纬天地的大学问。复杂得很。和经验医学完全是风马牛不相及的，千万不要信口雌黄！

什么是经验？

经历而有验，不必理论指导，只需口耳相传、照搬套用即可，这就是经验嘛！

以经验为基础，以经验为样板，照搬套用的医药知识，就是某些人所称的"经验医学"。

严格讲，没有形成系统理论的知识，根本就不能称"学"！

"学"是要经得起理论拷问，经得起实践检验的成熟知识体系。医药经验是不含理论的朴素知识单体，永远都只能叫医药经验，就连临床经验都不能称，哪里能叫"医学"哦！

通常所称的临床经验，是理论指导下知识运用过程中的某种体会，是可以在理论指导下得到反复验证的成熟知识，是理论和实践的结晶，是医学经验，而不是经验医学。

这是完全不同的两个概念，不能混淆不清。

直到今天，坚持认为中医是"经验医学"的人还不少，甚至还有以名家自诩的老专家都这么看，都这么讲。我刚刚毕业参加工作不久，就见到过这样一位名家。

记得那是刚刚走出书本，参加工作不到两年的时候，有一位身兼学术行政职务的国家级中医"泰斗"，出差来到成都，学校领导觉得这是个难得的取经机会，于是礼聘到学校来做一次学术讲座。正值"文革"刚刚结束，那次讲座可以说是当时成都中医学院最隆重、最盛大的学术活动，全校师生都带着满腔热情去听他的高论。

我提前十多分钟跑去抢占有利地形，到会场一看，惊呆了，刚刚建成不久的三百多人大教室，座无虚席，全是求知早行人。幸运的是倒数第一排还没满号，总算找到个座位。再后来的，就只有站在过道里了。

那位"泰斗"当时讲的具体题目我已记不准确了，但主题还记得清清楚楚，是"如何学好中医学"。

他开宗明义就讲中医的学科性质，煞有介事地告诫听众："学中医首先要把中医的学科性质弄清楚，中医是没有理论的经验医学。"并以《伤寒论》为例，说"《伤寒论》就是一个方证对应账本子，根本就没有什么医学理论可言！"还苦口婆心地告诫大家：要想学好中医，就得把工夫花在背诵上，尤其是背方剂，背经典！

大腕"高论"一出，就把我惊呆了：如果中医连理论都没有，还读什么书呀？还办什么大学呀？历代那些著书立说的医家还有什么可写的呀？还有什么可说的呀？

讲任何学问，都是为了阐明其中的所以然之理，既然"无理"，那就只能算是原始医药知识，是包括文盲在内，人人都可以传承的简单医药信息！根本不能称"学"，也根本无人能讲！哪里配得上登学府的大雅之堂呢？哪里还需要著书立说来讨论呢？这简直就是匪夷所思！

再后面讲了些什么？我就不知道了，因为我只听了十多分钟，实在听不下去了，就提前撤退了。很可能是穿插着一些临床案例讲他的医疗经验。

真是坏事变好事，倒数第一排成了撤退的有利地形，不用惊动许多人，静悄悄地就离开了。

事情过去这么多年了，我都时不时地在想：真不知道这样的名家是怎么成长起来的？

持中医是经验医学见解，认为《伤寒论》理论全无，就是个方证对应账本子这种见解的人，并不只是这位老先生，直到今天，余音犹在，余势犹存。

对这样的见解，到底应该怎么看？

答案就一个：荒唐透顶！

就以《伤寒论》为例来说吧，作品性质决定了它就是以突出临床实用为重点，在《伤寒论》中，确实没有长篇大论的理论篇章，但绝不是没有理论依据！绝不是没有理论支撑！

你去看看《伤寒论》序，作为千古医圣的张仲景，在他的序言里是怎么讲的？

他老人家可是通过"勤求古训，博采众方，撰用《素问》《九卷》《八十一难》《阴阳大论》《胎胪药录》，并《平脉辨证》"这样的苦学，才真正懂得了"天布五行，以运万类，人禀五常，以有五脏，经络府俞，阴阳会通，玄冥幽微，变化难极"之理，才撰著成《伤寒杂病论》的，绝不是简单的经验汇编，更不是记录几个经验方的账本子。

再看看金代伤寒研究大家成无己，倾尽毕生心血所做的研究工作，就是从《内经》中找出《伤寒论》的理论根据来。凡条文、方证、方药加减运用，都有《内经》理论为依据，还有他自己的运用心得。不是今天网络上那种张冠李戴、移花接木的文化垃圾，而是有根有据、头头是道的真知灼见。

这说明什么？

说明《伤寒论》任何一病一证的分类归纳，都是建立在对中医理论深刻理解基础上的；任何一方一法一药的临床运用，都是以中医天人合一理论为指导的。

没错，《伤寒论》全书体例就是方证对应！但一定要弄明白，那是方药与疾病本质的"证"对应，而不是方药与某个症状表象对应。"方证对应"不等于"方症对应"。

书中的各个方证，都是疾病的核心本质提炼，每个方每味药的运用，都是有明确针对性的。不通过深入的理论分析，不知其所以然之理，怎么去确认疾病的本质？怎么去选择对应的方药？

凡是感冒汗出就用桂枝汤？年龄大小、体质强弱、脉象盛衰、舌苔厚薄、二便通涩等情况一概不论，都是桂枝汤？有那么简单？果真那么简单的话，还办什么大学嘛！背几个方不就成新时代的医圣了吗？真是可笑至极！

再看看《伤寒论》第十二条："太阳中风，阳浮而阴弱。阳浮者，热自发；阴弱者，汗自出。啬啬恶寒，淅淅恶风，翕翕发热，鼻鸣干呕者，桂枝汤主之。"

这是讨论桂枝汤的第一条，不就是首先讨论理论吗？"阳浮者热自发，阴弱者汗自出"，不就是在讲为什么发热，为什么出汗的道理吗？

清代著名医家徐彬，对桂枝汤的运用，做了个在医林中广为流传，甚至被众多医家引为座右铭的概括性评价，是"外症得之，解肌和营卫，内症得之，化气调阴阳"。这么广阔的治疗范围，如何把握什么样的发热汗出是桂枝汤证？是不是一切发热汗出桂枝汤都可以通治？

为了避免后人误认误判，仲景就列举出桂枝汤证的辨认有初感风寒、热自发、汗自出、恶风寒、脉浮缓这样一些临床基本特点来供后人学习掌握。

仲景还担心后人弄不明白，误学误用，又不厌其烦地用"阳浮者，热自发；阴弱者，汗自出"来解说桂枝汤证临床表现的所以然之理。

仲景的解释告诉我们：疾病的临床表现与患者体质特点是紧密相关的，桂枝汤证针对的就是外感病中一个带有体质特殊性的群体。特殊就特殊在阴阳都不充盛，容易发生波动的气血不足体质特点上。

人体是一个各系统紧密联系的复杂有机体，气血同体，阴阳互根，表里内外，强则俱强，弱则俱弱。气血充盛的人，机体防卫功能良好，不容易被外邪侵犯。气血不足的人，机体防卫功能较差，相对而言就很容易被邪气侵犯。

《素问•阴阳应象大论》篇早已阐明："阴阳者，万物之能始也。故曰阴在内，阳之守也；阳在外，阴之使也。"阴阳是生命的本原，永远保持着彼此依存，彼此守护，彼此长养，不离不弃的紧密关系。这种关系是不能破坏的，一旦遭到破坏，就成为病态。

阴阳互根不等于永远合而为一，浑然一体，寂然不动。果真那样，就成了阴阳未分之前那种不动不化的一团死气！

阴阳之气既具有合而为一、浑然一体的互根关系，又具有永恒运动、相互转化、生生不息的基本特点。

阳主卫外，阳主固摄，外感引起的发热是体内阳气因外邪袭扰而急起支持肺卫阳气以攘外，浮动于表，与邪气相争的表现，这是机体积极自救的必然反应。体质壮实的人，通过整体调节，分流一部分阳气做出应激反应是不会影响阴阳平衡，造成津液失守而外泄的。

对于气血虚弱体质来说，那就不一样了。平时就卫外不固，在没有任何邪气影响的情况下，也常常动则汗出，若再加邪气扰动，阳气外应，就会导致内在的阴阳平衡失调，津液失于固摄守护而随阳气外泄，表现为自汗出。这样的汗出，是气血虚弱体质各系统调节过程中阴阳失衡的病态结果。

如此微妙细密的理论内涵，明明白白摆在那儿，怎么能说《伤寒论》是毫无理论可言的账本子呢！

再看看《伤寒论》第十二条，明确指出："若一服汗出病差，停后服，不必尽剂。若不汗，更服依前法，又不汗，后服小促其间，半日许，令三服尽。若病重者，一日一夜服，周时观之，服一剂尽，病证犹在者，更作服。若汗不出，乃服至二、三剂。"表面上看，真的没有讲什么理论，只有认真思考之后，你才有可能懂得，其中包含着外感病的治疗要点、疗效判断标准、用药量等理论，内涵丰富得很、深邃得很。

外感病治疗要点是什么？是汗解。通过发汗，把因受寒邪影响关闭了的表卫门户重新打开，恢复人与自然息息相通的常态。

"汗解"一语，并没有寒温性质的特定指向，"汗解"不等于辛温一法，辛凉也在其中哦！不能简单理解为辛凉解表或辛温解表！具体该用什么性质的方药去求"汗解"，得根据病证性质进行选择，不能犯经验主义，更不能抱成见！

今天弥漫医林的那种一见发热就用大苦大寒药物的治法是非常错误的！很多时候是在伤伐生气，自毁长城，引邪深入！不是在治疗疾病，而是在制造疾病！因为寒邪也会引起发热，甚至可能是"体若燔炭"的高热。这样的发热只有辛温解表才是正法正治，才能使寒邪伤表造成的卫阳郁闭及时得到开解，才能收"汗出而散"的良好效果。如果不明寒热真相，把寒证误认作热证，错误执行"热者寒之"原则，就会把原本轻浅的病症引向纵深，把轻病治成重病，把小病治成大病。这不是制造疾病是什么！

这种现象严重得很。照理说，这些都是中医的公知公识，学习运用都不应该有什么障碍。

但令人沉痛的是，这样的公知公识却不能得到正确理解，正确运用，而且是大面积的误解误用，这样下去怎么得了！不要只看到现在全国各类高校都在大办中医专业，热闹得很。还应该清醒地看到学术发展中存在的问题，并及时纠正，才能保证学术的健康发展。

作为实用性学科，中医生存的前提条件是疗效。保证疗效的前提条件是把整体恒动思维原理落到理法方药运用的实处。这就要求中医临床工作一定要忠实执行辨证论治原则，中医学术传承一定要忠实传统理论的学习，才是中医健康发展、茁壮成长的正道，才是中医长盛不衰的根本。不抓根本，形式上再热闹都没多大意义，如果都把功夫用在"名利双收"的花拳绣腿上去，中医就前途堪忧啊！

从体质角度剖析桂枝汤证的发生发展及其运用要点，可能有人也不认同，而是主张循着明代方有执、清初三大家伤寒三纲说，从外感浅深层次去认识，去讨论。

我并不完全否定这种主张，但也不完全认同这种主张，在病因和感邪量相同的前提下，体质决定病位浅深、病情轻重，体质和病位是有紧密关联的，不能简单地以风伤卫，寒伤营，风寒两伤营卫来概括邪气与病位浅深层次的关系。内因是根据，患者的体质强弱才是决定病位浅深的更重要因素，如果把体质因素和病因割裂开来讨论病位浅深，三纲说就缺乏临床指导意义。

外感病的疗效判断标准是什么？最突出的判断标准有二：

一是服药后汗出。这是人与自然息息相通关系在药物作用下得以恢复的重要标志。

二是伴随汗出而发热恶寒、头身疼痛、眩晕喘咳等症状也随之消除。这是正胜邪却，阴阳重归平衡的重要标志。

伤寒桂枝汤证原本就有自汗出，还要通过汗解吗？

答案非常肯定，还是要汗解！

病理性的自汗出是邪正相争导致的汗出，表现特点是汗出不畅，汗出不爽，汗出病不解，临床常见的恶风、发热、头晕，甚至身疼痛、身瘙痒、咳喘等症状毫无改善。

治疗性汗出是正胜邪退，生理常态重新恢复的汗出，表现特点是汗出而畅，汗出而爽，汗出而临床各种不适症状都随之逐渐减退并最终消除。

所以仲景在《伤寒论》桂枝汤条下强调指出："若不汗，更服依前法，又不汗，后服小促其间，半日许，令三服尽。若病重者，一日一夜服，周时观之，服一剂尽，病证犹在者，更作服。"如果你的诊断是正确的，治疗不能收一服汗解的效果时，就二服、三服，直到汗出病解。

在这个过程中，为促进病情尽快好转，桂枝汤的结构和药物用量比例也是需要随病情变化适当调整的。调整的目的，和仲景当时用桂枝汤一样，都是为了与病情变化尽可能保持高度吻合，以提高疗效，只要你调整得恰当，仲景是不会有任何意见的！他可能还会夸奖你，说你是青出于蓝而胜于蓝呢！

后世的温病也有自汗出，但是性属温热，与伤寒完全相反，也要汗解吗？

答案也是非常肯定的，仍然是汗解！

叶天士在《温热论》中讲得清清楚楚：温病的发生是"温邪上受，首先犯肺"，自汗出是因为温热邪毒熏蒸于肺所致。所以温病初期的治疗仍然是"在卫汗之可也"。

伤寒与温病同样都是汗解，二者到底有什么不同？这是题外的话。

伤寒的汗解是单向性的，自外而解，驱散寒邪，打开外面紧闭的门户就行了。桂枝汤也不例外，也是单向性的。虽然半数是温养气血的药物，作用于内，体现的是表里并调，意在调动机体内在积极性，托邪外达，但其作用趋势还是与解散表寒药物一致，讲得形象一点，就是内推外开。

温病的汗解是表里两解，作用趋势一向内，一向外，与治疗风寒外感的方药作用趋势有重大区别！剖析一下最具代表意义的"银翘散"就知道了。

银翘散中的药物一组是疏散表邪的淡豆豉、荆芥、薄荷、桔梗。这组药性质平和，寒热属性都很难确认，有人认为是微辛微凉，有人认为是微辛微温，有人认为是平性。就寒温而言，平性这个定性比较中庸稳妥，但我还是倾向于微辛微温，作用趋势向外。一组是清解上焦热毒的金银花、连翘，性属寒凉，作用趋势向内。由微辛微温和微寒微凉药物共同构成表里分消之势，表寒一散则郁闭自开，里热一清则壅堵自消，是通过两个方向开表卫门户。外面开锁子，取扣子；里面抽杠子，拔栓子。内外同时用力，排除影响门户通畅的障碍。

现在治外感，无论风寒风热，还有几个中医在遵守"体若燔炭，汗出而散"的原则？绝大多数都是对症状用药。

举个典型病例，这个病例典型就典型在它发生在专业中医工作者的小孩身上。

一个中医师的四岁小女儿，感冒发热，他自己用金银花、连翘、大青叶、板蓝根之类的药治疗了几天，不仅体温没有控制住，而且越服药越咽痛不能吞咽，越水米难进，只好送到一所高级西医医院去住院治疗。治疗了四五天，每天花费上千元，体温还是下不来，不饮不食，神志迷糊，表情淡漠，不断哼哼的症状依旧毫无改善。他心疼女儿就电话向我求助。

小女孩神识昏沉，呼之能应，脉数，肤烫且无汗，唇不干裂，便溏，尿清而少，用棉签撬开小嘴，看到的是舌尖绛红，舌苔雪白且厚润，中部尤甚，就开了个楂曲平胃散，加羌活、独活、防风、川藿香、生姜。结果一服汗出，大便畅解，体温一下子就降到正常范围，第二天就出了院。

　　刚才看到有人在皱眉头，也许是想问：高热神昏为什么还给这样的药？

　　今天不是临床讲座，不过既然有这样的疑问，也可以简单讨论一下。这个小孩发热一周多，不吃不喝，神志迷糊，但既呼之能应，就不是真正的神志昏迷，而是沉困委靡。虽脉数肤烫，却唇不干裂，便不燥，尿不黄热，哪里有什么真热哟！无汗苔白且厚，不是寒郁表闭是什么？舌中部苔厚还说明中焦有饮食积滞，可能是大量吃瓜果油腻类食物造成的，病性就是外感风寒又兼胃肠寒湿积滞嘛！

　　前期小孩的父亲用银翘板蓝根已经错到没谱了嘛！哪里还经得起西医又施以抗菌消炎补液呢？这是典型的一错再错，怎么不越治越严重？好在没有攻下，孩子身体素质也还可以，所以还没有造成邪气内陷的重大破坏性影响。表证还在，正气尚能支撑，所以还留下了表里同治的机会。

　　这个病是治表重要？还是治里重要？

　　都重要！

　　表寒不解则表里气机不能交通，表里不通则升降不行，中焦积滞是不会自消自化的。

　　同样的道理，中焦积滞不消，阻碍气机升降，表里气机出入也是不能恢复通畅的，解表也事倍功半。

　　如果硬要分个主次轻重，那么舌苔是白的，当然还是散寒解表更为重要。因为毕竟里未结实，说不定表寒一散，气机一通，升降功能恢复，哗哗哗地畅泄几次，就把里面的积滞排泄掉了，这种可能性也是存在的。

　　分析任何病案，都得讲理，没有理你怎么知道前期治疗出了什么偏差？连错误出在哪个环节，错误性质是什么都不知道，那还怎么去纠偏改错？治任何病症，理不明都无法下手，更不要说没有理。

　　说中医是没有理论的经验医学，真是岂有此理！

　　中医果真只有经验没有理论，那经验的重复有效率就低得很。就是侥幸收到治疗效果，那也是瞎猫碰上死耗子，算你运气好哦！

　　临床上类似的例子多得很。在座各位只要将来当医生，那就一定都有机会见到。有你们认真总结的机会哟！今天就不扯远啰。

　　中医治疗外感病的药物用量标准是什么？

　　是越大越好？还是越小越好？

　　仲景在《伤寒论》桂枝汤中告诉我们，中医治病用药不是以医生好恶或习惯为定量标准，而是以病情需要为定量标准，恰到好处就最好。

什么是恰到好处？

就像前面所举《伤寒论》第十二条讲的，"汗出病差，停后服，不必尽剂""若汗不出，乃服至二、三剂"。你看，仲景告诉我们：吃药不是吃饭，吃药的目的是治病，当知"中病即止"，哪怕只是服一次药，只要汗出了，症状消除了，剩下的药就不用再服了。如果没有收到汗出病瘥的效果，那就应该继续服药，即便是连续服几剂，都不为过。

由此可见，中医治外感病的药物用量标准精妙得很。不是以时日为定量标准，也不是以药物运用总量为定量标准，而是以表邪是否解除、症状是否消除为定量标准。只要表解症消，人与自然关系恢复和谐，就立即停药。

今天还有几个医生是在这样把握药物用量标准？难得一见啦！更多的是卖药医生。但我还是千遍万遍地提醒大家：不要当卖药医生。最有价值的是医术，不是药物！以技术衡量价值的健康价值观正在回归，不要捡了芝麻丢了西瓜哟！

当代西医对外感病的治疗理念也有很大发展。对于病情较轻的外感病，西医主张不服药，多喝点水，适当休息就行了。个别症状重点的，适当对症处理就行了。和过去滥用药物、过度治疗比起来，确实进步不小哦！但他们忽视了人群中体质差异的巨大影响。体质好的扛一扛就过去了，体质差的就未必扛得过去，有的一扛就倒。尤其是那些杂病缠身的人，既容易感受六淫邪气，又容易因表里气机出入障碍而诱发杂病。这种人，一扛就有可能把小问题扛成大问题。比较起来，还是没有中医的积极干预、因人制宜、中病即止这样的理念精密科学。

用"经验医学"的思维讨论中医，用经验账本子的眼光研究《伤寒论》，无异于痴人说梦！

也许有人会说，我所说的"经验医学"不是这种内涵哪！我不否定中医有理论呀！我只是强调中医的理论是在实践经验中产生的，中医的临床水平提高是建立在实践经验基础上的，中医学术发展是在实践经验中不断推进的呀！

你以为这样解释就为"经验医学"论找到了突破口？

这叫诡辩！这叫逻辑混乱！

人类哪门学科不是在实践中产生的？哪门学科不是在实践中发展进步的？有必要都加上"经验"二字吗？更何况，持"中医是经验医学"观点的人，明明白白下结论说"中医是没有理论的"，和你这种诡辩式的谈"经验医学"全无半点关联。你是"中医有理论"者，只不过没能正确表述罢了，人家是"中医无理论"者，完全不是个表述问题，而是否定中医理论存在的学术认知严肃问题。

关于中医认识理念成熟度的问题，质疑的声音可能就更大了。没关系，大家一起讨论，真理越辩越明嘛！

认识理念的成熟度与研究工具、研究时间并不存在必然联系，而是与研究方法密切相关！

要论研究手段、治疗工具的精巧，中医远不如西医学！

要论认识理念、治疗理念的精妙，中医远高于西医学！

尤其是药物内治法这一块，中医的治疗学理念远比西医成熟！这是客观存在，不是要和西医争高下论强弱。两种医学各有所长，也各有所短，在未来相当长一个时期，都必然是互补互用，共同发展。争高下、论强弱都是毫无意义的。

为什么两千年前形成的学科，治疗学理念会比今天的西医学理念还要成熟呢？

这是因为中医选择的研究方法不同，是天人合一的理解生命研究方法所决定的。

选择这样的研究方法，不是心甘情愿的，而是被逼出来的。因为两千年前的老祖宗们没有微观探测手段，无法用实证方法去解答疾病的所以然之理，不得不千方百计地去寻找破解疾病所以然之理的方法。通过长期的生产生活积累，终于发现"有诸内，必形诸外"，是事物内在矛盾的必然表达。具体表达形式就是"象"，据"象"析理，就可以窥探生命内在的秘密。在这一发现基础上，他们进一步去探寻"成象"的所以然之理，去考察"象"的真伪，去总结"读象""解象"的方法，最终在远取诸物、近取诸身的多元自然因素启发下，完成了从外测内、据象求理的研究，创建了天人合一的医学理论体系。中医正是通过疾病过程中的外在"象"变，去求证疾病内在质变，并阐明所以然之理的。这是中医创造的独一无二的求证方法。

我们的老祖宗在两千多年前想不想把中医理论体系设计得更简明，更易学、易知、易用点儿？不是想不想的问题！而是强烈渴望哦！做过这方面的尝试没有？做过，但乘兴而为，败兴而终。理解生命这个过程漫长得很，艰巨得很。那可不是件简单的事情。

中医学理解生命的认知模式，凭借的是千百万人，千百亿次感官刺激下的灵感觉醒，智慧升华，实在是太过微妙了！这种认知过程得从原始积累开始，历千百万年而不断，实在是太过漫长了！这种认知范围天地人无所不包，内容实在是太过广博了！这种认知结论是在观天、察地、验人过程中获得的，包罗的信息实在是太过繁密了！要把复杂的时空同复杂的生命现象系统而又紧密地联系在一起，实在是太过复杂，太过玄妙，太难把握了。要把这样的理讲清楚，就是把脑袋想扁，想大，想破，都难以说清道明。

从灵长类的本能反应到人类的智能创造，从混沌的潜意识觉悟到明确的理性追求，从偶然巧遇的发现到目的性很强的发明，从对浩瀚星空的奇异冥想到对人与自然关系的潜心感悟，从对死亡的恐惧到对医药的渴望，中华先民在自己的成长历程中，通过一代又一代的殚精竭虑追求、呕心沥血思考，早在距今三千多年前，就已经积累了足以构建一座宏大文化宝库的丰富知识。有关生命的知识、医药的知识，就是其中的重要部分。

即便是我们的老祖宗已经走过了数十百万年由感性向理性过渡的漫长岁月，积累了丰富的原始医药经验，对人与自然的复杂联系也有了微妙而又深刻的认知，但要把这样庞杂而又抽象的知识整理成专业学科体系，谈何容易！如何归纳？如何阐明？如何表述？每迈出一步都困难重重。确实让人一想到就头皮发紧，不敢动念。

是从理解生命的微妙过程去探索战胜疾病的奥秘？还是从自身肉体中去寻找触之可得、视之可见的解除病痛答案？在这个认知方法选择的岔道口，他们还是首先选择了到机体中去寻找解除病痛答案的更直截了当方法，因而把直观具体的解剖研究方法作为第一种尝试。

老祖宗们怀着万般不舍的感情，把已有的理解自然、理解生命半成品研究成果暂时放下，鼓起勇气，想要用自己的智慧去寻找更便捷的研究途径，去创造更简单的研究方法，去创建更直观的学术体系。所以停下步来，用好奇而又若有所思的目光打量人体，继而顽强挣脱灵魂崇拜的桎梏，勇敢拿起锋利的刀子，颤抖着向人体划出了解剖的第一刀。

《灵枢·经水》篇的"若夫八尺之士，皮肉在此，外可度量切循而得之，其死，可解剖而视之。其藏之坚脆，府之大小，谷之多少，脉之长短，血之清浊，气之多少，十二经之多血少气，与其少血多气，与其皆多血气，与其皆少血气，皆有大数"的记载，就是人体解剖最早尝试的真实记录。"解剖"二字就是由此而来的，其学术意义和现代"解剖"概念完全相同。

老祖宗们费尽心力地想要弄清这些人体内在结构，目的是什么？

对这个问题，《内经》没有明言。用现代人的理念去理解我们的老祖宗，还是可以找到近似答案的。应该就跟今天学中医的人一样,想要通过这种看得见、摸得着的直观方式,对人体生命现象、疾病现象做出生动形象的解答。就是想建立一套运用这样的手段来探求疾病发生发展之理,来指导临床诊疗工作的理论体系,目的性是很强的。

当他们想要运用实证分析手段建立一套医学理论体系的时候,通过原始解剖实践,才发现根本就做不到!原因很简单,这是历史局限所决定的,没有放大人体感官的高精尖工具,怎么去对人体组织结构做精细入微的研究?单凭感官所得到的研究成果太粗陋了,无法解读生命的奥秘,更无法揭示疾病的本质,当然也就无法指导临床诊疗实践,这样的成果是毫无价值可言的。

既然没有那样的研究条件,为什么还要去做这种费力不讨好的事呢?

这正是我们老祖宗最可敬可爱地方呀!他们想要通过对人体内在结构的了解,去揭示生命的奥秘,去寻找通往医学殿堂的阳关大道。因而顶着亵渎神灵、冒犯死者的风险,也要打开人体看看。这是一种求实求真的科学品质,无私无畏的开拓精神,当然是可敬可爱啦!

无论是古人,还是今人,还是未来人,任何时代,任何人,对创造过程中的行为追求都一定是相同的,都想做看得见,摸得着,简单易行,有利传承的事情。就像今天用手机、相机一样,方法越简单,操作越方便,越能普及呀!如果要培训一年半载,还要潜心体会才能使用,人们还会有那么高的热情去使用它吗?它的市场还有那么广阔吗?它的发展还有那么快吗?恐怕就不是那么回事了哦!

我们的老祖宗也想走生动形象、直观真切的研究道路,也想构建学用两易的理论体系,所以他们在那样一个连现代科技幻想都还没有产生的时代,就开始了大胆尝试,用上帝赐给的感官去剖视机体结构,去探寻生命奥秘。

不干不知道,一干吓一跳,通过实践才知道,原始解剖知识既无法解说言行视听的所以然之理,也无法解答人体复杂生理功能的所以然之理,更无法解答人体疾病现象的所以然之理,当然也就无法指导中医临床实践。一句话:他们意识到这样的研究成果对医学研究没有多大价值,就是费尽心力,也毫无用处,还远不如人们在长期生产生活实践中所获得的对世界、对生命、对疾病的潜意识认知深刻。理智告诉人们:必须放弃!

他们彻底失望了,也彻底觉悟了。但他们所做的探索是永远令华夏子孙肃然起敬的。

我们的老祖宗对这种无果而终的研究局限性有没有反省?

当然有啦！不然的话，他们怎么会最终放弃了结构定位模式的理论构建，而选择了功能定位模式？两种模式是建立在完全不同的两种研究方法基础上的，结构定位模式是建立在形质实证研究方法基础上的，功能定位模式是建立在理解生命研究方法基础上的，这正是他们深刻反思后做出的智慧选择呀！

失败的教训告诉我们的老祖宗，在那样一个无法突破自己感官极限的时代，要想深刻解读生命奥秘，就必须重新回到观察自然，观察万物，观察自身，进而潜心感悟自然，感悟生命，直至理解生命的艰难探索、繁复构思、漫长总结中去，舍此别无捷径可走。这是一条呕心沥血的道路，这是一条勇于牺牲的道路。

在这之前，我们的老祖宗在长期生产生活实践中，通过对自然万物长达千百万年的反复观察、反复体验、反复认知、反复感悟的过程，已经有了很高的智慧，有了很丰富的联想，具备了精细分析的能力，对生命现象、疾病现象已经有了非常深刻的认知，而且已经积累了大量散碎医药知识，已经具备了对自己的研究成果进行正确价值判断和理性梳理的能力。

正是在这样的认知水平和总结能力基础上，通过进一步的无数次反复生活体验，无数次医药实践，无数人悲惨牺牲，终于实现了在观察自然中感悟自然、理解自然；在观察生命中感悟生命、理解生命。最终经过认真比对，全面总结，系统归纳，圆满完成了中医天人合一、整体恒动理论体系的创建。

到《黄帝内经》诞生为止，如果以人次论，按照每个人一生生多少次病这么一条线索去计算的话，不知道是多少万亿次的反复验证，不知道经历了多少次失败，不知道付出了多少人的宝贵生命。还有什么研究有这么重大的牺牲？有这么漫长的观察？有这么海量的数据？

老祖宗们没有固执地继续朝着实证方向走下去，就早早觉悟，早早收场了，这是值得庆幸的。不然的话，以当时的研究手段，如果执迷不悟，继续以实证为追求，不知会创造出什么机械呆板、支离破碎、毫无学术生命力的医学体系来。

这是中华民族的幸事！也是全人类的幸事！

从中医理论体系诞生那一天起，就决定了中医理论体系和今天的西医学存在巨大差异。因为它们产生的时代文化背景完全不同，研究手段完全不同，对人与自然关系的认识不同，对疾病发生发展规律的解读角度、诊治方法也大不相同。

现代医学体系是在什么基础上发展起来的？

是在还不到两百年的近现代实验实证研究方法诞生以后，在机械决定论和还原论基础上建立起来的，运用的是最直接最直观的类别分析、系统分析方法。

学科的基本特点是精细、生动、形象、具体，学术的基本特点是以现代实验求微观，可视可证。

中医理论的诞生背景刚才已经讲过，是在"近取诸身，远取诸物"，长期观察自然万物万象，逐渐发现共性规律的基础上，用理解生命的方法创建的。

中医学的基本认识是：一气化阴阳，阴阳孕五行，五行生万物，万物归一气。万事万物都是在时空影响下发生、发展、变化、终结，周而复始的。人的生命过程也不例外！

建立在这种认识基础上的中医学科特点是天人合一，整体恒动。

用自己的智慧去把握生命的内在发展变化规律，还要把这种发展变化规律和外界的运动变化规律相联系，通过互证互参，达到透彻理解，这是何等漫长、何等艰巨的工程啊！

中医学科体系创建这项伟大工程，不是一个时代完成的。历代学者对中医理论体系诞生过程的断代大多是从战国到秦汉。战国到秦汉，听起来好长好长啊！但在我看来，这样的断代还太短啦！

以《黄帝内经》成书为标志的那个"战国到秦汉"，应该已经是总结期、锤炼期、分娩期了。在这之前，还经历了数百万年的人与自然情感交媾体验期，数十万年的医药实践孕育期，数万年的理论碎片积累期。中医理论体系正是以反复实践验证的深厚历史铺垫为母腹的。这就是中华先民在艰苦卓绝实践中，在大自然潜移默化反复启迪中，艰难跋涉过的理解生命漫漫征途。

要真正理解人类生命的内在运动变化规律，首先得理解宇宙和生命的关系。生命是宇宙环境中多因子相互作用的共同产物。从第一个宇宙生命诞生开始，就拉开了生命演绎的序幕。地球生命应该只是宇宙生命演绎的一个支系。

从第一个宇宙生命诞生开始，就因为它所产生的时空背景不同，自然而然地携带了独一份的宇宙能量和信息。"时空背景"这话可能还不准确，应该是"时空环境"更准确些。以存在空间无限、运动时间无限的眼光看宇宙，万物所处的位置都没有面向背向之分，而是全时空立体环境的能量信息场。

运动着的无限空间，决定了每一个新生命所处时空环境不一样，也决定了每一个生命所获宇宙能量和信息不一样，因而铸就了生命形式的丰富多彩

（甚至有可能是决定物种多样性的一个重要因素），也铸就了每一个生命都必然携带由宇宙能量和信息形成的特异编码，铸就了每个生命都必然以不同的能量信息编码和宇宙保持微妙联系。这就好似每个生命都具有一个独一无二的铸造模型，不仅铸就了它的基本形态和结构，而且铸就了它特有的性格、兴趣、情感、能力，乃至发展演变命运。地球生命不能例外，地球人类也丝毫不能例外。

理解生命不能只是一句空话，还得有依据。如果毫无依据，完全凭空想象，即便能理解，也无法表达呀！无法表达的理解也就无法传递。只有自己知道旁人却不能知道的理解，运用价值是非常有限的，所以理解生命也得有客观依据。

中医理解生命的客观依据是什么？

是有诸内必形诸外，通过人体各部神色形态所表达出的，可以反映机体内在脏腑组织变化特点的"象"。所以《内经》在讲人体结构时，不称脏腑，而称"脏象"。

象是机体生命水平的体现，象是机体内环境变化特点的展示，象是病因性质的表达，象是邪正对比状态的反应，象是形成核心病机的要素，象是理解生命和解析病理的依据，象是诊断的素材，象是治疗的靶点，象是疗效判定的标准。没有外在的象，就无法把握内在脏腑的基本生理病理特点。所以中医学从生理到病理，到诊断治疗，始终都是以象测脏，以象论脏，以象解脏。

任何生命形式都是复杂的，人更是复杂生命形式中的典型特例，是生命大家族中最复杂的生命形式，其复杂性直到今天也还没有能够被完全破解。

也许正是人体生命的复杂性，决定了机体能通过神色形态对环境做出非常敏感的反应，呈"象"于外。因此，象就成为研究人体疾病发展变化的客观标准。也许正是人体生命的复杂性，决定了人类能以自己的智慧深刻解读机体神色形态象变的内在本质，乃至象变发生发展的所以然之理。

这种看似粗陋模糊的"象"，真能揭示复杂的病理本质吗？其诊断价值能和今天的理化生物学微观依据相提并论吗？

能不能揭示疾病病理本质，这个问题虽然内涵复杂，但是答案肯定：当然能揭示！不然，中医还有什么存在价值。

至于能不能和现代理化生物学微观依据相提并论，二者依据不同，分析判断方法不同，完全没有可比性，结论当然也就不明确。其对微观形质的精细、精准认定程度，远不如现代理化生物学手段。其对内在生命水平、生命状态、机体内环境特点、邪正势力对比的认定，很多时候又远比现代理化生物学手段深刻。看似粗陋却精细，看似宏观也微观。

中医据象测内，据象求因，据象求证的诊断方法，是人类窥探生命奥秘，揭示疾病本质的一个有别于西医的智慧窗口。中西医诊断相互比对意义不大，各自实用价值不小。可以互参互补，不必相争相斗。

中医诊断绝不是某些既对中医一无所知，又对中医存心诋毁的人所说的那样"装模作样糊弄人"！而是标准明确，结论可信，能深刻把握疾病内在本质，为临床治疗提供可靠依据的科学知识。这是中医诊断的客观价值存在，是不以世人的认知态度、认知程度为改变的。

完全不懂中医的人不能认知是正常的，如果人人都能认知了，那就不是专业学术了，而是生活常识。常识是人世生活的基本知识、普遍知识，是在日常生活中自然形成的，所以人人尽知。学术是有严密理论体系、深邃理论内涵的，不经苦学都难以领会，哪能人人认知。

中医的"脏象"不等于现代医学的解剖，中医的病"象"也不等于现代医学的理化生物学病理检验资料或数据。它不是机体某个具体组织器官病理变化的直接表达，而是患病机体内在复杂病理变化投射到体外的脉、色、舌、形、症等种种客观变化。通过对这些间接表达的"象"进行精细综合分析评估，可以全面深刻地洞察机体内在的矛盾斗争特点，并以此为依据，对疾病做出定因、定位、定性、定量诊断，因而成为中医论治的可靠依据。

以"象"识病的方法，对疾病内在形质变化确实看不见，摸不着。针对某个局部病灶而言，确实存在认识模糊性，因而成为中医辨病施治的最大局限性，这正是中医不以辨病为目的的根本原因所在。

老祖宗们聪明得很。他们在漫长实践中，对"以象识病"的局限性认识非常深刻，并在漫长实践中逐渐找到了克服这种局限性的有效方法，那就是用全方位立体求象，全视野综合析象的方法来透视疾病内在变化特点，来求取疾病内在本质。所以他们对"象"的研究，强调的不是局部特异性影响，而是整体深层次影响。他们研究任何一项标准，都并不只是着眼于患病的那个局部，而是着眼于与那个局部相关联的全身各系统，着眼于患者与环境、气候、饮食、劳逸、情感等一切人世生活的相关因素，然后通过自己的智慧和灵感去动态考求"象"的多源影响，去动态考求"象"的复杂生理病理意义，而且要经千万年生活实践反复验证，然后才被确认下来。

千万不要因为没有动物实验过程就轻易否定中医的四诊价值！中医四诊

中的任何一项标准都是在千年万年生活实践中，经过千万人、千万次反复验证，才得到确认的，比今天的动物实验标本量大了不知多少倍！今天，那些不运用中医四诊，而是以看西医报告开中药处方的中医，看起来很新颖，很时髦，其实根本就不是中医，而是中药西用的"冒牌中医"！那样的运用，不可能把整体恒动认识理念贯彻到理法方药运用中去，当然也就不可能体现中医优势！

正是这种对人与自然关系近乎融入自然、融入生命的深刻理解，铸就了中医对疾病发生、发展、诊断、治疗超越时空的高度成熟认识理念。即便是站在科学前沿的现代医学，在认识理念上也难以企及。

以临床为例来看，对任何一种病症，对任何一个细小的问题，任何一个局部的问题，无论是鼻子的、眼睛的、耳朵的，还是肛门的、阴道的、皮肤的、毛发的、指甲的，中医都不是孤立地看这一点，而是立足人这个复杂的整体及其相关时空特点去加以考察，去加以处理。无论是痛、是痒、是吐、是泻、是晕、是痉，中医都不是孤立地看这某种症状，而是立足人这个复杂整体及饮食、劳逸、环境、情感等各种要素去综合分析，去进行处理。

任何一种病症，都可能由多种不同病因引起，都存在寒热虚实的性质差异。任何一个局部，都和全身多系统有着密不可分的关联。发生问题的那个局部很多时候都只是内在矛盾斗争的暴露点，而不是病根所在。中医认识疾病、治疗疾病都要把这些关系充分考虑进去。

如治疼痛性病症，不等于都用止痛药。有的需要用散寒药，有的需要用清热药，有的需要用泻下药，有的需要用补益药，有的需要用活血药，有的需要用除湿药，有的只需要某种或某类药物单刀直入地解决矛盾，有的需要多种药物综合运用去破解疑难。中医治病永远都是针对病症发生原因和矛盾本质的，根本就不是简单地从止痛着眼，所以很多时候都不需要用止痛药。这就是中医整体恒动认识理念的具体体现。从整体恒动认识角度看，直接用止痛药的思维过于简单、过于直观，无助于区分矛盾性质，无助于化解矛盾本质，无异于隔靴搔痒。这种隔靴搔痒的治疗，不仅不能从根本上解决问题，很多时候还可能掩盖矛盾真相，耽误治疗的宝贵时机。

中医用不同方药治疗看似相同病症的做法，就叫同病异治。同病异治不是故弄玄虚，更不是想当然，而是有深邃理论指导的，是学术眼光独到，临床认识深刻的表现。

还是以疼痛为例来说吧！在同一病症中发生的同一部位疼痛，最常见的也有寒、热、湿、虚、瘀等多种证性区分。证性不同，临床表现特点不同，治疗方法也绝不相同，甚至存在天壤之别的巨大差异。如：

寒性疼痛一般都会有神情相对消索、面色青灰、脉紧或脉沉、舌淡、苔白，遇冷疼痛加重类症状。治疗就得用温散、温通，甚至温补类方药。

热性疼痛一般都会有精神相对亢奋甚至烦躁、面赤、脉洪（或实、数、弦）、舌红、苔黄、烦热、口渴、多汗、便燥、尿热、胀痛类症状。治疗就得用辛凉、辛寒，甚至清泻类方药。

湿性疼痛一般都会有神情相对困沉、面色垢秽、脉沉、舌胖、苔厚、头身沉重、夜晚或阴雨天加重类症状特点。治疗就得用芳化、淡渗、温燥类除湿方药。

虚性疼痛一般都会有神情相对淡漠、面萎黄或苍白、脉弱、肢冷、唇舌淡、少气懒言、夜尿频多、怕冷、自汗、空痛虚痛类症状，治疗就得用温补类方药。

瘀性疼痛一般都会有神情相对紧张、面色灰暗、脉涩、肌肤甲错、舌上瘀斑瘀点、刺痛、痛位固定类症状，治疗就得用活血通络行气止痛类方药。

这就是同病异治的具体体现，只有这样的治疗，才能收到令西医专家都叹为神奇的效果。

一位老年女性患者，是交往多年的朋友，为人非常客气，从不轻易给朋友添麻烦。因腹中隐痛坠胀不适伴带下如水量多年余，疑为盆腔内产生了癌性病变。就多次到医院去反复检查，除老年性阴道炎外，并没有其他发现。对癌症的恐惧虽然排除了，但多方求治，久不见效。西医用雌激素软膏、消炎药，中医用银甲丸、龙胆泻肝丸等，还越医越严重，才来找我帮忙看看。我一看到她就吓了一跳，历来肤色白净，精神头很好，爱说爱笑的人，一年不见，就像完全变了个人似的。

观其面色青灰、神情委靡，问知腹痛午后及遇冷时加重，带下如排尿，清稀而气腥，大便溏薄，每天两三次；观其舌胖淡水滑；切得六脉沉细无力，完全是一派虚寒特点，半点热证影子都没有啊！前面那些清热解毒方药是怎么用上的？依据在哪里？真是令人震惊！令人气愤！于是给她开了个补中益气汤加茯苓、肉桂、干姜、小茴香、吴茱萸的方，叮嘱她严格忌生冷瓜果及一切寒凉药食！服一剂，电话报告痛消、带下减半的好消息。服药一周后复诊，所有症状好了一大半。

二诊时脉象较前明显改善，便溏明显好转，便次也减少到两次，有时还一次。于是去陈皮、吴茱萸，加补骨脂、菟丝子、蛇床子、鹿角霜，嘱其禁忌如前，并告知只要没有特殊不适反应，没有重感冒，可以连续服用月余。

这个患者很听话哟！她真的是老老实实一天一剂，连续服了一月。

三诊时诸症痊愈，精气神全面好转。考虑到她年过花甲，生命发展趋势天天向下，培元固本最难，于是另拟丸药善后：红参20克、干姜20克、鹿茸10克、肉桂10克、阿胶30克、炒白术30克、补骨脂30克、韭菜子30克、蛇床子30克、蒲公英30克、川芎30克、黄芪50克、菟丝子50克、枸杞子50克、锁阳50克、炒山药50克、茯苓100克，叫她买5剂加工成蜜丸，每丸10克，每天睡前淡盐汤嚼服一丸，服完后可再做5剂续服。

这丸药她不是续服几个月，而是一直吃了整整三年，现在还坚持吃。因为她越吃越精神，气色、体力都很好，所以她不愿停。能有这样的效果，与她长程服善后调养方药有关，也与她从此很少吃生冷有很大关系。老年人阳气渐衰，真的不能多吃生冷！

这样的腹痛，哪里是普普通通镇痛药能解决的呢？清热解毒更是雪上加霜嘛！只有温补才是唯一正确方案。

做几点假设性讨论：

假设同样是这个患者，同样是腹痛，要是带下色黄、腐臭、脉滑数有力、面色秽垢、小便黄而不畅、大便溏而不爽，那就不是气虚清阳失煦，精微浊阴并走于下的问题了，而是湿热蓄积淆乱迫注下趋，那就不是用补气药了，而是要用清利湿热药，如青蒿、黄芩、苦参、佩兰、茵陈、金钱草、石菖蒲之类。

假设同样是这个患者，同样是腹痛，同样是带下清稀量多，要是舌上白苔很突出，那也不是单一气虚证了，而是气虚兼寒湿内盛，简单运用补中温中益气药也难以有效解决问题，益气药用多了还会因表气闭郁加重而增脘痞呕恶、肢体沉困等症。而是要散寒温中，化气行水，多管齐下，才能有效化解矛盾。如理中五苓加羌活、防风、藁本、白芷、川芎之类。

假设同样是这个患者，同样是腹痛，同样是带下清稀量多，要是形瘦、舌小、苔少、脉细数、五心烦热，那也不是气虚证了，而是气阴两虚，互不相济，精微失守的重证。单用益气药不仅无济于事，而且进一步伤阴耗血，加重病情。只有左归丸这样的阴阳双补、填精养血、培元固本方药才能重建阴平阳秘，固精保液之功。

这就是同病异治的生动体现哪！大家将来到临床上去仔细观察，用心体会，真的有趣得很！

有人说中医的诊断没有标准，中医的治疗没有意义，有效的治疗也都是"瞎猫碰上死耗子"，凭运气。这完全是无知妄言！

但换个角度看，如此严厉的批评，也值得引起中医自身高度重视，中医队伍的学术水平确实存在亟待提高的重大问题！见而不察，察而不识，识而不敢用，用而不能精的问题非常严重！

现代医学的实证性研究手段，就确定了它只能用实证性依据作为治疗疾病的唯一标准。

"实证"看得见，摸得着，让一切问题都显得那么有凭有据，都那么真实生动，这是现代医学的骄傲。

"实证"在"至小无内"的东方哲学慧眼下，永远没有尽境，永远都只能是阶段性的！永远都存在不可求状态。因而也就成为现代医学永远无法避免的近视或偏盲缺陷。

在现代医学那儿，不管你痛也罢，痒也罢，胀也罢，饿也罢，热也罢，冷也罢，晕也罢，吐也罢，秘也罢，泻也罢，枯也罢，肿也罢，聋也罢，哑也罢……，任何病症，没有实证性依据，他们就一筹莫展，就爱莫能助。

没有实证性依据并不等于疾病没有发生，更不等于微观实证依据不存在，只不过现有微观研究手段还不能捕捉罢了。

以有限微观研究手段求物证，必然导致无限微观的远端物证迷失！这就是现代医学不可避免的尴尬！

现代医学在认识上的尴尬，还表现在有凭有据这个局部和整体、环境、气候是怎样的关系上。受揭示手段限制，考虑自然也就很难周全。不是不想考虑周全，而是因为找不到相关联的实证性凭据就无法考虑。这充分说明以实证手段研究宏观，也存在让远端宏观迷失的重大缺陷。

实证研究方法的局限性是客观存在的，也是难以克服的。

现代医学找不到依据的病症，中医常常能以自己独特的诊断方法求得寒热虚实的内在性质特点。更为可贵的是，以这样的诊断结论去指导临床，能收到现代医学难以理解、难以想象的神奇疗效。

临床例子俯拾皆是。

一位年过花甲的老太太，因失眠便秘多年前来求诊。患者自己讲述：多年来，西医中医看过不少，西医大多都是用的阿普唑仑、果导片、开塞露之类药物，每次用了都有效，就是疗效不能持久。随后拿出一大摞中医处方来，大多是朱砂安神丸、柏子养心丸、归脾丸之类，也有用肾气丸的，其中还不乏"名家"手笔，甚至"大家"手笔，看起来似乎都还比较靠谱。但患者却说越吃越烦躁不眠，越吃越大便秘结，越吃越严重。

一把脉，吓了一跳，左脉粗大弦劲，盛于右脉两倍以上。一看舌苔，又吓一跳，苔黄厚腻且略带燥象，一派典型的肝经湿热阻滞之象。前医所开处方到底依据是什么？我一点都看不懂。中医诊治疾病是有统一标准的，可以方药不同，但大方向绝不能南辕北辙！如果大方向都允许南辕北辙了，那中医也就不是一门学问了，更用不着办大学。办了大学也没人能讲啊？标准全无，谁能说清道明？

再次申明：中医是有共同理论基础，有共同诊疗标准的，所以才强调一定要按照辨证论治原则办事啊！只有这个原则才能驾驭中医理法方药在整体恒动中医思维轨道上运行。脱离了这个原则，中医就方向迷失，灵魂丧失，诊治脱轨，疗效尽失！

原本是肝胆湿热兼脾虚肝郁证，前面的处方却众人一法：滋补加重镇，简直就是在抱薪救火！怎么能不加重病情呢！

于是就给患者开了川藿香、佩兰、茵陈、石菖蒲、桔梗、杏仁、牛蒡子、瓜蒌仁、冬瓜仁、钩藤、刺蒺藜、草决明、生白术、生稻芽，完全没有用什么安神药、通便药。并告诉患者，这是个湿热闭阻的病，凡和湿字相关的病症，大多治疗时间都比较长，得认真服一段时间的药，禁忌也比较多，一切辛辣、油腻、煎炸、烧烤类食物和补药补品都不能吃！

服一剂，苔退大半，便通眠安。

在此基础上加减出入，前后用药二周左右，舌净，眠佳，二便通畅。

事实面前谁也不能否认，这就是中医治疗学理念高度成熟的体现哪！这就是中医学理解生命所体现出的优势呀！

千万不要以为学问越古老就越不成熟，越现代才越成熟哦！不要以为学术越古老就越没优势，越新奇才越有优势！

人类认识事物原本就是多视角的，研究事物的方法也是多种多样的，医学也不例外。借助现代科技手段直观剖视，是一种有效的研究方法。借助理解自然，理解生命，由象求理，也是一种有效的研究方法。现代医学直观剖视的研究方法所重在局部，体现的是认证生命的特点。中医学据象析理的方法所重在整体，体现的是理解生命的特点。二者都是无可替代的，二者都是各有短长的，二者都是可以互鉴互补互用的，并不存在孰是孰非、孰优孰劣的问题。

再比如中医的运气理论，其认识之系统，说理之深刻，在疾病发生发展诊断治疗上的运用之精妙，照样是超越时空的卓越成就，也是典型例子。中医针灸按时辰选穴施针的子午流注理论就是建立在运气理论基础上的，其内涵的精妙，着实令人惊叹！

但在临床上却有不少完全按时辰选穴施针疗效并不理想的例子，到底该怎么看？

这和对症状用药，和僵死照搬经典是同一性质的问题。不少奢谈运气的医家，虽也随时都把"运气"挂在嘴上，但他真的把运气理论本质弄明白了吗？他真的把运气变化规律弄清楚了吗？还有，他把疾病的证性辨清楚了吗？既没有真正弄明白运气理论本质和规律，又没有辨证论治真本事，简单地把症状和按时辰选穴施针对应起来，当然不可能有效！怎么能以这种半知半解都说不上的门外汉水平来评判运气理论的学术价值呢？半点关联都没有！

中医对疾病发生发展所以然之理的探讨，对疾病诊疗的全方位思考，其细密周详程度都是十分惊人的，至今令人难以想象，至今令现代医学难以企及。

这样的创造只有当人的智慧达到一定高度，生产生活知识积累达到一定厚度时才能实现。需要的时间不是几千年，也不是几万年，而是数十百万年。在这一漫长过程中，我们的老祖宗受自然万物因时空运动变化而变化的反复启示，逐渐认识到生命现象和疾病现象都是与时空密切关联的，没有脱离时空的地球自然事物存在，疾病现象也不例外。直到对这些知识进行系统总结整理，才迎来了中医学的诞生。

以医药知识为主体，以哲学为纲领、为说理工具，以天文学和当时的其他百科知识为参照，以理解生命为基本研究方法所创立的天人合一、整体恒动医学知识体系，这就是理论高度成熟的中医学。

怎么能说中医仅仅只是经验医学呢？怎么能说中医没有理论呢？

中医治疗方案到底能不能重复？

关于这个问题，很少有正面肯定性的认识结论，更多是否定的见解。就连大师级的中医专家都有随声附和的。一位大师级专家就曾多次感叹："哎呀！我们中医就因为是经验医学，历代名家的经验都只能属于他们自己，人一走，这些方药经验也就不能重复了，等于成了死东西，是个大问题呀！不能重复，就没有生命力，就没有说服力呀！"

每当听到这样的言论，内心就深感忧虑。

首先要弄清楚，中医是在什么层面上重复？不把这个问题弄清楚，你连临床治疗的东西南北都分不清，重复点在何处都找不到，还谈什么重复嘛！

首先申明：讨论治疗方案的"可重复性"问题，中医和西医是有本质区别的！之所以有本质区别，主要是两种医学认识问题、解决问题的方法和理念完全不同。

西医是一病一主因的认识理念，强调对因治疗。具体治疗方案大多是一病一主方主药贯穿始终。所以，西医的重复是以病为基本单元的，重复绝大多数发生在纵贯疾病全程的单一层面上。这样的重复前提是：必须把疾病性质控制在静止不变的状态下。疾病是个活生生事物，谁能做到？

中医是多动因认识理念，强调任何病症都必须用多元影响、不断变化的眼光去认识其变化发展之理，强调针对反映疾病发展过程中不同阶段矛盾性质的"证"进行治疗。具体治疗方案必须是一证一主方一组药，药随证变。中医的重复是以疾病动态演变为认识基础，以阶段性矛盾焦点为横切面，以各阶段矛盾聚合点"证"为靶点的。

我在《如何看待辨病与辨证的关系》一讲里，阐明了"证"为什么是辨证论治唯一靶点的所以然之理，大家去参考一下，就明白中医为什么要把名家经验重复点确定在"证"上的所以然之理了。

即便病症不同，只要具备了相同的证，在本质上就是机体进入了相同的生命水平，具有了相同的邪正对比状态，形成了相同的机体内环境特点，所以，用相同的治疗方案和方法来进行治疗，就成了最科学的选择、最合理的方案。这在中医治疗学上，就叫异病同治。

即便病症相同，只要具备了不同的证，在本质上就是机体进入了不同的生命水平，具有了不同的邪正对比状态，形成了不同的机体内环境特点，所以，用不同的治疗方案和方法来进行治疗，就成了最科学的选择、最合理的方案。这在中医治疗学上，就叫同病异治。

"证"是不以病为区分的中医治疗方案重复靶点。

例如：细菌性肺炎，西医治疗着眼点在抗菌消炎上，抗菌消炎治疗方案几乎是贯穿始终，抗菌消炎药物更是难以动摇的主药。

中医的治疗却不一定，如果证性是阳热实证，中医的治疗方案和西医的抗菌消炎方案就极为相近。如果是湿热证，或寒湿证，或痰湿证，或气虚证，或阴虚证，或数证兼夹证……中医的治疗方案和西医治疗方案就有天壤之别，有的方案可能兼有类似西医的抗菌消炎治疗，有的可能连抗菌消炎的影子都没有。因为中医治疗的着眼点不仅在病上，更在患者的整体生命水平、邪正对比状态、机体内环境特点等要素上。

比较而言，中医的方案更具有切合患病机体整体特点的优势，更具有动态追踪患病机体阶段性本质的优势。肺炎的治疗是如此，肾炎、肝炎、心肌炎、脑炎等一切疾病的治疗，无不如此。

关于中西医治疗优势问题，在《中医优势在哪里》一讲中有过深入讨论，有兴趣的朋友可以参考。

今天，受西医诊疗理念影响，不少中医都过不了辨证论治这个中医诊疗学的铁门坎。正因为不懂辨证论治，更不会辨证论治，所以在他看来，既然都是同一个病症，中西医治疗为什么会有那么大的差异？他又知道不能简单对症状治疗，便往往以西医辨病为基础，以西医诊断指标和现代药理研究成果为依据，指导遣方用药。

如果要把中医辨证治疗的方案用在辨病治疗上，那肯定是找不到重复点的，当然不能重复哦！

如果以证为重复点，任何一个中医治疗方案都有它特定的重复点，都有它特定的重复标准！如一千八百年前的白虎汤。在今天，只要具备了白虎汤证的热、渴、烦、汗、脉洪大等基本要素，那还是白虎汤证呀！还是应该用白虎汤治疗嘛！而且可以肯定地说，只有白虎汤这样的方案才是最科学的方案。其他如桂枝汤、真武汤、《千金》苇茎汤、九味羌活汤、补中益气汤、银翘散、六一散等等，历代名家医方的运用，无不如此。这正是中医治疗学的特点！正是中医治疗学无可替代的优势！怎么能说中医治疗方案不可重复呢？

中医治疗方案的可重复性是客观存在的，是不需要谁去破解的。只要掌握了辨证论治原则，就懂得在"证"的焦点上去重复的必要性和可靠性，重复起来就得心应手。不懂得辨证论治原则，就永远找不到中医治疗方案的重复点到底在哪里。

这也正是为什么要一遍又一遍地强调"辨证论治是中医临床工作灵魂"的原因所在！

朋友们：中医学术是有成熟理论的！中医诊断是有客观标准的！中医治疗方案是可重复的！在学术问题上，千万不要误听误信！千万不要以讹传讹！一定要用求实求真的态度、百折不挠的精神，孜孜不怠地去追求学术真理！只有这样，你所获得的知识，才是有价值的真知识！

观点偏颇的地方，欢迎大家批评指正。

谢谢大家！

如何学好中医学

同学们好！

今天讨论一个大多数同学都很关注的问题：如何学好中医学？

一进中医学府的大门，同学们对如何学好中医专业就非常关注，这是好现象，说明大家有学习的热情，有学习的积极性。

中医这门学科对今天的青年学子是个比较特别的领域，特别就特别在既熟悉又陌生。说熟悉，是因为大家都见过中医，大多数同学还吃过中药。说陌生，是因为大家以数理化天地生为基础的文化背景与中医学科几乎格格不入。

越陌生，越好奇，好奇中还夹杂"难不难学哦？""怎么才能学得好哦？"种种疑虑。最希望的是能找到一种学起来最快、最省力，效果最好的方法，那就太好了！要是能学出未离校园，已成名医的效果来，那就更好了！这些期盼不是贪婪，不是懒惰，而是现代青年追求高效率的正常心态。

我的回答可能有点令大家失望，一分耕耘，一分收获。同读一本书，各自得其要；同听一堂课，各自领其妙；同参一条理，各自悟其奥；智慧加功夫，决定收获。三分耕耘，却想得到九分、十分收获，世上哪有这样的好事。先打消这种念头，再讨论学习方法，以免造成误解。

自开展现代中医高等教育以来，对如何学好中医学这个问题的认识，一直争论激烈，见解分歧。

把各种见解归纳一下，大致有三类：

一是教材派见解。

二是原著派见解。

三是综合派见解。

分派讨论有关中医学习方法，纯属个人理解，并非学术界共识，仅供参考。

什么是教材派见解？

所谓教材派见解，就是极力主张把教材学好。因为在他们看来，教材是精华，教材是捷径，可以快出才，出高才。

他们的基本观点有二：

一是说教材是经过现代学者对传统中医理论、历代名家经验系统整理消化后提炼出来的知识精华，其中还包含现代学者的学习经历、临床经验等切身体会，既是古代学者学术成果的集大成体现，也是现代学者智慧结晶的展示，最贴近现实，最具实用价值。

二是说教材经过现代学者整理后，实现了知识系统化、内容条理化、概念标准化、语言现代化的四化建设，具有条理清晰、重点突出、概念准确、语言浅近、简明易懂的突出特点。从教材入手学习中医，相对更简单明白，更易学易用，是学习中医的捷径。因而极力主张：学习中医当从教材开始。

这种见解有没有道理？

当然有道理啦！这种学习方法犹如缆车观景。好处是捷而易明，省时省力。坐在缆车上，脚不沾泥，身不出汗，居高临下，短短几十分钟就能把一个偌大的景区概貌尽收眼中，没有比这更省时省力的了。

从教材入手学中医，那道理跟缆车观景很相似，薄薄的一本《中医基础理论》，就把《黄帝内经》乃至历代名家有关中医基础理论研究的成果统括在里面了，真正称得上一目了然。这样的学习无疑轻松方便了许多。

这样的看法有没有问题？

当然也有问题啦！最突出的问题就是深度不够。就跟缆车观景一样，它只能是了解概貌。一般来说，对景区内的山岳沟壑、绿洲沙漠、草地森林、顽石冰雪之类宏观主题，还是能有正确认知的。但深究一下，问题就暴露出来了：景区内到底有多少令人惊叹的柳暗花明？有多少令人震撼的飞瀑流泉？有多少令人陶醉的奇峰幽谷？有多少令人感动的雪原冰崖？有多少令人恐怖的洞窟深渊？根本就无从领略。当然就更谈不上大自然鬼斧神工之奇异造化对心灵的陶冶了。既然心心念念想要去大自然中陶冶自己的心灵，却连撩人心魄的自然美景都没有见到，这无疑是旅游者的天大遗憾。

同样的道理，对中医学的宏观了解和常识性认知，只能算是入门引导，还远远谈不上对中医学术登堂入室的深入学习。要想成为一个能破疑解惑、救死扶伤的高明医生，不深入掌握本学科的专业知识，行吗？当然是不行的！

有不少同学问过同一个问题：完全靠学教材学成的医生，能不能治病？

注意！这个问题背后是有潜台词的。潜台词内容就是：专业学习能不能走点捷径？

人人都想做付出最少、回报最多的"便宜事"，是可以理解的，不能完全说是投机取巧。但我要告诉同学们：这个问题的答案不确定。

因为同样是学教材，有过耳即忘者，有横流倒背者，有烂熟于心者，三者的功力不同，心智不同，对中医学知识的掌握程度也自然不同，运用水平更是大不相同。不能笼统讨论学教材的效果。

早在两千多年前的春秋时期，一位名叫"文子"的学者，针对学习方法问题，就发表过"上学以神听，中学以心听，下学以耳听"的见解。

"以神听"者，之所以能那么精神专注，一是因为他对所学的知识感兴趣，二是他有智慧。有兴趣，就有听的渴望；有智慧，就能在听的过程中碰撞出心灵火花。所以，他一听就入神，甚至入迷，渴望把别人的见解变成自己的知识。其效果，必然是得学术之妙理。

"以心听"者，不等于智慧不如人，但在兴趣爱好上可能就没有"以神听"者那么强烈，所以，学习就缺乏主动性、积极性。虽是认真在听，内心里却没有渴望和激情可言，智慧的心灵自然也就处于相对惰性状态。其效果，自然只能是得学术之常识，离谙熟妙理还隔着一段不小的距离。

"以耳听"者，既没有兴趣爱好，更谈不上学术灵感，在听的过程中，完全处于麻木不仁状态。这种人在课堂上完全是充耳不闻，在他的灵魂屏幕上，连信息流过的痕迹都很模糊，更谈不上迸发灵感火花。这就是俗话所说的：左耳朵进，右耳朵出。听了也白听，学了也白学。

读书也一样，上学以神读，中学以心读，下学以口读。以神读者，于无字句处求妙理；以心读者，于有字句处得辞彩；以口读者，张口声震屋宇，闭口一无所获，充当的不过是个扬声器角色罢了。两千多年后的今天，学生听课、读书，还是有这三种不同境界的区分。

求知的过程，一定是一分耕耘，一分收获；不同状态，不同付出，有不同的回报。这就叫皇天不负苦心人。学习的收获是与学习态度、学习方法呈正相关关系的。不同精神状态，不同精力投入，收效差异大得很！

过耳即忘者，其实是没有什么学术收获的，出了学校也只能是下工，是不合格医生。

横流倒背者，通过牢记教条，掌握了从基础到临床的知识要点。这种人做事风格是依样画葫芦，只要稍微细心一点，画出来的，大多还是像个葫芦。这样的人才，成为中工是没有问题的。

　　烂熟于心者，是既花了功夫，又用了心思的。使他受益的，就是那个"熟"字，既包含对知识的牢固掌握，又包含对知识的深刻理解。能做到这两点的人，他的临床运用就必然有较强的综合分析能力。这样的人才，完全有可能进入"准上工"行列。

　　之所以把这种人定位在"准上工"行列，那是因为上工中也还可以再分出初级、中级、顶级来，"准上工"就只能算上工中的初级。单靠熟悉教材，要想进入顶级上工行列，在知识的深度和广度上，就有可能还欠点火候。

　　在庞大的中医队伍里，能进入上工行列就已经不错了，就有骄傲的本钱了，一般人也就满足了，哪还管什么初级顶级哟！

　　但从解决疑难顽怪问题的临床需要看，从起沉解困的患者期盼看，那就远远不够了，就还需不断努力进取，还需百尺竿头更进一步。

　　临床所见，真的是医药有限，疾病无穷。作为医生，就是顶级专家，也永远不能有丝毫骄傲自满。一骄傲自满，就有可能在变化无穷的疑难顽怪病症面前弄得张皇失措！

　　有的同学很珍惜自己的青春年华，对学习中医抱有强烈兴趣，似乎具有某种天赋的情怀。其实，这种人并不是什么天赋情怀，而是或出身医学世家，早就在父母的影响下，潜移默化中建立了对中医学的认知和兴趣。或虽不是什么岐黄世家子弟，也没受过中医学术的耳濡目染，但他通过亲友师长求医问药的经历启发，甚至可能是自己患病治疗的亲身体会，对中医学有了深刻认同感和强烈兴趣，是抱着学好中医的信念和信心而来的。所以，一跨进学校大门，就全身心投入学习，边学边记边思考。这样的学习，就是"以神听"的"上学"。这样的人，不用家长、师长操心，经过三年五载的苦心求索，自然能收到很好的效果。

　　还有的同学，虽没有学好中医的充分思想准备，但不愿辜负自己的青春年华，不愿辜负父母师长亲友的期望，既入阴阳五行中，不恋阴阳五行外，始终是认真听，认真记，一板一眼，中规中矩。这样的人，学习态度很好，却没有进入最佳精神状态。因为他在积极思考方面还是被动的，所以效果就要差一些。但好在还能记住基本要点，知晓常识常理，这样的学习自然也能有不小的收获。

　　还有的同学，既对中医一无所知，更谈不上什么兴趣，完全是在家长的强迫下违心进入中医院校的。这种人，心理逆反，学习愿力最小。上课虽身心俱在，却灵魂出窍，完完全全的神形分离。或木然端坐，看起来很认真，其实心猿意马，早就不知神游到什么地方去了；或蒙头大睡，对学好学不好，根本就无所谓，梦里青春无限好，何必醒来寻烦恼；或你讲你的阴阳五行，我看我的天地理化生，身在阴阳五行中，心在阴阳五行外。抱这类学习态度的人，绝对收获不了中医专业知识！

表面看，这是个学习方法、学习态度问题。深层次看，大多是因为听者的兴趣爱好不同，智慧水平参差不齐所造成的。

同学们：中医学真的博大精深，蕴藏着丰富的前人智慧，而且深度主要体现在理论上。单凭教材学习，即便达到烂熟于心的程度，在理论修养上，在对前人智慧的继承上，也还是很不够的。

无论古今中外，办学都是有学制的。学制是根据学科性质、学习目标来设计学习时间和知识空间的。不同学科设置不同的课程，不同课程配置不同的学时，教材空间大小是与学时相匹配的，不可能应有尽有，更多是与课程相关的基本知识点。讲课也只能就教材中的具体内容给你勾画个粗线条，不可能把其中所包含的数千年古圣先贤智慧，全面生动展示出来。更不可能把疾病千变万化的临床表现、诊断要点、治疗措施全都罗列出来。

中医的研究方法很独特，不是微观剖视、实物求证的实验研究方法，而是宏观类比、据象析理、实践证悟的理解生命研究方法。

古圣先贤们是如何通过观察自然万物来破解生命奥秘的？是如何在理解生命过程中构建中医学术体系的？是如何驾驭中医理法方药破解临床疑难的？这就需要在教材学习基础上，通过不断深入学习研究前人原著，来拓宽自己的知识面，来深化自己的理论修养，来提高自己的诊疗水平，最终把前人智慧移植到自己的学术灵魂中。这是造就苍生大医的必然途径，单靠学教材是远远不够的。

举个真实的例子：

我上大学的时候，同寝室的一位同学，人很聪明，还当过几年"赤脚医生"。

什么是"赤脚医生"？"赤脚医生"是中国改革开放以前，新名词、新术语层出不穷时代的特殊专用名称，产生时间就在"文革"期间。其实就是生活在基层，工作在基层的"乡村医生"。只不过，专业教育训练不那么正规系统罢了。一般是选派具有初中以上文化水平的青年，通过两三个月短暂医药卫生常识培训，就开始充当医生使用，每个生产队就有一名这样的医生。要争得这样的机会还很不容易，得生产队看重、推举才行。在那个时代，能当上赤脚医生，也是很幸运的。

我那位有过这种幸运经历的同学就认定教材是典范，是精华，是最好的学习门径，学好教材可以避免一辈子熬更守夜地去苦读圣贤书。于是在校期间就全力以赴学教材，成天摇头晃脑背教材。四十多年前的中医教育课程分化没有现在那么细密，只有内、妇、儿、外、眼科、针灸几门课。教材也就那么几本。我那位同学真的就把内妇儿科教材都通背了。毕业后回到家乡当医生，很快就成了名医。

什么是"名医"？"名医"不是行政手段封赠的学术头衔，而是一种社会潜意识。作为医生，你有治好患者病痛的真本事，真正能解除患者痛苦，患者就会发自内心地感激你，尊重你，还把这种感激和尊重拿到他的亲朋好友中去分享，就这样一传十，十传百，慢慢在老百姓心中建立起一种连医生自己都浑然不知的社会潜意识影响，这就叫有口皆碑，这就是活在老百姓心中的真名医。而今天却还能看到有人自称为"名医""大师"，把名医当顶子戴，真的是个滑稽现象。

我的那位同窗是病家信任崇敬的真名医，而不是腹内空空、自吹自擂的假名医。名医是一种珍藏在患者心中的社会潜意识，今天这种名医遍地的现象，是否真正反映了中医发展的繁荣？医生的天职是治病救人，要靠学问立世，把功名利禄挂在嘴边的人也成不了群众认可的真名医。多年前曾听说过几个后来锒铛入狱的骗子营造了一个"名医"评选活动，趋之若鹜的人还真不少哟，都想要一顶名医的帽子——已经是现代人了，还恋恋不舍地向往着前朝御赐黄马褂。

门庭若市的真名医也不好当，太累啦！我这个同学晋升正高职称后不到一年，就因劳累过度，突发急性肾衰而死！患者太多，不要说按时下班，就连上厕所的时间几乎都没有。长期憋尿，长期得不到良好休息，最后身体就出了大问题。

作为医生，门庭若市当然是好事，谁愿意当那种一辈子门可罗雀的医生？医生本来就是和人打交道的职业，没有人找你，成天坐冷板凳，那是什么滋味？而且，一旦进入那种状态，就很难再有翻身之日了。那就真的是寒窗苦读二十年，惨淡人生半辈子！

行医难，尤其是在今天这种滥用西药，滥用成品药，滥用民间单方验方，滥用保健品的局面下，很多问题，由于受到多种因素干扰，真的是连大方向都很难判断。要解决好这样的问题，即便是上工，殚精竭虑，也常感力不从心。要想收到良好效果，不是件容易的事情！

医生面对的是一个个鲜活生命，而不是图纸，不是模型，生怕出半点差错。图纸画错了，模型做坏了，熬几个夜，重来一遍就是了。生命只有一次，小错误还可以补救，错误犯大了，连补救的机会都没有了，所以医生的心理压力都很大。

名医门前难题多，慕名而来的患者，不少是经过中西医乃至各种民间单方验方反复折腾的疑难顽怪问题。要解决好这类问题，就常常得终日处于殚精竭虑状态，哪个案例的诊断还存在疑点，哪个治疗方案的考虑还欠周详，很多时候坐在马桶上都在反省自己的临床工作，都在思考疑难问题的破解方法。真的叫作呕心沥血！

成天被患者包围，成天处于呕心沥血、殚精竭虑状态，身心很少放松的时候。时间一长，自身的健康就很容易出问题，所以医生被称为高风险职业。

高风险不只是今天所说的医患关系紧张，更大的风险来自成天生活在患者包围圈中，免不了与各种病原体的高密度接触；来自精神紧张，来自思虑过度，来自对自身健康关注意识淡漠。随时都有可能在全心全意给别人"降妖捉怪"时，自身"病魔附体"，却茫然不知，因而隐含巨大风险。

我那位同窗学友可能就是这么积劳成疾，暴病而逝的。真的令人痛心啊！

我见到过几张我那位一出校门就迅速成为名士老同学的处方。特点是辨证色彩鲜明，处方用药中规中矩，算得上真正的好中医。美中不足的是灵活化裁不够，大多是直接套用教材中的现成方案，照搬教材是他的最大特点。但他不乱搬乱用，而是在辨证论治原则指导下正确搬用。

不是他去世以后才说他变通不够。上大学期间我们就一直相处很好，学术讨论时哪怕争得面红耳赤，也不会伤半点和气。毕业后，偶尔相见，当着他的面，我都讲这话：灵活变通不够。这与他全力以赴背教材的学习方法是非常吻合的，不足为怪。烂熟教条，是他的优点！只记教条，照搬教条，也就成了他难以逾越的学术局限。

记得有一位年过半百的老太太，体形微胖，长期咳嗽痰多。他用黄连温胆汤、半夏泻心汤，症状有改善，但都没有收到满意效果。患者经朋友介绍，就千里迢迢到成都来求医。

我一听说是老同学看过的患者，就格外谨慎。因为我知道我的老同学非等闲之辈，他都没有解决好的问题，我也未必能解决好。

看了患者的一些西医学检查报告，并没有什么特殊基础病。四诊仔细考察，患者脉细缓无力，舌淡苔净不胖，便秘而溏，咳声无力，咳几声就要抽一口长气,是个典型的肺肾气虚咳嗽。就用了个补中益气汤加低剂量的附子、肉桂、干姜,叫她找个地方住下,先试服两三剂药,看看效果如何,调整一下治疗方案后再回去,免得长途奔走,费事费力费钱。她说她女儿在成都工作,那就更方便了。

那时我的应诊时间是星期二、四晚上和星期天上午。患者星期天看病后,星期二来复诊,告诉我说:喝一次咳嗽就止住了。

我说我没给你用任何止咳药,你回去后也不要随便乱吃止咳药,还是找我的老同学看。就在原方基础上加了茯苓、菟丝子、补骨脂,叫她回去连服20剂。患者后来专门叫她女儿来向我致谢,反馈的信息是:疗效非常巩固。

这个病例有一定诊治难度,最容易干扰医生思维的是"便秘而溏"这个症状,不少医生通常都很容易简单理解为肠道湿热。很显然,我的老同学也犯了这种先入为主、定向思维的错误,所以才会选择黄连温胆汤和半夏泻心汤,大方向还不算偏离太远,因为这两个方中都既有温中健脾燥湿化痰的药物,又有清解肠道湿热的药物。

值得注意的是,这种"气虚便秘"并无滞塞不畅的感觉,更没有燥结难解的特点,并不是实证便秘,而是中气虚弱,推动无力所致,临床特点主要是欲便无力,属似秘非秘的"虚秘"。准确的表述应该是"排便无力"或"少便意"。切不可误认作肠道湿热或燥热!

举这个例子,不是想要否定教材。恰恰相反,而是想要说明,现代中医教材还是有很高学术水平和实用价值的。不然,我那位老同学就不可能凭着背教材,一走出校门就迅速成为一方名医。

但疾病的临床变化常常层出不穷,临床表现常常寒热虚实难辨,缺少灵机巧变的思维,没有生动活泼的化裁怎么行?灵机巧变的思维,生动活泼的化裁,不是完全没有理论支撑的"眉头一皱,计上心来",凭空就可以产生的。在临床上,那"眉头一皱",是理法方药知识综合运用的复杂思维过程,精细分析过程。那"计上心来",正是建立在复杂思维、精细分析后,对诊断治疗的所以然之理深刻理解基础上的。只有理明,才能法正;只有法正,才能方药精准;只有方药精准,才能疗效卓著。绝没有不动脑筋的"眉头一皱",更没有凭空产生的"计上心来"。所以,我再三强调,中医的理论学习是非常重要的!单凭背教材是远远不够的!

有同学可能要问:教材难道就不讲理论吗?

这个问题问到关键点上了。不少人认为中医没有理论,只有经验,所以无理可讲。这完全可以说是中医门外汉的偏见，是愚人的谬论！中医是有理论的，中医教材一定是要讲理论的。无理不言医！理都没有，还算什么学问。还办什么大学！

但要申明一点：受教学时间、教材空间限制，教材只能讲常理，不可能曲尽其变。教材教给你的是规矩准绳，而不是圆机活法。包括临床教材中的一个个病证治疗方案，也不是圆机活法的体现，而是中医理法方药的运用举例。真正的圆机活法得你自己在面对一个个具体病例时，拿着规矩准绳去测量，去计算，去设计，去实施，去创造。

要想真正做到圆机活法，单凭个人智慧还不够，还得向古人学习，向他人学习，得多读原著。因为原著中有前人的智慧，有别人的智慧。你只要在学习原著过程中，能复活作者灵魂，你就能得到作者的智慧。这还不是向某个高人、某个名家大腕学一次就一劳永逸的事情，而是要一辈子不断借鉴前人，借鉴他人的长期性工作。

所以，对于如何学好中医，还有另一种观点，那就是原著派观点。

所谓原著派观点，就是极力主张学中医要从原著开始，要多读原著，甚至只能读原著。

多读原著这种见解是正确的，但从原著开始却未必妥当，只读原著也未必是现代中医学习的最佳选择。

原著派强调从原著开始，甚至永远都只学原著的理由是什么？

是说中医这门学科的文化根基古老，只有从原著开始，才能跨越古今时空悬隔所造成的文字语言以及文化结构鸿沟，才能更契合中医对古文化结构的要求。中医学习才有可能得其门而入。更重要的是，这样学得的知识，才是原汁原味的中医知识，这样学成的中医，才是最地道的中医。

这种看法，古香古色，很有征服力，至今受到不少人追捧。

其实，这种看法是存在偏颇的。最大的偏颇主要表现在这样几个方面：

一是忽视了古今语言文字的差异。原著是古代文字运用，古代语言表述。自五四新文化运动之后，中国人的用语习惯就发生了翻天覆地的变化，最突出的特点就是变文言文为白话文。新中国成立后简化字的颁布运用，更是告别了绝大多数繁体字的运用。现代人既不识繁体字，又不讲文言文，这无疑是初学中医者入门的一大障碍。

二是忽视了古今知识分类的差异。中医天人合一，学理庞杂，从《黄帝内经》到历代名家著作，大多理用合论，医药并包，知识系统性不强。受现代文化熏陶的现代人，在知识结构上是具有很强系统性的，其学习习惯自然也就具有强烈的系统性要求。如果直接学原著，一切都得靠自己去进行类别归纳整理，耗时费力，这就成了初学中医者的又一大障碍。

三是忽视了古今叙事论理的特点差异。古代中医文献叙事论理常常是兴之所至，笔之所至，即兴发挥、夹叙夹议、兼证兼论者多，严格按照逻辑层次分类阐述者少，条理性相对较为模糊。再加上言之过简，而中医又是天人合一的大学问，初学中医的人常常纠缠不清，需要付出不少工夫去对知识进行梳理，这也在一定程度上给初学中医者增添了麻烦。

四是忽视了古今学术概念界定的差异。古人做学问对名词术语等概念认识缺乏严格要求，更少单个逐一解释阐发的。现代人却要求一切学问所涉及的名词术语，其内涵外延都得搞清楚，必须做到概念明确、定义准确，这是学术传承的基本要求。中医学概念复杂，很多概念又内涵丰富，外延广阔，歧义众多，有的还古今变迁巨大，界定解释不是一件容易的事情，为了把某个名词术语解释清楚，不少中医专家脑壳皮都要挠肿。这也是所有初学中医者都必然面对的难题。

五是忽视了教材与原著的关系。教材与原著是什么关系？是对立关系？还是统一关系？

当然是统一的关系嘛！

教材内容是从原著中提炼出来的，然后用今天的语言加以阐释，还要对名词术语进行逐一解释，再按照由浅入深、分门别类原则编排出来的。原著永远占主导、主体地位。教材永远是向导、是路标、是指引，正好有效解决现代人跨越初学中医的种种难关。学好教材，就是为了更好地学习原著，二者永远相辅相成。怎么能简单强调原著，否定教材呢？

是不是以原著为门径就一定能学到原汁原味的中医？

这个问题的答案并不确定。能不能学成原汁原味的中医，并不取决于入门范本，而是取决于学习方法，最终看的是学习效果。

如果连整体恒动理念都没有建立起来，都不能用于指导临床实践，仅仅从学原著还是学教材去区分是不是原汁原味，这样的结论是很偏执的。

以这样的偏执态度来学习中医，我敢断言，学出来的医生充其量也就是个死搬教条的中工，哪里有可能成为真正的名家，还奢谈什么原汁原味！

强调原著研习的重要性在哪里？

强调原著学习的重要性应该落在深刻理解原著学术内涵，精确把握原著学术灵魂两个方面。

原著是医家们毕生苦求的学术真知，是他们探索创新的深刻见解，是他们长期临床的智慧总结，是他们认识问题、分析问题、解决问题思路历程的全面、生动、深刻展示。不读原著，就无从全面了解、系统掌握，就容易断章取义，把丰富内涵简单化了，把完整意涵肢解了，把活思想当成死定律了。就有可能不自觉地进入一叶障目的狭隘理解状态。

借鉴前人经验，吸取前人智慧，开阔自己的眼界，活跃自己的思维，启发自己的心灵，提高自己认识问题、分析问题、解决问题的能力，这才是原著学习的要义所在。

很多同学都喜欢阅读文学作品，因为它不仅能带给人愉悦的精神享受，而且能在潜移默化中陶冶情操，启发心灵。

你去看一篇《红楼梦评介》就等于看过红楼梦了？

不等于呀！

你去看一篇《中国古典文学评论》就等于看过所有中国古典文学名著了？

二者之间还相差十万八千里呀！

那些作品里面各有什么具体事件？作者是如何在安排故事情节？是如何在刻画人物？是如何在描写环境？看看文学评论就能细腻感知吗？

这是绝对不可能的！

就像品茶、品酒、品美食一样，你还没有真正品尝过的美味佳肴，只是看个食谱，怎么能领略到它独特的鲜美风味呢？

清末著名思想家魏源讲得好："及之而后知，履之而后艰，乌有不行而能知者乎？披五岳之图，以为知山，不如樵夫之一足；谈沧溟之广，以为知海，不如估客之一瞥；疏八珍之谱，以为知味，不如庖丁之一啜"，强调的就是实践出真知。夸夸其谈，不如深入实践。哪怕讲得天花乱坠，也没有亲力亲为的实践体会那么真切、那么深刻。

文学评论是对作品的创作时代、创作背景、社会影响、历史意义、写作技巧、文学成就等方面的分析评判，是用科学方法在研究艺术，而不是艺术本身。

科学的追求是求实求真，而艺术的追求是求美求新。

文学评论虽然也能帮助你把握作品的艺术技巧、精神实质，但仅仅只是从学术层面给了你一个提要，而不能像原著那样给予你艺术上的醇美细腻享受。所以，你领略不到读原著时那种不由自主伴随情景交融的故事情节，进入喜怒哀乐的精神状态，当然也就无法真实感受作品到底好在哪里。

只有通过读原著，去自己感受一遍作品带给你的喜怒哀乐，带给你的心灵震撼、心灵荡涤、心灵陶冶，才能对原汁原味的艺术真实感染力有真实体会。

你要想领略某部作品原汁原味的真实感染力，那就得自己去读一读原著，而不能满足于读评论，也不能满足于学教材。因为无论是写评论者，还是编教材者，还是讲教材者，他们的见解，未必就能替代你亲自读原著的感受。

古代中医药文献虽语言文字、学术内容都因时空悬隔而显得古老深邃，但古圣先贤们认识问题、分析问题、解决问题的智慧却永远不会老。即便已经时隔一千年、两千年，却仍然还能给我们生动而又深刻的启迪。

不读怎么知道其理趣之妙？不读怎么知道其意蕴之深？不读怎么知道其应变之巧？

更重要的是，一部医学著作，就是一个或一群医家学术思路历程的完整展示（有的书是一个人写的，有的书是一群人写的，《黄帝内经》就是时间跨度、空间跨度都很大，绝非一时一人之手笔的巨著。清代著名医经研究学者张志聪的《内经》《伤寒论》研究成果，都包含他不少门生的智慧）。读原著看到的是作者研究问题、解决问题的全部思想脉络，是有因果联系的全貌，非常细密深刻。

从原著中，可以读到作者的细密心思，读到作者的鲜活灵魂，可以产生和作者心灵对话的微妙效果，最终把作者的智慧移植到自己的灵魂中来。这样的收获，绝不是干巴巴教材条文所能给你的！

一部好的医药作品，你果真读进去了，那一定是会有深刻感受的。

感受到了什么？

不是文学作品那样的故事浪漫、情节跌宕起伏，而是近于科学与哲学合璧的理致深邃。

从一个新的视角提出新的见解，然后抽丝剥茧地说理。人家提出的新观点、新见解，到底新在哪里？其学术理趣何在？人家是如何把这个道理说清楚讲透辟了的？这对读者是有强烈震撼力和无穷启迪作用的！

我在这儿发出的感叹是很空洞的，只有你自己去经历一次，你才有切身体会。

也许有人认为，像中医这样古老的医学作品，研读起来一定非常枯燥乏味。

这样的认识不对！如果真是一部优秀中医作品，你却读不出其中的滋味来，那是因为你没有真正用心去读。或者可以说，那是因为你一开始就填错了志愿，你对这门学科根本就没有兴趣，读书时根本就没有进入渴求真知的状态，心不在焉！你没能把自己的灵魂放到书里去，当然也就不可能把作者的灵魂感召出来，更谈不上与原作者进行跨越时空的心灵对话。

还有一种可能，那就是你还完全没有一点临床积累，不是带着临床问题在读，所以读书时对不上号，当然也就碰撞不出心灵火花。真正有志于中医的人，真正想要追求中医学术真理又真正读懂了前人作品的人，尤其是还有过临床实践经历的人，是绝不会感到枯燥乏味的！他们的感受一定是被前人独到的学术见解、深邃的学术眼光、新奇的学术观点、精妙的学术技巧所吸引、所震撼。

比如说：读金·李东垣的《内外伤辨惑论》时，在论述脉、色、舌、形、症的鉴别类比后，明确指出：脾胃之证"与外感风寒之证颇同而理异，内伤脾胃乃伤其气，外感风寒乃伤其形。伤外为有余，有余者泻之；伤内为不足，不足者补之。汗之、下之、吐之、克之皆泻也；温之、和之、调之、养之皆补也。内伤不足之病苟认作外感有余之病而反泻之，则虚其虚也。……惟当以甘温之剂补其中，升其阳，甘寒以泻其火则愈。"并指出："盖温能除大热，大忌苦寒之药泻胃土耳。"

外感内伤形同实异的鉴别要点你掌握了吗？用甘温药能治高热病症，你敢信吗？

可以肯定地讲：多半似是而非，多半不敢信！因为形同实异的鉴别是需要有丰富临床阅历才行的，甘温治热病不是常见病症的常规治疗方法，而是特殊问题的特殊处理方法，从一般常识讲，高热属阳热实证，温药属阳性药物，两阳相加，岂不是火上浇油吗？对一般医生而言，很可能连想都不敢想。听到"甘温除大热"这样的见解，很可能要惊出一身冷汗！

在症状相似甚至相同的情况下，外感内伤如何鉴别？甘温药在什么情况下除什么样的"大热"？辨证要点是什么？

读到这样的知识点不会有疲乏感，只有兴奋感；不会有厌倦感，只有震撼感。古人著书，很多时候，是站在自身学术水平上在发表见解，常常点到即止，未尽其详，这就免不了给后世读者留下许多难解的悬疑。正是这样的悬疑知识点，会引导你去思，去想，去求解。

这样的解还不是纯理论探讨能求得的，你得到实践中去试，去用，去观察，去验证，你才能真正掌握运用标准，你才能真正理解这一见解的深邃学术本质和巨大临床价值。只有当你达到真正理解的程度时，你才能心悦诚服地拜倒在古人脚下，叹为神圣！在我们众多老祖宗里，李东垣就是这样一位让人五体投地的神圣。

医药有限，疾病无穷，临床病症千变万化。再高明的医生，永远都有破解不了的疑难，只有不断向古人学习，向他人学习，才能把问题解决得相对完美一些。所以，对医生来说，学原著不是一时的热情，而是一生的渴求。

读古代医家的原著，也可以借游览风景名胜打个比方，就像徒步旅行。

青年人都有云游天下的激情，探险探秘的渴望，这是发自内心亲近大自然，向往大自然的朴素情感冲动，有时间，有条件时，去体会一下很有好处。

历来文化人士都提倡读万卷书，行万里路。读万卷书追求的是开阔眼界，提升智慧；行万里路追求的是磨炼意志，丰富阅历。

提醒大家一句，旅游的时候不能全都选择坐缆车方式。全都坐缆车还不如安安静静坐在家里看《动物世界》《世界地理》类电视节目。不是说笑话，效果真的有点相近。

同学们，中医学术的"缆车"在基础教育阶段，通过中基、中诊、中药、方剂等课程的教育，以及临床各科的常规诊疗要点讲述，你们就已经坐过了，属于入门引导，那叫浅尝辄止。学济世活人之术绝不能满足于浅尝辄止哦！还应该有不畏劳苦的徒步旅游精神，有好好读一读历代名家作品的追求，才不负你的宝贵青春。才担得起救死扶伤的重任。

就像徒步旅游一样，到让人耳目一新的大自然怀抱里去走一走，到风情各异的不同景点去看一看，切身感受一下大自然的清新气息，体会一下大自然带给人的奇妙感染力。这对强身健体，开眼醒脑，都是大有好处的。

徒步旅游到底有什么好处？你没有经历过，就不可能有真切的体会。徒步旅游可以曲径探幽啊！

在曲径探幽过程中，每当遭遇山重水复疑无路的窘迫时，几经寻觅，常常有山高水长又一境的新发现，心胸一定会在惊诧狂喜中豁然开朗。

在曲径探幽过程中，每当进入百鸟闹林、清流击石、飞瀑雷鸣佳境，聆听到大自然的美妙乐章、激越旋律时，灵魂一定会在天籁抚慰中为之感动。

在曲径探幽过程中，每当身临冰峰雪崖、绝壁深渊，受到大自然雄奇壮美鼓舞时，精神一定会在瑰丽磅礴中为之激扬。

在曲径探幽过程中，每当欣逢百花争艳、蝶乱蜂狂，沉浸在大自然蓬勃生机感染中时，情感一定会在活力无限中为之陶醉。

在收获这些喜悦的时候，我们的眼睛为之一亮，精神为之一振，心灵为之一颤动，哎呀！这个世界这么美呀！滋生万物的大自然会让你油然而生顶礼膜拜的崇敬，大自然的神奇能力会让你由衷产生喜极而泣的感动。

在曲径探幽过程中，你还可以顺道踏访宝刹古寺，欣赏其中的名联佳句，拜访高僧大德，听他们点化恩怨情仇的智慧妙语。

在曲径探幽过程中，还有可能在一路说说笑笑里，结识趣味相投的学者专家、贤人隐士，真正领略到听君一席话，胜读十年书的灵魂震撼。

缆车观光绝不可能收获这样的精神财富。这就是曲径探幽的回报呀！

中医原著学习，就跟曲径探幽旅游一样，确实很辛苦，要一个人带着求解的渴望独上书山，勇闯学海，边读边思考，殚精竭虑地去研究问题，去寻找答案。尤其是已经搞过临床的硕、博士生们，他读原著的时候，常常会情不自禁地要进入那种苦苦求索的状态，怎么能不辛苦呢？

但这份苦不是强迫的，而是心甘情愿自找的；不是别人要求你去吃这份苦，而是你自己情不自禁就要进入那种状态。

你为什么会进入那种状态？

因为你想解除你心中学术或临床的困惑。

无论做什么事，做什么学问，人生阅历都是宝贵财富哦！阅历不够，见识就有限；见识有限，理解问题、解决问题的能力就会在一定程度上受到限制，专业阅历也是如此。

人生一世，生活中的艰辛体会，挫折磨炼，病痛熬煎，成功经验，乃至对一年四季寒热温凉的感受，对风雨雷电的惊诧，对夏夜繁星的梦想，对清流击石的陶醉，对百鸟闹林的痴迷，都是知识，都能激发你的心灵，丰富你的智慧，开启你的悟性。

这样的启悟在注入你的灵魂时，都是通过潜移默化完成的，你感知不到那微妙的过程，而心灵启悟的甘露，却真真切切地不断渗透进你的心灵。

人生这样的阅历越丰富，日积月累，就会因见多识广，使你的视野越来越开阔，精神越来越振奋，人格越来越超脱。

就在视野开阔、精神振奋、人格超脱的同时，你的思维也会在大自然神奇魅力的影响和感染下变得更加活跃，更加有想象力，更加有创造力，最终获得看问题、处理问题超越他人，甚至超越前人的质变。

这就是生活的洗礼！这就是大自然的洗礼！

所以，古今中外不少名贤鸿儒都有过读万卷书、行万里路的追求和实践。

读原著有什么好处？那就是用前贤的阅历开阔自己的眼界，增长自己的见识；用前贤的经验提升自己的智慧，强化自己的能力。

带学生临床实习就是个突出例子，带还没有半点实践经验的在校生，和带有过临床历练的医生，就完全不一样。带没有上过临床的学生，从四诊到处方，如果时间允许，那就得一点一点地讲，还得一遍又一遍地重复。不通过这样的灌输，就达不到良好效果，所以过去师带徒要三年、五年，甚至更长时间。

带经过临床历练的医生就轻松多了。他不需要老师手把手地教，更不需要扯着耳朵灌。他需要的是什么？需要的只是能澄清他对某个问题认识上的那点模糊，能点透他对某种运用认识上的那点疑虑就够了。澄清他的那点模糊，点透他的那点疑虑，往往只需要一句话。针对某些具体临床问题而言，诊断要点是什么？治疗时该抓的关键环节是什么？这就是他们的需要。至于为什么是这样的标准？为什么要把关键环节定在某个点上？他们自己稍加思考就能得出正确解答。不需要老师再一遍又一遍地去讲所以然之理。尤其是那些基础扎实，又实践多年，具有丰富感性认识的人，根本不需要手把手地教，一点就透了。这就是人们常所说的"听君一席话，胜读十年书"啊！

回答有临床经验医师的"为什么"相对比较省力，你还没说完，他马上就会说，哦！老师，我明白了。豁然贯通。回答本科生的"为什么"，就很麻烦，一个为什么接一个为什么，层出不穷。

怎么会是这样呢？

原因很简单，因为本科生还没有到临床上去把中医理法方药知识系统运用过，没有真实的体会，当然就不可能举一反三。你回答一分，他就只能领略一分，甚至还领略不了一分，所以他有层出不穷的问题，所以带他要手把手地教。

但人生有限，阅历无尽，靠一个人的百年人生，要想把没有穷尽的各种千奇百怪病症和无穷变化都历练一遍，那是不可能的。就是向天再借五百年，也历练不完哪！

怎么办？

通过读原著，借鉴前人，借鉴他人的阅历，就是最好的捷径。

你没见过，前人见过了，别人见过了，通过读前人的书，读别人的书，你耳濡目染过了，那也好啊！这样的经历，可以使你不至于在突然碰到某种疑难问题时不知所措，而是在潜意识里可以得到前贤智慧的宝贵启示，觉得似曾相识，可以从容应对，帮你找到解决问题的正确答案。

不少人可能都有过这样的切身体会，我自己也不例外。

记得大学毕业留校工作不到三年的时候，我在内科工作。盛夏时节，学校突然派我和儿科老专家杨莹洁老师一起去西昌出差，具体任务就是参加克山病科研。

克山病是一种原因不明的心肌病，也叫地方性心肌病。这种病最早见于我国黑龙江省克山县，所以就命名为克山病。

其发病原因当时主要有三大学说：

一是水土因子学说，认为是地域性稀有元素贫乏所致，尤其是贫硒。

二是生物因子学说，认为是某种生物毒素所致，尤其是寄生虫产生的毒素。

三是营养因子学说，认为是长期营养不均衡所致，尤其是维生素 C 缺乏。

到底什么是主因？至今没有定论。

克山病的主要病理改变是心肌实质变性、坏死和纤维化，最终导致心脏收缩与舒张功能衰竭。四十年前，病死率最高可达百分之七八十，甚至八九十，而且突发性很强，猝不及防。

六十年代末、七十年代初，这种病在四川省凉山州就暴发过。只不过，原来在黑龙江发现这种病时，发病对象以成年女性为多；而凉山州的那一次暴发，以儿童为主要群体。有的家庭两三个小孩，半天时间就可以接二连三，突发突死，非常恐怖。很多乡村医院后面都有不少乱坟堆。那时的交通没有今天这样方便，但为了尽力挽救生命，国家专门空投设备，在冕宁县的一个乡里建了专门防治克山病的研究机构，调集了全国多所西医院校和多个科研单位的数十名专家在那儿搞防治研究会战。在我们中医参加之前，已经搞了好几年了。

为什么突然邀请中医参加呢？

去了才知道，主要是在克山病治疗过程中，大多数患儿都会出现腹胀、脘痞、纳呆症状。患儿腹胀纳呆，正常的饮食都吃不下，服药就更困难了。为解决这个问题，西医专家们用尽了一切方法，都收效甚微，给治疗造成了严重障碍。对中医有所了解的西医专家认为中医具有解决这类问题的优势，于是向卫生部提出邀请中医支援的请求。卫生部就把这个任务交给了当时的成都中医学院。

那时，全国中医高等教育院校只有北京、上海、广州、成都、南京五所。学校接到部里下达的任务，高度重视。于是请资深儿科专家杨莹洁老师出山，去完成这项艰巨任务。

考虑到杨老已是年逾古稀的高龄老人，生活起居需要照顾，得选派一名既有一定独立工作能力，又能照顾杨老的青年医生同行。很幸运，院里把我从内科抽调出来，陪同杨老去完成这一重要任务。三天后出发，工作时间三个多月。

杨老是我院学术造诣精深的儿科名家，七十多岁，长期从事临床。也许是年事已高的缘故吧，我们在校学习期间，都没有机会听过他的课，只是久闻大名，私心仰慕而已。这次差事，对我来说，就成了跟大师学习的天赐良机。

不巧的是，当时我因严重腹泻正在住院治疗。住了十来天，中医认为是脾肾阳虚，兼肠道湿热所致，用了附子连理汤、乌梅丸等名方。西医认为是胃肠型病毒性感冒，与免疫功能低下有关，没有特效药，只有做点调节水电解质平衡，补充能量，辅以抗炎的工作。中西医两法并用，仍收效甚微，每天还水泻六七次。身高 1.69 米，体重四十来公斤，和今天某些人追求的骨感美很近似。

住院部的两位主任一位姓高，一位姓丁，是两位慈母一样的女老师。看我身体那么差，腹泻又没好，都不同意我去出差，给院里报告说我正住院。

我却积极表态，执意要去，要求立即出院。我这不是争表现，而是名师难求，能和一流名家朝夕相伴，声息相应，机会难得，内心里真的很渴望，很珍惜。说不定乘出差之便，还能跟杨老学点治疗我腹泻的奇招妙法。有了这点私心，去的意愿就更强烈了。

我这腹泻，自己最清楚，是童年时期在饥荒时，吃树皮草根，尤其是吃坏番薯太多造成的。隔三岔五就发作一次，发作一次就三天五天甚至十天半月。找过校内外不少名家诊治，都收效甚微。

两位主任见劝阻无效，就极力鼓动我去找冉品珍老先生看看，说冉老医术高明，吃他的药说不定能有效，病情改善了才能出差。不然成天腹泻，自己都生活不方便，怎么照顾杨老？这话直说到我心尖子里去了。

冉老是内科名家，身怀绝技，全院无人不知。但冉老脾气古怪，寡言少语，还永远眉头紧锁，嘴唇紧闭，面肌僵硬，谁见了都心生畏怯，几乎没人敢和他打招呼，这也是全院无人不晓的。是个没人理解，没人关爱，永远形单影只的孤独老人，终其一生，他都只是个副教授。但在患者和学生心中，他永远是当时成都中医学院可以和眼科陈达夫教授比肩的杰出中医大家。无数学生和患者怀着无限崇敬，带着几分畏惧，在心底里默默景仰着他。

当学生时，听过他老人家的课。他上课，永远都是板着面孔，铁青着脸，一上台就发牢骚，发完牢骚再讲课。讲课和发牢骚一样，每句话都冷冰冰，硬邦邦的。学生都有点畏惧他老人家，课间休息从来不会有学生去向他请教问题，更不要说找他帮忙看病了，谁敢去他老人家门前讨训斥。就连迎面相逢时向他问声好，敬个礼的勇气都没有，大多数时候都是一看见他就绕道走。

两位主任见我对她们的建议没反应，一眼就看出我是怕见冉老，于是就讲了许多冉老如何命运坎坷、家庭不幸的故事，说了不少冉老如何对工作认真负责的好话来打消我的顾虑。还教我一招：穿上白大褂去找他。关爱之深，用心之细，如同慈母。

当天下午，我依计而行，穿上工作服，坐在自己的诊室里等他看完最后一个患者，静静坐在那儿慢条斯理卷叶子烟的时候，才轻手轻脚地走到他的诊断桌边，叫了声："老师好！"

冉老就像没听见一样，眼皮都不抬，仍旧卷他的叶子烟。等烟卷好后，才低沉地回了句："啥事嘛？"

我鼓起勇气说："我拉肚子拉了半个多月，住院都住一周多了，还没好，过两天要出差，想请老师帮忙看看。"

冉老把尺多长的铜斗烟杆拿在手上，正准备往嘴里送，我赶忙帮着划火柴，划燃后正要给他点，他却把烟杆使劲往桌上一敲，大声训斥："自己的病都医不到，还学啥子医嘛！一个泻肚子都医不到，还当啥子医生嘛！"

我是个性格倔强、自尊心很强的人，从小学发蒙起，每个学期的操行评语上都免不了"个性太强"这句警示性的训诫，最怕被人训斥。一听老人家的斥责，脑袋嗡的一声就懵了，不知是该走还是该留。

正在犹豫，老人家又发话了："坐嘛！"我在心跳砰砰中不由自主地木然坐下。

他把了把脉，看了看舌苔，然后扔过处方来，"写嘛！"

我心里咯噔一下，如释重负，总算过了这一关。

冉老不假思索地扔出一句："人参败毒散去人参加藿香、加炒白术！"就不再吭声了。

我心里又咯噔一下，附子理中汤、乌梅丸都没见到效果，这么平淡的方能行吗？再说，人参败毒散去人参剩下的几乎全是解表药了，十多年的腹泻，又不是才发生三两天的新病，怎么还用解表药呢？

内心里虽不认同这个方案，但怕再讨没趣，不好问，也不敢问。

幸好方剂背得熟，一挥而就。

老人家最后表扬了一句："嗯！方还记得熟嘛！"

我赶紧站起来，说声"谢谢老师"，匆匆鞠了一躬，就随意把处方往白大褂的衣袋里一塞，带着白挨一顿训的失望，转身逃跑了。

刚逃出冉老诊室，迎头撞上站在过道里的住院部内科主任。她在等着拿处方，说是好尽快安排药房给我熬药。

我拉着主任一边向前走，一边压低嗓门说："算了，这药治不了我的病。"

主任脸一沉，说："还没吃，你怎么知道有效没效？冉老的方，很多人看不懂，可效果非常好。"接着又不容分说地命令："拿来！把处方给我！"

我很不情愿地把已经捏得皱巴巴的处方交给主任，心想：那就喝吧，反正我平日里也容易感冒，主任那么关怀备至，不能不领情，好在这方子里也没什么毒性药。

晚上药送到病房，主任监督着我喝了 500ml 才离开，叫我半夜再喝一瓶。这种慈母般的关怀，真是让人感动一辈子。

从腹泻复发以来的十多天，就没睡过一个好觉。晚上要是肠道里转气，放个屁都得小心翼翼，必须爬起来蹲到厕所才敢放，因为一放屁就有可能发生意想不到的严重后果。

只有这天晚上，竟毫无知觉地酣然一觉睡到第二天八点多，早班查房才把我惊醒。

醒来一身轻快，肚子里气机转动，于是赶紧跑到厕所去，刚一蹲下，就放了几个排气量很大，没有半点拖泥带水的响屁，肚子里舒服极了。

直觉告诉我——病已经好了。

早餐胃口大开，吃了两个馒头，两碗稀饭。要不是主任制止，都还想吃。

在两位主任劝阻无效的情况下，早餐后就出院了。离开病房时，含着热泪，接过主任送来的瓶装中药，回到单身宿舍。

中午又饱餐了一顿。晚上大便条解，腹泻就这样奇迹般痊愈了。而且是喝一次就效如桴鼓！我这腹泻，十多年来，虽然也是间歇性的，时好时歹，但从来没有好得这么爽快，这么干净利落的时候。我心里有一种直觉：这次真的治到病根了！

温脾肾的王牌方都不能解决的问题，这么一点平淡无奇的辛温发散药，怎么会有这么神奇的疗效？我被震惊了！反复思考喻嘉言的人参败毒散。由于缺乏这方面的临床体会，对"逆流挽舟"的意义始终朦朦胧胧，百思不能尽解其中妙理。

有了这次亲身体会，内心里对冉老真是佩服得五体投地，惊为神人。于是暗下决心，此生一定要把中医学好，要把冉老的经验学到手！

在一个科室待得时间长了，后来慢慢了解到冉老的人生是很不幸的。

哦！不幸这话太轻描淡写了，应该是悲惨。三年困难时期，他一家五口死了四口，就剩下他一个孤老头。后来找个老伴又性格不合，脾气不投，没在一口锅里吃几天饭，就不相往来了。到离开人世，陪伴他的，都只有青灯黄卷。

我完全懂得那段苦难的深重。从那以后，我对冉老的感情，敬重里夹杂几分哀伤，几分悲悯，几分同情。虽然也明明白白地知道这种同情对他老人家没有任何意义，但就是无法抑制这种油然而生的情怀。

他真的太孤独，太悲苦了！他很刚强，从不向任何人讲述他的个人命运，深埋心底的苦痛，只有他自己知道。

我几乎天天都不止一次地往冉老门前经过，不管冉老愿不愿意，有事没事都去叩冉老的门，陪他坐坐，给他卷卷旱烟，陪伴他一会儿，他有话问我，我就回答，没话问我，我就把小时候给祖母卷旱烟的本事拿出来慢慢给他卷旱烟。

开始他有点烦我，一见面就问："又要吃药吗？"很多时候，我都是一边给他卷旱烟，一边回答："不吃药，来老师这儿坐坐。"他也从不赶我走，看得出来，对一个孤独老人而言，很多时候还是想要有人说说话的。

时间一长，他也就习惯了我的打扰，还夸我旱烟卷得好，松紧适度，封皮严密，抽起来接火，而且抽完都不散，不灭。再后来，一看见我，远远地就招呼"小宋！来！来！扯会儿把子。"成都话"扯把子"就是聊天的意思。

在师徒相处很随和的时候，聊天就慢慢放开了，除了聊市井趣闻、街头笑话外，当然主要就是聊学术了。我从不会去和老师聊人生苦难，去触碰老师滴血的心灵创伤。

冉老教导我：中医诊治疾病是很讲层次的，既不能隔靴搔痒，又不能越界用药，治不及位和过界治疗都如同隔山吹火，有力无处使。还以我的腹泻为例，说舌苔白润，就是表寒未解嘛！理中、乌梅是治中下焦病的方，过界了嘛！怎么会有效呢？

我问老师："我这病是童年吃多了树皮草根和烂红苕造成的，时隔十多年了，怎么可能还是表邪所致呢？"

冉老说："正气虽然受了损伤，但你年轻嘛！生命力正处在人生最旺盛的阶段，还不致一蹶不振。你的腹泻是与元气不足有关，甚至可以说元气不足是主因，但每次发作，却并不是元气不足直接引起的，而是因为元气不足就容易受六淫邪气侵袭，造成表邪内陷，清阳不升引起的。治疗要点首先得把内陷的表邪提取出来，气机升降才能恢复，脾胃功能才能健运，所以才叫逆流挽舟。急则治标，邪去正自安，待脾胃功能恢复正常后再从容治本嘛！"

我问老师："既是祛散表邪，为什么要用人参呢？"

冉老说："这也算是表里同治嘛！治任何病都要正气内应才行嘛！元气不足的体质，不适当补益元气，单用发散，岂不是越发越虚哦！稍加益气，就有明显增效作用。"

我问老师："为什么你第一次给我治疗的时候却把人参去掉了呢？"

冉老说："你舌苔黄白相兼而腻，是中焦有湿浊阻滞的表现。年纪轻轻，又秽浊未去，怎么能够用人参这样的补药呢？先要化秽嘛！不然的话，把湿浊补关到里头了更麻烦！虽然去了人参，但是加了既能健脾、又能燥湿的炒白术来守护中气，还加了藿香来芳香化秽呀！"真是有如醍醐灌顶。那理致的细密、理论的深邃，真是让人五体投地哟！

还是回到正题上来。

得冉老一服即愈的灵丹妙药后，第三天就陪同杨老去出差了。我们师徒二人是乘火车去的。那时的火车没有空调，盛暑炎天，闷热难当，刚刚到达目的地，一身臭汗，还没喘一口气，一位中年西医女老师就把我们请进医生办公室，然后叫护士去把一位十四岁的女孩带到办公室来，叫我们给那个女孩把把脉，看看病情轻重。还有好几位西医老师也都陆续进来，围坐四周。

后来才知道，这位女医生是坚决反对邀请中医参加的，她说："中医怎么可能对这个病的治疗有帮助！邀请中医简直就是乱弹琴嘛！我们这个课题都搞了七八年了，怎么能够在这个时候把中医请进来'摘桃子'呢？"

所以我们一到，她就毫不客气地给我们一个下马威——病案面试！

小女孩体形微胖，紫红的脸庞上透着几分黝黑的高原肤色，不咳不喘，精神略显委靡，表情平静。

小孩静静坐在那儿，杨老半闭着眼睛，慢声细气地说："你看吧！"我一听这话就惊呆了，连这病的名称都很少听过，哪儿敢接招哦！于是连连恳求："老师，您看！您看！学生不行。"

杨老依旧微闭双眼，慢吞吞地说："你看了我再看！"

杨老的话干净利落，透着斩钉截铁的意味，半点讨价还价余地都没有，虽语调低沉，却让我如同五雷轰顶，耳朵一下子嗡嗡叫！真的快要崩溃了，全身汗如雨下。好在是夏天，出汗是正常现象，炎热的天气掩护了我，才不致让别人看出我的极度紧张和窘迫。

其实，整个西昌都属高原气候，夏天只要不在阳光下直晒，就不会有闷热难当的感觉，更不会汗流浃背。

人在面临艰难险阻时，常常会因为没有退路而变得更加勇敢，更加有智慧。我调整了一下自己的紧张情绪，冷静想想，确实该我打头阵。我是初出校门的后生，丝毫不具备学术代表性，即便是看错了，在旁人眼里，也仅仅只是后生无能，学艺未精罢了，不致丢中医的脸。老师年逾古稀，又千里奔波，暑气熏蒸，万一心神不济，看走了眼，那就有可能砸了中医的牌子。不管能不能胜任，这个开路先锋我都得当，是自己争着要来的嘛！于是遵从师命，麻起胆子就给那个小孩看病。

刚问了一句"你哪儿不舒服"？主考我们的那位女老师就说："不要问，只把脉。"

中医诊病原本就是四诊合参，什么时候说过一诊独断？就是西医，不也得多种检查齐上吗？这不是有意刁难吗！这不是对中医一点尊重都没有吗！我意识到这个见面礼来意不善，骨子里个性强的毛病就发作了，刚才那战战兢兢的感觉一下子就消失了，语调有些高亢地回应说："中医历来是四诊合参，从来没说脉诊可以取代其他三诊的！"

听了我这不满的腔调，那位女老师仍旧平静地说："没关系呀！这会儿休息，只把把脉，了解个大概就行了。"真是以柔克刚，太厉害了。

初次见面，我不好再说什么，只有硬着头皮给那小孩把脉。把完脉以后，回头一脸困惑地望着老师。

杨老问我："什么脉？"

我不敢回答，就带着恳求的语调说："老师您看嘛！"

杨老还是双眼微闭，慢声细气地说："你不回答，我是不会看的。"

哎呀！我真的是一肚子委屈哦！出差时学校交给我的任务主要是照顾老师，现在怎么成了挡箭牌啰！没有地方叫屈，我只好壮着胆子说："没见过这种脉象，好像是屋漏雀啄。"

杨老听后，凝神静气地给小孩把脉，一边把脉，一边脸上渐渐浮出微笑，还微微点头。我这才如释重负。

那位女老师挥挥手，示意护士把患者带回病房去。患者离开后，那位女医生问："什么是屋漏雀啄？屋漏雀啄主何吉凶？"

此言一出，我身上刚刚收敛的汗水又淋漓而下，浑身湿透。

见她这么刁难，杨老心里可能也有些不悦，大声鼓励我："大胆回答！"

我首先声明自己先前从没有见过这种脉象，接着才说："屋漏雀啄是脉搏跳动不整齐，不规律，跳两三次就停一下，就像下雨天屋顶破损漏水一样，滴两三滴，停顿一下，又滴两三滴。也像鸟雀觅食一样，啄两三粒，停一停，再啄两三粒。按照古人的见解，这脉象主心脾脏气已绝，有死无生。"

我耍了点小聪明，把责任全推到古人那里。错了是古人的错，错不在我。回答完这个问题，长长地松了口气，心想总算过关了。

可没想到那位女老师还不放过，接着追问："按照中医脉象判断，死在什么时候？"

古人没有今天这样的现代检测手段，只能凭感官和经验去朦胧把握。今天有了多种高精尖现代科技手段，还需要这样来考中医脉诊吗？就是用今天的高科技手段，也未必能精确预断患者生死，这不明摆着是无理取闹吗？

越是无理相待，越激发人的勇气。我有些按捺不住心中的激愤了，用明显有几分激烈的语调大声回应："按照古人的见解，危险就在这两天！"

我虽然有些愤激，其实心里还是没有底气，所以还是采取的自保战术，尽量把责任往老祖宗那儿推。

回答完问题，转头望望杨老。杨老端坐在椅上，两眼微闭，一副神闲气定的样子，没有看我，也没有皱眉头。看来，答案老师算是认可了，我心里踏实了许多。

原以为自己的不友好腔调会让那位女老师不悦，没想到，听完我的回答，那位女老师从座位上站起来，在桌上响亮地击了一掌，高声赞许说："嘿！中医脉诊还有点板眼！这个小孩是今天早上四点多从死亡边缘抢救过来的，心脏比碗大，心壁薄如纸，随时都可能失代偿死亡。"

中西医的"见面礼"就这样结束了。

从此，西医对我们的态度非常友好，尤其是那位发难的女老师，在生活上更是对我们照顾得无微不至。那时，生活还很困难，一切商品都凭票供应，一个人一月就二两油、半斤肉，大多数时候是盐开水泡饭。那位给我们下马威的女老师天天都用肉罐头来孝敬杨老，我也跟着沾光。后来才知道那位女老师在北京是位儿科临床高手。

没过几天，她还首先提出西医要学点中医，请我给她们讲课。每周就成了四个半天讲课，四个半天临床，还有三天早出晚归，下乡追访克山病例。没有专门的周末假。

从这件事，我也看到了西医认事实、认真理的闪光学术品格。一个强烈反对中医的人，看不起中医的人，在事实面前居然可以立即改变自己的态度，主动要求学习中医。

在那儿和杨老聊到冉老用"人参败毒散"治疗我腹泻的事，杨老盛赞冉老是难得的内科名家，并教导我，服人参败毒散一定要把喻嘉言的逆流挽舟法意义弄清楚，那是表邪袭虚，邪气内陷所致。

联系后来冉老给我讲解的医理，哎呀！真是名人所见相同啊！

杨老因为年事已高，不适应那儿的高原气候，坚持了两个礼拜就返回成都了，留下我一个原本只是照顾杨老的黄毛后生和一群西医巨匠共同奋战，唱了三个多月中医独角戏。

好在赴任路上，杨老早已再三叮嘱：一定要和西医搞好关系！治疗这种病，西医是主角，中医是配角，事事处处都要尊重别人，合作才能顺利进行！一定要认清合作对象，那儿来的肯定都是西医名家，无论讨论什么问题，只能讲中医，不能讲西医！你们虽然也学了点西医，但你们那点西医知识是远远不能和西医专家相比的。就凭你们那点西医本事还在西医专家面前讲西医的理，那就不是别人给你设陷阱，而是自己挖坑自己往里跳。这些西医，不管他是什么级别的专家，在中医方面都是一张白纸，顶多懂点药物方面的皮毛，在理论上你就是他们的老师。和他们讨论问题，你只讲中医就能很好地掌控中医学术局面，不会被人家牵着鼻子走。一定要工作作风严谨，人命关天，不能有半点马虎！医生一辈子出一次事故就会一朝被蛇咬，十年怕井绳，心理影响是非常深远的！

真是金玉良言，受用无穷哦！

杨老离开以后，我一直谨遵师训，凡涉及学术，就只讲中医，不讲西医，真的让我在那儿工作的三个多月中一直立于不败之地。

现在回想起来，能过好西医"刁难"的那一关，完全有赖我先前认认真真读过不少古代医家的中医脉学著作，是前人有关特异脉象的论述给了我宝贵启示。

原著是一定要读的。作为中医，认认真真学原著，不是一阵子的事情，而是一辈子的事情。尤其是硕、博士生们，更应该多读点原著哦！这不是苛求，这是因为你有读原著的能力了。还有，你之所以选择这个专业，能从本科读到硕士、博士，说明你对这个专业是有爱好、有感情、有追求的。你有读原著的基础，又有读原著的志趣，所以你更应锲而不舍地读下去。

有些人把读书看作是件痛苦的事情。其实，当你带着问题去读书的时候，是没有什么痛苦的，只有求知的渴望和获取知识的快慰。

说读书没有痛苦，这话可能讲得绝对了点。在读书过程中，痛苦还是有的。只不过，痛点不在读书明理的追求上，而在求理不可得，求理理难明的困惑上。那样的痛苦不会让你弃书不读，只会让你越读越想读，越读越多读，因为你要想解除理尚未明的痛苦，就必然不断地去寻找指路"明师"。

通过学习原著，可以开阔眼界、活跃思维、升华认识。你的灵魂在不断受到明理知道的荡涤，辨是明非的鼓舞，怎么会有痛苦的感受呢！

尤其是搞过临床的同学，读原著的时候，免不了经常会从内心深处暴发惊喜，情不自禁地拍案叫绝。哎呀！这个话讲得太好啦！真是把理讲透了。从这个角度来看这个问题太妙了！我怎么就没有想到呢？原著给他的是这类启发呀！

所以我再三强调：一定要多读原著，要精读名著！用心读懂，读透，读出自己的心得体会来！

读原著的追求不全在量上！善于读书的人，开始时可能是数量的追求，读到一定程度的时候，就转换为质量的追求了。读高质量的典范之作，细细咀嚼，潜心感悟，读出自己的认识来，读出自己的灵感来，那就是质量追求。到了这个境界，所读之书的作者灵魂就会在你的精神世界里渐渐复活，并不知不觉地融入你的灵魂，而后浑然一体，成为一个革新后的学术灵魂。这种境界已经升华了的革新灵魂，会在你思考问题或解决问题时，释放出巨大的智慧潜能。这种经历就是读书求精、灵魂革新的过程。

所以，原著派强调加强原著学习的见解，也是很有道理的。

读书求精、灵魂革新的过程，其实就是一个由博返约，从博览到精思的过程。

对于那些经历严冬酷暑，一路学海书山跋涉而来，理论临床都积累丰厚的人而言，再集中精力研读某一两部精品，往往比那些钻进书山书海里再也钻不出来，一辈子死读书、读死书、读书死的人，要有建树得多。所以有人说"要警惕那种一辈子只读一本书的人，他可能是你最强劲的对手"。

所谓"一辈子只读一本书"，并不是只读过一本书的孤陋寡闻者。而是为了突出精读名著价值的夸张说法。这话真实的内涵，是那个"只读一本书"

者，早已有过书山学海的丰富经历，然后以老到的眼光，选择精读某几本，甚至某一本书而言。

还有，有的书，其实本身就是若干本书的集大成，张景岳的《类经》和《景岳全书》、王肯堂的《六科证治准绳》、吴谦的《医宗金鉴》都不是专题讨论的单行本，而是综合性读物。冉老晚年就强调：学医者应当好好读一读《医宗金鉴》。

博览的过程其实就是一个不断扩大眼界，不断提高认识，不断发现精品的过程。没有博览的经历，怎么知道在同类书中，哪些是真正的精品？哪些是可读可不读的泛泛之作？只有博览过，你才有这个鉴别能力。

博览到一定程度的时候，你就会觉得有些书看一遍就足够了，有些书读一遍你就放不了手，放不下心，余味无穷啊！还想再好好读一遍，读两遍，读三遍！情不自禁地要想回过头来细细咀嚼，慢慢品味。由博返约其实是一个由浅薄到高深的自然历练过程。

在日常生活中，确有博览群书而毫无建树，甚至毫无见识的人，为什么会有这样的怪现象呢？

那是因为他从来就没有真正用心去读过任何一本书，只是读个热闹，读个新鲜，读个刺激而已。所充当的，不过是个读文公，阅读器角色罢了。

这样读书，是分不清哪些是精品，哪些是次品的，所以也就无心再去追求读精品了，因为他从来就没有用心去品鉴过何为精品。这种人就是人们常说的"天上知道一半，地下全知"，吹起牛皮来海阔天空，做起实事起来一窍不通的假精灵。

时常有同学问：到底是按教材派观点学中医为好？还是按原著派观点学中医为好？

对这个问题的看法，我历来是骑墙派，主张二者并重。我的观点可以归入综合派。

初学中医的青年学生，刚刚从现代自然科学教育体系中走进中医学领域的人，最好先经过教材这个阶段的学习，以便在奠定理论基础的同时，逐渐转换思维模式，然后再通过学原著来进一步提高。

现代人学中医，有一个从实证形象思维到理性抽象思维的艰难过渡阶段。这是个思维模式转换的问题，这个问题不解决好，就容易不自觉地引起思维抗拒，久久难以进入中医思维模式。所以学习中医的同学，有的人一二年级就开始专业动摇,这可能是最主要的原因。

不是那些同学智慧不够,而是思维方式对不上号,接不上轨。不习惯用相对比较抽象的理性思维去思考问题,去分析问题,去理解问题。这样的不习惯,会导致对天人合一的中医理论理解起来有障碍。初学阶段既听不懂,也想不通,甚至觉得荒诞可笑。

如果一个学期两个学期过去了,仍旧处在云天雾海的朦胧混沌中,他就会有越来越跟不上趟的沉重感,就难免要开始烦躁,甚至产生青春虚度的焦虑和痛苦,内心深处追悔莫及啊!十年寒窗苦读,怎么选择了这么一个倒霉的专业啊!

这样的学生,是很难学好中医的。我的建议是早点改行,以免浪费时光,以免虚度青春。要知道,人生有限,青春无价!学不好,甚至完全学不进去,将来怎么用?转换不了学习思维习惯,就进入不了你从事的专业,别人又帮不上忙,光阴一天天流逝,压力一天天增大,怎么办?除了改行,别无出路。

学中医的最终目的是什么?还是用,得落实在运用上。用中医药去救死扶伤,济世活人,这是一份重大责任,重大使命。人命关天,事非儿戏,只有真正把中医学好用活了,才能承担这样的责任使命。要想用活,得先学好。要想学好,就得遵循中医学科的人才培养规律,选择好进取之阶,由简到繁,由易到难,一步一步地从头学起。

现代中医教材是近百年来众多中医名家通过对历代中医名著的反复提炼,反复研讨,反复字斟句酌,反复修订,所创编的一套中医人才培养工具书。具有语言明白晓畅,内容系统性强,知识条理清晰,概念相对准确等诸多优点,是为适应现代青年学习习惯铺就的最好中医入门通道。所以我是主张先通过教材,把必须掌握的那些基本知识点该记的记住,该了解的先有一个初步了解,然后在这个基础上,进一步学习临床各科。

对临床各科的理法方药有了一定程度的了解之后,才可进入研究生学习。研究生阶段是高水平、高层次人才培养,在这个培养阶段,就应该进入第二种状态了,那就是读原著。

研究生读原著不能只是泛览,而要落实在"研究"二字上,以临床运用为目的,以研究眼光去细读、深读、精读。中医作品不是小说,泛览收获是有限的,要一边读一边结合理论学习,结合临床实践中的困惑思考问题。要有不解除困惑就决不罢休的执着精神,才能真正把原著学好。

就像《礼记·中庸》所讲的那样："有弗学,学之弗能,弗措也;有弗问,问之弗知,弗措也;有弗思,思之弗得,弗措也;有弗辨,辨之弗明,弗措也;有弗行,行之弗笃,弗措也。人一能之,己百之;人十能之,己千之"。

你要么不学,干点其他有意义的事也可以。果真要学,那你就应该以坚忍不拔的毅力、百折不挠的意志把它学懂,学会,学到手。没有学懂,没有学会,没有真正学到手,你最好别放下。

读中医书也一样,硕士生、博士生读中医原著,要读懂,要真正理解,因为中医学术修炼的最高境界就是一个"理"字。

站在理解生命的角度看,中医诊疗体系是高度成熟、非常完美的体系。诊断是有标准的,治疗是有原则的,诊断、治疗、用药都有深邃的理论指导,都有明确的标准参照,都有严格的规矩准绳。处处都得讲理,无理不成医!无理不言术!

你为什么下某个诊断?不能说你觉得他是某病某证,你是凭什么依据而后才"觉得"的?不能把"觉得"建立在稀里糊涂的朦胧意识上,更不能建立在死板的教条上,而要建立在对四诊资料全面收集、缜密分析、严谨辨证基础上,一定要做到有根有据。

只讲"觉得",不讲根据,这话就没有道理。说句难听的话,这就像是精神错乱的胡言乱语!

任何人的任何病症都有他的脉象,都有他的舌象,都有他的种种临床症状。联系这些舌象、脉象、症状是如何产生的?是同一因子影响下的多点多象表达?还是多因子影响下的多位多象表达?舌、脉、症之间的内在联系是什么?共同病机是什么?只有弄明白了这些关键问题,你才能对舌、脉、症的内在病机做出正确分析判断。

中医诊断的关键环节是提炼病机。只有抓住病机,用病机来解说临床症状,才能把疾病发生发展的所以然之理弄明白。

治疗更是如此。你为什么要选这个方?不选这个方可不可以?为什么要用这个药?为什么在用这个药时,甚至是用在同一个方中时,有时用量那么小?有时用量又那么大?你是为了让人看不懂而故弄玄虚?还是病情需要,别有深意?都要讲出道理来。

学习原著的过程就是加深理论修养的过程,就是提高理论水平的过程。明理才能知用,明理才能破疑解惑,明理才能真正成为救死扶伤、起沉解困的苍生大医。

同学们：既然选择了当个中医，那就争取当个好中医，要想当个好中医，就在学好教材的基础上再好好读几本名家原著吧，一定是开卷有益！

名家论学的借鉴。

古人积累了很多做学问的见解，这些见解也是他们自己在做学问过程中一生身体力行的方法和心得体会。前人的这些见解，对我们今天如何读中医的书，做中医的学问，还是有深刻借鉴意义的，所以简单举几位和大家一起学习。

北宋学者杨时在他的《龟山集》中对学问的广博和专精提出了自己的见解，他说："学不博者，不能守约。志不笃者，不能力行。"

求博通和求专精一点都不矛盾。博通是个夯实基础的过程，专精是个精益求精，不断提高的过程。没有博通的基础，你连自己应该读什么书都很难做出正确选择，要想求"专精"，就无从着手，尤其是那个"精"字的境界，就更难达到。

同一个专业的书，从封面的装潢或年代的远近，都是看不出学术水平和学术价值差异来的。但由于作者个人智慧、生存环境、人生阅历不同，决定了作者的学识、见识必然存在差异，其著作的学术价值也必然参差不齐，甚至可能相差十万八千里。并非本本都属精品，本本都属典范。没有博通的基础，你怎么去鉴别，去取舍？

在重形式不重本质，重包装不重内涵，重数量不重质量，伪知识充斥学术领域的荒诞时代，买书、读书都更要擦亮眼睛。装潢精美，不等于理论精辟；年代久远，不等于见识深邃；炒作热闹，不等于内容丰富；名人序跋多，不等于真知灼见多。甚至有可能赝品包装美于真品，劣品气势压倒精品。就跟摆摊设点的自由市场一样，常常是卖劣品、赝品的人，口若悬河，声情并茂，叫卖声最高，喝彩捧场的托儿最多。

什么是精品？什么是劣品？什么是真品？什么是赝品？你没有多读多见的博通基础，就很难鉴别，很难取舍。在博通的过程中，提高鉴别能力，提高取舍水平，由广闻博览逐渐回归到择善而从，唯精是取，这是一个循序渐进的自然而然过程。这和北宋学者杨时的见解，是一理相通的。

学理互通，博通才能启发心灵；人生有涯，精专才能成就事业。

你不能一开始就去求精求专，我将来要当某一科专家，现在就只学某一科的知识，那样学出来的不是专家，是偏家。专家是建立在博学博通基础上的，只有在博学博通这个基础上成长起来的专家，眼界才开阔，思维才活跃，专业才能精进，成就才能卓然独立。对以天人合一整体观为认识问题和处理问题纲领的中医学而言，专家学术成长尤其如此。

一切中医临床学科都是建立在辨证论治基础上的，都是建立在大内科基础上的。舍辨证论治而求精专，精专尽属空谈！舍内科而求专科，专科难臻至妙！从学中医那天起，你就集中在一点上，学出来多半是个死脑筋。所以龟山先生这话对中医人尤其具有深刻的启迪意义。

要想从博通求精专，你就得一辈子勤奋学习，刻苦钻研，积极追求，努力上进。上进到一定层次，你才能总揽全局，通过对全局的了解，你才知道专科和全局到底是什么关系，你才知道你搞的那个专科到底应该从哪个方向去发展，去提高，去突破。

要想建立这样的学术基础，具有这样的学术见识，成就这样的学术理想，既需要兴趣，又需要毅力，更需要恒心。这是做学问、做事业的基本素质，少了其中的哪一条都不行。

在学术上、事业上，没有一定的追求，没有恒心，哪怕你天天都指天画地发誓"要把某件事做好，做成"，都毫无意义，都绝对做不好，做不成！因为仅靠三分钟的热情、五分钟的激动，最终还是坚持不下来的。

做学问一是要把基础打好，二是要立定志向，三是要有百折不挠的奋斗精神。只有这样，才能站稳贫苦不移、艰辛不畏、挫折不馁的脚跟，朝着自己选定的目标，无怨无悔地执着走下去。

不要读到硕士生、博士生了还在想，我将来到底干什么？这中医有干头吗？人生就那么几十年，你的黄金年华都已经搭进去了，如果已届而立之年的硕士生、博士生还心存这样的疑问，那就是个大问题了。

宜宾流杯池崖壁上刻有一首人生感悟诗，题名《醒世要言》，据传是宋代著名理学大师邵康节所做。有的同学可能都读过，他把人生看得很透、很淡薄，有浓厚的消极人生观色彩，但换个角度看，也有可借鉴的价值。

他说："人生七十古来少，前除年少后除老。中间光景不多时，更有炎凉与烦恼。朝里官大做不尽，世上钱多赚不了。官大钱多忧转深，落得自家头白早。不必中秋月也明，不必清明花也好。花前月下且高歌，直须满把金樽倒。请君细点眼前人，一年一起埋荒草。草里高低新旧坟，清明大半无人扫。"

这是看透兴衰荣辱的人生感叹，有浓厚的消极情调。但转换到弃虚求实的角度看，也不全是消极的内涵，可以理解为在强调人生短暂的同时，更深层次的含义也是在劝告人们，在这个短暂过程中，不能仅仅只想名利，不能全都想好事情，世上哪有那么多好事？要早点放弃虚荣，丢掉幻想，踏踏实实做点于己于人都有意义的事情。

人生一世，还是应该有自己的价值体现。求利是价值体现，求名是价值体现，求济世活人也是价值体现。从最朴素的角度去看，为了自身的健康，为了父母亲友的健康，自己学了济世活人之术，干点济世活人的实事也是很有意义，很有乐趣的。所以古人才有"不为良相，便为良医"的追求。

三十而立，是功成业就的时候了，如果你连要想干什么这样的大方向都还没搞清楚，还在犹豫彷徨，那毫无疑问，这就是影响你发展的大问题。以这样的心态，怎么可能有为学好中医奋斗一生的坚定不移志向呢？怎么可能有为学好中医努力拼搏的顽强意志呢？没有坚定不移的志向，没有顽强的毅力，学好中医就是一句空话，不是大问题是什么？人生有多少个三十岁呀！

做学问是个苦差事，但是做进去了，做出兴趣来了，苦中有乐。这不是唱高调，而是真真切切的人生感受。一个好医生，感受到的不仅仅是自己经济生活的小康，一定还免不了时常被自己的工作所陶醉。面对矛盾错综交织的复杂问题，你能分清是非真假，抓住主要矛盾，做出正确判断，制订出正确治疗方案，患者一吃你的药，问题就解决了，病人高兴，你也非常高兴，甚至有几分按捺不住的兴奋。

这样的喜悦，这样的兴奋，不只是病家情绪感染所致，更是源自内心深处的成就感。那种学术带给你的快乐和兴奋是情不自禁的。就像下棋的人一样，人家没把这盘棋下活，你下活了，你一定会有胜利的快慰，成功的喜悦！这个比喻还并不那么恰当。棋局没有鲜活生命，这样的娱乐性喜悦是短暂的，棋终乐尽。救死扶伤是针对有丰富情感的鲜活生命，成功了，感动一群人，你自己也在其中，这样的喜悦是难以言说的。有些典型病例，治过之后，一辈子都忘不了。更何况，在收获喜悦的同时，你也在收获你的小康生活，一个被患者信任的好医生绝不会穷愁潦倒！

再举一位大家熟知的南宋儒学大师朱熹。作为一代儒学宗师，他对做学问也有很精妙的见解，他说："为学之道，莫先于穷理。穷理之要，必在于读书。读书之法，莫贵于循序而致精。致精之本，则又在于居敬而持志。"

做学问最根本的一点，就是深入探讨学问的所以然之理。深入研究、深刻理解，这才是做学问的最高目标。

今天学习中医的人追求的是什么？很多工作五年、十年，甚至一辈子，追求的记几个锦囊妙方、海外奇方、祖传秘方、仙家神方，追求的是背这种东西。

这种东西重不重要？重要！有没有价值？有价值！答案都是非常肯定的。

为什么重要？为什么会有价值？在这个以短平快为追求的时代，没有多少人去寻根究底。这是今天做学问的遗憾现象，百科皆然，不只是中医。

这类经验之所以重要，就在于它可能是解决某个问题的奇思妙想，可能具有意想不到的神奇疗效。

但必须强调指出：这种奇思妙想的运用，神奇疗效的获得，一定是有条件的，只能是针对"某个问题"而言的。绝不是随意乱用都能收意外之奇效！

在具体运用中，"某个问题"是有神、色、舌、脉、形、症等具体指征的，这就是限制条件，也就是临床运用某种经验的特定标准。把握住了特定运用标准，就可能疗效神奇，价值无穷！把握不住特定运用标准，就可能百试不效，一钱不值！

麻黄汤出自圣人手笔，好不好？好啊！千古名方呀！所有的感冒病，吃麻黄汤都好吗？那可就不一定了！即使是感冒风寒，都开麻黄汤，也不一定都有价值。因为患者的年龄、性别、体质不一样，即便运用辛温解表的方药，也不一定都是麻黄汤。阴虚体质的人感冒风寒，就应当滋阴解表，气虚体质的人感冒风寒，就应当益气解表，而不是简单使用麻黄汤。

一百个医生写出一百张麻黄汤来，可能一部分有奇效，一部分疗效平淡，一部分没有效果，还有一部分有负面反应，甚至会闹出伤人性命的重大医疗事故来。

这样讲，你可能不相信，觉得太夸大其词了。麻黄汤是圣人留下的遗产，是圣人的智慧结晶，能伤人性命吗？

圣人遗产，货真价实！圣人智慧，一点不假！但不要忽视了问题的另一面，圣人在留下自己的智慧时，是留下了严格运用条件的，你严格按照圣人制订的运用标准办了吗？

在《伤寒论》六经正文中，明确提到用麻黄汤的条文共 10 条，麻黄汤主之 3 条，宜麻黄汤 5 条，与麻黄汤 2 条。什么情况下主之？什么情况下宜用？什么情况下可与？主之、宜用、可与的证型有什么细微差别？运用时各自应当注意什么要点？这些相关问题的所以然之理，作者并没有都给你讲出来，得靠你自己去通过学习研究把它悟出来，通过临床实践体会出来。

你果真深刻理解了麻黄汤的运用要点，能按标准正确运用，疗效就一定是百发百中！没有深刻理解麻黄汤的运用要点，就不可能按标准正确运用，甚至违背标准去用，就有可能百无一效，甚至造成严重医疗事故。

不要说麻黄汤这样强悍的方，还有比麻黄汤更平易的方，都有闹出人命事故来的。千万不要小看误用中医方药的危害性！更不能简单地讲中医药没有毒副作用！

中医方药有没有毒副作用以及毒副作用大小，完全取决于运用的标准是否正确。有病则病受，无病则身受。

正确运用，虽毒烈如乌头、砒霜亦无害，而且可收起死回生之功。

错误运用，虽平和如人参、黄芪也无益，甚至有伤人性命的危险！

小柴胡汤平不平易呀？小柴胡汤是个什么结构呀？

打开小柴胡汤看看就清楚了。在座各位对这个方都一定记得滚瓜烂熟，本方共有柴胡、黄芩、人参、生姜、半夏、大枣、炙甘草七味药，看看方中有什么有毒药没有？除了半夏有点小毒外，其他药都平和得很。

就是这样一个看似非常平淡温和的方，在日本还吃出人命官司来了呢！甚至不止一例。由此导致日本政府曾限制中医药发展，闹出了不小的风波。

是小柴胡汤配伍结构有问题吗？不会呀！这个方临床运用将近两千年，从来没有人提出过这样的问题。《伤寒论》作者讲得明明白白，"伤寒中风，有柴胡证，但见一证便是，不必悉具"，这就说明小柴胡汤的运用条件相对宽松，运用空间非常广阔。

一个运用条件限制相对宽松、运用空间相对广阔的方，一定是结构简练、药物平和的方，不然的话，怎么会有那么大的适应范围？怎么敢放开手脚去用？

再说，小柴胡汤在中国本土，在日本，在韩国都用了上千年，至今还在广泛运用，都很少出问题，长期实践也证明这个方是性质温和平正的方，怎么到了今天，就成了杀人毒方了呢？

是小柴胡汤到二十世纪变质了吗？小柴胡汤还是小柴胡汤呀！配伍结构还是原样呀！很多人一听到这类信息，就吓得不知所措，也不动脑筋去思考，去分析，就跟着瞎起哄，闹闹嚷嚷地说某方不能用，用了要出人命官司！某药不能吃，吃了要中毒！越传越加油添醋，越传越把负面效应放大，最后大到中医药不科学，用不得！用了要伤人肝脏！伤人肾脏！伤人五脏！要毒死人！弄得中医药灰头土脸，有冤无处申，有理无处辩。

其实，这类医疗事故发生的原因，并不在方药上，而在用小柴胡汤的人身上。他没有把小柴胡汤这个方的运用标准把握住，他以为像小柴胡汤这样平和的方，可以完全不讲任何条件随便运用。以这么愚蠢的认识去指导运用，怎么不出医疗事故呢？

不是小柴胡汤有毒，而是用小柴胡汤的人学术未精，临床无能。再简单、再平和的方，临床运用都是有条件限制的，只不过条件限制的宽严程度不同罢了。独参汤就是结构最简单、药性最平正的了吧？不就是一味可以补五脏、安心神、延年益寿的补药吗？是不是人人都吃得，是不是什么病用了都有好处？

哪有那回事哦！人参吃错了照样可以造成严重医疗事故，甚至可以杀人！

你要是不信，重感冒的时候去吃点试试看。无论是风热感冒，还是风寒感冒，简单误吃人参都会加重病情！一切急性重症感染病症，初期阶段，都是不能乱吃补药的！

可以肯定地讲，小柴胡汤的医疗事故，是滥用、误用造成的，所以更不要说麻黄汤这样个性强悍的方了，一旦用错了对象，就更容易造成严重后果了。

对于想捡现成的同学，我给你提个更省事的捷径，你与其带着捡现成那样的期待来听课，来学中医，还不如直接去抄古人的成方。

《方剂学大辞典》收罗古方十万，你去看看，个个都说是奇效良方。这不是古人乱吹牛皮，在原创者笔下就是能效如桴鼓，所以他才倍加珍惜，才把它记录下来，留传给后世子孙嘛！你还不如干脆就背《辞典》，省事得多嘛！何需苦苦寻觅，劳神费力呢！

还是重复强调：背得再多，如果把握不住医方的运用标准，充当的也就是个储存器角色。堆积了很多信息在你的脑子里面，你却没有那样的智慧去为这些信息解码，这些信息怎么用？可以肯定地讲，这些信息对你没有价值！顶多就是在人前夸耀自己有多强的记忆力。能背不能用，前人智慧结晶的宝贵医方在你手里就生机尽失，还有什么价值可言？哪里值得人前夸耀。

朱熹的见解很深刻，"为学之道，莫先于穷理"，在理论上把事物发生发展全过程的所以然之理弄清楚，才能算是真正掌握了学术真理，才具有鲜活学术生命力，才是可以经世致用的知识。

中医看待任何一种病症，都是把它放到全时空这样一个大平台上去评估考察的。要结合他的体质、年龄、性别、性格特点、生活爱好、所处地理环境、现实季节气候特点等等，非常复杂！

疾病的发生发展不是孤立的，而是与地球自然乃至外太空有着千丝万缕的联系。中医学早在数千年前对这种复杂联系就有了深刻认识，这正是中医的高明之处，反映了中华民族的智慧了不起呀！

今天用现代自然科学的眼光看也是如此，宇宙是不断运动变化的，宇宙中的万事万物包括地球自然界的人也是随宇宙运动变化而变化的，生命是在永恒运动中不断变化的，每一个瞬间都在变。说话之间，现在的你已经不是刚才的你了，你的生命又流逝了几秒，刚才的你已经找不回来了。所以研究的问题是非常复杂的，任何病症的诊治都草率不得。都得把发生发展之理弄清楚，才能进行治疗。如果病症内在变化之理都没弄清楚，就针对某个现象用药，怎么会有效果？怎么不出事故？

无论谁给你什么救世法宝，如果复活不了原作者创造这个法宝的灵魂，活法宝就成了完全没有生命力的死玩意儿，你怎么把它用得灵呢？那是你自己的智慧不够，怎么能怪人家法宝不好呢？这叫怪人不知理嘛！

怎么才能做到穷学术之妙理？

朱夫子告诉我们的方法，就是"读书"。通过读书，把中医理论研究深刻，才能更好地用中医理论指导自己的临床实践。没有理论的实践是盲目的实践，盲目实践是拿人命当儿戏的冒险行为，不是在救死扶伤，而是在草菅人命！

从名家作品中学名家经验，求名家智慧，以夯实自己的理论功底。只有理论功底扎实，才能提高自己认识问题、分析问题和解决问题的能力。没有扎实的理论功底，是绝不可能成长为一个好医生的！

任何一部书，它的作者都是在不断学习积累过程中，达到一定水平时，对某个问题有了自己的见解，有了自己的心得体会后才总结出来的，是他毕生心血和智慧的结晶。你通过读书就借鉴了人家的思想方法，移植了人家的智慧。

一个人的智慧是有限的，你可以不读书去思考某个问题，也许还是可以想出点自己的见解来。在你没有去认真读书之前，你可能会为你想出的那点见解而骄傲，而欣喜，甚至可能觉得自己的见解很独到，很了不起。

只有在读书时你才有可能发现，你的那点见解并不是什么唯你独知的高见，前人早就讲过了，而且比你讲得深，讲得透，自己冥思苦想得到的那点见解只能算是一知半解。这时候你才会诚惶诚恐，你才会产生需要通过读书来提升智慧的饥渴感。

读书是得讲究方法的，朱熹强调的读书方法是"循序致精"。

他告诉我们，要把书读好，就别着急，就得把心智沉潜下来，由浅入深，由粗到精地慢慢读，细细读。在这个过程中，全身心投入地去咀嚼，去感悟，前人作品的理讲透没有？对自己有什么启发？直到读出作者的灵魂，读出自己的心得来，那你就读出效果了。

"循序"是过程，"致精"才是目的，读书追求的就是那个"精"字。

中医的很多道理博大精深，前人的作品大多又言简意赅，很多深奥的道理"一言以蔽之"，文字精省，给作者是省了许多功夫，给后世读者却带来了不小的麻烦。"一言"所"蔽之"的那些深奥道理，要靠你反复精读才能读出来，而这样的读法要坚持下去才有收获，仅仅只是某一天某一个礼拜这样读，都是不行的。虽然你也会有收获，但收获十分有限。时间在静静消逝，你的宝贵生命也在不知不觉中流逝，时过境迁，垂垂老矣之后再来追悔，是没有任何意义的。

要想达到"致精"的效果，只是懂得"循序"的方法还不够，还必须明白"致精之本则又在于居敬而持志"的道理。

什么是"居敬而持志"？

所谓"居敬"，是崇拜学术和崇敬先人的精神状态。是慕道慕术、尚德尚贤的淳朴情感。所谓"持志"，是咬定书山不放松的顽强意志和不达目的誓不罢休的拼搏精神。

用今天的大白话讲，就是怀着对学术所包含的自然事物之理的无限敬畏，怀着对先贤求实求真精神的无限崇拜，以专心致志的苦求精神状态和锲而不舍的顽强意志，全身心投入到长期坚持细读精读中，直到真正把书读通、读活，读出古人的智慧，读出自己的心得来。

再把这话的精神主旨提炼一下，那就是强调读书一定要有求知的渴望，要有崇高的情怀，要有执着的追求，要有专注的精神，不能三心二意，不能一曝十寒，不能流于形式，不能当作儿戏。

其实，真要做到居敬，也是有条件的。物质条件是基础，精神条件是引领。谈物质条件不等于家财亿万，而是指吃饱穿暖。谈精神条件不等于豪情万丈，而是指心智沉潜。

个人素质虽好，却境遇不佳，长年在凄风苦雨中啼饥号寒，这样的人，虽有求知若渴的期盼，持志苦读的恒心，但却成天为生计奔忙，一腔热望也是难以实现的。今天的青年中医学子，比起困难时期的中医人而言，条件还是优越很多，可在做学问这件事上，真正能进入居敬状态的却为数不多。除了名涛利浪的环境影响外，更多的还是应该反省自身的心性修为。

青春无价，在人生最宝贵的这个阶段，自己到底该以怎样的态度去对待理想,对待事业,对待人生,是应当有所认识的。不能浑浑噩噩混日子,把青春的理想追求定在混个文凭的目标上。没有真才实学为依托的文凭是没有价值的,就是一张有学府名号,有学历记录的纸。

大家一定要认清社会发展的大趋势:社会最终重视的是能力,而不是学历!是实力,而不是资历。所以朱熹还强调指出:"立志不定,如何读书?"没有坚定的志向,你的书是读不出好效果来的。

就学习医学而言,只有像古代医家那样,立定拯救黎民百姓疾苦,让天下苍生都获得健康长寿的宏伟志向,你才能真正做到用一个"恒"字去追求你的人生信念。

这样讲,在今天的青年听来,有点假、大、空的味道,那就说点真话、小话、实在话,起码要学点能解除父老乡亲疾苦的有用之术嘛!起码要学点能自己立身处世吃饭的真本事嘛!起码要对得起父母千辛万苦为你挣的学费和生活费嘛!这可不是大话。这是大实话哟!

作为中国历史上最后一位帝师的清代学者王国维,他对做学问也有精辟认识。他在《人间词话》中,巧妙地节选两宋时期著名文学家词作名句,对做学问的感悟做了精妙概括。

"古今之成大事业、大学问者,罔不经过三种之境界:'昨夜西风凋碧树,独上高楼望尽天涯路',此第一境也;'衣带渐宽终不悔,为伊消得人憔悴',此第二境也;'众里寻他千百度,蓦然回首,那人却在,灯火阑珊处',此第三境也。"

对这么雅致,这么文绉绉的话,怎么理解?

王老夫子是在讲,要把学问做通,事业做成,不是件容易的事情。凡是能做成大事业、大学问的人,没有哪一个不是在长期苦修苦练中成长起来的。修炼的过程,就是精神、意志、智慧提升的过程。

要想做成任何一件事,就得有迎接种种挑战的思想准备。作为有理想、有追求的人,在进取道路上所遭遇的那"昨夜西风",可不是清凉微风,更不是和煦春风,而是摧枯拉朽的季节变换大风,是严冬即将来临的肃杀西风。不是闹点笑话出点丑的小挫折,而是足以颠覆你基本观点,动摇你理想信念,影响你人生命运的重大挫折。

在没有经受这样的挫折以前,你还觉得自己很聪明,很智慧,很有能力,很有创建,甚至很了不起,你可能会认为自己是一棵枝繁叶茂、茁壮成长的绿树、大树,你会沾沾自喜。

只有当巨大困难摆在你面前，你却解决不了，叹莫能为的时候，只有当遭遇重大挫折你却无力应对、无力自拔的时候，你才会惶恐地感觉到自己的能力非常有限，自己的存在非常渺小，你才会羞愧地认识到在能力方面、在见识方面并没有自己先前想象的那么丰满，那么美好，那么强大，你就会一下子感到非常失落。那种孤独，那种绝望，就像一棵枝枯叶败、生机萧索的树木，孤零零地瑟缩在凄风苦雨中一样。

困难和挫折可以使意志薄弱者颓废而一蹶不振，也可以使意志顽强者警醒而发愤图强。王国维的感悟是为有理想、有抱负，在困难面前百折不挠的意志顽强者而发的。

这样的人，在经历了这样的挫折，有了这样的自我认识、自我反省之后，不是自暴自弃，而是勇往直前，迎难而上，不畏艰苦地去探索解决问题的办法，去披荆斩棘地闯出一条通往胜利、通往成功的阳关大道来。

做学问也一样，当你遭遇挫折，经历"昨夜西风凋碧树"的失落与警醒，当你知难而进，经过"独上高楼，望尽天涯路"的艰苦努力，对你所研究的学术有了更深刻认识，更全面了解，重新站在学术新高点时，你才知道学术的汪洋大海是多么深不可测，是多么辽阔无边。你才会清醒意识到昨天的骄傲是多么幼稚可笑，你也才会清醒意识到将要付出何等艰苦卓绝的努力，才有希望达到光辉顶点，才有希望实现追求的理想目标。

做学问做到这个时候，才算是找到正确感觉，才算是达到了第一境界。

对于一个由衷热爱自己专业的人而言，当你对自我学术修养有了比较客观的认识之后，你会带着"昨夜西风凋碧树"的羞愧和惶恐，自觉自愿地、主动积极地，甚至是迫不及待地去追求第二境界——为把你这个领域的学问做深做透而苦苦拼搏，矢志不渝。

做学问的这份艰苦，一定是苦中有甜。在咀嚼前人智慧结晶的过程当中，天长日久，你会慢慢咀嚼出其中的甘甜来，所以你会心甘情愿地为之废寝忘食，甚至是如醉如痴地为之呕心沥血，无论付出多大的努力，吃多少苦头，你也无怨无悔。就是掉个十斤八斤肉下来，你也"衣带渐宽终不悔"，不离不弃。因为你的兴趣爱好已经把你带到了愿意为学术奉献终身的理想道路上来。

这就是学术修炼的第二境界。

经历了这样一个过程，那就自然而然地要进入发现真理的第三境界了。

当你在一个或许早已被人遗忘的冷僻角落里，通过千般辛苦、万般努力苦苦修炼，打通了你认识上的障碍，修正了你认识上的偏盲，最终站在了一个能全面客观认识事物，精细深刻分析事物，正确有效解决问题的平台上时，哎呀！你那份高兴，你那份激动，真是无与伦比，无以言表啊！

所以我反复强调，这是硕士生、博士生应该努力的方向呀！

至于如何学好中医？刚才讲了，要通过读原著，精细深入地去读原著，来达到这个目标，因为硕士生、博士生人才培养的目标，不是普通医生，而是富有创新精神，能推动中医学术不断发展的优秀人才，是未来名家。大家一定要认识到自己肩负的历史重托！

创新精神不是句空洞的口号，而是有丰富内涵的。不是说今天继承传统，明天改为杀耗儿，那就叫创新精神，不杀耗儿就没有创新精神，绝对不是那个意思。

中医的创新精神，体现在深刻认识中医理法方药运用所以然之理基础上，有意识地去发现新问题，积极地去探索新问题，勇敢地去解决新问题，最后是有能力对你所发现的新问题，你所解决的新问题做出科学总结。只有这样，才能不断推动中医学术进步，促进中医事业不断发展，这才是最有价值的创新。不然的话，中医发展就只是一句空洞的口号。

中医发展靠谁？

靠一代又一代的名家，靠在座各位。你们都有条件成为未来名家呀！都应该争当未来名家呀！不然的话，办研究生这个层次的教育干什么呢？就为了挣顶硕士桂冠、博士桂冠，用来装点门面？那还有什么价值哟！

近代教育家陶行知先生讲得好哦！"千教万教，教人求真，千学万学，学做真人。"

做学问，最重要的是求真知识，明真道理。不做敷衍塞责的虚学问，不做欺世盗名的假学问，更不能制假造假，传播骗人害人的伪知识。这就是求真的本质所在。

做人，最重要的是表里如一，诚实不欺。要做勇于讲真话，勤于干实事，努力开拓创新，不断壮大自己，上不愧于天，下不愧于地，中不愧于己的人。

中医的真理是什么？

就是天人合一大系统下的整体恒动嘛！

要想把这个理用活，原则只有一个，那就是辨证论治。中医的一切理法方药知识都必须在这个原则下运用，绝无特殊！无论多少邪说乱世，你只要把这个大理认清了，把这个大原则把握住了，就一辈子不会迷失方向，就任何时候不会开错药方。

所以我一再说：中医的最高追求，就一个"理"字！

学问是很深奥的，人性是很复杂的，无论多伟大的教育家，都不可能把求真的苦难替你化解掉，都不可能把做人的言行替你规范好。那苦难得你自己去经历，那言行得你自己去修炼。

有关这个专题的讨论就到这里，谢谢大家！

如何看待中医教材

　　长期以来，无论是中医院校学生，还是社会上自学中医的人，不少人对教材意见都很大。甚至从根本上否定中医教材，认为教材不能出人才，不能出英才，更不能出奇才，反而影响了中医人才的健康成长。因而提出：与其从教材入门，不如从经典入门好。古人就是因为没有受现代教材的影响，所以才名家辈出，英才林立。今天正因为普遍受现代教材的深刻影响，所以才庸医遍地，多如牛毛。

　　到底该怎么看待这个问题？

　　真的是教材授人以"愚"，妨碍了人才成长吗？

　　我的态度是既不要人非亦非，简单贬斥；也不要人是亦是，简单颂扬。

　　有关现代中医人才质量问题，是个很复杂的问题，问题的根本并不在教材方面，而在教育体制、教育管理、教育方法方面。对这些问题，大多数人都看得清，认得明，还都能从不同角度提出不同的好见解，但一时半会儿却未必能解决得了。这是涉及改革开放的复杂系统工程，就是以国家之力来解决这个问题，都还需要相当长的艰苦努力，最终还得借助改革开放的强大历史动力，才能有效得到解决。一场深刻的历史变革绝不是某个人、某个群体的事情，更不是一蹴而就的，还需要群策群力共同奋斗，百折不挠顽强拼搏，不急不躁耐心守候。看待中医教材态度要客观，不能意气用事，简单否定，那样反而容易思路不清，是非混淆，掩盖矛盾本质。

　　大家首先想想，在中医学术发展史上，真的是古代英才辈出，现代庸才遍地吗？

　　不用争，不用吵，去对照《中国医学史》查查，在两千年中医发展历史长河中，到底诞生过多少真正能在理论上有所创新，临床上特色独具、见识深邃、卓有建树的中医英才？掰着指头数数，临床各科加起来，有没有一百个？恐怕都难数满。我指的是真正理论深邃、见解独到、临床精湛的角色。不是说只要有著作问世的就是英才。如果以著作论英才，那今天就不是庸才遍地，因为今天的著作产量空前，全球罕见，岂不是该英才遍地，到处都是再世华佗，到处都是重生叔和吗？

就按一百个算，泱泱中华大国，二十年出一个医林英才，多吗？算得上英才辈出吗？

再用心想想，果真是历代中医英才辈出，为什么历代名家在著书立说时总是感叹庸医误人，庸医杀人呢？总是强调自己著书立说是为了补偏救弊呢？如果都英才辈出了，那就该英才门下出英才嘛！代代英才绵延不绝，一代更比一代多才对呀！而且后世英才站在前朝英才的肩上，应该一代更比一代强才对呀！还哪来那么多误人、杀人的庸医？还哪有那么多偏可补？哪有那么多弊可救？

前辈的感叹，只能说明一点，那就是中医历来都出优才、出俊才、出英才比例不高。究其深层次原因，是中医人才培养难度很高。

这样讲，是不是中医教材就没有缺点，没有瑕疵？

当然不是，书无完书，怎么可能没有缺点，没有瑕疵。更何况一套刚刚从两千年前古老著作中蜕变出来还不到百年，而且涉及基础理论、临床各科近二十余门课程的庞大教材体系，没缺点，没瑕疵那才是怪事呢！

大家对教材的意见，几十年一贯，指向都大致相同，主要集中在两个方面：

一是说教材脱离实践，误导学生。

二是说教材重复太多，如基础阶段讲过的中基、中诊、方剂、中药，临床各科还是讲的这些。

这两点意见从我上中医学院的时候就被强烈地提出来了。

我们是"文革"后期上的大学，现在大家只知道 1977 年恢复高考，其实，在此之前还有过一次。那一次是 1973 年。

1973 年的考试也很正规，程序是：自愿报名、群众推荐、组织审查、正规考试。对考试这一关要求非常严格，一个考室三个老师监考，考场外三步一岗，五步一哨，戒备森严，考生迟到 5 分钟就不能进考场，交了卷的，在考场外不准有任何停留！真的让所有考生都心存敬畏。1973 年那次重开考场，对拥堵在绝望滩头，大多年龄已过"而立"，甚至已届"不惑"，青春虚度，理想破灭的数百万老三届生而言，如同在饥渴难耐荒漠中见到了一缕清泉，那种近于疯狂的激动，那种拼了命的竞争，真是难以言表哦！我们就是通过那场正儿八经考试进入大学的。感恩"文革"前扎扎实实的教育，我还侥幸捡了顶区域性状元桂冠。

经历过动乱失学之痛，经历过上山下乡之苦，经历过青春荒芜焦灼，就在内心枯涸，完全绝望的时候，忽然有一天大学录取通知书从天而降，你们无法想象，收到录取通知书的那一刻，是什么样的激动场面，是什么样的狂喜状态。有的人浑身颤抖，默默流泪；有的人挥动双臂，狂呼万岁；有的人拥抱亲友，放声痛哭。时隔三四十年，今天提起这事，都心情不能平静。

进入学校以后，没有人不珍惜，没有人不发愤。求知若渴，是那批学子的共同特点。正因为有求知若渴的强烈愿望，又正好还处在"文革"后期，所以，对学校的教学经常都要提愿望，提要求，提意见。

碰上这样的情况，学校就要召集学生开会讨论，收集意见，商讨解决方案。我曾多次被推选为学生代表，去参加学校召开的教学研讨会。在会上，否定教材的意见相当激烈，但我不同意那种简单否定教材的意见。

以知识系统化、内容条理化、概念标准化、语言现代化为基本特点的现代中医教材，同其他学科的教材一样，只有技术、学术上的缺点，没有方向、主旨上的错误。对中医学术在新时代的传承，只有积极意义，没有消极影响。

否定教材的人总是把教材同形式主义联系在一起，认为现代中医教材是现代重形式、轻本质的形式主义产物。这种看法是大可商榷的。

首先，现代教材并不是现代人创始的，更不是形式主义的产物，而是上个世纪初期的近代学者所创始。如果再去认真看看明末清初李中梓的《内经知要》《医宗必读》《本草通玄》《伤寒括要》《诊家正眼》《病机沙篆》等论著，就会明白，其实早在三百多年前，中医前辈就有了内容系统化、知识条理化、概念标准化、说理浅近化的追求。在这些著作里，已经照见了后世教材的影子。

他们为什么会有这样的追求，道理简单得很，就是为了方便中医知识的学习传承。这样的愿望是与他们自身学习中医的曲折经历分不开的。

对于实用性极强的医学著作而言，学习目的就是为了通晓医学理论，掌握医疗原则，熟悉医疗方法。一部《黄帝内经》，虽然还不到二十万字，但内容却千头万绪。虽各篇主题鲜明，但叙述的逻辑性、内容的系统性、知识的条理性都不那么强，头绪纷繁，学起来还是比较费力的！

所以李中梓才把《内经》内容分为：道生、阴阳、色诊、脉诊、脏象、经络、治则、病态八类，分别进行辑要阐释，浓缩为《内经知要》嘛！李老前辈之所以呕心沥血地这么去做，很显然，也是因为他自己在学习《内经》时，深有得来不易的艰难体会，为了给后人学习《内经》铺平道路，才不辞辛劳，去做这件虽然费力不讨好，费心催人老，但却能造福后世子孙的事。

近现代的中医教材在内容系统化、知识条理化、概念标准化方面所做的工作，与李老前辈研究《内经》所做的工作就有不少相似之处呀！所以我说他的著作对后世中医学习方法、教育模式、教材体例都有一定启发意义。

近代中医教材的创始，应该说早在十九世纪中叶就已经开始了，只不过，还没有真正意义上的配套教材问世。就是二十世纪初叶，由中西文化碰撞催生的中医学校、学院类教育机构，也还没有成体系的中医教材。影响力最大的应该是章太炎、恽铁樵两位先生主编的那批中医函授教材。

真正具有现代教材鲜明特色的，是新中国成立后，1956年创建五所中医高等老院校时，举全国之力编撰的那批教材。自那批教材诞生之日起，就不断改版，不断修订，至五版而渐臻成熟。改革开放以来，教材编写热情高涨，几乎一两年就要重编一次，既不是中医教材体例变化真有那么快，更不是中医知识更新真有那么快，其中的原因姑且不论，但即便如此，不少教材还是在重编过程中不断有所进步的。

肯定教材在中医学术传承、人才培养中的积极意义，不是不承认中医教材有缺点，甚至有错误。缺点、错误在白纸黑字上明摆着，这是谁都否定不了的事实。不仅初创版有，而且可以说版版都有，过去有，现在有，将来还会有。书无完书，教材也一样。就是古人一辈子殚精竭虑写成的个人心得之作，也免不了有遗憾，有缺点。就是经典也不可能例外呀！更何况群体会战性成果。无论什么等级的专家当主编，都避免不了。

现代中医教材不仅存在有待订正的错误，有待提高的缺点，甚至还存在有待重新规划、重构重建的重大问题，但绝不是授人以"愚"、危害中医人才成长、妨碍中医学术传承的！

就现实中医人才培养质量而言，问题主要不是出在教材上，而是出在教和学的人身上。这是性质完全不同的两个问题，不能混为一谈！

一是教的人，学术素养存在问题，没能很好地完成传道授业解惑的任务。二是学的人，思维转轨存在问题，没能从现代学科实证性形象思维转换到哲理性抽象思维模式中来。这才是问题的根本所在，怎么能够混为一谈呢！

如果没有现代中医教材奠定的新型中医育才模式，一个从数理化天地生一路学来的青年，一踏进中医学府，老师就从《黄帝内经》那样的原著讲起，上台就云天雾海地"黄帝曰""岐伯曰"，可能很多人早就被"曰"跑了，我自己都有可能早就被"曰"到改学西医去了。还没有听说谁先天就带有酷爱中医的基因，而且对中医学术有特殊认知能力。无论老师怎么讲，无论老师讲什么，只要是中医学术，他一听就懂，一看就会，甚至像刘河间那样，梦里都能与异人神交，得异人秘授。更没有见过像传说中扁鹊那样天生一双 X 光机似的穿墙透壁火眼金睛，看一眼就能尽见五脏症结。那些文献记录都不是医学史实，那是史家们借民间口头创作留下的神奇"史花"。

我们那批学生，和今天的大多数同学一样，对中医也很陌生，就是以现代中医教材为向导，也没能把所有人领进中医学术殿堂，有的人后来走了"中学西"的道路，甚至成了西医外科医生。

在今天这样一个学术多元、生存空间广阔、生活方式丰富多彩的开放时代，如果一进校门就听老师摇头晃脑地"黄帝曰""岐伯曰""神农曰""雷公曰"，在座的同学不少人很可能一年级就被"曰"跑了，也许不会有几个人来读中医硕士、博士。

现代中医教材虽然在内容上不能与现代自然科学接轨，但却能以相对通俗的语言、相对系统的内容、相对条理的知识、相对标准的概念来传授中医知识，至少使学习的人不致因语言佶屈聱牙而难以阅读；不致因知识多元，天地人交相混论而主题难明；不致因症治方药杂陈，内容错综交织而条理不清；不致因字词音义古今悬隔，注家见解多歧而名实难求。这就在一定程度上和现代青年接受知识的习惯或多或少接上了轨，为引领他们进入中医学科创造了相对更为方便的条件。

总之，现代中医教材把中医这样一门天人合一，庞大而又古老的知识体系，革新成了以类相从、纲举目张、条分缕析、层次清晰、语言浅近的崭新知识体系，对现代人而言，无疑更易读、更易学、更易解、更易用，因而也就更易为现代青年所接受。

正是因为现代中医教材为现代中医人才培养模式奠定了基础，创造了条件，今天才有那么多新时代青年踊跃报考中医，才有那么多硕士、博士执着研究中医。这就是现代中医教材的贡献所在。

说到教材重复，那不是教材本身的问题，而是教师的学术素养、教学方法问题。中基、诊断、方药是基础，临床各科是对基础知识的具体运用，就是用基础知识去解决临床病症的诊疗问题，讲解临床各科时，怎么可能一点不涉及基础、诊断、方药等知识呢？不用中基中诊的知识，怎么去分析病因病机？不用方药知识，怎么去分析治法原理？涉及这类知识不等于重复。

但学生的否定性意见绝不是无事生非，更不是无理取闹，而是言之凿凿，事实俱在。

再把学生的意见深入分析一下就明白了，其实意见针对的不是教材，而是用教材的人，意见是针对某些老师的。我讲这话，不是否定某些老师，而是有很鲜明的例证。同样是一门课，有的老师来讲，大家聚精会神，生怕漏听了一个字，换个老师来讲，那就不一定了，很可能半数人逃课。就是很不情愿而又怕得罪老师的学生，坐在课堂上也是神不守舍，心思不在课堂上。真的味同嚼蜡，听不下去呀！所以，学生意见大也很正常。

那时的学生大多都人到中年了，是很重感情，很懂得感恩的。对那些真正讲课讲得好的老师，是非常崇拜，非常恭敬的，甚至可以说到了五体投地的程度。离开学校几十年，仍念念难忘。令人遗憾的是，这样的老师在各个学校都属凤毛麟角。

那时的成都中医学院，师资力量还算很强大的，还有一大批学术渊博、临床历练深厚、教学经验丰富的老前辈在这儿压阵。学术平庸，教学效果不好，难以胜任工作的老师只是极少数。虽然平庸之师不多，但负面影响却不小，加上学生一起哄，就更把负面影响放大了，学校不能不重视。

一堂精彩的基础课，学生渴望听到的是什么？

是概念清晰，语言生动，例证鲜活，能引领学生带着好奇，带着惊异，带着渴望一步步进入一个陌生领域的生动形象说理。如天地大系统的内在运动变化规律，人身小系统的内在生理联系特点，天人合一同系统的复杂微妙影响，中医学是如何运用阴阳五行学说把这些知识紧密联系在一起的？阴阳的本质意义是什么？哲学意义是什么？医学意义是什么？五行的本质意义是什么？哲学意义是什么？医学意义是什么？阴阳五行学说在中医学中具有什么鲜活价值？这才叫深入浅出，循循善诱嘛！

一堂精彩的临床课，学生最渴望听到的是什么？

是疾病发生、发展的所以然之理；是辨证、治疗的要点、难点、疑点；是在某个病症中为什么要选某个方？为什么还有那么些加减化裁？在教科书列举的证型之外，还有没有其他特殊证型？在教科书给出的答案之外，还可不可以进行更灵活的处理？灵活处理的前提条件是什么？标准是什么？这叫理用结合，举一反三，这才是学生的期盼，学生的渴求嘛！

基础课阶段，学生是一张白纸，什么都不懂，还可以含糊其词地支吾过去。临床课阶段，学生已经有了常识性知识基础了，再要支支吾吾就不行了，学生不答应，所以意见越提越尖锐。

个别老师，讲临床课，重点不是讲疾病发生发展、诊断治疗的所以然之理，而是停留在脉、症意义的泛泛陈述上。或是纠缠在一方一药的性味功能介绍上，甚至纠缠在方剂出处，医家生平里籍，药物产地、采收、加工等早已在方剂中药课中讲过的公知公识上。最后讲到哪里去了，他自己都不知道。教学效果可想而知。

这是教材的问题吗？当然不是，这是教师的问题，说明教的人既不是一个有经验的医生，又不是一个有学识的书生。

个别老师，板书有条不紊，讲述引经据典，一个纸片又一个纸片地拿出来念，一大版又一大版地写，内容表面上很丰富，但却不能联系临床，讲出自己的心得体会来，全是生搬教条地从书本到书本，只有对知识的条理性归纳，没有对理法方药融会贯通的自身临床体会，更没有诊断、辨证，用药的难点、疑点、要点分析，这样的课，看起来充实，听起来热闹，细细咀嚼却味同嚼蜡。因为没有经过教的人自己消化，吐出来的还是僵死的文字符号，不是鲜活的前人智慧，"营养价值"不高，对提高学生的运用能力还是帮助不大。

这是教材的问题吗？仍然不是，问题全在教师身上，说明教的人是勤于学习的书生，而不是精于诊疗的医生。

还有个别老师，一上讲台就紧张得全身发颤，讲课就成了念书，最简单的条条框框式归纳都没有，完全一字不漏地照着书本结结巴巴地念，连眼皮都不敢抬，有时念错了行自己都不知道，学生怎么不满堂哗然？怎么不逃课旷课？怎么不递条子叫老师"改行"？

这是教材的问题吗？显然不是，问题全在教师身上，说明教的人既不是有见识的书生，更不是有经验的医生，而是个患有精神紧张症的南郭先生。

出现这些教学问题的根源是什么？是教材限制了他们把课讲好吗？不是，是学养所限。

教和学是互相促进、互相鞭策的两个互动面，要想学好，单靠老师教好还不够，还得学生自己勤学善思。就是一个能理论深刻联系实际，又能深入浅出，还可举一反三地引导学生自己去思考问题、分析问题、解决问题的一流教育大师，也未必能把每个学生都教成未来的名家大师。

就连孔圣人这种垂范三千年的教育大师，育才效果也不过是"弟子三千，贤人七十二"，精品人才产出率百分之二点四。由此可见，无论做人也好，做学问也好，学生自身的心性修为是更重要的方面，没学好，不能全把责任推到老师头上，更不能全推到教材上。

说到理论脱离临床的问题，那就更不能全怪教材了，而是考的学生学习功力。

谈功力不等于死记硬背。名家经验、名家见解、名家警句都是非常宝贵的前人智慧结晶，通过阅读、背诵等形式去认真记取，也是很有必要的。但如果仅仅停留在记取上，明于口，塞于心，而蔽于神，自己并没有把记取的知识理解透，那就没有真正达到学习目的。学习目的是理解，理解目的是运用，理解越透彻，运用越灵活。只有通过深刻理解，把闪光知识点和警句格言融入自己的学术灵魂中，那才是真正有用的知识，没有理解的知识永远不属于自己！

所以，就学生而言，主要是知识学活没有的问题。

教材知识是从历代名家的学术见解和临床经验中提炼抽取出来，经过分门别类归纳整理后的系统化、条理化、规范化、标准化知识，是临床各科都用得上的共性知识，属于单体知识素材。

临床运用是综合分析的复杂工程，要想把不同类别的知识素材运用于解决临床诊疗问题，就还得重新组合，重新拼接，才能与复杂的临床病症相契合，才能使医者的临床思维与辨证论治原则相契合，才能使今人的智慧与古人的智慧相契合。

在疾病过程中，患者体质、年龄、性别、性情、生活方式乃至生存环境、自然气候等多种因素，都会对疾病产生复杂影响，导致病性有表里寒热虚实的不同，表里寒热虚实还有真伪的巨大差异，这就决定了教材不可能把变化无穷的临床证型全都一个一个地凝固起来交给你，那是凝固不完的，恒动观也决定了那是凝固不了的，因为凝固模式无法体现疾病在不同生命活体上的发展变化特点。

果真都凝固起来，拿到临床上去你能用吗？你所见到的患者病情与凝固方案不吻合怎么办？是针对具体情况灵活处理？还是叫患者回去按照凝固模式把自己的病重新患过再来？那不成了削足适履的笑话吗？

理法方药等一切书本知识在实际临床运用过程中都是不能照搬书本的，必须在准确把握一个个具体问题的表里寒热虚实性质前提下才能运用，这就是我们常说的"只能给人以规矩，不能给人以巧"。果真把证型凝固了，中医学的生动活泼灵魂也就被凝固了，鲜活生命力也就被凝固了，中医还有存在价值可言吗？

除非哪一天可以天量的贮存空间，把天下高人的临床经验细密地体现在凝固模式中,并可以按中医诊断标准瞬间完成对天量模式的智慧选择,凝固模式才能摆脱僵化的运用形式,成为体现辨证论治原则的活体,凝固模式的中医"傻瓜化"才可能实现。中医"机智过人"的前景是存在的,而且正以风驰电掣般的速度向我们奔来。即便是这个美好愿望实现了,肉体凡胎的中医大师仍然存在,甚至仍然有可能难以取代。

作为医者,眼下还得好好练基本功,偷不得懒。临床要过的第一关就是诊断,诊断要过的第一关就是辨证。

中医的"证"不是猜想,不是假想,不是虚拟,而是指疾病发生发展过程中,不同阶段矛盾焦点的定性定位定量认识。矛盾的形成是天地人多种时空因素影响形成的,影响因子是空间体现,发生发展过程是时间体现,所以只有"证"才能把中医的整体观、恒动观落到临床运用的实处。

中医辨证不是凭空想象,而是有共同标准的。辨证素材就是四诊所获得的色舌脉形症资料。辨证的过程是综合分析,去伪存真。辨证难点在四诊指向未必尽同,很多时候并不是 $1+1=2$ 的简单关系,而是有所取舍的。取舍的结果,有可能是 $1+1=0$,诊断一无所获,治疗无从下手。也有可能是 $1+1=1$,明确了主证,找准了治疗方向。还有可能是 $1+1=2$ 或等于 3,判明了两个以上并重矛盾交织在一起的盘根错节复杂问题,这就是理论和实践的距离。果真任何病症都四诊指向一致,那就好办了,中医的临床标准化诊疗模式可能早在老祖宗的某个时代就建立了,哪里还用得着等到今天来完成。

如果所有病症都能建立一劳永逸、基本不变的凝固诊疗模式,老祖宗们一定会用最大的热情去把它做好,让子孙后代早早受益,哪里还会留到今天来考验我们的智慧哟!中华民族是一个为子孙谋表现最为强烈的民族,果真有这么简单的捷径可走,老祖宗们早就把路给大家铺好啦!

到目前为止,中医临床辨证都是难以"傻瓜化"的,之所以到今天都见不到这样一个简单易学,人人可用的模式,不是教材的问题,也不是教师的问题,深层次的原因,是整体恒动四个字的中医学科特点,决定了这样的模式眼下还很难建立。向更深层次追溯,那就是疾病本身是一个因时因地因人而异的活生生事物,任何疾病都可能在不同时间、不同空间、不同个体身上表现出生命水平、生命状态、机体内环境特点的千差万别,而中医治疗学理念的高明之处就在于不是只重视导致疾病发生的某种病因性质,而是重视多因素复杂影响的结果,主张因证而异,区别对待。

改革开放以来,国家已经投入大量资金,举全国中医精英之力,搞了多年的证型标准化体系建设，至今并未健全，更谈不上成熟，临床价值到底有多大？还存在巨大争议，最终还得经受整体恒动学术特点的检验。

值得注意的是，伴随电子计算机技术的飞速发展，智能化时代的到来，人类的一切能力都正在以难以想象的速度被迅速放大，人类正在不知不觉中由人升格为神，不排除一切难题皆有得到圆满解决的可能。但愿伴随科学技术的迅速发展，中医诊疗"傻瓜化"能早日实现，"机智过人"时代能早日到来。

大家不要以为不可能。我过去也不相信会有这一天的到来，认为中医理解生命的独特研究方法、整体恒动的思维特点、辨证论治的诊疗原则、高度精细的个体化诊疗模式，是无法与现代科技接轨的。是围棋的人机对弈惊醒了我，使我敏感意识到只要能满足天量存储、神速运算、智能选择三个条件，"机智过人"就一定能在所有学科中得到体现。集全人类智慧于一体的"过人机智"就一定能进入百科，统领百科，主宰百科。

只要有点临床体会的同学都知道，在临床上，更多的时候，更多的病症中，四诊资料的指向并不完全相同，有时甚至还相反，所以古人才有舍脉从舌，舍脉从症，舍舌从脉，舍舌从症，舍症从舌，舍症从脉，舍舌脉而从症，舍舌症而从脉，舍脉症而从舌等等训示。这一取舍，麻烦就大了，取舍错了，大方向就错了，还谈什么疗效。

何为主？何为从？何当取？何当舍？都不是想当然，而是要有理论依据，有取舍标准的。你取舍的理论依据是什么？标准是什么？得弃取有据，不然就成了胡思乱想。胡思乱想绝不是学术，可能应该归于骗术。

四诊指向完全相同或完全相反的都是少数，大多数病例是既不完全相同，又不完全相反，只是某些资料较明确，某些资料较模糊罢了，这样的病例是多数。

辨四诊指向相同易，辨四诊指向相反难，辨四诊指向模糊者，也不是一件容易的事情。

四诊指向相反，并不是真的发生了本质与现象的彻底背离，而是背离现象的所以然之理应做深层次解读。如舌红少苔，脉沉细而便溏，而且排便非常顺畅快利，那红就不是有热了，而是阴伤。阴伤不是病本，而是病理结果，病本是脾胃阳气虚衰，中焦升发不及，故胃气不能上达，津液不能上承，舌红少苔特点正是在这种病机影响下形成的。再详加分辨，这种舌红常常是嫩红，舌体多半是微见胖大。这样的病证，既不能清热，也不能养阴，正确的治疗措施是甘淡实脾，益气健脾，个别特殊病例，甚至还需要温中益气或温肾以壮大元气。

　　同样是相似的舌脉大便，如果舌体胖大很突出，而且色暗，便虽溏却不爽，甚至滞涩难排，如果再加上手心灼热，其临床意义就有可能存在重大差异，病症性质可能就不是气虚了，而是痰热郁闭，甚至可能是痰热郁闭重症。

　　有人或许要问，既然有热，怎么会脉沉细，大便稀溏呢？

　　你真正把中医理论学好了，答案就简单得很，那是因为痰浊壅盛，阻滞气机，气机闭塞则脉伏而沉细如绝，有什么可奇怪的。痰湿困脾则运化障碍，清阳不升，浊阴不降，清浊混淆则大便溏薄；邪热内郁，气失清灵，故滞涩不爽，甚至有可能久而腐肌蚀脏，便下脓血；湿热有形之邪郁于脾胃，无处发越，则内逼四肢，发为手脚心热；热性炎上，故手心热象最为突出。这与脾虚气弱的溏而快利迥然不同，二者是有天壤之别的，不能混认混治！只能通下，绝不可温补！若误用温补，则越补越膜腠壅塞！越补越三焦气闭！越补越重门深锁！

　　我不止一次地讲过一个案例：

　　大概是 2007 年前后吧，一位千里迢迢从南京到成都来求医的五十多岁老太太，患恶寒怕冷的病症，历时五六年，经西医反复检查，都没有找到特异病因，西医就给她下了个"更年期综合征"的诊断，让她吃点调节激素水平的药，她听朋友说服调节激素水平的药有可能导致乳腺癌、卵巢癌之类的病变，她一听就吓到了，心想那岂不是把小问题整成大问题了吗？于是就没敢服，而是寻求中医帮助。

　　她拿出处方一大摞，从南到北，从东到西各地她能找的名家处方都有。我翻了翻，全是补气补血、补肾填精、温阳通阳方药。人参、黄芪、鹿茸、虫草、阿胶、紫河车、附子、肉桂、干姜、熟地、黄精、枸杞、当归、巴戟、锁阳、紫石英、桃仁、红花、水蛭等药物都吃遍了，百无一效。

　　为了自救，患者又到网络上去查找相关知识，不少人都说，"久病成医"甚至"成良医"，就是这么修炼成的。经过患者自己的反复钻研，反复推敲，终于认定自己就是网上所说的"阳虚"病症，得找"火神"治疗才能解决问题。她很高兴，认为自己终于找到明确的治疗方向了，后续的工作，只是选择拜哪尊"火神"的问题。于是收拾行装全国到处"拜火神"。从南方拜到北方，从三晋拜到四川盆地。每到一地，一住就是两三个月，都是先租房屋再求医，以方便生活和熬药。前前后后经过真真假假、大大小小的好几位"火神"治疗，不知吃了多少公斤附子，怕冷的症状不仅毫无改善，而且越来越严重。在四川治了一个多月，恶寒依然有增无减，但她还是坚定不移地相信只有"火神"能救她。这样的粉丝真的令人感动啊！万病都从阳虚起，万病都从阳虚治的火神"高论"真是深入人心啊！

有一天，她拿着一位"火神"的处方到我坐诊的那个诊所来买药，正好碰上我在那儿上班，加号就诊。她挂号后就立即回去把我刚才提到的那些处方拿来给我们参考，骨子里可能还是殷切期望我们能给她开出一张"法力"更加强大的温阳处方来。

我看了处方再仔细看患者的形貌打扮，大热的三伏天，一般人穿着短袖都挥汗如雨，她却穿着毛衣、毛背心，外套厚厚的羽绒服，头上戴着一顶毛线帽子，外面还套着羽绒服上的羽绒帽，嘴巴上还戴着个大而厚实的老式棉口罩。说实话，在我的临床生涯中，还很少看到三伏天有这么怕冷的人。观察她的形体，尽管穿戴很厚，但从脸上、手腕上还是看得出，形体略胖，体格比较粗壮。

问诊得知她长期脘痞、纳呆、便溏，但饮食量并未大减。大便溏而不畅、不爽，小便也涩而不爽，但并不尿痛尿热。

一看舌象，吓了一跳，舌体胖大如肿，全舌瘀暗近于紫黑色，上罩薄黄腻苔。

一把脉，又吓了一跳，几乎没有找到脉在哪里，而且两手都是如此。

心想：不对呀！明明这么个大活人坐在面前，怎么会没有脉呢？是血管异位，天生寸口无脉吗？又不便直说，有的患者心理脆弱，一说摸不到脉，就自以为没救了，立刻脸色煞白，甚至昏倒在地。

有一次给一个二十来岁，白白胖胖，音容笑貌都很阳光的女生看病，诊断桌下一只小猫，她不小心踩到猫尾巴了，猫尖叫一声，仓皇逃窜，这个女生也尖叫一声，脸色煞白，立即昏倒，经过掐人中、按内关才慢慢苏醒过来。那次经历给我留下了难忘的印象，从此，接待患者就格外小心。所以说医生越当越胆小，这看法是有道理的。各种意想不到的情景见多了，自然就胆小了。

面对更年期女性，尤其小心，我怕出现类似的状况，于是就绕着弯子问患者："你以前看病，医生说你脉象是什么状态？"

她回答倒还爽快，说是年轻时还很可以，她自己摸到都嘣嘣直跳。这几年生病以后就脉象越来越差了，医生都说她的"脉不好摸"。我心中有底了，这不是无脉症。但不好摸人家还是摸到了呀！我怎么就摸不到呢？于是我又全神贯注地再次去摸。我开始是双手分别去把她左右手的脉，后来无意识中

81

是用一只手去把她的脉,一只手把脉时,患者的有一只手掌心就正好斜对着我的掌心。我感觉到她手心有一股热气直冲我的手掌,我顿时大吃一惊。于是重新仔细把脉,反复摸她的手掌,脉找到了,沉细如绝。她手掌的热象也把握到了,确实掌心发热明显,而且扪的时间越长,热势越盛。

就在那一刻,我按捺不住激动的心情,在诊断桌上轻轻击了一掌,告诉跟诊的学生:"哎呀!这是个难得的病例哟!我看病这么多年,今天才见到第一例哟!"

学生问:"老师,是什么病?"

我说:"哪里是什么阳虚证嘛!这是个痰热内闭的礞石滚痰丸证,少见得很!少见得很!干一辈子中医,也未必能见到第二例哟!"

我问患者:"你的家属来了吗?"我以为她是和家人一起外出寻医求药的。她却告诉我说她是一个人出来求医的。我也不好深问,万一人家遭遇过什么不幸,岂不是就触及到人家伤心处了吗。

我仰头默想片刻,连连感叹:"难得一见。好想治这个病哪!"

学生都呆呆地望着我,不知我在讲什么糊涂话。患者不是就坐在面前吗?人家就是专门来寻医求治的呀!谁不让治啦?老师该不是还没治人家痰浊闭阻,自己却像"范进中举"一样,痰浊攻心在说胡话了吧?

我告诉他们说:"治今天这个病,得有专人护理,还得准备吸痰器之类的辅助工具。因为患者体内痰浊大量储积,礞石滚痰丸又力量雄峻,患者在服药过程中可能会出现两种反应:一是有可能发生痰饮内动,患者睡到半夜三更突发大量痰涎上涌,就得有人用吸痰器帮她排出痰涎,不然就可能发生窒息;二是有可能痰湿下走,发生剧烈腹泻,没人护理,患者就可能拉到床上,她就没法正常生活。"

学生说:"那就去住院嘛!"

我说:"她都怕冷怕到这个程度了,前面吃了那么多参茸姜桂附之类的药,患者也都没有出现严重不适反应,住院会有人相信今天这个诊断吗?会用这个药去治疗吗?可以肯定,百分之百仍然会给她吃大温大补药!"

我继续告诉学生:"眼下只有不求速效,慢慢缓图。通过芳化淡渗,佐以轻宣缓泻,用潜消渐磨的方法来以时间换疗效哦!这样既安全,也疗效可以期待,只是疗效缓慢,需要的时间比较长罢了。"于是就给患者开了三仁汤加银花、连翘、荆芥、薄荷、桔梗、牛蒡子、瓜蒌仁、虎杖之类的药。而且当着患者的面对学生说:"要是把虎杖换成生大黄泡水兑服,疗效会更好哦!可惜她没有人照顾，自身不具备这样的条件。虎杖是个缓泻药，用虎杖是不会造成明显腹泻的，不会给她添麻烦。"

我估计患者那么怕冷，多半会坚持要吃参附之类的药，我见到的这种患者太多了。就叮嘱说："你这身体可能存在阳虚的问题，但眼下体内垃圾太多了，把阳气闭在里面了，散发不出来，没法温暖你的身体，所以特别怕冷。暂时吃不得补药，得先吃化痰排痰除湿等清理垃圾的药，等到把垃圾清理干净了，里面的气血一通畅，全身从里到外就温暖了。那时候再考虑你是不是需要吃补药。建议你把原来的所有药都停一停，如果不这样做，那就不要吃我的药，也不要再找我看，因为我解决不了你的问题。"

也许是第一次有人说她不是阳虚，不能吃温补药，她吃了那么多温补药也没见到效果，听到这话她可能有所警醒，当然更有所期待哟！所以连声说："要得！要得！老师您放心，我一定按您的吩咐办！我马上把所有的药都停了！"

我继续叮嘱她："喝这个药的时候，大便微微有点稀溏，这是正常现象，千万不要乱吃止泻药！这种大便微稀的状态可能还要持续一段时间，直到大便畅快，小便爽利时，才能告一段落。你天天对着镜子看看舌头，在服药过程中，你的舌质舌苔可能也会慢慢发生改变，会变得越来越红，越来越鲜活。直到完全变红活了，你的病也就好得差不多了。"

患者听了高兴得不得了，笑容可掬地连连点头称谢。

后来患者所有症状都一次比一次改善，舌苔渐近正常，舌色紫暗明显减轻，恶寒也明显减轻，脱了羽绒服，摘了羽绒帽，穿件夹衣就敢出门了。这么严重的痰浊内闭，这么平淡的药物，却收到这么突出的疗效，真有点意想不到哦！

面对这样的病例，正确答案不是教材能给你的，也不是老师能给你的，只有自己到临床上去经历了你才会知道，疾病的表现真的是变化万千，层出不穷。即便是同一病症，也常常可以因时因地因人而异，要想做到烛照幽微，洞察隐曲，正确取舍，把鉴别诊断这一关过好，就得把理论学好，把基础打扎实。这还不够，还要在这个基础上勤学、好问、深思、笃行，舍此别无捷径可走。学方三年，掌握几个基本概念，背点教条，背点方歌，背点经典，就自以为登堂入室了，就以为天下无病可治了，那怎么行！

所以说，能不能解决好理论有效指导实践的问题，教材有责任，教师有责任，学生自己有更重大的责任。苦求的功夫用够没有？所学的知识真正消化没有？和前人的智慧碰撞过没有？学术灵魂升华没有？只有自己心知肚明。

千万不要戴上硕士博士桂冠就晕了，就找不到努力的方向了，一知半解就自满自足了。年轻人"晕学位"，不是好事情，很容易迷失自我。一旦迷失了自我，就弄不清自己在学术上到底有几斤几两，很多时候一讨论起学术问题来，就容易闹出强不知以为知，问牛答马，还振振有词、理直气壮的笑话来。一旦迷失了自我，很多时候一面对临床问题，就容易犯寒热颠倒、虚实混淆、补泻温清章法大乱的错误，风险就在眼前，还茫然不知。这是做学问最大的忌讳！生也有涯，知也无涯，谦虚点好啊！中医是个无底洞，活到老，学到老，还有许多没学好。号称清初三大家之一的喻嘉言，学养那么深厚，刀笔那么锋利，手眼那么精熟，到垂垂老矣的时候都还在发学无止境、人力难尽的感叹。

强调在学习过程中学生占主导地位，并不是为中医教材文过饰非，并不是说教材没有缺点。现代模式的中医教材酝酿诞生还不足百年，实际运用才半个多世纪，高度成熟是绝对说不上的。但用实事求是的态度评价中医教材，可以肯定地讲：成就是主要的！虽有缺点，瑕不掩瑜。

中医教材缺点主要体现在哪些方面？

以我个人的一得之见来看这个问题，中医教材的缺点并不在知识系统化、内容条理化、概念标准化、语言现代化等基本特点上，而在教材体系构建还存在分类缺失、分类不清、指事不明、概念模糊、说理不透等方面。

不克服这些缺点，对中医学术的传播就会带来巨大负面影响，甚至可以说是严重障碍！

我从初学中医时，对中医基础理论这门课就有看法，这门课的教材名称太模糊，太宽泛了。我一直在问自己：什么是中医基础理论？哪些知识属于中医基础理论？虽天人合一知识是基础理论吗？虽圣人不能尽知的运气知识属于基础理论吗？虽现代科技无法解读的经络知识属于基础理论吗？"基础理论"这个名称恰当吗？四十多年过去了，至今还是没有得到明确解答。

一部《中医基础理论》教材，就把中医文化学（包括哲学、天文学、地理学等知识）、人体系统学（天地大系统、人身小系统、天人合一同系统）、脏腑生理学、中医病因学、中医病理学等知识全囊括了，这是典型的分类不清表现嘛！

一套中医教材，有《诊断学》，无《病因学》，有《方剂学》，无《治法学》；有中医内、外、妇、儿科学，乃至于其他如五官、眼科、肛肠等细小学科的教材，却没有《中医老年病学》，这就是分类缺失的表现嘛！

论阴阳，只谈"日月为易，象阴阳也"的属性关系和对立互根关系，不谈以气一元论为基础，以运动为起点的阴阳运动"始、盛、衰"运动三态和"气、液、固"形质三态物理本质，还自觉戴上"朴素唯物"的帽子。把"唯物观"冠以"朴素"二字，从字面上讲，并没有半点贬义色彩，而是没有人为的主观意识影响，没有流派的观点偏执影响，没有世俗影响的纯自然主义唯物观。但在现代哲学概念范畴内，却并不是这样定义。相反，"朴素"二字成了偏颇、局限、狭隘、幼稚的原始认识论代名词。唯物观一旦贴上"朴素"的标签，就成了狭隘偏颇、幼稚可笑的低层次认识论。

中国古代哲学中的阴阳论，真的狭隘偏颇、幼稚可笑吗？

只有完全不懂中国古代哲学的人，才会做出这样狭隘偏颇、幼稚可笑的论断！

谁都不能否认，人类认识是不断发展的。但某些永恒真理却不会因认识发展而动摇。无论冠以什么时代的时髦新术语，其学术本质都是不会有丝毫改变的。

"气"是古天文学的智慧发现，当它上升为哲学概念后，就成了未知微观世界中一切具体物质的代称，就成了永远适用于微观发现的任何最小物质微观体现，一点都不狭隘！甚至可以说，放之四海而皆准，垂之千古而不变。

当人类借助现代探微工具，发现物质的分子、原子、质子、粒子时，分子是"气"的物质体现，原子也是"气"的物质体现，质子还是"气"的物质体现，粒子仍然是"气"的物质体现，但"气"却是既不等于分子、原子、质子、粒子，又是分子、原子、质子、粒子体现的泛微观物质体现。因为分子、原子、质子、粒子都是人类微观认识伴随微观研究不断深入的阶段性发现，"气"却是人类微观认识的物质终极性认定。"气"可以是任何可察可见微观物质的体现，任何可察可见微观物质却都不能等同于气。只有纯理论意义的终极微观物质才能等同于气。

人类认识的终极在哪里？终极微观物质之气是什么形态？具有什么特点？

"至小无内"——永无尽境就是终极，是一个没有终极的终极认识。终极微观物质之气存在于人类永无穷尽的微观追踪探索过程中。

即便是地球人的历史终结了，这个认识结论中包含的真理也不会终结，仍然是微观世界最客观的判断标准。因而具有永恒的学术生命力。

论五行，只谈五行的生克关系，不谈天体物理因素影响下五行的气候气象、物候物象学本质，不谈五行中还有五行的年月日时气象气候变化对万物繁衍生息微妙影响的重大意义，还主动给五行学说戴上"机械唯物"的帽子，这就是理解严重偏差，说理不深不透的表现。

五行并不是五类自然物质属性的简单提炼，而是气候气象、物候物象学本质的曲折表达。更具体地讲，是春夏秋冬长夏五种季节的气候气象、物候物象特点概括。更准确地讲，五行是东西南北中各个方位的气象气候物象物候特点标志物，其内在本质并不是五种自然物的具体性质，而是五种物质所代表的季节气象气候物象物候特点。

从更高的视角看，是时空运动对地球自然影响的规律性概括。

因为自然气候气象的影响，是地球自然万物滋生的基本条件，所以便有了相应的地球物候物象彰显，五行正是物象物候在相应气象气候影响下彰显变化的具体体现。

正如明代医家张景岳在《类经图翼》中说："五行即阴阳之质，阴阳即五行之气。气非质不立，质非气不行。行也者，所以行阴阳之气也。"没有五行，阴阳的运动变化就无从体现。没有阴阳，以五行为代表的一切自然物都不可能发生、发展、演变。

老祖宗不仅把这个问题的实质看到了，而且看得很深刻。不是局部地、空洞地谈人与自然的关系，而是以五行为提纲，对万事万物进行了广泛联系，深入讨论。只是篇幅的限制，语言文字的悬隔，不那么详明浅显罢了。

有关这个问题，我在《如何看待中医阴阳五行学说》一讲中有讨论。

后世医家大多以运用为目的，知其用而不详其理，至今近现代医家绝少有人在认识上洞穿这个问题的本质。作为中医教材更是从编写到讲解，几乎都没有人把这个问题说清楚。

正是这些问题的存在，正是现代中医人对这些问题认知愿望的日益强烈，才有了中医教材应当通过进一步按照知识系统化、内容条理化、概念标准化、语言现代化四原则重构重建的强烈要求！

有人也许会说：中医教材不能细分，细分会肢解中医理论。

真是这样吗？

我看未必！以类相从、以理相贯的细分，只会使教材知识系统性更强，各系统内在的知识联系更加紧密，系统之间相互关联的所以然之理更明朗，讲起来更晓畅，学起来更易懂，用起来更易行，怎么会肢解理论呢？

只有不求甚解的断章取义，以西论中的偷换概念，脱离整体动态观的标新立异，才有肢解、误解、乱解中医理论的破坏性影响！

把多种概念混杂在一起，就是中医理论的完整性体现？就叫浑然一体？就叫紧密联系？这是不折不扣的认识混乱，纠缠不清嘛！哪里是什么联系性、完整性、严密性体现呢！

通过半个多世纪的运用，中医教材存在的问题，越来越凸显，越来越清晰，所以，我极力主张：中医教材重构重建！

令人非常遗憾的是，对教材存在的这些问题，很少有人去关注，去思考，去讨论，去面对。我甚至想在全国组织一批少壮精英来做这项工作，而且已经叫我的学生去寻觅了一批这样的英才，但却迟迟没敢启动。因为这是一项浩大工程，真要做好确非易事。当此垂老之际，我也很难下这个决心。

看看今天的教材编写，长袍子裁成短褂子，短褂子接成长袍子，满襟子改成对襟子，对襟子改成满襟子，形式日日新，质量、内容实质性进步却并不大。甚至有的新版教材的勘误内容也有厚厚的一本，令人瞠目结舌。

下面主要讲"如何看待经典和教材的关系"。

以中医经典为学习中医的入门向导，真的比现代中医教材好吗？

要讨论这个问题首先得弄清经典和教材的关系。

经典是母，而且是老祖母。教材是子，而且还带着孙。从基础理论到临床各科教材，都是通过对经典内容的分类整理归纳，再加上历代医家的创造性成果、发挥性见解，现代医家的提要、注释而成的，可以说都是与经典有着深厚血缘关系的子孙。

这种分类整理不是割裂，不是肢解，更不是随意篡改。而是以类相从的有序归纳。通过这样的归纳，使各类知识成为主题更鲜明、重点更突出、内容更系统、概念更明确的一大群形貌各殊、性格各异、特长各别的经典子孙。让这样一群生机勃勃的子孙以严肃的形象、鲜明的个性、突出的特长和让现代人备感亲切的方式，既生动活泼，又丰满充实地去体现与老祖宗的血缘联系，去彰显老祖宗的美好德行，去体现老祖宗的卓越智慧，去发挥老祖宗的超强能力，有什么不好呢？好得很嘛！

再讲得更具体、更典型化一点，临床各科暂且不论，就以经典和经典教材来进行比较，看看教材体现的到底是进步还是倒退？

还是那句话哟！不用争，也不用吵，把经典原著拿来和经典教材比较一下，不就清清楚楚了吗？有什么争吵的必要。

无论是《内经》还是《伤寒论》《金匮要略》《温病条辨》，所有经典原著都只有作者本来的见解,学中医的人,人人都知道,这就不用讲了。

经典教材是些什么内容?

还是不折不扣的经典内容呀!甚至连顺序都原封不动地保存着。所不同的是,不是一字不漏地完全照搬,而是有所选择、有所取舍罢了。

取舍选择的原则是什么?

选精辑要,删繁汰冗呀!

而且,各个篇章前面都有提要性的概括,然后是原文,原文后面是词解,是释义,是按语,还有临床运用案例和历代名家选注。把本该读者自己通过广收博采去获取的历代名家见解、精英高论给读者提供出来,而且是按内容类别摆放在这类知识应该摆放的地方,让读者可以毫不费力地见到破疑解惑的参考资料、参考答案。

这样做的目的只有一个,那就是帮助读者节省大量查找资料的时间,以节省精力、节省生命,让读者有更多的思考功夫和实践功夫。这有什么不好呢?怎么反倒成了影响学习、妨碍成长的消极因素了呢?无论什么级别的论辩大师也讲不通这个理。

古人传承中医学术,有没有教材?

当然也有!只不过长期以来只是把原著直接用作教材,而非以全新体例去构建教材。

古人传承中医学术,有没有讲稿?

这个问题讨论起来有点空洞,因为至今没有见到古人留下的一份正儿八经的医学讲稿。但以理推测,学术传承不像聊大天,可以信口开河,反正是非对错都无所谓,只要能消磨时光,能娱乐感官就行了。所以同一个聊天话题,即便有形形色色、千差万别的不同版本,也不会有人追究。

学术传承是主题严肃、内涵丰富、理致细密的重大工程。传道者得有如何让受众听懂、听明白的充分准备,因为学生、门徒是带着求知的渴望,带着思考的智慧来听的,没有准备,讲解起来就只能照着本本念,把讲解弄成阅读;就思维迟钝,说了上句,忘了下句,磕磕碰碰;就容易被学生的问题搞得人仰马翻,颜面尽失,自己都没有在讲台上久站的勇气。

所以,如果真是一个学术素养深厚、学术态度严谨的老师,无论是教自己的子女,还是带徒弟,还是在国家医教机构培养学生,他的传道工作就一定有准备!那讲稿就一定是有的!

只不过,他们的讲稿不在专门的学术文本上,而在所教经典的批注中,在执教者自己的腹稿里。仔细想想，这还真不是诡辩式的歪理。

还有，在历代医家的著作中，有的会不会就是从讲稿升华而成的？这其中隐曲，就更难为局外人知晓了。

这并不是凭空假想哦！大家去仔细看看，在马莳、张志聪、李中梓、陈修园等医家有关经典、方药、诊疗的作品，如《素问灵枢合注》《内经知要》《医宗必读》《伤寒论浅注》《金匮要略浅注》《医学实在易》《医学从众录》《女科要旨》《时方妙用》等，是不是处处都洋溢着求简、求明、求易、求实用的清新气息？是不是隐隐约约都带点教材的影子？

人上一百，形形色色，同样是做一件事情，各自的态度千差万别，各自的做法也不一样。张三想不到的，不等于李四想不到；李四想到做不到的，不等于王五想到做不到。在古代中医学术传承过程中，前辈们的讲稿就像影子一样，一直伴随着他们的学术人生，影响着一代又一代中医人才成长。直到现代中医教育体系形成，才从恍兮惚兮中走进文本，进而提炼升华为教材的。

大家认真去看一看，哪一版现代中医教材不是在充分参考前辈学术成就基础上，集精英智慧而成的？都是嘛！

既不脱离经典主体，又集历代群贤高论，还注入近现代名家智慧的中医教材，怎么可能"授人以愚"而贻误后学呢？真是奇谈怪论。

还有，大家认真去考察一下，在今天，无论是自学成才的中医，还是家传的中医，还是师徒授受的中医，哪一个不是以中医教材为向导进入中医学术领域的？哪一个没有受到过现代中医教材的深刻影响？无论什么大师大腕，哪一个不是通过现代中医教材培养出来的？无一例外嘛！怎么学了用了还不认账呢！

有关教材是非问题，不要人云亦云，随便否定。每个中医人都应该清醒地认识到，尽管现代中医教材存在不少缺点，但现代中医教材更有辉煌成就呀！是现代中医教材以全新体例开辟了一条通往新时代青年心灵的崭新道路，从而奠定了现代中医教育模式。是现代中医教育模式，培养了一支数以百万计的庞大中医队伍，培养了一批又一批当代中医名家，丰功伟绩，不可磨灭！不能意气用事，全盘否定。首先要有个肯定其积极意义，承认其历史贡献的基本认识。站在这样的立场上，以关爱的情怀，去对各版教材的缺点错误提出严肃批评，进行认真斧正，对教材建设才有积极意义。

如果不加思考，跟着某些舆论瞎起哄，否定编教材，反对用教材，那就正好不知不觉地和反对中医、否定中医的力量站在了一起。因为在反对中医、否定中医者看来，中医根本就不配站在国立教育的大厅里，更不配站在大学教育的殿堂上。甚至认为中医根本就不配称"学"，充其量就是点微不足道的雕虫小技。所以，他们积极鼓噪中医应该退回到家传、师徒授受的江湖技艺行列中去。透过现象看本质，这类人否定教材是想要以此为突破口，通过否定中医教材，进而否定现代学府式中医教育，最终达到否定与一切自然科学并列的现代中医学术地位，直至消灭中医而后快。这才是他们的险恶用心所在！

令人震惊的是，不少青年中医，甚至是硕士、博士也跟着瞎起哄，高喊着中医要经典引导，不要教材引导，要师承授受，不要学府教育。

我就见到过一位博士，他写出了洋洋洒洒数千字的文章，赞许家传师授教育模式，否定学府教育模式，在准备发表前拿来征求我的意见，我就对他说："你既然有这样的'真知灼见'，就不应该来上中医大学嘛！更不应该上了大学还糊里糊涂地继续攻读硕士、博士呀！这不是浪费青春吗？人生不再，青春无价哟！"

学生当然听得出来我对他的见解非常不满。所以显得很尴尬。我对这个勤学好问，又为人诚朴的学生印象很好。正因为相处很好，他才会经常来和我讨论中医问题，写出文章也愿意拿来征求我的意见。他也许没想到我会对他这篇文章持完全否定的态度。

青年是人一生中最充满活力，最热血沸腾的年龄段，好奇求新，勇往直前，敢想敢为是青年的基本特点。无论是哪个国家，哪个时代，哪个学科，哪项事业，青年永远都是推动其变革发展的主力军。但青年人阅历不够，容易头脑发热，容易感情冲动，所以也容易被某种偏见所蛊惑，被某种舆论所利用。每个人都是从青年走过来的，回头看看，一切热情洋溢、好高骛远，甚至荒诞不经的言行，还历历在目，还那么可笑可爱，既无可厚非，也不足为怪。

我接着对他说："中医教育能进入国立医学教育体系，能进入大学教育殿堂，不容易哟！中医能有今天的学术地位，离不开国家重视这个大前提。同时应该看到，中医是一门体系博大、理论深邃的学问，和当今任何一门学科相比，都是当之无愧的成熟学科，都是高精尖的大学问。要传承这样博大精深的学术，得有国立教育这样的大天地，得有大学讲坛这样的高平台。一门一户、一师一徒的模式很容易产生'各承家技终始顺旧'的弊端，早在两千年前，张仲景就已经看到了这样的局限性。作为博士为什么却看不到这一点呢？以博士身份发表这样的文章，负面影响很大，要慎重考虑哦！"经过讨论，他放弃了发表这篇文章。

　　中医高素质、高水平人才占比不大，是个长远问题、复杂问题，与中医学理解生命的研究方法和整体恒动的理论特点有密切关系，要有效克服这门学科的学用难点，恐怕只有等待"机智过人"时代的到来哟！

　　有关中医教材的问题就讨论到这里，谢谢大家！

如何看待中医病因学成就

大家好！

中医病因学成就内容丰富，由于时间关系，今天只能讨论外因"六淫"学说。有关"内因"方面的"七情"学说以后另找机会讨论。

也许一看到这个标题，就会有人提出质疑：在今天这个西医病因学的理化生物因子、免疫遗传因子都已经讲到分子水平、基因水平的时代，而中医还在谈自己都不知为何物的"六淫""七情"，这样的成就还有现实价值可言吗？这样的"成就"还够得上称成就吗？恐怕早就该改称"陈旧"了。在一个科技腾飞、瞬息万变的时代，还讨论"陈旧的成就"，简直就是在浪费生命嘛！不如直接借用西医的病因学成就多时髦，多省事，多明确。

如果你真是这样认识中医病因学成就，那我就给你提点建议：早早改行，学西医、学金融、学文学，学其他一切你喜欢的学科对你可能都有好处，就是别学中医学。因为你这样学下去，是不可能真正学会中医的！

生命有限，青春无价，把青春白白耽误了，太不划算啦！

这不是推测，是定论！

凭什么下这样的定论？

因为你对作为中医基础知识的病因学都不承认，都不接受，后面的病机、证候、诊法、治法、临床各科你怎么学习？格格不入，根本就没法学！还谈什么登堂入室？还谈什么学术深造？

要想学习中医，就必须正确认识包括病因学成就在内的所有中医学术成就。而不是肯定一部分，否定一部分，有选择性地去学。凭自己的主观愿望去进行弃取性选择，在本质上就是在肢解中医理论体系。只有对中医一窍不通，又不懂装懂的人才会这么做。

一门成熟学科的理论体系，一定是有着严密系统性、整体性的，各个部分都是紧密联系的，一旦某个部分被肢解，那就会牵一发而动全身，讲起来漏洞百出，学起来支离破碎。

中医病因学是中医学术体系的重要组成部分，不仅具有鲜活学术生命力，而且还能在很大程度上弥补西医病因认识的不足，具有重大现实临床价值。

如果学都没学，就想当然地认为某个部分不科学，不合理，就自作主张地要找个看起来时髦，听起来新潮的玩意儿进行嫁接，也不管到底能不能接得活。不能接活的枯枝是绝对开不出花，结不出果来的！这种一厢情愿的移花接木，不是在搞科研，而是在搞笑。

对这种还没入门，就自以为是的人，无论什么中医教育大师也把他领不进中医殿堂！

要想学好中医，首先得正确认识中医病因学成就，要正确认识中医病因学成就，首先得正确认识中西两种医学的共性和各自不同的学术特点，还得深刻认识两种医学的本质区别点。

有关这类问题，读者可以参考《如何正确看待中医科学性问题》专题。

由于历史的局限，决定了中医前辈所走的研究道路，所创建的研究方法，都和今天的西医是完全不同的。中医走的是理解生命的道路；西医走的是认证生命的道路。中医创建的是据象求理，宏观证悟的研究方法；西医创建的是实验分析，微观认证的研究方法。

正是不同的研究方法决定了两种医学完全不同的理论体系和思维模式。

中医是以天人合一为基本认知的功能定位体系，西医是以细胞功能为基本认知的结构定位体系。

相对而言，中医是整体恒动的思维模式，西医是局部静态的思维模式。

西医朋友听到这样的话绝不会认同，西医也强调整体性，强调动态性呀！哪里全是局部思维、静态思维呢？

没错，西医也讲整体，也讲动态，从书本上看确实是这样。在理论上，西医也是一直都讲整体动态的，而且越讲越丰富，但这并不等于西医学具有实质性整体恒动理论体系特点。因为西医至今没能像中医那样，时时处处把整体恒动认识理念落到临床运用的实处。

这种有名无实地空谈整体恒动，是没有多大意义的。但讲总比不讲好，讲说明西医也正在潜移默化中朝着整体恒动认识方向发展。如果什么时候也能像中医那样，把整体恒动认识理念时时处处落到临床运用实处，那就意味着集两大医学优秀基因于一体，共创人类新医学美好愿望的实现，那就意味着两种医学合流的新时代到来，那是天大的好事！

不要激动，眼下还看不到这个美好远景的曙光！

中医学是把任何问题都放到全时空平台上去加以研究，加以评判，加以处理的。这和西医讲而不用，是形成鲜明对比的！

要想把中医整体恒动理论体系学好，用活，那就得首先把中医理论学好。中医理论是由病因、病机、诊断、辨证、治法、方药、临床各科、名家学说、经典共同构成的。中医病因学是中医基础的基础，连基础你都否定了，都不接受，将来怎么进入这个学科领域？所以说，早一天醒悟，早一天改行，对你才是最明智的选择。不要等到退休了才来发"中医误我"的感叹，那就没有任何意义了。

学生出这样的偏差，还可以建议他早早改行，中医名家大腕出这样的偏差，那就无可奈何了，只能眼睁睁看着中医受伤害。

现在有不少中医就主张把西医病因、西医诊断、现代药理直接拿来为中医所用，这种站在引领学术制高点上乱发奇想的人，才是破坏性最大、最可怕的中医掘墓人。

在当今中医界，有不少人都认为，与其花精力去研究中医病因、病机、诊断、药物性味类看不见、摸不着的虚无理论，还不如采取拿来主义，直接用西医学的病因、病理、诊断、药物学成果去置换中医相关内容的内涵，用西医的这类知识指导中医临床。不少人不仅这么想，而且早已在自觉不自觉地这样实施。

这种想法讲起来新潮，学起来易懂，用起来易行，最合现代青年中医的"胃口"。唯一过不了的坎，就是经不起临床疗效的检验。

疗效靠不住并不等于完全没有疗效，以西医病因指导中医认识，引领中医治疗，在本质上其实就是以西医之理指导中药运用，简称为中药西用。这种以西医学理论为指导的中医药治疗，形式上新颖时髦，理论上也有对接点，至于这种对接关系是不是"基因匹配"，那就另当别论了。因为西医更多时候看到的只是病因的单相影响，而忽略了机体的复杂反应。所以，这种不讲究"基因"是否匹配的强行移花接木疗法，常常和中医辨证论治轨道还隔着十万八千里的距离。运气好的时候，碰巧了，在某些具有中西医认识契合点的病例上还是能收到很好疗效的。如西医诊断的某种革兰氏阳性菌感染，如果中医诊断属单纯性火热实证，那二者之间契合度就很高。以西医抗感染治疗原则指导中医选方用药，都会有很好的疗效。至于这种巧合的概率到底有多大？那就只有天知道了。

人类科学成果是人类智慧共同创造的，是服务人类的共同资源，没有洲界，没有国界，更没有种族界限，人人都可以取而用之。这种认识并没有错，而且是时代学术进步的必然趋势。但并不等于新即是真，旧即是伪；新即是科学，旧即是伪科学。更不等于无论学科性质是否具有兼容性，任意移花接木都能成活，都能新枝别出，奇花绽放。

中医病因学是建立在理解生命基础上，包含气象、气候，生理、心理、情感、起居、饮食、意外伤等因子在内的病因学体系，与建立在实证研究方法基础上的西医理化生物病因学体系在研究方法和认知依据上都有着巨大差异。

中医的病因学内涵看起来很原始，很模糊，甚至很虚幻，实际内涵却是非常丰富的，也是客观存在的，只不过眼下用实证方法求证较难罢了。当然，与求证所选择的着眼点是否正确，所采用的手段是否能够胜任可能也有密切关联。

现实临床已经反复证明，中医病因学成就在西医学找不到明确病因，或虽能找到明确病因，但对因治疗却收效甚微时，是拓宽西医认识眼界，启发西医认识思维，帮助西医走出认识困境的一个全新窗口，一条智慧通道。可惜的是，至今还没有引起西医的高度重视。

六淫邪气的本质是什么？

六淫邪气是以风、寒、暑、湿、燥、火六种自然气候特点为根据的病因类别。各种气候特点的形成，是由天体运动过程中，天体与天体间位置关系所决定的。表达的是宇宙内在运动变化规律对地球自然的影响。这种影响主要是通过地球自然气象气候不同特点来体现的。

就地球自然而言，最直接的影响是太阳系运动变化过程中日、地、月三天体的位置变化。由天体位移所产生的不同时空变化，决定气象气候特点，是正常自然现象，也是必然现象。"六气"无论是对人还是对自然万物而言，并不是什么有害因素，而是决定自然万物发生、发展、变化的必不可少影响因素，也是基本要素。所以称"气"，而不称"淫"。所以，未明六淫，当先知六气。

中医所称的"气"绝不是"一无所有"的虚无概念，而是内涵极其丰富的微观实指性概念。在"气"这个作为宇宙本原的概念里，包含"微观原生态""微观极限态""微观多源态"三种含义。

所谓"微观原生态"含义，是指气为构成不同宏观物象的微观物质基础，是世界万物的本原。"气"是突破有机无机的原始物质基础，当然也就成了突破生命与非生命界限的基础物质。

所谓"微观极限态"含义，是指气为构成景象万千宏观世界的最小物质单元，是微观认识的极限表达。无论人类微观认识深化到什么程度，中医学都用"气"来加以概括。

所谓"微观多源态"含义，是指一切有机物和无机物的总称。当然也就包括了构成形形色色动植物和微生物的一切微观成分。

中医所研究的"六气"，就正是这样的内涵。

用今天的术语讲，在"六气"里，包含着构成天地万物的一切基础物质。当然也就包含着以各种微生物为代表的复杂生物因子，还包含着以风、热、湿、燥、寒为表现特点的气象气候因子和现代所知的种种理化因子。

"淫"是"太过"的意思，还带有"浸渍""浸润"的意思，也可以引申为"失序""混乱"等意思。还可以引申出"染易""播散"的意思来。

在代指自然气候反常的病因时，并不仅仅是指"太过"，而是"太过"和"不及"都在其中。更确切地讲，是"乱"的意思。自然气候变化规律失恒、失常的紊乱现象就叫作"淫"。乱象的发生，有一定时间规律性，主要是宇宙天体运动对应关系所决定的，为什么不同天体对应关系会出现不同气象气候变化？内涵神秘复杂，人力还难以尽窥。

"淫"在大多数时候只是季节气候的小幅度波动，春不"恒温"而有"乍暖还寒"之时，夏不"恒热"而有"六月飘雪"之异，秋不"恒燥"而有"淫雨霏霏"之殊，冬不"恒寒"而有"暖冬如春"之变，这是四时气候变化中的短暂胜复现象，一般情况下并不危害人体健康。在这种情况下导致外感的原因主要是人的衣着起居不慎所致。有的人气温稍有变化就大穿大脱，造成寒温失调而病。这叫天不伤人人自伤。这样的气候失调虽与外感发生关系不大，但仍然可以看作是诱发因素。

"淫"在某些时候也有"非其时而有其气"的较大幅度变化，低等生命对环境的反应更为敏感，很可能因环境气温、气压、湿度等变化太大而导致"非其时而有其物"的微生物群落迅速做出反应而蓬勃繁衍。因而成为外感病的重要起因，很多时候还具有一定群体发作特点，类似于今天西医所称的流感。这样的"淫气"在外感病发生发展中就常常占有主导地位。

"淫"在以六十年为周期的个别特殊时间点上，还会有周期性气候异常巨变特点，乃至引发环境微生物从结构到物性都发生变异，成为主动攻击人类，并具有严重传染性的致病因子。这就是前人所称的"疫气""戾气"，从而导致

《内经》所记载的"五疫之至，皆相染易，无问大小，病状相似"的瘟疫发生。这样的周期性六气因"淫"而变的瘟疫，有没有共同点？有没有可重复性？有没有疾病按照某种顺序轮回演变的规律性？至今还是个难以窥破的谜。

这就是六气因"淫"而成为外感病因的基本特点。至于六气是在什么力量推动下"淫"而生乱、"淫"而为害的，都是天大的神秘问题。集今天的自然科学知识仍难做出圆满解答，大多都只是一知半解的阶段性答案，离终极答案还遥远得很。因为这类问题涉及比太阳系更广阔的空间，涉及比太阳系更神秘得多的宇宙运动变化规律，本质揭示谈何容易。

宇宙是由无数个类似银河系这种星空单元构成的关系和谐却未必绝对守恒整体，在银河系这种星空单元里，才是由太阳系这样的更小单元构成。所以作为太阳系一分子的地球，每时每刻都必然受到宇宙大环境的制约和微妙影响。只要有来自太阳系之外的某种宇宙因子干扰，太阳系内部的运动规律就可能发生波动，甚至产生异常变化，地球自然气候就会受到干扰，就有可能表现出太过或不及的异常现象。

存在于太阳系这个时空单元的地球自然气候，在地球自转和绕日公转过程所表现出的气象气候特点，虽具有以六十年为周期的一定规律性，但这种规律性认知是中华民族在数十百万年进化发展进程中，立足地球，反复观察、反复总结得来的，代表的只是地球人对宇宙运动变化规律在一定时空维度上把握，而不是全时空彻底洞察，更不是上帝颁发的宇宙运动规律周期表。

今天在学习继承古人所总结的运气理论时，态度应该客观一点，既要看到它能在一定程度上指导生产、生活、医疗实践的宝贵价值，也要看到其理论价值的局限性，不能无限夸大。

正因为以六十年为周期的运气理论，反映的只是宇宙某个局部的周期性运动变化规律，还有更大时空范围的规律在制约和影响六十年周期规律，这就决定了六十年运气规律并不具有绝对稳定性，因而才有"六气"变异而为"六淫"的反应，也才有"气至而时不至"和"时至而气不至"的"非其时而有其气"的气候异常现象发生。

一切地球生命都是以宇宙中的"气"为基本成分的，都是在以气为本原的宇宙运动变化规律影响下产生的。各种生命都有自己产生的时间点，不同时间点对应不同空间状态，不同时空状态携带不同宇宙物质能量和信息。这就决定了一切生命都必然带有蕴涵在宇宙运动变化规律中的不同能量和信息，正是这样的能量和信息携带，成为了每个生命与时空息息相通的信息编码，决定了万物都必然打上以宇宙为主导的自然烙印，最终也就决定了万物都"命系于天"。

"命系于天"没有半点迷信色彩，而是强调生命源出自然，和宇宙有着密不可分的关系。

正因为地球生命和宇宙有着密不可分的关系，所以，当气候变化影响及地球万物的时候，不同物种内在的生命活动也必然做出不同的微妙应答反应。

六气的内涵是非常丰富的，包括已知的气温、气压、湿度、引力、磁力、微生物等内容，还包括未知的种种宇宙能量和信息，而这一切都是以宇宙物质流为根据的，并不仅仅只是地球人已知的一切，更不是源自想象的空泛概念。

受来自宇宙因子的微妙影响，带给地球自然的气温、气压、湿度、引力、磁力等影响因子如果不循常规，非时而发，逆势而动，违序而变，破坏了机体与环境的和谐，给机体内在的协调发展带来不良影响，使机体气机不能营运有制，升降有序，开合有度，因而导致人与自然息息相通关系障碍，气血津液运行失调，生命信息紊乱，阴阳消长转化失序，就必然成为外感病起因。原本属自然界正常气候的"六气"，就是这样转化为"六淫"的。

一切地球生物皆赖天地之气而生，"六气"是万物赖以"生"的基本条件。如果"六气"因变而"淫"，失去与自然万物发展变化的和谐关系，就有可能会打乱所有地球生物的生活常态，甚至导致万物内环境发生微妙变异反应。具体反应要素、反应程式，有的已经借助现代微观分析手段揭示了真相，有的还只是一知半解，有的甚至连一知半解都说不上，认识至今停留在猜想水平。

"六气"异常，是人体外感病发生的重要原因。

难道没有气候的反常，人就不会患外感病了吗？日常生活中看到的并不是这种情况呀！在大多数情况下，自然气候并没有出现异常变化，不少人还是会患外感病，甚至还有人经常反复患外感病哪！这又是为什么呢？

这样的问题不是出在六气变异上，而是出在患者自身能不能与自然和谐相处上。六气运动变化并未失常，而人却因不能与自然和谐相处而病，属"六气不淫人自淫"，不是天祸是人祸。

能不能与自然和谐相处，主要取决于两大要素：一是人的生活方式能不能顺应自然，二是人体体质是否强健。

健康的生活方式应该是顺应自然，这理几乎人人都知道，真正能做到的却不多。主要原因是人的欲念太多太重太深，乃至读书万卷不能醒，教训无穷不能悟，终身难以自拔。对这样的人，旁人的规劝教诲都没多大意义，江山易改，秉性难移。现代人就更不一样了，首先是生活模式发生了翻天覆地的变化，人们更注重追求舒适，追求享受，而不是合理。典型例子就是现代人冬夏生活走向两个极端的现象非常普遍。

夏天，天地阳气升腾，环境气温较高，机体受暑热熏蒸，生命活动旺盛，机体气血阴阳都处于极为活跃状态，用现代术语讲，就是机体代谢旺盛，产热、产垃圾都相对较多。为了与环境相适应，机体内在的热量和代谢垃圾都需要借助出汗来散发排泄调节，出汗是常态。

不少人夏天过度贪凉，既大量吃冰饮冷，又不停地吹电风扇或是把空调温度调到很低，还一次又一次地反复冲冷水澡，这种追求不出汗的极度舒适，在很大程度上违逆了人在夏季的生理常态特点，怎么不生病？

有的人顶着烈日，耐着饥渴，户外竞走、奔跑、登山、攀岩、搏击，以求练出金刚不坏之身，这都属逆天而行的行为。这种行为完全超出了机体的耐受度，怎能不中暑？

冬天，天地阳气闭藏，环境气温较低，机体受天地气机收敛的影响，肤腠也同步收敛，门户关闭，气血阴阳都处于内养脏腑、化育阴精的潜敛状态。用现代术语讲，就是机体为了与环境相适应，体表汗腺关闭以减少散热，体内代谢降低，以减少气血精微的消耗，确保脏腑气血充盛以抵御严寒，同时养精蓄锐以待另一个生命轮回周期的到来。冬季养阳就是在养血养精，就是在养护五脏六腑。冬季原本应根据各地不同环境气温特点，以"固密"为基本生活原则，以保暖为基本生活方式，以"藏精"为养生根本，才能既保证健康越冬，又为另一个生命轮回周期的生长发育储备更充足的能量，创造更良好的机体内环境。

有的人原本就先天禀赋不足，却要硬撑着学那些体质、耐寒能力都超级强悍的人，去履霜卧雪，破冰沐浴，以求增强耐寒能力，结果常常适得其反，重伤于寒。

有的人保暖过度，走到另一个极端，出门貂裘狐帽，穿得比北极熊还厚重；入户暖风空调，暖到以单衣短裙为满足，室外是隆冬，室内是初夏。冬天人体气机本来应该与天地之气相应，处于相对收敛状态，才有助抗御严寒，抵御外邪。过度求暖，气机开泄，怎么不易受风寒侵袭。

以上种种行为导致的冬夏外感病，大多都不是大自然跟人过不去造成的，而是人自己跟自己过不去造成的。因生活方式不合理导致的外感病，其他季节也有，只不过没有冬夏那么突出罢了。

二是先天不足，气血不充。这种人，机体内在的基本条件相对较差，大多五脏六腑都比较脆弱，所以表现为弱不禁风，穿衣戴帽稍有不慎就感冒了，一年四季感冒几乎都没脱过体。即便是在盛夏时节，自己摇摇扇子都可能招致清涕涟涟，喷嚏不断，这样的人患外感病也与六气是否反常关系不大，先天禀赋才是决定性要素。

但这种人的感冒大多并不严重，因为他们自己饮食起居、穿衣戴帽都处处小心，感受邪气并不严重，而且对就医治疗特别主动积极，有病就要吃药。虽然他们也想像体强者那样"以扛代治"，但一扛就倒的教训却告诉他们，这种做法对他们是不适宜的。生活历练越久，越没有扛的勇气。所以，吃药这份罪不需要谁强迫，他自己就会找着去受。正是这样的小心谨慎，使这类成天被药水浸泡着的机体反而病情不重，因为他们永远处于有病早治、防微杜渐的积极主动状态。

这类外感病治疗难度也相对较大，无论辨证多精细入微，用药多丝丝入扣，调养多细密周全，都难收稳定效果，更难收根治效果，因为他们的体质基础差，机体对治疗永远处于低水平反应状态。只有通过调养，提高患者生命水平，强壮患者体质才是长治久安的有效方法。调养效果如何，主要取决于四个方面：一是虚损程度，二是年龄大小，三是调养方法是否正确，四是患者能不能坚持。

外感病和其他疾病一样，其发生发展，并不完全取决病因的影响，中医历来既强调"正气存内，邪不可干"，又强调"虚邪贼风，避之有时"，《内经》已经把中医的发病学认识讲透了，患者生命水平、生命状态、机体内环境特点才是决定性因素。

道家养生主张"夏天与炎热打成一片，冬天与寒冷打成一片"。这样的养生方式内涵丰富，见解科学，在大原则上是值得效法的。

不要钻牛角尖。所谓"夏天与炎热打成一片"，并不是叫人赤身裸体去烈日下曝晒，"冬天与寒冷打成一片"，并不是叫人赤身裸体去踏霜、浴雪、卧冰，而是倡导在可耐受幅度内去适应冷热环境影响。夏天不能追求过凉，冬天不能追求过暖。

六淫邪气伤人造成的病理影响主要是人体"玄府"闭塞，人与自然息息相通关系中断。一旦生态联系中断，人就失去了健康生存的基本条件，不仅会导致外感病发生，引起咳嗽、发热、头身疼痛等病症，而且还常常会导致机体内环境改变，内在脏腑功能发生紊乱，变生多种重大病症。

谈到"玄府"就不能不啰唆几句。传统认识是把"玄府"看作人体肤表的毛孔、汗孔，《内经》是这么讲的，今天的中医教材也是这么讲的。按照阴阳无限可分的认识理念看，表里也是无限可分的，里中有表，表中有里，表里中还有表里。金代刘完素就正是基于这样的认识，把"玄府"定性为人体气液流行通道，表里都有，无处不在的。刘完素的认识不是凭空想之说，而是用智慧捕捉到的人体微观组织结构特点，极大地深化了《内经》理论，也极大地拓宽了"玄府"说的临床运用空间，提升了"玄府"说的临床运用价值，是经得起临床验证的经典研究创新性宝贵成果。

六淫邪气伤人，都能对"玄府"功能造成干扰，最主要的影响就是打乱"玄府"开合机制。一旦因邪气干扰，导致"玄府"开合机制失调，就会发生复杂的病理影响。哪个层次的玄府闭郁了，问题就会出现在哪个层次；哪个系统的玄府闭郁了，问题就会出现在哪个脏腑。并不只是肤表玄府闭郁引起普通外感病。由外感六淫邪气导致的玄府郁闭，也不只是表现在普通外感病上，表中有表，里中有表啊！邪气可以只犯表卫，也可以直中更深层次，甚至最深层次。造成的病理影响浅深，取决于感邪轻重，更取决于体质强弱！凡是由感受外邪引起的玄府闭郁，无论闭郁在哪个层次，都不能忽视解表的重要性！如果见而不识，识而不敢治，一个普普通通的外感病也许就能酿成内伤脏腑的大病。邪气没有出路嘛！不横窜脏腑还能往哪儿去？邪气横窜，不是去做客，还给患者送个强身健体的礼，而是为匪为盗，去搞破坏的。邪气窜到哪里，哪里就受伤害。胃肠型感冒、肺炎就是由外感引发的最常见的内在脏腑病症。还不排除某些肾炎、心肌炎、脑炎病也是由外感失治误治引发的。

所以，凡是六淫邪气郁表引发的外感病，治疗第一要务是解表，即便是内伤杂病体质的人也不例外，只不过解表的手法更复杂一些罢了。

如果六淫邪气突破肺卫层次，治疗手法就不是单一解表了，而是在以解表为先的原则下表里同治。《素问·至真要大论》对这个问题讲得很深刻，也很具体："从内之外者调其内，从外之内者治其外；从内之外而盛于外者，先调其内而后治其外；从外之内而盛于内者，先治其外而后调其内；中外不相及，则治主病。"果真是外邪引起的病症，哪怕里证比表证还严重，也要先治表证，再治里证。因为里证是在表证导致的人与自然息息相通关系障碍情况下发生的，障碍不排除，里面的气机就动不了，就是把治里的药用上去，没有气机相应，问题也解决不了。如果把表邪一去，人与自然息息相通关系得到恢复，里面的矛盾很可能不必药物相助就自然化解了。一切生命都有自我修复的机制和能力，一旦遭遇伤害，应激机制就会自然起动，人也不例外。当然，这种表邪深入，病位已经不在表浅层次的病症，属表里合病，治疗时也需表里同治，得适当兼顾内在脏腑生命水平、功能状态、内环境特点用药，才能内外相应，更有助驱邪外达。在医药帮助下，外面的锁一旦打开，人与自然息息相通关系恢复，机体自我调节、自我修复机制也会随之复苏，内在的问题解决起来就轻松多了，甚至不药自愈。

说"不药自愈"其实并不准确，表里同治就已经开始了针对里证的用药，怎么能说"不药自愈"呢？只不过，一般情况下都是治表为主，治里为辅罢了。

六淫邪气的阴阳属性划分：

用阴阳这个区分万事万物基本属性的总纲对风、火、暑、湿、燥、寒六种邪气进行分类时，看起来简单得很，划分起来却大有争议，争议主要在风、燥二邪的定性上。暑、火属阳邪，寒、湿属阴邪，是没有任何争议的。对风邪、燥邪的定性却见解分歧，有的认为当属阳邪类，有的认为当属阴邪类。本人认为风邪属阴中之阳邪，燥邪属阳中之阴邪。具体分析放到各种邪气的具体讨论中去阐述，这儿暂不纠缠。

谈"风"。

什么是风邪？

风邪是一切由天地人引发的"风性致病因子"总称。

其物质根据就是流动着的大气。若要细分，四时季风可以看作是天之风；临海长风浩荡，登高风起云涌，峡谷凉风习习，林下清风徐来，都可以看作是环境使然的地理之风；电扇、空调是人为之风。

风邪的性质及致病特点。

风邪的性质及致病特点表现很复杂，具有突发性强、穿透性强、游走性强、与其他热湿燥寒邪气协同为害性强的基本特点。临床上常常导致肤腠开张、汗出液耗；导致肢体肌肉筋脉震颤、抽搐、挛缩、全身丹疹瘙痒；导致突发中风昏迷等急剧演变。

现代中医教材以古人见解为依据，把风邪性质概括为阳邪；把临床致病特点概括为易伤阳位，开泄善动，善行数变，耗气伤阴，病位游移不定，为百病之长。

所谓"风为阳邪"，是指用阴阳对六淫邪气进行分类时，因其盛行于春，轻扬向上，其性开泄，易伤津耗液等特点，因而将其归纳为阳性致病邪气一类。

不要因为古人把风归为"阳邪"，治伤于风邪的病症就简单运用清凉疏散药物。风邪为害，常有兼热兼寒的不同，还有夹湿夹痰夹虚的差异，或清疏，或温散，或兼化湿，或兼涤痰，或兼补虚，当具体问题，具体分析，具体处理。

所谓"开泄善动"，"开泄"是指风邪伤人，常常导致机体腠理张开，最容易造成汗出恶风的临床症状。更微观地讲，是导致肤腠"玄府"通透性增加，气液失约而自泄。同时也指风邪致病无孔不入，具有穿透肤表、肌腠、经脉、筋骨、脏腑等各个层次，危害深而且烈的临床特点。"善动"是指风邪致病，患者某些组织或肢体多有不自主抽掣、摇摆、震颤、跳动的临床症状特点。所以《素问•阴阳应象大论》才有"风胜则动"之论。

所谓"善行数变"，既指风邪来去疾速，变幻无常，没有固定的起止点和位置，又指风邪致病有病位游移不定，症状表现为或上或下，或左或右，或前或后，或皮毛肤腠，或经脉筋骨，或四肢九窍，或脏腑，此起彼伏，时隐时现，病位和发作时间都难以固定，很多时候，就连患者自己都说不清、道不明的临床表现特点。还指风邪致病具有发病急骤、传变极快、变化无常的临床特点。所以《素问•风论》有"风者，善行而数变"之说。

治疗这类风邪所致病位游移不定，或发作突然、传变迅速的病症，最重要的是分清虚实，实证宜疏宜散，虚证当滋当补，容不得半点错乱！如同样是风痰证，虚实之治大不相同，风痰实证当涌吐或泻下以祛痰，误补则神机有立闭之险。风痰虚证当峻补以息风，误散则正气有立亡之危。

所谓"易伤于上"，是指风邪致病初起阶段常常以上半身症状显著，尤其是头面症状最为突出的临床特点。所以《素问•太阴阳明论》有"伤于风者，上先受之"的论述。临床较为常见的眩晕、头面风丹瘙痒、面浮睑肿等症候，大多是伤于风邪造成的。

所谓"耗气伤阴"，是指风邪致病具有开泄表卫气机的病理影响，最易导致汗出而液随气耗，气液两伤。

所谓"百病之长"，是对风邪伤人最易、致病最广、危害最烈等临床特点的全面概括。所以《素问•风论》才有"风者，百病之长也"的强调性警示。这个提法既是对风邪危害性的高度概括，也是对风邪危害严重性的警示。主要强调的是以下几个方面：

一是指风邪致病以春季为主时，为六淫邪气致病之首。同时又指风邪致病并不局限于春季，而是四时可见，伤人致病的机会最多。有时甚至成了外感六淫邪气的代名词，如日常生活中所说的"伤风感冒"。

二是强调风邪具有摧毁机体表卫防御屏障的强大破坏力，对外感病的发生常常具有先导作用，热、暑、湿、燥、寒等邪气常伴随风邪侵犯人体。所以《素问•骨空论》说"风者，百病之始也"，是一切疾病的先导。叶天士在他的《临证指南医案》卷五也指出："六气之中，惟风能全兼五气，如兼寒则曰风寒，兼暑则曰暑风，兼湿则曰风湿，兼燥则曰风燥，兼火则曰风火。盖因风能鼓荡此五气而伤人，故曰百病之长。"风邪常与其他六淫邪气相兼为害，而且有加强性影响。

三是强调风邪无孔不入，最容易为其他邪气的深入破关引路。五脏六腑、四肢百骸、表里内外无处不及，可以侵害不同层次的脏腑组织，引发多种病症。

四是强调风邪易与其他邪气结合起来，成为复合致病因子，给人造成如《素问•痹论》所说"风寒湿三气杂至，合而为痹"的复杂病理机制，一旦这种复杂机制形成，治疗难度成倍增加，临床后果极为严重。这就是风为百病之长的丰富内涵。

古人和教材把风邪归为阳邪一类的认识值得商榷。今天不少学者对这种分类的认识分歧就很大，一种观点认同古人和教材的"风为阳邪"分类。另一种观点完全不认同古人和教材的这种分类，而认为风当归属阴邪类。

认同"风"为阳邪类的，理论依据是风邪主动而不主静，主燥而不主润，具有轻扬向上，善行数变，开泄穿透等性质特点。临床致病具有容易伤犯人体上半身，尤其是头面孔窍和阳经肌表这样的阳位，易导致表卫失于固密而汗出、而化燥，易使病位游移变动等阳性病邪致病特点。

认为"风"为阴邪类的，理论依据是风能散热，有一分风，便有一分寒，风有驱热之力，有致寒之能，为寒之轻者。临床致病具有伤人阳气的特点。而且风性无孔不入，临床上常常为寒湿邪气伤人之先导，能引导寒湿邪气穿透肤腠、经脉、筋骨、脏腑，不断向纵深发展，阻滞气血运行，最终成为寒凝气滞、血阻络闭的痹证类阴寒性重病大病，具有阴性病邪的致病特点。

这两种观点到底哪种更有道理？哪种更能成立？

其实，两种见解各有道理，也都有临床依据，都能成立。不能看作正误关系，而应看作从不同角度认识风邪性质的并列关系。

我个人认为，风兼阴阳两性，风邪应属阴中之阳邪。

一气化阴阳，中医的阴阳本来就是因动而生的。从阴阳盛衰变化的萌、盛、衰三态看，阴阳是始、终两极，三态是阴阳运动变化的全过程。区分事物类别可用两极性质区分，是纲领。也可用动态过程中的三极来区分，是事物发展变化过程中内在阴阳升降关系的动态表达。

二是古人把风定为春季最突出的气象气候特点，称风为春生之气。正因为风所主时令在春，因"淫"而成为致病因子的风邪也就成为春季的外感病主因。这样的定性是具有丰富内涵的。

《素问·五运行大论》说"东方生风"，这话的内涵到底是什么？难道只有东方才生风，其他方位就没有风吗？当然不是！在地球自然范围内，以任何一个方向为出发点的气流转换都是渐进的，连续的，而不是跳跃式的。从这个角度看，地球大气环流是360°的，除东方有"暖风"，南方有"热风"，西方有"凉风"，北方有"寒风"外，"风"这种永远流动着的气象特点，无处不在，无时不有，只有强弱的差异，没有有无的区分。怎么唯独强调"东方生风"呢？

所谓"东方生风"，是与五行学说有内在关联的。在五行学说里，东西南北中，不仅指方位，同时也是时令的代称。有关这个问题，有兴趣的朋友可以参考《如何看待中医阴阳五行学说》一讲。风是大气流动的气象特点，"东方生风"是指地球与太阳的位置关系进入新一轮年周期起点的气象特点，不是讨论一般方位之风有无问题。主旨是强调在年轮回周期中，阳降极而升，万物生机萌动时，自然之风的始发时空区间和始发动因，以及始发后的重大气象气候、物象物候学意义。

进入这个阴阳消长转化区间的第一时间点，就是阳降极而升的时空转折点。决定这一时空区间到来的重要因素是日地月运动过程中的特定位置关系。当地球进入这一时空区间时，就掀开了春天的帘幕，地球自然的内在运动变化机制就会变得越来越活泼，天地之气升降往复运动就会逐渐加剧。"风生水起"正是春季气象气候的标志性特点。

这个转折点是地球阴阳消长转化的特殊时空区间，特殊就特殊在正是这个转折点拉开了地球自然万物又一轮生命演化的序幕，成为催生生命复苏的大气流动始发点。植物开始萌芽，动物开始求偶，新一轮年周期生命演变陆续登场。"春风"是唤醒生命年周期轮回的号角，是地球自然万物的生命里程碑，这就是古人特别重视这种气象特点的所以然之理。

三是从风邪危害的时令特点看，是严冬过后，阴气渐降、阳气渐升的起点。这是所有地球生命年周期轮回的重要时空转换区间。风是带着冬天阴盛阳衰的寒冷气象气候特点进入这个阳降极而升、阴升极而降特殊时空转换区间的。当跨入这个时空区间后，阴消阳长的春天温暖气象气候特点就必然一天天增强。从"乍暖还寒"到暖意融融，从万象萧索到花红柳绿，从虫兽蛰伏到莺歌燕舞，是这一时空区间气象气候和物象物候变化的生动体现。所以，风邪既不是典型的阳邪，也不是典型的阴邪。从"阴渐消而阳渐长"的发展趋势看，其性质应该属于阴中之阳邪。这也正是阳中有阴、阴中有阳、阴阳无限可分在病因分类上的体现。

无论天时之风，还是地理之风，还是人为之风，在没有引起病症发生之前，这些风都是正常的空气流动现象。只有在造成人体阴阳平衡失调，引发疾病产生时，才成为致病因子"风邪"。

有人不信自然之风会伤人这个理，认为是中医愚昧无知，假想出来的歪理论。

不用争，不用吵，要证实中医的这种认识很简单，不用说寒冬，就是赤日炎炎的夏天，对着电风扇吹几个小时试试，看能不能真的吹出病来，不就明明白白了吗？

说归说，不能去乱试。尤其是平时就容易感冒的同学，更不能去试！在风扇狂吹下，不仅能吹出病来，还有可能吹出重病大病来！如果在睡眠状态下去持续接受风吹，那就更容易吹出大灾大难来，千万不要去干这样的傻事！

在持续的吹风过程中，机体体表温度会持续降低，当体温降低到一定程度时，就会导致气液出入的微细通道"玄府"开合机制失调，受风性开泄而又能致寒的影响，体强者调节机制敏感，"玄府"遇凉即合，闭而不开，常常引发寒郁表闭的病变；体弱者防卫机制脆弱，风邪最易穿透肤腠，直入经脉筋骨甚至脏腑，轻者引发哮喘、肿胀，重者造成筋脉挛急、关节疼痛、眩晕昏厥等多种重病大病。我在《如何看待中药用量问题》一讲中所举那个痛不欲生的哮喘病例，就是这样形成的！

单就风邪伤犯浅表层次的外感病而言，可能因"玄府"开而不合而汗出恶风。

刚才所讲的夏月当风而卧，持续吹风，肤表大量散热，"玄府"收敛，人与自然息息相通关系打乱，仅此一点，就足以导致机体功能严重紊乱，产生重大疾病。更不要说还有可能兼夹暑湿类邪气，一旦合而为害，就会导致机体代谢机制紊乱，脏腑功能失调，代谢垃圾不能随汗液而排泄，给机体造成表里受困的重大病理影响。所以不要轻易去试哦！

总之，风邪的危害性极为广泛，对病情的发展变化影响极为复杂，不要因为它不具备寒热的极端性质就轻视它的临床破坏性。

治疗风邪所致一切病症，无论是痒、是晕、是吐、是泻、是胀、是痛，甚或颠仆、昏厥，都不能对症状简单用药，而应首先辨明寒热虚实性质，选用既针对病性，又性质缓和的方药进行调治。因为风性急速，致病发作迅猛，来势急骤，变化极快，若"以急对急""以暴抗暴"，最容易使矛盾激化，病情突变，患者惊惶。一般情况下，最好从容缓图，使矛盾在和风细雨中得到化解。寒者微温辛散以透风，川芎茶调散是个很好的组合范例；热者轻清疏散以透风，桑菊饮是个很好的组合范例；虚者温养气血以透风，桂枝汤就个优秀范例；实者镇敛降泄以息风，天麻钩藤饮是个很好的范例。不能简单以"治风先治血，血行风自灭"为座右铭，而且把"治血"理解为"凉血"，盲目施以大剂量凉血息风方药。

"治风先治血，血行风自灭"这话最早是宋代妇科学家陈自明讲的，只不过遣词略有不同，是"医风先医血，血行风自灭"。陈老前辈讲这话并不是单指"阴虚血热"，应该是一切血热、血寒、血虚、血瘀、血燥都在其中。如果千篇一律都作阴虚血热治，显然是对中医理论的曲解乱用！今天这种曲解乱用现象尤其严重，值得临床工作者深刻反省。

治疗一切因感受外风而起的病症，必须详审感受风邪的微甚、浅深、部位，详审夹虚、夹湿、夹痰、夹瘀等种种情况，或调和营卫，或辛温疏风，或辛凉疏风，或滋阴疏风，或凉血疏风，或养血疏风，或活血疏风，或益气疏风……一句话：必须以辨证论治为原则，切不可机械照搬经典训条或狭隘理解前人经验！

说"火"。

什么是火邪？

"火邪"是一切由天地人引发的高热性气候致病因子总称。

天之红日为火，地之岩浆为火，人之炉焰为火。天无火则宇宙黑暗而寂然，时空消失，永远只是不生不化的原始一气。地无火则水凝土冻，万物不生不长，地球永远只是一个荒凉寂寞的冰冷天体。人无火则茹毛饮血，技巧不增，智慧不长，永远停留在昼拾橡栗，暮栖木上的原始状态。火对天地人都是至关重要的发展变化要素。

"火"对万物生长繁衍具有不可或缺的重大意义。但当身处火热环境时，若调摄不慎，"火"也很容易成为致病因子而成为"火邪"。

中医病因学对火邪的性质概括是：火为阳邪，具有炎上、急速、开泄等性质特点，其临床病理影响主要表现在煎阴灼液、动风助热、溃肌腐血、化毒成脓等危害。

火邪致病具有导致机体津液耗损、体温升高、血压升高、组织腐溃、脏腑功能亢奋、二便闭塞不通、情绪失控、精神狂乱、矛盾迅速激化等临床表现特点。

在没有讨论这些问题之前，首先应该澄清火有没有物质根据的认识。

火为纯阳之体，独具极阳之性。所谓"纯阳"，并不是指没有物质根据的独阳无阴，而是阳气盛极的状态特点概括。万事万物永远都是阴阳同在、阴阳同体的。在今天，就连少年儿童都懂得，火是固态、液态、气态物质在燃烧过程中向光热转化的能量转化化学反应，无物则无化，无化则无火，无火则无热无光。火是物质燃烧过程中，完全有别于固态、液态、气态的特殊存在状态——光热能量态。

"火"发光发热，视之可见，触之即焦，烛大而燃明，柴多而火旺，就是"火"有物质根据的明证。

再做个简单的实验，就更是易明易知了。用凸面镜把太阳光聚集在一起，就成为燎原的星星之火。正是在这样的日常生活现象启示下，人们借助现代科技手段，已经实现了把自然光转换为热能、电能，用以煮饭、取暖，甚至驱动汽车、火车、船舶的昔日神话梦想。显而易见，"火"本身就是一种物质存在。只不过，存在状态特殊罢了。

从聚光取火这个简单实验和聚光获能的现代科技成果看，火不仅是可视、可见、可感、可知的物质存在，而且火还可散可聚、可存可转。散则为热，聚则为火，留存转换则为取之不尽、用之不竭的清洁能源。

在人与火相伴的关系中，火呵护人类从百万年前的蛮荒世界一步步走来，帮助人类战胜风雨严寒，战胜毒蛇猛兽，战胜疾病，最终以其灿烂炽热的烈焰，托举着人类灵魂从动物本能升华为人类智能，完成了从动物升格为万物之灵的伟大蜕变。所以火对人类而言，是祥和的象征，是幸福的起点，是推动人类脱胎换骨的能量源泉。

任何事物都存在两面性，同样是在人与火的相伴关系中，若遭受火的炙灼太过，无论是天火，还是地火，还是人火，都有可能给人造成灾难性后果，甚至有可能给机体健康造成直接的病理损伤，则"火"转化为"火邪"。

谈火邪，则温邪、热邪、暑邪都在其中。温为热之始，热为火之渐，火为热之极，暑为火之变。通常所称温邪、热邪、暑邪，都是火邪在临床上不同量级或不同时相的表达形式。其实，在本质上都属"火邪"家族中的一员。只不过，在夏季之外的其他季节，"火邪"不是以"火"为名，而是以"温""热"为名罢了。

其中，"暑为火之变"是一个特殊类别，特殊就特殊在它是人为类分的一个有严格时令限制的变种，特指夏季某个时段自然气候条件下形成的致病因子。

站在这个角度看，在南北两个半球范围内，火邪都四时可见，只不过夏季尤著罢了；火邪还八方皆有，只不过越近赤道表现越强烈罢了。

需要特别说明的是，在讨论病因危害性时，是不能以"火邪"统论"温""热""暑"等邪气的。因为"含火量"不同的邪气，危害性是不一样的，各自造成的病理影响不同，引发的病症不同，临床表现不同，诊断标准不同，治疗方法也不同，所以不能混为一谈。

在日常生活中，火邪既可单独为害，也可与其他邪气合而为害。金代刘河间还得出六气在一定条件下可以相互转化的明确结论。既可以六气化火，也可以火化六气。这就进一步阐明了火邪所具有的广泛影响和复杂致病意义。

所谓"火为阳邪"，是指火邪的基本性质。火邪是所有阳热邪气中最极致的阳性病因。正是这样的性质特点，决定了火邪致病具有高热烦渴、面红目赤、舌红苔黄、咽喉红肿、脉洪大滑数、便燥尿热、脓疮毒疡、狂躁昏迷等突出的阳热病症特点。

所谓"火性炎上"，"炎"既有明确的向上意思，也有明确的发热意思，既是对"火"的运动方向表达，也是对"火"的物质属性概括，具有"火"的物性特点和运动趋势特点双重意义。正是"火"的基本属性和运动特点，决定了火邪致病具有面红目赤、颠顶胀痛、口鼻气热、咽喉红肿等突出的邪热熏蒸向上特点。

所谓"火性急速"，是指火邪引起的病症具有起病急、变化快等特点。这类病症大多发生在烈日曝晒、高温劳作等火热环境条件下，临床以火性开泄，大汗淋漓、口唇焦裂、渴思冷饮；火邪攻心，扰乱神明，语言错乱，突然昏仆；肝阳暴张，烦躁易怒等症状为多见。

所谓"生风动血"，是指火邪阳刚剽悍，最易鼓动心阳，激扬心血，导致心脉暴张，引发鼻衄、肌衄、吐血、便血，甚至心脑血管爆裂等重大出血性病症。还指火性热极，开泄之力强大，最易造成机体从外到内层层门户洞开，导致大汗出而耗伤人体津液。津血同源，当津液大耗时，必然血容量大减，进而导致肝脏失藏，筋脉失养，最易引发抽搐痉挛等动风症状。

所谓"溃肌腐血，化毒成脓"，是指火邪燔灼，最容易造成气血腐败，组织溃烂。一旦内灼脏腑或壅遏肌腠血脉，常常引起机体内外各种组织、脏器红肿发热、腐败溃烂，发为肠痈、肺痈、肝脓肿等局部甚至整体脓毒性病症。

总之，火邪所致病症发病急骤，临床症状严重，诊治尤当谨慎！最重要的是辨明到底是虚火？还是郁火？还是实火？虚火当补，气血充盛，则阴阳平秘而潜敛，虚火不清自息；郁火当发，发越则郁积自散，火热自消；实火当泻，有余邪热，只有清泻才能降其亢阳，灭其烈焰。若真相不明就乱投寒凉方药，那就有可能因误诊误治造成严重后果！尤其是虚火误泻或实火误补，都有可能造成非常严重的医疗事故，弄不好会死人的！

辨暑。

什么是暑邪？

讨论"暑邪"首先得弄清什么是"暑"？

"暑"是夏季气候特点的特指。"暑"所概括的气候特点，在"暑"字的字形结构里是有生动体现的。"暑"是一个古老的文字，早在《易经》《诗经》《礼记》等上古文献中就已经频繁运用了。"暑"字是由"日""者"两个字构成的，意义从日，读音从者。"暑"本义是"煮热"，即潮湿闷热的意思。东汉文字学家许慎，在《说文解字》中对"暑"字的解释是"热也"。东汉训诂学家刘熙，在《释名》中进一步形象解释"暑"字是"热如煮物"。其"煮""热"意义都隐含在"暑"字中，所以"暑"是个形声兼会意字，是指整个地球环境空间极度潮湿闷热的气象气候特点都是因强烈日照影响形成的，这是对夏季气候炎热潮湿所以然之理的深刻揭示。由此可见，早在文字创造初期，中华老祖宗对自然气候的演变就已经有非常深刻的理解了。至今，"暑"字在日常生活中还是"夏季"的代名词，不少口语就直接把"夏天"称为"暑天"。今天还广泛流传着"小暑大暑，上蒸下煮"的民间谚语。

值得注意的是，暑邪危害，与人的生存地域、工作环境、生活方式是有密切关系的。盛暑时节，若地处南国，或在高温环境中劳作，或生活中大量饮酒，大量吃大辛大热食物，都会成为促进暑病发生或加重暑病程度的重要影响条件。

"暑邪"禀火性而具有与"火邪"类似的阳热升腾、气机开泄、变化急速、煎阴灼液、动风助热、溃肌腐血、化毒成脓等特性。

暑邪致病最容易导致脉洪大滑数、热渴烦汗、气粗、喘喝、面赤、心烦、二便闭塞,甚至神志昏迷、痉挛抽搐、脏腑组织出血等病症发生,而且起病急骤、传变迅速、病势暴烈。

还有,暑邪流行季节,正是多雨季节,湿气氤氲,最容易造成两邪相合为患的复杂影响,所以前人有"暑多挟湿"之说。正是因为如此,暑热证常常与湿郁证纠缠在一起,形成暑湿共同为患的复杂病理机制。其临床症状不仅有烦渴多汗等特点,同时还有四肢困倦、胸闷呕恶、大便溏泄不爽、苔腻脉沉弦或弦滑等特点并见。

必须强调的是,暑邪在本质上与火邪并没有大的差异,在邪气性质归属上也隶属火邪之中,只不过源头指向不同罢了。火邪是一切火热邪气的统称,天火、地火、人火,尽在其中。暑邪是特指夏季这个特定时空区间天火所致酷热潮湿气候因子,不包括地火、人火,也不包括温邪、热邪在内。

"暑邪"的时空区间定位与六淫邪气中其他几种邪气不一样,其他几种邪气虽也有一定时空区间的界定,但在界定的时空区间之外,还可推广到其他时空范围。唯独暑邪是个例外,只能是夏季,不能推广到其他季节。

所以暑邪不作一般火邪泛论,而是专题专论,以突出暑邪所致病症的临床表现特异性和诊疗方法特殊性。

中医在讨论"六淫"邪气时,既言"火",又言"暑",二者同质异名,都属热极之性的邪气,是不是有点重复哦?

单从邪气属性上看,暑即是火,火即是暑,确实有点重复。但从危害的时空区间看,"暑""火"的源头是有所区别的。相对"火邪"而言,"暑邪"的影响在时空区段上要局限得多,其临床致病性也狭窄得多,所致病症的临床特点与一般火热病症也存在一定差异。

古人把"暑邪"作为六淫邪气之一种,独立加以讨论,是有特殊意义的:

特殊就特殊在"暑"这种火热邪气,源头特殊,纯属气候使然,天火危害,与地火、人火少有关联。

特殊就特殊在时间性很强,仅限于阳热最隆盛的夏季这个时段。

特殊就特殊在暑气流行时,雨水最多,湿气最盛,所以暑邪多与湿邪相伴而行,协同危害。

正是这样一些特殊性,决定了"暑邪"只是在盛夏才存在,并非四时都有,是一类特殊的时空影响因子。

在宇宙这个大家庭中,包括所有天体在内的一切宇宙物质,都是宇宙运动变化的产物。因宇宙而生,因宇宙而动,因宇宙而变,因宇宙而化的所有天体,都必然受宇宙运动变化规律支配,不可能有别的选择。一切地球自然的物象物候变化,都是以宇宙运动法则所决定的天之六气变化规律为根据的。

"暑"是天气极热的特点概括,导致这种极热现象的原因,是运动着的地球位置正穿越太阳直射区,在这个穿越的特定时间段内,接受太阳光照量最多所致。炽热的太阳光芒代表的是天之阳火。天火播散,酷热难当,地气升腾,雨量充沛,这就是那个"暑"字的特殊内涵。所以有"在天为暑,在地为火,在人为心或在人为热"之说。

"在人为心"是说人体五大系统中的心系统,就跟太阳以强烈光热给万物以生命动能一样,是温煦五脏六腑的阳气源泉所在,是推动人体生命活动的能量源泉所在。"在人为热"则是人对夏季环境气温感受的真实概括。

如果再加上暑令时节,雨量充沛,最容易形成湿与热合,难解难分的气候特点,那就赋予了"暑"字更加复杂的内涵。

在"暑邪"致病时,由于致病方式不同,在发病学上还有阴暑、阳暑,中暑、中暍等概念区分。

阴暑、阳暑既是病症性质概念,同时也包含邪气性质在内。

所谓"阳暑",就是由长夏时段在高热环境中因受热太过所引起的热性病症。阳暑的受病过程通常称为"中暑",即为阳热邪气所中伤。

所谓"阴暑",就是长夏时在炎热的气候条件下,因贪凉饮冷、当风露卧等引起的病症,也称"中暍"。阴暑的性质属寒,所以也称"夏月伤寒"。

所谓"暑为阳邪",不是对暑邪性质的一般性强调,而是特别强调暑邪是六淫邪气中阳热性质最盛的邪气,所以其致病也就强烈地表现出阳热盛极的突出特点。临床上常常表现发病极其迅速,来势极其迅猛。即便只是一个普普通通的暑邪中伤病症,其来也速,其势也暴。

我上大学的时候,同班同学发生的一个中暑例子,就生动得很。

"文革"后期,在邓小平强力推动下,刚刚恢复的大学教育,特别强调在实践中学习。所以,几乎是从进校的第一个学期起,每个学期都至少有半个月时间到县以下医院去跟师学习,或去深山野岭辨认药材。

1974年夏天,也就是入学第二学期临近暑假那段日子,由凌一揆老师、刘敏如老师、顾大德老师、蒲英儒老师等几位前辈带我们在川西崇庆县(现崇州市)街子公社卫生院见习。

回想当年实习生活,每天晚餐后,师生都要结伴去镇外山间小路上漫步聊天,说说笑笑,其乐融融,至今回想起来还充满甜蜜感。

每到周末，凌、刘、蒲几位全家都是城市户口的老师，都回家团聚去了，只有顾老家在农村，无处可去，留在那儿和学生一样过着单身汉的生活。

那时两地分居的夫妇很多，像陈达夫老师、冉品珍老师、顾大德老师、邹学熹老师、杨介宾老师、陈潮祖老师等名家，都是两地分居。不管你相隔千里万里，两地分居的夫妻，每年十二天探亲假，除此以外，不得擅离工作岗位。要是擅自离开了，就很可能意味着永远丢掉了城镇户口，生活也就没有了基本保障。没有任何人敢拿吃饭问题当儿戏，谁都不敢越雷池半步哦！

顾老是个寡言少语，却又脸上永远都挂着甜蜜微笑的老人，长期从事温病教学工作，一辈子默默无闻地埋头工作，他的讲课就跟他的性格一样，平平淡淡，有点催人入睡。诊疗水平也跟他的性格一样，平平和和，从不显山露水。所以从来就不是学生簇拥的偶像。

记得又是一个周末的傍晚，晚餐后大家正要出发去散步，有一位同学突然"哎哟！"大叫一声，叫声未落，就一屁股坐在床上，双手抱着脑袋"哎哟！""哎哟！"一声接一声地叫起来，说是自己头痛。

发作那么突然，开始大家还以为他在闹着玩，但看他脸红筋胀，还抱着脑袋往墙上撞的阵势。在场的同学全都慌了手脚，赶忙跑去报告顾老。因为其他老师不在，顾老就是唯一的领队老师。

顾老到来后，大家七嘴八舌地催促顾老找当地医院派救护车送那位同学回成都救治。那时的基层卫生院确实条件太差了，既没好设备，也没好药品，大家都怕出事故。

顾老问了一下发病情况，一言不发，慢吞吞走到那位同学身边把了把脉，看了看舌头，同学们也都好奇地围着观看，还学着顾老去把脉。有个同学刚刚一接触患病同学的手，就惊叫起来："哦！好烫哦！在发高烧啊！"顾老却慢条斯理地说："就是个中暑嘛！暑热内闭造成的，发烧、头痛都是很常见的，送啥学校哦！吃点中药就解决了嘛！"然后就安排一个同学去中药房抓60克滑石，10克菊花，一个同学去锅炉房打开水。

卫生院就不到两亩地那么大个空间，接受任务的同学眨眼工夫就赶回来了。

顾老叫把滑石、菊花用开水冲泡几分钟后，就叫那位同学用勺子一边搅拌，一边慢慢喝滑石菊花混悬液。滑石菊花水还没喝到一半，那位同学就浑身大汗出，头痛豁然痊愈了。在场的同学都啧啧称奇，鼓掌欢呼。

这个病例的治疗，连同打水、取药、浸泡，加起来顶多15分钟。那位同学从发病到痊愈大约也就三四十分钟，真是让所有在场的同学大开眼界。暑性暴烈、暑性急速、暑性开泄等概念，以及暑当与汗出俱解的临床表现特点，永远成了所有在场同学记忆中最鲜活的知识点。顾老淡定从容，轻描淡写的大家风度也永远定格在了所有在场同学的记忆中。

从此，同学们一见到顾老，无不肃然起敬，每次外出散步，顾老身边都会传来洋溢着青春旋律的欢声笑语。

暑邪致病的种种特点都和火邪颇为相近，只不过，暑邪具有更严格的时空限制罢了，所以没有再重复的必要。

论湿。

什么是湿邪？

湿邪是一切天地人所造成的水湿性致病因子总称。

雨雪雾露冰霜属天之湿；江河溪泽湖沼属地之湿；一切水饮、瓜果类水湿之物则属人为之湿。

若调摄不慎，上述三类形式的湿性物质都可以导致人体患病，而成为湿邪。

这三类存在形式不同的物质都有一个共同特点，那就是它们的物质根据相同，都是水。湿聚集而为水，水弥散浸渍而为湿。水是湿的物质根据，湿是水的弥散存在状态。所以常常"水湿"并称。

水的存在也并不是在任何时候、任何条件下都可视、可触、可取、可量，永远都那么真实。因为水不仅在大地上流动，还在天地间流动。《素问·阴阳应象大论》说"地气上为云，天气下为雨"，那蒸腾的气、那流动的云、那弥漫的雾，就是水在天地间的流动特点，那也是水的存在状态呀！当云、雾聚集到一定量时，又会以雨水的形式降落到大地上，或以露珠的形式凝集在树叶草尖上，最终回归到江河中去，那不是水是什么？当水弥散而为气、为雾、为云时，也就变得比较虚幻，比较难以触知、难以捉摸、难以取量了。

水凝集则为雨雪冰霜，汇聚则为江河、溪泽、湖沼，转化则为瓜果蔬菜之汁液，加工则为形形色色的饮料，散之则为云、雾、气等身心有感、视之无形、揽之无物的湿气。

聚而为水，散而为气，同物而异形，这就是湿与水的异同点。

湿邪有外湿、内湿之分，从人体外部环境中感受的湿邪属于外湿，即隶属"六淫"之邪的湿邪。从机体脏腑形成的湿，叫作内湿。而且六淫邪气可以互生互化，其他五种邪气所致病症也可以在发展过程中向湿邪转化，进而演变为阶段性湿证。

其实，所谓"内湿"并不是原始源头的病因，而是其他原始原因影响下的病理产物。当这类病理产物堆积到一定体量时，常常会反果为因，进一步障碍机体气血津液的正常运行，影响脏腑功能的正常发挥，使前期的矛盾变得错综复杂。所以，内湿简单采用除湿方药进行治疗的相对较少，更多是以针对原始病因为主，兼而采用除湿方药进行治疗。

无论外湿内湿，一切湿邪，都有共同的性质特点：那就是秉承水性。水性阴寒沉重而趋向于下，因而决定了湿邪也具有阴凝重着，浸渍流动，无孔不入，先伤于下，最易伤人阳气，最易阻滞气机，最易化秽、化浊、化腐的性质特点。所以有湿性阴凝、湿性浸渍、湿性趋下、湿性秽浊之说。

所谓"湿性阴凝"，是指湿邪性质跟水的性质一样，至阴至寒。所以在临床上，湿邪致病，最容易损伤人体阳气，阻碍气血运行，进而引发多种以阳气受损、气血运行受阻、经脉通畅障碍、脏腑功能降低、治疗效果缓慢的疑、难、顽、怪病症。产生因阳为湿遏的精神困顿，络为湿阻的关节疼痛甚至关节变形，脉为湿滞的血管肿胀，脏腑为湿所困的咳嗽、哮喘、胸闷、气紧、纳呆、脘痞、腹胀、便溏、腹泻、眩晕、视昏、困顿、畏寒、肿胀、心悸、肢冷、肥胖、黄疸、结节、包块等千奇百怪病症。

湿病的治疗收效最慢，根治最难。这都是由"湿性阴凝"的性质特点所决定的。这在内外妇儿各科诸多病症中都能得到生动体现。

所谓"湿性浸渍"，是指湿邪渗透性强，漫延性广。在临床发病学上是有所特指的，主要指由湿邪蕴结引起的机体内外炎性渗出特别严重的疮疹溃疡类病症。

湿性疮疡溃疡的临床特点是渗出量多，分泌物流动到哪里，病位就扩展到哪里。前人所论述的多为肤表常见湿疹、浸淫疮等病症。其实，深入骨髓的阴疽也在其中。此外，可能还包括波及脏腑的肺、肝、肾、胃、肠、前列腺、子宫等脏腑组织的诸多以分泌物臭秽量多为特点的慢性炎症在内。

所谓"湿性秽浊"，是指湿邪致病，最容易化腐化毒，溃肌蚀脏败血，形成脓肿性、腐溃性、糜烂性病症。如体表的顽恶疮溃脓疡，体内的五脏感染性病症，脓毒性病症。凡湿邪化秽病症，其临床症状大多具有肤色油垢晦暗，舌苔厚腻，气息腐臭，痰唾脓血，便溏、尿黄，女子带下量多而浊臭等特点。

所谓"湿性趋下"，既是指湿邪秉水性而下注，所以湿邪致病也最容易邪气下注，对人体腰腹以下区段的脏器组织造成病理伤害，如大小肠、膀胱、子宫、盆腔、二阴、下肢等部位。临床表现以二便不调、腰膝酸软冷痛、下肢肿胀等为多见。

在中医病因学里，还常常用到"水邪""饮邪""痰邪"这类名称。其实都是与"湿"同类的邪气。"水邪"就是湿邪蓄积潴留，聚而为水的严重临床特点概括。饮邪、痰邪是由湿转化储积在某些特殊部位的病理产物。称"水邪"时，患者大多有水肿、胸腔积液、腹水、大量呕吐清水、泻下清水便等临床表现特点。称"饮邪""痰邪"时，患者大多有喘咳痰多，或呕逆涎多，或胸胁小腹胀满疼痛等临床症状。现代检测大多可查知胸腔、心包、盆腔积液。

正是由于湿邪致病的广泛性、复杂性、胶着性、闭阻性特点，最易使患病机体的内在矛盾复杂化，进而变生重病大病。因而决定了湿病的疑难顽怪性特点，也决定了湿病治疗的高难度特点。

所以，中国中医科学院路志正老师就鲜明提出"百病皆因湿作祟"的见解。这话虽然讲得过头了一点，把"皆"字换成"多"字就更允当了，但确实深刻揭示了湿为临床各科大量病症的重大影响因子。

历代医家都一致认定，单就外感六淫邪气而言，只有湿邪才是有形之邪，其余风火暑燥寒五种邪气都是无形之气。

"无形"这个概念到底是什么意思？是没有物质根据？还是没有固定形态？

中医学讨论病因的"有形""无形"时，并不是以今天这样的理化实验分析手段所得结果为根据的，而是以人的感官为验证工具，从视之可见、触之可得这个角度来定性定义的。

所谓"有形之邪"的那个"形"字，主要是指形质，而不是指某种固定形态，水、湿都是没有固定形态可言的。"有形之邪"的定性定义，当是指视之可见，触之可得，而且还可取可量的实物感而言。

强调"湿为有形之邪"，有其特殊的临床意义，就是湿邪伤人特别"易着难除"。相对而言，其他风火暑燥寒五类邪气都是"无形之气"，"着"之易，"除"之也相对较易。

所谓"无形之气"并不是说只有湿邪才具有物质依据，其他邪气都是没有物质根据的假想性虚无存在。各种邪气都是有物质根据的。那个"气"字就是物质根据呀！"无形"是和水湿的触之可得，甚至可取可量的实物感相比较而言，没有感官直接可以查验的某种实质性物证，更没有固定形态，并不是没有物质根据。作为"无形之气"的其他邪气，虽视之不可见，触之不可得，但仍然是不折不扣的物质。甚至还可以用强弱、微甚等模糊定量标准进行量化。

湿邪还有自己时空定位的特殊性。

湿邪原本是八方都有,四时流行的。但按照五行学说的划分,湿邪就有了特定的时空区间。以方位论,是中央最盛;以时令论,"长夏"最盛。

这样的归纳,既与五行学说的需要相契合,也与水湿的物理特性和季节性流行趋势相吻合。

万物经水湿浸渍后,中心部位的湿气最突出,也最难清除,所以才有"中央生湿"之说。

就一般气候特点而言,在一年四季中,夏季雨水相对更多,而在夏季,又以夏至到处暑这段时间降雨量最突出。正因为这个时段既阳光充沛,又雨量充足,万物生机蓬勃,最旺盛,生长发育最快,所以古人就把这个时段称为"长夏"。那个"长"字就是突出的物候特点,只能读作"生长"的"长",不能读作"长短"的"长"。

古人还特意把"长夏"这个时空区段概念独立出来,作为"湿邪"盛行的时空区段。一年四季就被划分为了五个时空区段。

其实,在四季中强分"长夏"这个时空区段还是很勉强的,按照这样的划分,其他季节是不是也都可以再分出特殊时空区段来?真要刻意去做,也许各个季节都能找出时空再分配的种种理由来。

正是因为如此,对长夏时空区段的划分,古今学者见解都是不统一的。正因为见解分歧,所以出现了多种分配方法:有夏季分割法,有四时均分法。在夏季分割法里,又有六月特定分割法、夏至到立秋时段分割法、夏至到处暑时段分割法等等。

无论古今,四季轮回都是根据地球与日月星辰在运动过程中的位置对应关系来区分的。中华老祖宗对季节的划分,不仅概念清晰,而且对季节时空转换点的把握精确。既然如此,老祖宗们为什么还要勉强地做这种认识分歧、争议颇大、费力不讨好的事情呢?

答案恐怕只有一个,那就是病因研究必须为临床服务。中医病因研究不是抽象的,更不是凭空假想的,而是从源于生活的深入体察,源于临床的深入实践中得来的。既然生活中存在这种与时令有较突出关联的特殊外感病,那就有必要全面深入加以研究,因而才有了与时空相关联的病因探讨。"长夏"就是病因探讨的创新性概念。

长夏概念的划分虽比较勉强,但却体现了中华老祖宗求实求真的态度和大胆创新的精神。一切为临床服务,只要对指导临床有价值,就没有什么框框条条能禁锢住中华先民的思想。更何况,在五行学说里,也正好有一个土行的位置在那里作时令认知的方法学铺垫。

湿邪为害最广,影响最深,根除最难,临床不少重病、大病、恶病都与湿邪为害有重大关系。所以在这儿要特别强调:湿为大病、恶病、顽证、怪证之根,甚至可以说湿为百病之根,临床尤其应当引起高度重视!

所有湿病的治疗,相对其他邪气所致病症而言,都是难度很大,周期很长的,不可贪求急功近利。所有湿病的治疗,都要重视邪气的出路,最突出的要点有二:一在发汗,二在利小便。《内经》谓之"开鬼门""洁净府"。所以唐代王冰强调:"治湿之病,不下小便,非其治也。""下小便"不是简单运用利尿药,最重要的环节是"开上闸",也就是《内经》所讲的"开鬼门"。教材所讲的开宣肺气,打开人与自然息息相通的门户。这样才能实现全身气机的正常升降出入,才能气行水行,才能水精四布,五经并行。这和西医单纯使用利尿剂是有本质区别的!

析燥。

什么是燥邪?

"燥邪"是一切由天地人引发的伤人阴血津液,导致局部甚至全身脏器组织失于濡润,表现为"燥证"的病因总称。

金秋时节,阴升阳降,地气内收,为时令之燥,时令之燥属天燥;戈壁大漠,降雨量极少,终年风沙弥漫,雨雪罕见,属地域之燥;烘房劳作,烘焙煎炒食物,是人为之燥。若调摄不慎,都有可能成为致病因子,这类致病因子都属于燥邪。

临床上,燥邪危害,常常导致机体津、液、精、血受损,肤腠、筋膜、经脉、骨骼、脏腑、元神失养等病理变化,甚至造成液竭津亏、动风化火、血枯精脱、肤裂筋缩、脂脱肌削、形毁脏败等严重病理后果。

在六淫邪气中,相对而言,燥邪是更为抽象的概念,也是影响因子更为复杂的概念。水亏也燥,火炽也燥,热久也燥,风盛也燥,寒极也燥。

到底哪种因子是致"燥"主因?

这得根据不同时令、不同地域等具体情况而论。

从时空这个大范围讲,燥气流行的主导性季节就是秋季。秋季是阳渐降渐消而阴渐升渐长,天地气机由开泄而转为收敛,并逐渐向闭藏过渡的时空区间。在这样的时空区间,大气的湿度明显降低,大地的蒸发日益减少,降雨量也明显减少。从空气，到大地，到万物，都因阳降而气收，阴升而气敛。万物的年周期轮回也进入落幕的准备阶段。草木叶落而渐萎，飞禽羽丰而渐徙，走兽脂肥而渐藏，大地失去了欣欣向荣景象，而呈现出燥气流行的物象物候特点。所以《素问·阴阳应象大论》有"燥胜则干"之说。

"燥胜则干"的影响不仅与秋季这个特定时令段相关联，而且还与某些特殊地域——如我国的大西北，四川的凉山州，尤其是西昌、攀枝花等地；特殊工作环境——如烘房、烤房、锅炉房、炼钢车间等环境；特异生活方式——如久卧热炕，久用汗蒸，过食煎炸炙烤食物等相关联。

因地域、生活方式所导致的"燥"，其致"燥"之因与时令致燥差异甚大，时令致燥源于天地气收，地域、生活致燥大多源于阳热过极。真正具有广泛意义的还是时令。

以"燥"所致病症的临床表现特点虽然颇为相似，都是津液精血亏损，局部或整体失于濡养。但内在病机却大不一样。时令致燥的核心病机在人体气机随天地气机同步收敛，以津液分泌减少为主。地域、生活致燥的核心病机在津液精血大量消耗，严重亏损，以阴血体量耗损为主。

受天地之气运动变化规律的影响，人体从外到内的生命活动信息也在发生着同步变化：秋季机体阳气内收、气血津液敛藏，作为表中之表的肤表，既可因分泌物减少而出现舒适爽利特点，也可因分泌物减少而出现肤燥、鼻干、咽干等外燥现象。作为里中之表的内在脏器、组织，乃至细胞也因通透性降低，津液泌出量减少而出现便结、干咳、干呕、口渴欲饮等内燥现象。

万物受时空影响而生，因时空影响而发展变化，在以收敛为特点的秋季时空背景下，燥气流行，过燥则淫而成为致病因子，人体最容易因此产生"燥性病症"。

燥邪致病的影响主要是以津伤、液损、水亏为主。而且最易伤及以娇嫩为生理特点的肺脏，所以还有"燥邪最易伤肺"之说。

所谓"燥胜则干"，是阐明"燥"的本质为含水量大幅减少。正因为燥的本质是含水量大幅度减少，所以，纠正燥象的最有效方法是通过"补水"去"滋"去"润"。在纠正病理影响时，也必须以滋阴养液为根本，同时还应当考虑通过适当开泄气机去调节敛藏机制反应太过的偏颇，才是更合理、更有效的方案。

《素问·至真要大论》早就明确提出了"燥淫于内，治以苦温，佐以甘辛"的治疗要点。吴鞠通《温病条辨》中治凉燥咳嗽的杏苏散，以微温轻宣解表郁之凉遏，暖脾行津以除津郁之内燥的治疗法则，就是《内经》这一治疗要点的深刻体现。这是一个比止嗽散运用空间更广阔的治咳良方。

所谓"动风化火",是指当此阳消阴长,天地气收,万物皆"燥"之时,大气轻扬畅行,最易生风。当此万物皆"燥"时,着火点也大幅降低,最易燃烧。这就是"动风化火"自然气象气候特点的所以然之理。

作为致病因子的燥邪,在临床致病特点上,也有相似之处,既容易因燥而致经脉、筋膜失于濡养,产生挛缩抽搐等动风病症;也容易因燥而致脏腑组织失于濡养,产生鼻衄、咯血等类似火热的出血性病症。

这类"火热"病症具有突出的特殊性,特殊就特殊在"火"不只是阳热偏亢的实火,同时还有阴不制阳、阳气偏亢的虚火,津亏液耗才是更重要的因素。治疗这类病症,切忌全力苦寒直折,而当滋阴润燥与辛凉透散相结合,才是治本之道,切不可全力苦寒直折!阴阳同根,相互滋生,相互长养。津液的生成,全赖阳气温煦气化,若全力苦寒直折,使阳气受损,阳微则阴不能化,阴不能化则津液生成源泉不能充盈,于津液的滋生是极为不利的,治疗效果自然也会大打折扣。

在临床上,燥邪还有温凉之分,这种区分其实是另有背景的,这个背景就是温、凉各为一气,温是温,凉是凉,燥是燥,三者之间在本质上并没有必然联系。无论温燥或凉燥,都不是单一的燥气影响,而是"燥"与"温"合,或"燥"与"凉"合的复合因子影响。

所谓"温燥",多指秋初时段的外感病因特点。此时暑热已退未尽,以"温"为特点的阳热余势尚存。在这个时空区间,天地气机随阳降而内收,暑湿氤氲不再,而温与燥相伴相随,最易相合,合则为温燥。

这种认知还是从临床实践中得来的,因为这一时段的外感病症以咳嗽为多见,既干咳少痰,还唇干咽燥、舌红唇红、苔薄黄少津等证性偏温的特点较为突出。

治温燥咳嗽,以辛凉轻宣合滋阴润燥为主,还得稍佐清肝以防木火升腾而火乘风势,风助火威,所以多以桑杏汤或类似结构的处方为首选。

所谓"凉燥",多指深秋时段的外感病因特点。在这个因天地阳气日潜日深,天地气机逾闭逾紧,暑热已经退尽,秋凉渐退渐尽而未尽,寒气正一天天加临的特殊时空区间,自然形成凉与燥相伴相随的气候特点。此际,凉气寒气最易与燥气相合,合则为凉燥。

这种认知仍然是从临床实践中来的,因为这一时段的外感病症咳嗽更为多见,既干咳少痰,还形寒肢凉,虽仍可见到唇干咽燥症状,但舌质不红,或舌尖虽红却口不渴、心不烦、尿不热、便不结，而且大多伴有舌苔白润满布特点。

治凉燥咳嗽，以微辛微温开宣肺卫，以微温微苦降气化痰，以甘温培中增强行津布气之功，所以常常选用杏苏散。

所谓"燥邪伤津"，从表面现象看，那个"津"好像就是指机体水分，"伤津"就是导致水分大量丧失。但从生命体内在的复杂性看，以"水分"概括"津液"，过于简单，过于肤浅，难以深刻体现作为生命体中"津液"的复杂性。更准确地讲，"津液"应该是指具有丰富生命原汁内涵的"体液"。

中医学认为：人体津、液、血、精、髓等一切与体液相关的物质，都属同一源头，是机体不同部位、不同形质的体液体现。从这个角度看，燥邪伤津的影响是非常广泛的。从脏腑到肢体、到肤腠、到九窍、到毛发，凡需津液精血濡养的器官组织，都会受到影响。

在燥气流行的时空区间，伴随天地之气内收，万物气机内收的机制也必然相应启动，外而空气干燥，内而体液分泌减少，因而最容易发生以口鼻干燥、渴欲饮水、皮肤干涩甚至皲裂、毛发不荣、小便短少、大便燥结等症状为临床特点的病症。尤其以老人、瘦人、阴虚内热体质的人为多见。

所谓"燥邪伤肺"，是指肺为呼吸之门户，燥邪伤人，肺首当其冲。肺的生理特点是娇嫩，最不能耐受燥、火等邪气的伤害。一旦受到伤害，则宣降功能失调，最易演变为或干咳，或气紧，或咽燥，或咯血等直接损伤肺络的病症。

治疗燥邪伤肺病症，当以滋阴补液润燥为主，佐以开宣上焦，才能收水精四布、五经并行的良好效果。对先天精血不足的人，后续还要养血填精，才能收到相对稳定的疗效。

这只是燥邪伤肺前提下的调治大原则，不是具体措施，更不是一成不变的特定方案，千万不能教条化，不能主观认定。

一切具体措施，一切特定方案，都只能在辨证论治原则下产生。即便是在燥邪流行的秋季，仍然有痰湿证、有寒郁证、有气虚证、有阳虚证，"有是证用是药"这个大前提是绝对不能有丝毫动摇的！

燥邪的阴阳属性问题也难以确认，教科书和临床医家们大多只谈燥邪的温凉性质区分，不谈阴阳类别归属。

也有针对燥邪阴阳属性问题展开讨论的，一种观点认为"燥为阳邪"，另一种观点认为"燥为阴邪"。

认为"燥为阳邪"的，理论依据有二：一是以不同邪气的性质对比立论，燥邪与湿邪性质相反，湿为阴邪，燥邪自然应当属于阳邪；二是以病理影响立论，燥邪伤阴耗液，所损为阴性基础物质，故当为阳邪。

认为"燥为阴邪"的，理论依据也有二：一是以时相立论，认为季节气候特点是六气属性的决定性条件。燥气流行始于秋，秋季是阳降阴升，阳气渐消，阴气渐长的气候特点，故燥邪当属阴邪。二是以邪气性质立论，认为燥气的寒温属性是由热转凉而渐近于寒，与属阳的温热正好相反，故当属阴。

这两种观点完全对立，但都持之有故，言之有理，不能看作正误关系，而应看作是认识角度不同的并列关系。

我的理解是"燥邪"和"风邪"一样，确实兼有阴阳两种属性，当属阳中之阴邪。

其所以然之理和风邪讨论中的内容一样，这种属性还是由时空转换点所决定的。定性的依据主要看邪气的发展趋势。始于阴而长于阳者，为阴中之阳。始于阳而长于阴者，为阳中之阴。因为随着时空的运动变化，趋势决定未来，始发点属性渐远而渐衰，趋向点属性渐近而渐盛。

从燥邪危害的时令特点看，是酷暑过后，阳气渐降，阴气渐升的起点。这是所有地球生命年周期轮回的重要时空转换区间。在这个阳渐降渐消，阴渐升渐长的时空转换区间，"燥"既带着夏天阳气盛极的酷热气象气候信息，又带着冬天阴气加临的寒冷气象气候信息，而且阴寒性质一天天壮大的特点越来越突出，越来越成为主体内容。所以，燥邪既不是典型的阳邪，也不是典型的阴邪，而是阳中之阴邪。

谈寒。

什么是寒邪？

寒邪是一切由天地人引发的寒性致病因子的总称。

隆冬时节，冰天雪地，为天之寒；两极、高原，终年冰雪覆盖，是地之寒；空调、冰库、履霜、卧雪、食冰、饮冷，是人之寒。在一定条件下，就都有可能成为致病因子，这类致病因子都属寒邪。

寒邪禀水性而具有寒冷、收引、趋下、凝闭、伤阳等特性。寒邪致病最突出的病理影响就是导致机体阳气耗损，运化呆钝，气机闭塞，出入障碍，脏器损伤。这几者之间不是孤立的，更不是割裂的，而是紧密关联，互为因果的。

没有阴寒之性，何来阳气耗损？没有阳气耗损，何来运化呆钝？没有运化呆钝，何来脏器损伤？没有寒主收引，何来气机闭塞？没有气机闭塞，何来出入障碍？没有出入障碍，何来神机化灭？

　　讨论中医的病因、病机、病性类问题时，千万不要因为追求概念标准化而对概念进行过细分割，也千万不要因为追求内涵物证化而过于具体地进行解说。分割越细密，可能越容易失去整体恒动的理论活性。解说越具体，可能越使思维陷于狭隘，而且还有可能偏离事物本真越远。

　　"寒"邪有没有物质基础？

　　这个答案没有疑义，"寒"也是有物质依托的！寒的物质基础是水。水为至阴之物，其性至寒，散则为湿，凝则为冰，都是水的存在体现，都是至阴至寒之物。就是在接受阳光的强烈照射下，也是得阳难而失阳易，对阳气的损耗最大。可以说，有一分湿，便有一分寒；多一分湿，便多一分寒，少一分阳。所以，湿邪偏盛的人最易外感寒邪，同气相求，内外相感相召嘛！

　　水虽至阴至寒之物，但它的寒性轻重程度，并不是四时相同，普天一致。在自然界中，还有一个方面在影响着它，那就是由火所产生的阳热之气。多受一分以火为物质基础的阳气影响，便减少一分寒性。相反，少受一分阳气的影响，便增加一分寒性。

　　前面已经反复指出：大自然的一切寒热温凉燥湿变化，在本质上都是天体运动过程中，因天体位置变化导致的阴阳升降出入、消长转化特点体现。阴阳升降出入、消长转化运动任何时候都存在，只是由于天体位置关系决定变量不同罢了。所有阴阳升降出入，消长转化都是通过四季气候特点来生动体现的。

　　夏季天地之气开泄，大量地面、地下水蒸发到天空，然后以雨水形式重返大地，循环往复，周而复始，雨水相对最多。雨多则水多，在多雨的夏季，阴寒之气应该隆盛呀！环境温度应该比其他季节更寒冷呀！为什么夏季气候并不寒冷，而是闷热难当呢？

　　那是因为日照充分，"火"气当令，就是由强烈日照播散的火热之气主宰着这个时空区间，所以，这个季节的气候特点是湿与热合。降雨虽多而天气不冷反热，这就是阳盛阴衰的表现。

　　即便如此，水性阴寒的特点在夏季仍然能得到验证，夏季如果数日无雨，就会酷热难当，这是阳热独亢的表现。当此之时，若能下得一场倾盆大雨，一下子就会凉爽舒适许多，这就是阴升阳降的表现。

　　冬季雨水相对最少，但环境温度并不温暖，因为地球在围绕太阳旋转的过程中，偏离太阳直射角度，渐行渐远，一个半球的日照量减少，另一个半球的日照量增加，所以日照减少的那个半球气候特点是由热转凉，并逐渐进入寒气隆盛状态，因而呈现出阴盛阳衰的特点。另一个半球则正好相反。如果立冬之后，晴空万里，阳光明媚，持续数日，不见霜雪，就会出现暖冬气候特点，这就是阳升阴降的表现。

寒邪的基本特性是：性属至阴、收引凝滞。

寒邪伤人造成的病理影响极为深远，极为严重。其危害特点主要是损伤阳气、闭塞气机、阻碍津液精血流通运行、严重削弱脏腑生机，影响四肢百骸的协同共济，甚至使元神萧索，元气败亡。

所谓"寒邪伤阳"，主要是指人体遭受寒邪侵袭后，最直接的病理影响就是损伤阳气。阳气损伤不是指某个局部，而是四肢百骸、五脏六腑都可能受到损伤。具体所伤浅深轻重，则取决于感受寒邪的量和人的体质强弱状态。轻者所伤在肌肤、在经络；重者所伤在血脉、在脏腑。

所谓"寒主收引"，主要表现在寒邪伤表，表卫"玄府"因收引而郁闭，人与自然息息相通关系中断。当这一病理机制形成时，机体就进入表里气机不畅或不通状态。

如果只是"玄府"郁遏，表卫气机只是通而不畅，这是轻证。轻证在休息静养中等待机体自我纠偏是最佳选择。这种选择看似消极，其实是很积极的，机体在发挥自我纠偏潜能的过程中，提高了自身的防病抗病能力，从而获得了对外环境更强大的适应能力。

但也有自我纠偏久不见效的，对这种情况也不宜无限期地等下去，消极等待，久则生变，变化趋势可能并不全是患者期待的良好后果，而是得失参半，如果病情出现正衰邪进变化，就必然产生事与愿违的不良后果。及时纠偏，才更有利人与自然和谐关系的及时恢复，才更有利机体生命活动的有序进行。

寒邪伤人历来都有"伤""中"之说，"伤"者微而病轻，"中"者甚而病重；"伤"者浅而在表，"中"者深而及里；"伤"者轻而病机相对单一，"中"者重而病机相对复杂。如果发生感受寒邪的重证，那就不能消极等待，俗话说"万病从凉起"，一等待就有可能加重病情，甚至引发一连串并发症或原有旧病。通过人为干预，及时进行医疗纠偏，尽快恢复人与自然息息相通的和谐常态，才是正确选择。因为病起初期，矛盾相对单一，纠偏不难，纠偏后康复也较快。

"寒主收引"还指寒邪伤人有导致人体气机内收、经络、筋经、经脉、络脉收缩而挛急等致病特点。如：寒伤肌表，则恶寒项强；寒郁于肺，则咳嗽哮喘；寒滞肝经，则转筋囊缩；寒阻心脉，则胸痹心痛；寒入肾经，则腰痛不可俯仰等，都是寒邪所致经络、气管、血管收引的临床病理表现。

在讨论寒邪伤表时，有几个要点是值得认真思考的：

一是正确看待表里关系。表中有表，表中还有里；里中有里，里中还有表。机体的各个层次都是有表里可分的，不能把表里关系仅仅局限在机体内外，而应该用各个空间层次都有表里可分的眼光去看表里关系。这样才有利于对很多疾病的微妙变化进行深刻分析。

如：不少内脏阳气损伤性病症，大多是因为机体内在某个层次的里中之表气闭阻，使脏腑气化功能不能正常发挥，气、液不能正常出入，打乱了生命节律，降低了生命水平，破坏了原本和谐的机体内环境所致。其内在变化是非常复杂的，可能导致产生某种生化因子，或导致某种生物因子入侵，或激起体内原本就有的某种微生物异常繁衍甚至引发变异，这些变化都绝不是孤立的，更不是偶然的。看不到这样的复杂病理背景，就很容易被外在症状蒙蔽了智慧的眼睛，就把握不住在什么情况下必须先解外，才能收表解里自和的效果；什么情况下必须先治内，才能收里和表自解的效果。这不是小问题，而是原则问题，因为把握不住这样的要点，就很可能适得其反，越治病情越严重。在临床上，这样的例子比比皆是，就连一个普普通通的"银翘散"，都在一定程度上暗含里和表解的治疗用意。没有银翘解除壅闭于肺的热毒，靠单一发散，无论出多少汗，都是解决不了这个问题的。

二是寒邪伤表的轻重区分。古今学者对这个问题的认识分歧较大。有的人认为轻者，临床症状以恶风微汗出，舌苔薄白微润，身倦乏力，通常称为"太阳中风"，病机为"营卫不和"。重者，临床症状以恶寒发热无汗、厌食纳呆、咳喘气紧、舌润苔白等症状为多见，通常称为"伤寒"，病机为"寒郁表闭"，不必以有汗无汗在病因上强分"风""寒"。

对风寒混论，不必强分的见解，用学术眼光看，不那么严谨，但用临床眼光看，很符合证性可分而病因难别的实际。

有的人不同意这种认识，认为在外感病中，汗出恶风脉缓与无汗恶寒脉紧所感邪气就是有"风""寒"的不同，风性属阳而开泄，才会脉缓而汗出；寒性属阴而凝闭，才会脉紧而无汗。

这样的区分，用学术的眼光看，很严谨，用临床的眼光看，很勉强。

前面已经讲过了，中医对病因的追溯大多数时候是审证求因，而不是循因辨证。所以，就连清代伤寒名家柯琴都说："仲景凭脉辨证，只审虚实，不论中风伤寒，脉之紧缓。……盖风寒本是一气，故汤剂可以互投。论中有中风伤寒互称者，如青龙是也；有中风伤寒并提者，如小柴胡是也。仲景细审脉症而施治，何尝拘拘于中风伤寒之名是别乎？"

柯氏说仲景"只审虚实"一语，最是点睛之论。因为恶风恶寒，有汗无汗，并不只是病因所决定的，更多是与患者体质强弱，感邪轻重有密切联系。

三是外感寒邪所致病症的治疗。治这类病症，最关紧要的就是尽快恢复人与自然息息相通关系。这种关系一日不能恢复，则机体生理常态一日不能正常。要想尽快恢复人与自然息息相通关系，最重要的措施就是以温通宣散方法，解除寒邪对机体的束缚。即便是患者处于高热状态，也不能违背《素问·生气通天论》"体若燔炭，汗出而散"的基本治疗原则。

因为这样的发热，根本原因是人与自然息息相通的道路或通而不畅，或完全不通，机体内在的气血津液不能正常营运敷布，机体自救自疗应急机制自动开启，调动体内阳气奋起拼搏，想要重新恢复气液出入无碍的生理常态，于是营卫相争于表而发热。

在面对这种情况时，如果不明此理，不敢执行这样的治疗原则，而用西医学的抗炎抗感染治疗理念去进行置换，施以大剂量清热解毒药，不仅无效，而且还会进一步加重表郁的病机，人为造成闭门留寇的不良影响，甚至造成重门深锁，脏气窒闭而猝死的严重医疗事故。

还有，寒禀水性，最易伤人阳气，也最易深入机体深层次，削弱脏腑气化功能，日久不复，则包括心脑在内的所有脏器，都可能受到实质性损伤。

有人也许会问：外感寒邪也能伤及脏腑阳气吗？

这个问题早就有人做出了明确回答，清代伤寒家柯琴在他的《伤寒来苏集》中，明确指出："胃阳盛，则寒邪自解；胃阳虚，则寒邪深入阴经而为患；胃阳亡，则水浆不入而死。要知三阴受邪，关系不在太阳而全在阳明。"这就讲得很明白了，寒邪伤人时，会不会深入内在脏腑，取决于中气虚实，中气实则寒邪自解，中气虚则寒邪长驱直入。

寒邪伤里时，也因感邪轻重，体质强弱而所伤有轻重之分，邪不甚重而体质不甚虚者，所伤相对较轻，轻者伤腑。邪甚重而体甚弱者，所伤相对较重，重者伤脏。无论伤腑、伤脏，寒邪所伤都是脏腑阳气。

脏腑功能赖阳气推动，脏腑生机赖阳气长养。一旦脏腑阳气受损，伤及哪个脏腑，就会给哪个脏腑带来功能紊乱的严重影响，甚至造成脏腑的实质性伤害，导致与该系统功能紧密相关的多种病症发生，甚至累及他脏，导致产生重病大病或疑难顽怪病症。

寒滞于胃则脘痛、呕吐、厌食；寒伤脾阳则大腹胀满、泻下清冷。

寒滞于胆则胁痛、干呕、厌油；寒伤肝阳则肢厥、囊缩、痛经甚至经闭。

寒阻膀胱则少腹冷痛、尿闭；寒伤肾阳则腰膝冷痛，小便清长，带下清稀。

寒滞大肠则大便或泻利久不愈，或不燥结而闭；寒伤肺阳则咳嗽、哮喘、痰涎清稀。

寒滞小肠则下利清谷；寒伤心阳则心悸、心痛、身厥脉伏，甚至猝死。

治疗这类病症，关键在扶阳，脏腑阳气一日不能振兴，外来寒邪一日不能驱出，因寒邪伤阳而引起的种种矛盾一日不能得到有效化解。

治疗这类病症，最忌讳见痛止痛，见泻止泻，见血止血，见肿消肿的对症状治疗！因为这种治疗最容易掩盖真相，混淆是非，温清颠倒，攻补错投，搅乱病局。

举个最常见的例子：

素体脾胃阳气不足的人，因外感寒邪较甚而直中太阴，引起苔白、脉浮缓无力、脘痞、纳呆、厌油、呕逆，甚至腹痛腹泻等症，治疗是绝不能见痞消痞，见呕止呕，见痛止痛，见泻止泻的。必须严格遵守《素问·至真要大论》"从外之内而盛于内者，先治其外，而后调其内"的治疗原则，先辛温解表，稍佐温中益气以托邪外达，待寒邪祛除，表卫气机郁闭的矛盾化解后，再全力温中补虚，强根固本。才是中医治疗学思想的正确体现。

如果不辨寒热虚实，简单对症状运用行气消痞，降逆止呕，解痉止痛，固涩止泻类方药进行治疗，常常造成阳气的进一步耗伤，这样的治疗不仅不能有效化解矛盾，还会产生破坏性影响，使矛盾更加复杂化，使病情加重。即便是温中补虚的方法，在寒邪未去，表郁未开时，也不可用，因为"玄府"闭塞不通，机体气化功能不能有效进行，早用补益，不仅如同隔靴搔痒，而且还有闭门留寇的负面影响。

不守中医治疗原则而导致治疗失败的账，是不能算在中医学头上的。因为你根本就没有正确执行中医治疗学原则，与中医学理半点关系都没有嘛！

因外寒所致五脏六腑其他种种病症也是如此，都必须在认清矛盾本质，分清矛盾主从的前提下才能进行治疗。不能被表象所惑，就轻率用药；更不能想当然地胡乱施治！

治疗这类病症的指导思想，就是要尽快恢复人与自然息息相通关系，散寒解表为首务！同时要根据患者体质特点因人制宜，或温阳散寒，或益气散寒，或养血散寒，或除湿散寒，或通络散寒……才能收事半功倍的良好效果。

如果只见邪气性质特点，不见患者体质特点，简单运用散寒方药，常常事倍功半，甚至效与愿违。

所谓"运化呆钝"，包含了两个方面的意义："运"指对气液运行的推动不力；"化"指对气、液、水谷等物质去粗取精、吸清排浊功能衰减。

寒邪伤人，最直接的影响是损伤阳气。阳气是机体一切生命活动的能量源泉，阳气削弱，能量必然衰减，这在本质上是降低了机体生命水平，弱化了机体生命状态，其影响是非常广泛，非常深远的。

表现最突出的，一是气液运行动力不足，很容易造成气滞、液潴、血瘀的病理后果，产生胸腹胀满、心悸、心累、心痛、四肢甚至全身水肿等病症。二是清气、水液、饮食等摄取、吸收、代谢能量不足，很容易导致产生类似西医贫血、缺氧的血虚、气虚，甚至产生类似西医心衰、呼衰、肾衰、肝衰、消化功能衰竭的心气竭绝、肺气竭绝、肾气竭绝、肝气竭绝、脾气竭绝等严重后果。

所谓"气机闭塞"，主要是指寒性收引，最容易导致从外到内都可能发生"玄府"闭合，甚至络脉闭阻，人体内外信息、气息都不能相通。生命信息、气息看似无形，但却客观存在，而且都是维系人体生命活动的基本要素，须臾不可中断。一旦闭塞不通，闭塞在哪个层次，哪个层次就气机顿息；闭塞在哪个部位，哪个部位就功能顿废。

所谓"出入障碍"，并不仅仅是指饮食的摄入和二便的排泄障碍，而是具有更广泛意义的机体气血津液精出入障碍。

气血津液精是人体生命活动和信息传播的基础物质，这些基础物质在体内的运行主要表现为升降和出入两种形式。这两种形式是互为依存的，任何一方发生障碍，都意味着体内生命信息紊乱、中断、停止，另一方也必然发生障碍。所以《素问•六微旨大论》强调指出："出入废则神机化灭，升降息则气立孤危。"

对于因受寒而导致的"出入障碍"，千万不可等闲视之！必须采取有力措施尽快加以纠正。

在今天这个两种医学并存的时代，寒证误用清热药物的例子在临床中多得很。用错了也不认账，而是用西医抗炎、抗感染等理论来进行辩解，讲起来还振振有词、头头是道。所以有不少人说中医理法方药运用的是非没法判断，谁对谁错，在今天是有理也说不清。

中医理法方药运用的对错判断不清现象是存在的，但这并不等于中医理法方药运用是非判断没有标准，没有依据，更不等于无法判断。问题主要出在用西医药标准来判断中医药是非上。中医理法方药运用的是非对错，不是有理讲不清，而是有理无处讲。因为中医医疗事故，全都是用西医的标准在做判断。中西两种医学各自研究方法不同，理论体系不同，判断标准不同，怎么能用一种医学的标准来判断另一种医学的是非呢？这理当然没法讲哦！

有个寒证误用寒药的例子就很有启发意义。

一个二十岁的青春女子，经期第一天感受风寒，先是小腹胀痛，月经滴沥不畅，继而凛凛恶寒，蒸蒸发热，自测体温，39℃多。赶忙去西医院看急诊，这是现代绝大多数急重症患者的第一选择。经查白细胞总数在上限临界点附近，医生给予抗感染和解痉止痛治疗一周，热退、腹痛稍减，但改善不大，恶寒、月经滴沥依旧，更增纳呆厌食、大便秘结如羊屎等症。西医给予乳果糖、开塞露等通便措施，仍收效甚微。患者自觉痛苦难熬，于是转求中医治疗。

第一位接诊中医专家认为月经淋漓是本案的矛盾焦点，导致月经淋漓的病机是下焦瘀血阻闭所致，给予血府逐瘀汤治疗，便结稍缓解，经量也略有增加，经色紫黯。但厌食纳呆加重，而且新增脘痛恶心。于是改投另一位中医名家治疗。

第二位接诊专家也把问题焦点聚集在月经不调上，认为核心病机是气血亏虚，用八珍汤进行治疗，脘痛恶心加重，月经仍滴沥不尽，小腹胀满不适，于是在朋友相伴下前来求诊。

问诊得知两周前因天气晴朗，风和日丽，穿短袖薄裙和朋友一起去三道堰郊游，初不觉冷，后在河边茶园喝茶聊天时才觉得有些凉意，当时正是月经第一天。

傍晚回家途中，自觉头晕，偶尔隐隐掣痛，胃中有欲吐不吐的不适感，以为是晕车引起的，回家休息一下可能就会好转。

回到家中，卧床覆被休息，谁知越躺越不舒服，到晚上八点左右，喷嚏不断，清涕涟涟，自觉冷得发抖。一测体温39℃以上，全家惊惶，于是便有了前面的治疗过程。

问诊还了解到，在治疗的全过程中都没有出过一次透汗，只是偶尔活动时有微似汗出的感觉。

观其形体略瘦，面色略青灰，虽是阳春三月下旬，但衣着仍较厚，上穿防寒厚绒衣，下穿厚牛仔裤，还内套春秋裤。舌淡黯、苔白厚。切诊肌肤干爽不润，脉沉紧。

证属寒湿郁表，里阳困顿。于是用桂麻各半汤合理中汤去酸敛的芍药和滋填的大枣、甘草，加暖肝温中化浊行气的吴茱萸、砂仁、白蔻、藿香，重用桂枝、生姜、吴茱萸、藿香，嘱服三剂。忌油腻，忌生冷。

二诊时患者告知，前方服一剂汗出便通，便通后还腹泻一次。二剂尽而经畅行，排出瘀血甚多，小腹不适感消除。三剂后各种症状消失，自觉已愈，但心有余悸，特来求善后方药。

查验面色已转明润，舌质红活，白苔已尽，六脉和缓，就给她开了一瓶补中益气丸，一瓶藿香正气丸成品中药，嘱其每天早饭后各嚼服二分之一成人量，午饭后各嚼服四分之一成人量，连续服一周，并叮嘱其在春季这样的乍暖还寒季节，不能过早贪凉求爽，而应适当保暖。

从这个病例中可以得出这样几点启示：

一是误治不如不治。这个病例病因清晰，就是穿少了，受凉引起的，回去喝碗姜汤，盖床厚点的被子，蒙头睡一觉都能好。不至于反复折腾，受苦受罪。

在今天这种医疗条件很好的时代，高热病症做个血常规检查也是必要的，如果血象高，用点抗生素也是合理选择。血象并没有明显超标，用抗菌消炎西药的依据可能就不那么充分了。一上手就是抗生素，这治疗的第一步，正确性就得打问号。

西医是对因治疗，不懂"体若燔炭，汗出而散"这种天人合一的妙理，即便证据不充分，面对高热症状，恐怕也只能做这种无奈选择了。

这类西药具有类似中药的大苦大寒之性，最为损气伤阳，不用患者不受伤害，一用就产生破坏性，反而把问题搞复杂了。因为病情需要的是开启人与自然息息相通门户，是保阳护气，西药却反其道而行之，越治越病情加重，越治越方向迷失。

在西医队伍里，也有水平差异，真正高明的西医，对感染证据不充分的感冒病，并不主张进行药物干预，而是建议多喝热开水和静养，以待其自然康复，或者说是静观其变。不少患者都可以在这种静养状态中成功重启自我修复机制，重获自然痊愈机会。这倒应了《汉书•艺文志》"有病不治，常得中医"那句古话。动不动就打抗生素、激素这类王牌的医生，大多不是真正高明的专家。所以我说她既进错了门，又找错了人。

"有病不治，常得中医"这话的意思并不是说一切疾病都不需要治疗，而是说并不严重的一般性病症，与其拿给庸医胡乱用药进行错误干扰，还不如不服药，让机体自身去调动自救自疗的积极性，反而与医理暗合。"中医"就是与医理相契合。

一切生命都具有复杂的自我保护机制，都有自救自疗的能力。大多数疾病都是可以自愈的，药物只不过帮助机体加快痊愈，在一定程度上缩短疾病发展周期，减轻患者痛苦罢了。果真超过了治疗极限，真正要死的病，中西医学都是治不了的。即便是用尽现代高科技手段，顶多也不过是苟延时日罢了。

患者在领受了西医药教训之后，寻求中医治疗时，虽进对了医院，却找错了医生。

二是辨证不准，疗效难期，辨证正确，疗效可靠。第一位专家以月经滴沥不尽而又舌黯为依据，断为瘀血闭阻。治疗时见血不止血，还敢通因通用，活血化瘀，看似历练深厚，但却置苔白厚于不顾，沉寒积湿未去而浪用破散，反而自毁长城，引邪深入。实则一叶障目，认识偏盲，还胆大妄为！

第二位专家从气血不足入手论治，看似与患者形体略瘦、面色青灰、舌淡等特点相吻合，但却不深求脉沉紧未解，更兼舌淡黯，苔白厚未除的所以然之理，就捕风捉影，主观臆断，认假为真，误用补益，闭门留寇！

中医一破一补，两次误诊误治，令人深感遗憾！走进这样的误区，疾病怎么不越治越糟糕？这样的治疗和中医有什么关系？半点关系都没有啊！这是医生学术修炼不够造成的，怎么能把账算在中医头上呢！

在讨论中医"六淫"外因时，特别需要注意的是：各个季节有各个季节的时空特点，有各个季节的节令性"淫邪"，因而决定了各个季节有各个季节的多发病、易发病。这是天地常态，疾病常情。在研究外感病发生发展及诊治规律时，确有重大参考价值。但绝不能刻板看待时令气候与时令疾病谱的关系而忽略辨证论治！

如果把"六淫"邪气引起的季节性易发病、多发病看成了必发病，唯发病，那各个季节的病症就都可以列表加以固定了，中医的治疗方案也可以一成不变，千古照搬套用了。

临床上是这样吗？能这样吗？当然不是！当然不能！

决定疾病性质的因素是多方面的，除了外在气象气候的影响，还有机体内在生命水平、生命状态、机体内环境特点的影响。正是这些多因素的交织，决定了任何一种"六淫"邪气影响下的外感病，证型都是多种多样的。在时令邪气所主证型基础上，还会有兼风、兼热、兼湿、兼燥、兼寒、兼痰、兼瘀、兼虚等种种证型的不同。在兼虚之下还必须进一步落实到兼阴虚、兼血虚、兼气虚、兼阳虚上去，才能制订治疗措施，选用治疗方药。

在外感病的治疗中，既要考虑"六淫"邪气的影响，重视季节性常见病、多发病，更要尊重通过四诊综合分析的辨证结果，一切治疗措施，都只能在辨证论治原则下产生，不能抱任何成见，更不能僵死照搬教条！"有是证用是药"这个大前提在任何时候都是绝对不能有丝毫动摇的！

有关外因六淫邪气风、火、暑、湿、燥、寒就讨论到这里，下面讨论一类特殊的外感病因——"戾气"。

什么是"戾气"？

"戾气"是一切"瘟疫"（也就是今天所称烈性传染性疾病）病因的统称。

中医学认为，"戾气"的源头和"六淫"邪气相近，但危害力度和流行广度都远远超过一般"六淫"邪气，容易引发大范围瘟疫流行，造成大量人畜死亡。前人为了把它和一般"六淫"邪气相区别，就给它另外命了个名称，叫"戾气"。

"戾气"又称"异气""杂气""厉气""疫气""疫毒""时行之气""疫疠之气"，别名一大堆。

"戾气"之名正是对其严重危害性和巨大传染性以及表现特异性的标注。"戾"字里就含有"违逆""错乱""疯狂""凶猛"类意思。

"戾气"大多是因时空运行规律失常，或"气至而时不至"，或"时至而气不至"等气候异常现象引发的某些特殊传染性致病因子。

除了气象气候异常形成的"戾气"外，还有地理环境异常，如山谷、沼泽等地，形成的地域性特异瘟疫病因，习惯上通称"山岚瘴气"，也属"戾气之一种"。

还有战争状态下因人畜大量死亡，又不能及时掩埋形成的瘟疫性致病因子，也统称"疫疠之气"，仍属"戾气"下的分支。

现代生物科学已经揭示出"戾气"的本质是细菌、病毒类致病性微生物及其变种。以细菌、病毒及其变种为本质的"戾气"，虽也统属"六淫"邪气这个大类之中，但其严重危害性却非一般"六淫"邪气可比，造成的病理伤害也远比一般"六淫"邪气所致普通传染性外感病要严重得多。而且不同时空背景，不同地理环境下产生的"戾气"，伤人时对机体不同组织器官还具有不同选择性。

为什么会发生这样的变异性反应？

这个问题我们的老祖宗可能早在脱离动物本能，进入人类智能的时候就已经开始思考了。他们在经历一次又一次瘟疫流行大灾难过程中，通过反复观察，反复证悟，终于以无数生命的惨痛牺牲为代价，找到了"非其时而有其气"这个重要答案。

过几十年、几百年又来一次，这或许就是地球之舟在浩瀚宇宙里随波逐流时的必然遭遇，这就是"天道"。这就是人们常说的"天作孽"。

"天道"可能是在时空运动总体守恒原则下，受来自宇宙诸多难窥难知神秘因素影响而不断变化的。针对具体星系和各个天体自身运动变化而言，其运动变化周期中各个时空单元可能只是相对稳定，并不严格守恒。所以才会出现"非其时而有其气"的地球自然气象气候反常现象，才会隔若干年又灾难再次降临，祸乱再次发生。

宇宙运动规律失序是受什么因素影响而产生的？

这样的问题大概就是智慧超人老子所讲的"道可道，非常道"之类的神秘问题。对于这样的问题，人类至今还没有找到标准答案。

也许是外太空在某个特定时空区间，对地球自然施加了有别于其他时空区间的某些特殊影响，导致了地球自然气象气候异常。气象气候异常，必然导致与大气浑然一体的微生物迅速做出变异性反应，成为可能祸及苍生的危害因子。

这对宇宙来说也许并不是什么乱象，更不是病态，而是周期性常态。对地球自然而言，万物遭受伤害，就成了大灾大祸。

人和动植物生于气中，长于气中，受大气变化的影响，天之阳和不布，地之生机不发，人和动植物生命水平、生命状态、机体内环境特点也会发生微妙改变，进而为人类或动物瘟疫、植物病虫害类灾难埋下伏笔。一旦气象气候异常开始演绎，就会祸及人类和一切动植物，引发动物瘟疫、植物病虫害等灾难。只要这种影响持续，瘟疫、灾害也会因此而不断发展。什么时候这种影响终结，瘟疫、灾害可能也会随之终结。

每次导致瘟疫发生的微生物变异也许永远都带有某种共性特点，但每次又因时空或地理环境等影响因子存在一定差异而变异不尽相同。这正是天道守恒和天机难测的复杂体现。

也许微生物本身什么都没有改变，只是因为受气候影响，相互间的存在比例发生了变化，某些微生物减少了，某些微生物增多了，甚至在数量上变得一物独大了，这种微生物群落中的原有比例失调，可能会导致互生互制的平衡程序被改写，因而使得某些微生物成为影响其他生物正常繁衍的不良因素，进而干扰人类及其他物种的正常发展演变，这就是"戾气"。

也许它们并没有数量比例变化，只是因为受气候影响，某些微生物处于惰性状态，失去了对其他微生物活性的有效调节制约，因而导致失去制约的某些微生物变得异常活跃，甚至衍生出形态结构和功能异常的新物种。正是这样的改变，也有可能会成为影响其他生物正常生长发育或健康成长的不良因素，这也是"戾气"。

也许它们自身数量、形态、性质并没有演变在前，而它们的宿主机体内环境发生了改变，破坏了微生物的正常繁衍环境，打乱了微生物的正常繁衍机制，因而衍生出种种见所未见、闻所未闻的奇异怪胎，成为影响宿主或祸及其他物种的危害因子，这还是"戾气"。

其实，与万物共生于同一地球自然环境中的微生物，早已形成相互促进、相互约束、和谐有序的互制互济共生关系，也就是今天所称的生物链关系。在这条生物链中，微生物和人体都是其中不可或缺的一环，在一般情况下，二者是处于和谐共生状态的。就在人的呼吸吐纳之间，时时刻刻都有万千生命在进进出出，有的微生物可能早已参与到人体各个系统的生命代谢活动中。

一旦机体内外环境发生变化，微生物与机体组织共生关系遭到破坏，机体就有可能由生理状态转为病理状态而与微生物关系发生紊乱。微生物会因为得不到宿主的协同反应支持，自身的繁衍代谢成为一片混乱，二者彻底失去和谐共济。这对宿主、对微生物可能都是灾难性影响，人或家禽家畜患恶性之瘟疫，祸及天下众生；微生物代谢紊乱，衍生无序，很可能也是一次自我毁灭性灾难。

现代生物学研究揭示出的肠道益生菌与人体关系就是个典型例子，如果因药物或饮食失调，破坏了肠道菌群的生存环境，就会导致菌群比例失调。肠道菌群失调又会进一步加重肠道功能紊乱，严重的甚至导致肠道功能崩溃，二者最容易形成恶性循环。

无论动植物还是微生物，不同物种可能因结构不同，生长周期不同，代谢繁衍方式不同，对气候变化的敏感性也不完全一样。

作为低等生命的微生物，结构相对比较简单，可能正是简单构造决定了它们超强的环境适应能力和短暂的繁衍代谢周期，也决定了它们对环境变化反应相对简单而快速，表现出对环境变化的高度敏感性。

作为高等生命的人，结构相对比较复杂，可能正是复杂构造决定了他们生命周期相对较长，也决定了他们对环境变化反应相对复杂些，对环境变化的敏感性也相对迟钝些。

当低等生命因气候异常而发生变化时，高等生命却还停留在原有的生命状态，这就必然导致彼此在原有时空常态下建立的互济共生关系失调，而失去平衡和谐。如果低等生命在"非其时而有其气"的影响下，发生急剧变异或产生变异性衍生体，那就有可能阶段性改写自身谱系，从而导致与天地间生物大一统的互济共生关系失去和谐，甚至使互济共生链条发生断裂，成为破坏生物大家庭和谐共生的有害因子，这就是一切"戾气"危害的所以然之理。

可能正是这种对环境的适应性差异，决定了不同物种对自然气候异常的不同反应性，这或许也是不同戾气选择伤害不同物种，侵蚀不同脏腑组织的原因所在。

可能正是这种对环境的适应性差异，决定了人和微生物对自然气候异常的不同反应。同样是人，还有男女老幼的不同，更有体质的千差万别，这或许是不同个体对不同戾气具有不同反应性的原因所在。

"戾气"和其他病因一样，在致病性攻击选择上，都有一个共同特点：那就是欺弱不凌强。所以《内经》才强调"正气存内，邪不可干"。当然，如果过度自信，在瘟疫流行时，不采取有效的防护措施，高频率、高密度接触"戾气"，强者也有被伤害、被打倒的巨大风险。所以绝不能恃强无恐，而应当在保持"正气存内"良好状态的同时，又高度重视"虚邪贼风，避之有时"，及时回避"戾气"的伤害，才是最科学的养生防疫思想体现。

相对一般"六淫"邪气而言，"戾气"毒性都相对较强，破坏性相对较大，引发的病情相对较重，流行范围相对较广，流行时间相对较长。

"戾气"毒性本身也有强弱之分，破坏性有大小之别。毒性相对较弱的"戾气"，引发的瘟疫流行范围也相对小一些，可能仅仅局限在某个局部地区。毒性相对较强的"戾气"，可以引起跨国界、跨洲际、跨年度的大流行，造成全人类受害的惨烈后果。

"戾气"的性质。

"戾气"的性质并不是普天一等，亘古一律。在疾病发展史上，导致每次瘟疫流行的"戾气"，都有每次的不同特性。可能也有间隔数十年、数百年而性质相近甚至相同的戾气卷土重来。以人类目前的认知水平和检测手段，真要彻底弄清"戾气"的性质，还常常力不从心，由此可见，人类对微生物的认识还并不是人们想象得那么能力强大，那么洞察深刻。

中医对传染性病因的性质判断，是以患者舌色脉症的临床表现特点为依据，以六气之风热暑湿燥寒特性进行分类的。但在六气属性后面都得带上一个"毒"字，通常称风毒、热毒、暑毒、湿毒、燥毒、寒毒，以示与普通"六淫"邪气相区别，实际上是两种邪气相合的认识结论。

其实，"戾气"自身的性质特点就是"毒"性，称"疫毒"相对更为恰当。

"戾气"毒性是通过临床危害特点来体现的，具体危害特点就是：腐气、败血、蚀脏、乱神。

不同"戾气"对不同脏腑组织具有选择性侵蚀破坏特点。或专蚀肌肤，或专蚀经脉，或专蚀骨髓，或专蚀某腑，或专蚀某脏。所以对"戾气"毒性还有根据临床破坏性选择结果进一步区分的必要。具体区分原则就是伤害哪种组织或哪种脏器，就是"嗜蚀某种组织或脏器的疫毒"。

中医四诊有没有针对"戾气"临床危害特点的四诊指标？

当然是有的！如果连临床危害指标都没有，"戾气"毒性就没法讨论。空谈毒性那就成了毫无根据的假想，假想是不能成立的。

在前人总结的四诊指标里，这方面素材还是很丰富的。发病急骤，演变迅速，症状严重，众人相似，是"戾气"危害常见的临床发病特点。具体临床症状则以高热、昏厥、呼吸窘迫、肢冷身凉、头剧痛、胸剧痛、腹剧痛、剧吐、剧泻、面色苍白、面色青紫、舌苔厚腻、舌色紫黑、舌卷缩、吐舌、齿枯黑、齿暴脱、睛脱、目盲、谵语、狂乱、抽搐、痉挛、呕血、咯血、七窍出血、脉暴张、脉沉伏如绝等等，都是"戾气"毒性危害的临床表现特点。不同的"戾气"有不同的"嗜蚀性"，也就有不同的临床表现特点。

蚀心则心主血运、主神明功能遭受破坏，多见心悸、心痛、高热、神昏、抽搐、水肿等症状。蚀肺则肺司呼吸、主水液调节功能遭受破坏，多见高热、寒战、胸闷、胸痛、咳喘、咳吐脓血、痰涌、气紧等症状。蚀脾则脾主运化、主升降功能遭受破坏，多见高热、呕吐、腹胀、腹泻、腹痛、呕血、呕脓等症状。蚀肾则肾司开阖、主生殖功能遭受破坏，多见高热、尿浊、尿血、大便秘塞、腰痛、水肿、男子睾丸肿痛、女子少腹肿痛等症状。蚀肝则肝司疏泄、主藏血功能遭受破坏，多见高热、皮肤、眼目、小便发黄、胁痛、呕吐、呕血等症状。表现形式非常复杂，难以尽举。

在同一种"戾气"造成的同一场瘟疫中，既如《素问遗篇·刺法论》所说"五疫之至，皆相染易，无问大小，病状相似"的主症相同共性特点，又并不等于不同患病个体的临床证性特点完全一样，个体差异在瘟疫中的表现仍然是客观存在的，有的还差异很大。

中医治疫，既得重视"众人病状相似"的主证为根据，针对"戾气"毒性特点用药，又得按照辨证论治原则要求，针对机体生命水平、生命状态、机体内环境特点用药，才能收到最佳治疗效果。

所以治疫之方，既需要有针对主症的共性解毒药，又需要有针对证性的其他不同药，才能既体现"戾气"同，则主因同，解毒药亦同。又体现证不同性，则治不同法，方不同药。才能收到良好效果。

在临床上，离开六气性质而言"毒"，则"毒"无定性，辨证论治就失去了依托。中医治疗就必然陷于不辨寒热温凉，简单运用解毒药的僵化局面，这样的治疗和中药西用就没有什么区别。所以"戾气"的"毒性"又与六淫邪气紧密关联，难以脱离六气性质而独立体现。这就决定了在运用解毒药时，除了需要考虑"戾气"的毒性特点之外，还得考虑在感受"戾气"邪毒的同时，是否还有兼感风热暑湿燥寒类六淫邪气的可能。

如何理解这二者之间的关系？

因时之异，因地之殊而兼性不同，最终因人的年龄、性别、体质不同所表现出的临床反应性差异而定性。

"戾气"是如何产生的？

西医对瘟疫病因的认识，重点是在鸟、兽、禽、畜、鱼、蚌、虾、蟹里寻找中间宿主。这项形式上指向明确，内容上物性具体的工作，做起来却并不简单。所以每次瘟疫流行时，流行病学家通过铺天盖地的调查，其结论仍然带有很大猜想性。一会儿说是飞禽走兽作的孽，一会儿说是家禽家畜惹的祸，一会儿说是鱼蚌虾蟹肇的事，很难一次性找到源头，揭示真相。

2002 年冬到 2003 年春，一场 SARS 病毒引起的非典型性肺炎就是个突出例子。最后的认知都或多或少带有问号的影子。

按理，源头一日不绝，疫情一日不能终结，要断绝源头就得设下天罗地网，把找到的野生飞禽走兽鱼蚌虾蟹或家禽家畜一网打尽，才能有效控制病情发展，但事实并非完全如此。

近世以来，只要一有传染性疾病流行，只要某种家禽家畜成为可疑对象，人类就会毫不手软地对其斩尽杀绝，禽畜因此而死者数以亿计。在对待野生的飞禽走兽、鱼蚌虾蟹上，人类却因为野生物种越来越少，再加上海阔天空，人力难以穷尽，于是理性地选择了放任态度，依然让它们在蓝天翱翔，在原野撒欢，在江河湖海畅游，没有施以任何干预。这就可以肯定地说：源头没尽！

令人百思不得其解的是：在源头可能依旧存在的情况下，经过一定时间的人群隔离防控，中西药物治疗，"疫情"却渐渐销声匿迹了。对这样的矛盾现象，到底该如何解答？无论什么级别的超级专家，都很难给出令人信服的圆满答案。

正如前面讲到的，中医对瘟疫源头的研究，目光主要集中在时空影响下的气象气候变异上。这种循天论理的认识，比起循物求证的认识，形质把握要模糊得多。但认真思考一下就不难发现，其理论洞察却深邃得多。

宇宙无边无际，无始无终，内在运动变化，玄妙莫测，其蕴藏秘密永远难以窥透。地球在绕日运动过程中，始终会受到宇宙不同时空区间的影响。不同时空区间的时空状态不同，因而决定了对所有星系和天体所施加的影响也不尽相同。当来自太阳系外的影响相对均衡，相对稳定时，地球自然万物的生长变化也相对和谐稳定。人类以自身生存需要为情感基础，把这看作时空常态。当来自宇宙的影响与地球自然万物生长变化不相适应时，就会给地球自然万物造成巨大灾难，站在地球人自身安危角度看，这属时空异常态。其实，这在宇宙本身，可能仍然是规律性常态。

干扰太阳系内气运规律的系外时空范围不同，距离不等，导致"戾气"发生的时间周期不同，"戾气"性质也大不相同。

受同一异常运动时空区间影响所产生的"戾气"，其毒性应该是大致相同的，其临床危害性和对脏器破坏的选择性也应该是基本相同的，无论是南北半球还是东西半球。

"戾气"的种类多样性特点也是由宇宙时空影响因子不同所决定的。

在地球运动过程中，来自外太空的时空影响源可能不止一个，而是由近及远，多个套叠。因而决定了宇宙因子影响引发"戾气"流行，造成人畜瘟疫暴发的周期率不等。这也许是疫情或数年一遇，或数十年一遇，或数百年一遇，或数千年一遇，或数万年一遇的原因所在。也是"戾气"多样性的原因所在。

除人类历史上已经遭遇过的多种不同"戾气"外，说不定还有形状更奇特，危害更酷烈的"戾气"被宇宙玄机深掩在星空或万物的机体里，一直在窥探着险恶杀机。下一次以什么形式，在哪个时空点上遭遇，谁都说不清。

中华老祖宗从原始社会一路走来，凭借自己不断增长的智慧，和不知多少万年对遥远星空的仰望，对大地万物的俯察，对自身生活的体验，逐渐认识了星座方位改变与时空运动变化的关系，并以此作为判断时空运动变化的依据，总结出了以六十年为周期的时空运动规律性变化特点。正是通过这一周期规律性变化，认识了时空运动变化对地球自然的深刻影响；认识了"戾气"发生与时空运动的关系；认识了不同时空对应点的"戾气"性质特点和危害性特点不同。

虽因地有南北半球、东西半球、极地、赤道之殊，而地球自然气候也有寒温燥湿的不同，人因男女老幼之别，而有体质强弱之殊。同一种"戾气"的危害性却没有腐气、败血、蚀脏、乱神的选择性差异。这或许就是同一场瘟疫的变异病原微生物、危害特点、演变特点都基本相同的所以然之理。

不同的"戾气"选择不同物种和不同伤害部位。选择条件是在一定条件下的自然适配。五脏六腑，甚至包括作为元神窟宅的大脑，都有被邪毒选择伤害的可能。

同一年份，同一种"戾气"引起的瘟疫，可季节性流行，也可跨年度流行，可在局部区域流行，也可在全球范围流行。这取决于"戾气"毒性的轻重强弱。毒性相对较轻较弱的，大多表现为季节性、局域性流行。毒性相对较重较强的，大多表现为全球性流行或跨年度流行。

不同年份、不同季节产生的"戾气"，毒性不同，引起的瘟疫也可能大不相同。

站在运气学说的角度，从时空规律看"戾气"性质特点，则在风气盛行的年份，赋予"戾气"之毒以"风性"；在火气盛行的年份，赋予"戾气"之毒以"火性"；在湿气盛行的年份，赋予"戾气"之毒以"湿性"；在寒气盛行的年份，赋予"戾气"之毒以"寒性"。这是决定"戾气"兼性特点的最重要因素。

站在季节变化的角度，从时令气候规律看"戾气"性质特点，则在春季暴发的，时令赋予"戾气"以温性，是温与毒相兼，属于温毒；夏季暴发的，时令赋予"戾气"以热性，是热与毒相兼，属于热毒；长夏暴发的，时令赋予"戾气"以湿性，是湿与毒相兼，属于湿毒；秋季暴发的，时令赋予"戾气"以燥性，是燥与毒相兼，属于燥毒；冬季暴发的，时令赋予"戾气"以寒性，是寒与毒相兼，属于寒毒。南北半球时令相反，各以自己的时令特点为"戾气"兼性依据。

在极地流行的，终年冰天雪地的特殊地理位置，赋予"戾气"以寒性，是寒与毒相兼的特例，属于寒毒；在赤道流行的，终年赤日炎炎的特殊地理位置赋予"戾气"以火性，是火与毒相兼的特例，属于火毒。

"戾气"的临床致病特点因戾气种类不同而异，或溃肌，或蚀脏，或败坏经脉筋骨，或秽染脏气，或污染血液，或扰乱神明。概括而言，就是：腐气、败血、蚀脏、乱神。

这就是"戾气"毒性的临床客观表达。

正是这样的致病特点，决定了中医在治疗瘟疫时，要以"解毒"为核心任务。

病原微生物多种多样，人体阴阳盛衰各不相同，地域分南北，天时有冷暖,解毒和辨证论治的关系应如何处理?落到临床治疗的实处,药物如何选择?处方如何配伍?和西医药如何结合?就成了关键性问题。

因为不同"戾气"有不同破坏性特点,所以,在"戾气"所致瘟疫的防治工作中,首先必须弄清"戾气"的破坏性特点,到底是溃肌还是蚀脏,是败血还是乱神。才能有针对性地选择高效价解毒药。借助西医病理追踪,要弄清这个问题还是相对比较容易的。

然后是借助现代中药药效成分研究,更快捷、更精准地寻找针对"毒性"特点的有效解毒药。中华老祖宗在这方面也已经做了不少工作,只不过,受历史条件限制,他们在千年万年的长期反复实践中,以牺牲无数生命为代价换来的成果,仍旧算不上特效药,只能算是朦胧线索。

以现存最早的药物学专著《神农本草经》为例来看,黄连止痢,青蒿截疟,白青杀诸毒三虫,雄黄杀百虫毒,雌黄杀毒虫虱,肤青主治蛊毒、蛇毒,解各种肉菜毒,龙胆杀虫毒,青黛解诸毒,升麻辟瘟疫、解百毒,葛根解诸毒,羊踯躅解恶毒,鸢尾解蛊毒、诸毒,贯众解百毒,连翘解热蛊毒,蚤休去蛇毒,鬼臼逐邪解百毒,徐长卿杀百精蛊毒,甘草解百毒等等,都是在与疾病斗争过程中筛选出来的。

前人的认识虽然不那么明确清晰,但却可以给今天借助现代药理研究来进一步深化这项工作提供宝贵线索,这正是前人知识的价值所在。

现代药理研究不仅效率高,而且还能准确筛选出优效、特效药,不能不承认,这是一个跨越历史鸿沟的巨大进步。

找到了有效药、高效药、特效药,是不是就等于找到了战胜瘟疫的法宝?

从"克毒制胜"这个角度讲,确实具有这样的重大意义。但并不等于辨证论治诊疗原则在瘟疫治疗中就失去了它宝贵的价值。

大家只要认真观察总结,就会发现,在解毒药的运用过程中,同一种瘟疫,用同一种解毒药,很多时候疗效并不等同。有效果特别好的,有效果很一般的,还有收效甚微的。于是不少人把研究的目光转向药物用量,结果是成倍加大药物用量也无济于事,有的甚至还适得其反。

这是为什么?

不站在辨证论治原则立场上去考察这类现象,就很可能百思不得其解。只有站在辨证论治原则立场上去考察这类现象,才能找到问题的症结所在。才能深刻理解由"戾气"引起的瘟疫,虽然"戾气"之毒是主因,但其他内外因素造成的影响也不可忽视。

"其他外因"主要指"戾气"之外的"六淫邪气"。在瘟疫流行过程中，由季节变化所主的六淫邪气依然存在，"戾气"充斥其间。这就决定了"戾气"的毒性还可能兼有某种"六淫"之性。即便戾气本身不兼"六淫"之性，患者也有可能兼感其他"六淫"之邪，所以，同是瘟疫，临床却有兼风、兼火、兼湿、兼燥、兼寒的不同。

"内因"主要是患者体质特点以及原有内伤杂病等因素的影响夹杂其中，或五脏之虚各不相同，或阴阳气血津液之盈亏各不相同。正是这些内外相兼的复杂影响因子，常常导致患者生命水平、生命状态、机体内环境特点千差万别，因而决定了其他附加因素也不可忽视。

如果不兼顾患者个体差异性，不兼顾其他内外因素的复杂影响，简单针对"戾气"毒性特点运用解毒药，就无法有效化解复杂矛盾，为特效药物疗效的充分发挥创造良好条件，这常常是疗效出现重大差异的根本原因！

是针对致疫细菌、病毒用药为好？还是针对其他兼夹因素用药为好？

简单做这样的选择都不对，因为这既不符合中医对"戾气"所致瘟疫的认识，也不符合中医辨证论治原则的要求。

瘟疫的临床特点是"男女老幼病状相似"，很显然，同一种"戾气"的毒性是相同的，其临床危害性也是相同的。治疗得选用针对瘟疫特异病因的特殊解毒药。

辨证论治原则的正确体现应该是以"证"为治疗靶点。因为"证"反映的是机体在"戾气"影响下生命水平、生命状态、机体内环境特点的复杂动态变化，是矛盾复杂性的表达。只有以"证"为靶点，才能在疾病全过程中正确掌控矛盾的主从关系，制订正确的治疗方案，这样的治疗才会收到良好效果。

郑梅涧在《重楼玉钥》中所创治白喉奇效良方"养阴清肺汤"就是个典型例子。方中所用大生地、麦冬、玄参、生甘草、薄荷、贝母、丹皮、白芍等药，至今还没有完全弄清这个方中到底有没有针对白喉杆菌的特效"解毒"药。但只要具备阴虚血热证的基本特点，用之就一定效如桴鼓。

这就说明，任何方的运用都是有条件的，这个方也绝不例外，只能用在阴虚血热证上，而不能无条件、无限制地乱用！还说明疫毒治疗也是需要辨证论治的！那种不讲条件，不讲标准，完全不守辨证论治原则，无论是不是阴虚血热证，只要一诊断为白喉，就千篇一律照搬这个方的做法，是对郑氏学术成果的歪曲，更是对中医治疗原则的背弃！可以肯定地告诉大家，这样的运用，疗效是要大打折扣的，甚至有可能劳而无功！

解毒药的选用也大有讲究，如果针对同一种病因，有多种寒热温凉补泻敛散性质的解毒药可选，而且已经被现代药理研究证明，这些解毒药都具有对抗同一种疫毒的良好效果，那就应该尽可能地选择对疫毒结合六淫邪气和体质特点后，形成的具体证型有较强针对性的解毒药。如证属"寒""毒"两兼者，那就以选择既能专解此毒，又能驱散寒邪，一药而兼两用者为佳。如证属"寒""湿""毒"三兼者，那就以选择既能专解此毒，又能散寒，还能除湿，一药而兼三用者为佳。

如果一药不能同时兼有多种特性，那就只有通过配伍来解决这个问题。具体地说，就是既用解毒药，又用对证药。如果解毒药性质与证性所需相反，如证性属寒，解毒药也性质属寒，那就得在运用散寒、解毒药的同时，加上温中药，以制约解毒药的寒凉之性，就像半夏泻心汤、乌梅丸结构一样，既用苦寒的芩连柏，又用益气温中的参、附、椒、姜一样。只要认真借鉴一下前贤智慧，就会豁然开朗。

"戾气"的流行演变，非常复杂，除地域、人为所致者另当别论外，绝大多数很可能是起也天时，止也天时，受时空影响极大。因地球运动进入某个时空区间就悄然而起，传播蔓延；同样的道理，因地球进入某个时空区间也可能就戛然而止，销声匿迹。这就是"天道"。同时也取决于人力的干预，如防疫、隔离、药物、疫苗等措施是否及时，是否得力，这是"人力"。天道不可逆，人力不可轻。

有关中医的外因"六淫"学说，内容非常丰富，病因研究价值、临床运用价值都很重大，不仅学习中医的人应该认真学习，认真思考，努力把这类知识融入自己的学术灵魂。就连从事现代流行病、传染病研究的专家学者也值得认真参考，认真借鉴，在把目光投向飞禽走兽的同时，也把灵魂放飞到浩瀚星空，去思考这个问题，去研究这个问题。说不定在某一天会有令人惊喜、令人震撼的意外发现。

好！有关中医的六淫外因成就浅谈到这里。

如何看待中医阴阳五行学说

大家好！

今天讨论的题目是"如何看待中医阴阳五行学说"。

这是一个大家最熟知的问题，也是受现代学术观念冲击最严重的问题，还是导致不少中医人学术认知立场摇摆不定的问题。可以说，在中医科学性遭遇质疑的近现代，阴阳五行学说是受社会舆论冲击最猛烈的重灾区。

就连并不否定中医疗效的人，甚至就连中医自己培养的学生、学者、专家，也有不少人对传承阴阳五行学说存有异议。心存异议的原因，主要是认为在人类文明已经进步到遨游太空、深入粒子的今天，还讲阴阳五行，实在是太荒诞可笑了。

真要问他：为什么荒诞可笑？却又没人能讲出真正荒诞可笑的道理来。只是笼统地认为，阴阳五行是现代人难以理解的概念，让人觉得阴阳五行理论体系似属子虚乌有。

局外人怎么看，并不要紧，要紧的是中医学生、学者，甚至专家，如果都抱这样的态度，都持这样的见解，都观念糊涂，认识混乱，那就真的像中医大师冉品珍教授所说的：中医的学问没法做了。

把冉品珍老师放在全国中医界去评价，都是名副其实的顶级中医专家，也是以脾气臭、骨头硬闻名全校的倔老头，在世之时，一直受到全校师生的由衷敬重。去世之后，一直受到全校师生的深切怀念。可惜的是，你们无缘得见他的诊疗绝技了！更可惜的是，他没有留下任何著述，一个人孤独寂寞地走完了自己悲苦凄凉的一生，默默地带走了他数十年苦修苦练而成的学术珍宝。现有的冉老经验集，是学生整理的，虽算不得冉老学术经验精华，但却是冉老学术智慧的朴实展示，也算给冉老的在天之灵留下了些许安慰，给后世中医学者留下了一份珍贵念想。

"文革"后期刚刚恢复高等教育的时候，在中医高校讲台上，有关阴阳五行这部分内容，基本上就已经成了虽未明文禁止，却极少有人敢讲的学术禁区。原因很简单，阴阳五行被贴上了"封建文化糟粕"的标签，讲阴阳五行就有可能被戴上"宣扬封建迷信"的政治帽子。而在我的记忆中，全校老师中只有他，才敢一走上讲台就大发牢骚："阴阳五行都不能讲了，一讲就要戴帽子，就要打棍子，那还讲啥中医嘛！就只有去当个走村串户的江湖郎中咯！"

一个顶级中医专家，竟敢"冒天下之大不韪"，在"文革"期间公开表达自己对阴阳五行学说的高度认同，极其看重，这到底是为什么？

阴阳五行真的荒诞可笑吗？真是子虚乌有的胡说八道吗？讲阴阳五行真的就等于是在宣扬封建文化糟粕吗？

现代人难以理解，那倒是真的，但并不等于现代人难以理解，阴阳五行学说就成了古人瞎编乱造的子虚乌有虚假学说，就成了理趣全无的谬论，就成了反科学的封建文化糟粕。

现代人对阴阳五行学说难以理解，只有理论艰深的障碍，绝无学术荒诞的影响。最主要的，还是学者自身传统文化学力不够所致。

再客观一点讲，导致阴阳五行学说难以理解的原因，可能有两个方面：

一是阴阳五行学说是源自古天文学的学术成果，原本就艰深古奥，又经过先秦众多思想家的提炼升华，成为古代哲学理论体系中的纲领和说理工具，确属学术内涵十分复杂的难解之谜。再加上文化悬隔久远，这些由老祖宗精心造就的文化瑰宝，早已脱离了现代人的文化生活，因而变得更加陌生，更加艰深。要想"知阴阳五行之道"，确非易事！因而造成了或对面相逢不相识，或日日相见难相知的古今文化尴尬。

二是在生活模式快节奏，功利追求普世化的近现代，人们做一切事情，最关注的都是实用性、实效性，只有实名实利才能激发人实干。做学问也不例外，追求的也是这种效果。甚至有些学者也开始信奉"无利不早起"的人生座右铭，还有多少人舍得花时间和精力去为追求学术真理研古穷经？

有了以上两大因素的影响，像阴阳五行这样博大精深的古老学问，理解怎么不难？

就连传道授业的中医专家教授，又有多少人能把作为中医理论核心的阴阳五行学说讲深讲透？实在是太少啦！

我今天来讨论这个专题，也是很缺乏自知之明的。这一点，我自己清楚得很。我没有把这个问题讲深讲透的奢望，只是想提出一些个人浅见来，供大家参考。希望能引出真正系统而又精妙的高论来。

就我个人的浅见而言：阴阳五行学说绝不是封建文化垃圾！而是中华文化源头的璀璨明珠！其历史价值和现实价值都不可磨灭，不可低估！

检点一下中华文化史上真正有所作为的名家，无论是哪个专业，哪个学科的，儒家的，道家的，兵家的，法家的，以及医、卜、星、相诸家的，在他们的学术成果里，几乎没有不涉及阴阳五行学说的。

舍阴阳五行学说不能立言，舍阴阳五行学说不能论道，舍阴阳五行学说不能成家。

如果说阴阳五行学说真是凭空捏造的荒诞不经之论，这些作为中华民族智慧化身的光耀千秋杰出人物，岂不全都成了不明学术真伪，数千年埋头钻研的全是子虚乌有胡说八道的荒诞学问，还沾沾自喜地以此来论自然之理，论社会之理，论人伦之理，论军事之理，论法治之理，论医学之理，论百科之理，竟无一人觉悟的"瓜娃子"！那就真的是人类文化史上亘古未有的大笑话了。

从先秦文献中可以窥见：早在《黄帝内经》时代，就已经对阴阳五行学说进行过深入研究。《内经》告诉我们：阴阳五行学说既不是凭空想象的荒诞不经之论，也不是古代版的机械循环论，而是古天文学中升华提炼而成的自然哲理成果。

今天在学习研究阴阳五行学说时，建议大家不要轻易肯定或否定，不要急着下结论，先虚心学习，认真研究，然后再发表见解，再评头品足也不为晚。

学无疆涯，知无尽境，在做学问的过程中，任何人随时都有可能碰上自己破解不了的难点疑点，不足为怪，不足为耻。留给他人或后人去破解，不要轻率定性为垃圾，更不要武断地主张砸烂、打倒、扔掉，以免给学术研究添乱！

大家一定要有一个清醒的认识，现代人不理解，不等于古人不理解，自己不理解，不等于别人不理解！现实难以理解，不等于未来难以理解！更不等于荒诞可笑，不值得理解！

中医学之所以引入阴阳五行学说，而且把它作为理论核心植入到中医理论体系中，是因为中医学是把人体疾病放在天人合一，至大无外，至小无内，动静相依，循环往复，无始无终这样一种全时空认识平台上去进行研究的。而这种研究方法，需要一个能充分表达这种理念的学说作为说理工具。于是，作为中国古代哲学之方法学核心的阴阳五行学说，便成为不可替代的唯一选择。

由于研究手段的限制，古人对自然，对生命的研究，都只好选择据象析理的理解研究方法，这是不得已的选择。这也是极尽穷思极想之能事的智慧选择。

研究事物的方法技术无论多么精巧，都是有限的，而事物内在的理趣却是没有穷尽的。

面对这种术有尽而理无穷的时代局限，我们的老祖宗通过苦心积虑的思考，才采用司马迁在《史记·孟子荀卿列传》中介绍的，战国时期学者邹衍那样的治学方法，"先验小物，推而大之，至于无垠"，也就是以小证大，查微论著，验今求古，以至于无限，以至于永恒的研究方法。在长达数十百万年人类对自然认知积累的基础上，再通过智慧的理解去穷尽其趣，最终实现了对宇宙，对自然，对生命的深刻理解。

正是时代局限迫使下的"不得已"选择，创造了阴阳五行这样一套开启人类无限想象空间的精妙绝伦理解性研究方法，不仅有效克服了"乏术"的时代局限，而且有效弥补了现代以"术"为极致，以"术"所求得的结果为终极真理之研究方法的不足和认知理念的偏颇。

就中医学而言，如果抽掉了阴阳五行学说，万事万物就杂乱无章，中医理论就支离破碎，难成体系。万事万物之间的相互影响，相互联系，人与自然的相关性，局部与整体的相关性，机体内外上下的相关性，即使费尽心力，费尽笔墨，也都难以得到系统深入的说明。其知也难，其用更难。

所以，今天学习研究中医，还是必须首先学好阴阳五行学说。

在中国古代哲学中，阴阳五行学说的学术本旨到底是什么？不把这个关键点弄清楚，对中医理论体系所具有的整体、恒动两大优势就很难深刻把握。

以阴阳为例来看，古今学者所论，大多集中在分类符号的指代意义上。虽然也明确定性为"气"，并赋予了"气"以肯定的物质意义，还明确了阴阳二气对立互根，相互转化的辩证关系，揭示了升降出入，消长互势的运动特点，但都言之过简，其理未明，给人以隔靴搔痒的感觉。

中国古代哲学的自然观是"气一元论"，万物皆以气为物质本元，气的基本存在形式是生生不息，运动不止。宇宙在气的运动中演化天体，地球在气的运动中衍生万物。气是阴阳的物质根据，是宇宙的物质本元。《素问·天元纪大论》："太虚寥廓，肇基化元，万物资始，五运终天，布气真灵，总统坤元，九星悬朗，七曜周旋，曰阴曰阳，曰柔曰刚，幽显既位，寒暑弛张，生生化化，品物咸章。"一段论述，讲的就是这个问题。

要把《素问》这段话的意思弄明白，首先得把"太虚寥廓"这句话读懂。

这句话讲的不仅是空间的广阔，同时还讲了充盈在广阔空间里的无形之气。"气"就隐含在"太虚"二字里。单从字面看，"太虚"似乎仅指"空间"，并不指"气"。但作为宇宙空间的"太虚"从来都不是一个可以和气分割开来的独立抽象概念，而是一个空间与气的统一体，所以"气"自在其中。正是基于这样的认识，《晋书•天文志上》才有"日月众星，自然浮生虚空之中，其行其止皆须气焉"之说。按照北宋思想家张载《正蒙》中的"太虚无形，气之本体，其聚其散，变化之客形尔"见解，"太虚"就是"气"的空间存在体现。

《内经》的这段论述，讲的是无形的大气充盈弥散而为无垠太虚，它是宇宙运动变化的基础和源头，它是万事万物发生发展的起点，它是东西南北中五气运行而成一岁的动因，它是天地气交而成万物精灵之人的灵魂，它是地球自然万物生长变化的总根源，总纲领。正是有了气的运动变化，才有了日月星辰的生成变化和在各自特定位置的有序排列，规律运行。也正是有了气的运动变化，才有了地球自然的阴阳升降和季节气候的寒来暑往，才有了形形色色地球生命的衍化和蓬蓬勃勃发展。

这就是《内经》提供的气一元论有力证据。

按照中国古代哲学的认识观，气的初始状态，并不是二元互动，而是一元自静。是来自宇宙内部的神秘力量，打破了一元自静之气的静态，才有了阴阳区分和互动。运动导致了物质的空间变化，空间变化不仅仅只是物质的位移，更重要的是，这种位移带给物质的是来自周围空间多因素影响的改变，赋予了物质不同的势能和量能。正是物质所具有的不同势能和量能，决定了物质的阴阳属性区分。

所以说动则生阳，静则生阴。

是物质的阴阳区分，成为了宇宙演化和万物滋生的起点，也是宇宙演化，万物滋生无休无止、无始无终的内在动因。

既然"无始无终"，何来"一气化阴阳"之说？

"一气化阴阳"的宇宙起源认识，既非民间传说，也非文献记载，更非亲身阅历，而是中华先民极尽智慧之能事的宇宙认知，属于源自上古的智慧猜想结论。这种猜想正是从"太虚寥廓，肇基化元，万物资始，五运终天，布气真灵，总统坤元，九星悬朗，七曜周旋，曰阴曰阳，曰柔曰刚，幽显既位，寒暑弛张，生生化化，品物咸章"的自然景象和自然万物的发展变化的规律性轮回中感悟出来的。

至于原始"一气"的始动点是什么时候？始动能量来自哪里？至今是一个

不可知的宇宙之谜。但动是绝对的，永恒的；静是相对的，暂时的。所以，动是万物起源的始因，也是宇宙诞生的起点。

宇宙由一元自静到二元互动，是宇宙周期性演变的理论推导，也是中华先民对宇宙起源的智慧猜想。

说这是智慧猜想而不是定律发现，那是因为"宇宙诞生之前有没有时间和空间存在"这个问题难以解答。就算仅仅只是寂然一气，这寂然一气的存在有时间延续和空间占有吗？如果"寂然一气"也有时间的延续和空间的占有，那样的时空应该属于什么时空？应该归于什么概念范畴？是隶属宇宙之内？还是隶属别的时空领域？

这些有关宇宙奥秘的问题，古人回答不了，今人回答不了，未来人恐怕也回答不了。智慧的理解回答不了，科学的探索也回答不了。而这正是宇宙无穷奥秘之所在。

正是这些人力永远无从求解，人类永远充满好奇的宇宙奥秘，永远激励人类去追求终极真理，而又永远只能在上下求索之后，发出无可奈何的叹息。

阴阳是物质运动变化的核心要素，也是事物运动变化的基本规律概括。这就是阴阳学说所具有的深层次学术内涵。不把这个学术内涵解读清楚，要深刻理解中医学理，就是一句空话。

再如五行学说，至今也没有把这个问题解透，就连如郭沫若先生这样的中国古文化研究著名学者，他的认识也还存在很大局限性，甚至可以说是误区。

他把五行学说解释为中国古代的原始原子说，就是个典型例子。这个元素周期表式的比喻，赋予了古老学说强烈的现代学术气息，听起来很新颖，很时髦，也很容易理解，所以当代学者喜欢取用。这个比喻在本质上是把"五行学说"当成了作为分类概念的五种具体物质。这样的理解，内涵不正确，本质也不新颖。在先秦思想家的五行观念中，就已经有了异名同质的相似见解了，只不过，不是"原始原子说"这样的时髦提法罢了。

"五行学说"的内涵并不是这么简单，五行学说的本质，也并不是这么回事。

近现代不少自命为精通中医而又反对中医的学者，或许正是以郭氏见解为导向，从具体自然物质特性出发，去解说五行学说，最终闹出以"铅""锡"类"金"，不能克坚硬之"木"的学术笑话来，还自以为掌握了否定中医的确凿证据，大肆攻击中医，嘲讽中医。

今天的中医高等院校教材，虽然正面肯定了五行学说的学术价值，却又众口一词地给它扣上"机械唯物"认识论帽子，说它是"机械循环论的体现"，说它"带有很大学术局限性"。这在本质上，仍然是把五行学说仅仅当作物质分类概念在看待，还是主张少讲或不讲，或讲五行学说必先进行五行学说的局限性指认和机械唯物观批判。

几乎没有几个学者能把作为万事万物分类纲领的五行学说讲清楚，为什么五行中复有五行？为什么五行也无限可分？具体怎么体现？大多含糊其辞。以其昏昏使人昭昭，怎么办得到啊！

这就给学习中医的人造成一种感觉，五行学说只是一套简单机械的分类推论工具，没有这个学说也照样能把中医学懂学好，还避免了生搬硬套一个五行外壳的麻烦。既然如此，还有什么深研精求的必要？学习的热情和积极性大打折扣也就在所难免。

其实，五行学说讲的并不是具体物质，也不是简单的物质分类符号，而是与时空相关联的各类自然事物的存在状态和相互影响关系。

具体地讲，五行学说讨论的是在春、夏、"长夏"、秋、冬的不同时空状态下，受不同气象气候影响，物象物候内容的微妙变化及其所以然之理。在此基础上，进一步提炼出各类变化的共同特点，再选取一种物质作为标志物，来说明生命在不同时空状态下的运动变化规律和发展趋势以及和大自然的复杂联系。

所以，一年有一年的四季五行，一日有一日的四季五行，一时有一时的四季五行，只要物质运动存在随时空变化而位移的过程，就存在四个时区的不同气温、气压、湿度等变化，同时也存在受气象气候变化影响而呈现出的五大类别的物象物候变化。

为什么会在气象气候特点不同的四个时区内会有五类物象物候变化？

这是因为"长夏"是从夏季划分出来的一个温湿现象特别突出的时空区段，而不是独立于四季之外的时空区段。所以，谈四时，五气五运自在其中。

这是自然万物生命特征、生命状态对气象气候变化做出的相应必然表达，这就决定了反映不同时空状态下气象气候、物象物候学特点的"五行"是无限可分的。

不从与古天文学信息相关联的这个角度解读五行学说，就无法正确认识五行学说的学术本质。

通过季节气象气候变化规律影响下的物象物候学变化特点，来说明自然万物与时空变化的深刻联系，来揭示宇宙运动变化对地球自然变化的深刻影响，这才是五行学说的学术本旨。

现代学者把五行学说当作分类符号来讲，也不是毫无根据。

早在战国时期，在当时名满天下的著名学术中心齐国"稷下学宫"中，以邹衍为首的博学鸿儒们，为谋求自己的政治前途需要，就根据当时的社会政治环境，对作为自然气象气候、物象物候学的阴阳五行知识进行哲学社会学的全面提炼总结，从而创建了用阴阳来阐明日月运行、寒来暑往、昼夜交替、万物生灭等自然现象，并由此引申发挥，用来阐明升降长缩、强弱进退、男女尊卑、动静刚柔等抽象观念；用五行阐明时令、方位、神灵、道德、音律、服色、饮食、气味、谷、果、禽、畜等万事万物复杂联系，最终建成哲学范畴"全能"说理工具的阴阳五行学说新体系。

就五行学说而言，在哲学研究的推动下，演化成了以五为系数，统括世间万事万物的哲学分类符号。还在政治需要的挟持下，引申出了专门用来阐明"王道兴衰""王朝更替"天命说的"五德终始"机械循环论。其自然科学的天真纯洁从此被玷污了，其朴素自然观的真实学术面目从此被扭曲了，因而变得隐晦难明。

"五德终始"理论原本是以"五行相生说"和"五行相胜说"来阐明"五行性质及其相互联系，相互影响"的学说。但从被王权政治绑架之日起，就成了历朝历代统治者用来假说天命，阐明王权神授和新旧王朝更替合理性的理论工具。

"五德终始"理论是邹衍从古天文学、气象气候物象物候学中总结提炼出的创造性成果。从作者的人生经历就可以看到，这一成果的创造是有很强目的性的，作者自己就根据不同社会环境，不同政治时机，见风使舵，选择性地运用这一成果服务当时的诸侯政治。这就充分说明，创建者不仅是一位学问渊博的超级学者，同时也是一位灵活善变的高明政治艺术家。

说得更直白一点，邹衍不仅是个精通天文地理哲学的划时代杰出学者，而且还是个具有敏锐政治眼光，善于投机取巧的政客。他一生始终以政治理论家和社会预言家角色红遍诸侯各国，无论走到哪里，都受到国之上宾的优礼待遇。在齐，因鼓吹五行相生说，完善四时教令明堂制度而位居上大夫。到燕，因宣传五行相胜的五德终始说，为燕称"北帝"制造舆论，而被燕王礼聘为师。至赵，作为皇亲贵胄的平原君，都不敢端架子，而是对他"侧行撤席"，恭敬有加。入梁，梁惠王还亲自到郊外迎接，"执宾主之礼"。

古今中外，政客和学者，在人生追求和人格操守上，都不可能同心同德，一个人很难同时演好这两个角色。邹衍确实很了不起，在那么一个战乱频仍，动荡不安的时代，他却能以自己短暂的一生，把这两个角色发挥得淋漓尽致，实在是少见的奇才。

自此，阴阳五行学说成为百科提纲挈领的说理工具，百科都可以为我所用。所以，成为历朝历代政客们、预言家们、星相家们、神汉巫婆们玩弄欺世盗名手段的法宝，也就不足为怪了。这就难免在一定程度上给阴阳五行学说带来一些负面影响。尽管如此，作为自然科学纲领的本质却并没有一丝一毫的改变。

今天在学习以阴阳五行为理论纲领的中医学时，如果不把阴阳五行的学术信息解读正确，解读透彻，在学习研究中医的过程中，理论深化就存在一定障碍。很多时候，在中医理论认知上就可能出大的偏差。就连被誉为"医中柱石"的明代伟大医学家张景岳，在他的《内经图翼》中为阐明五行运动变化之理费了那么多笔墨，最终也没能走出简单比附、机械循环的五行学说误区。

阴阳五行学说内涵博大精深，要想透彻解读，就得深入挖掘，还原阴阳五行的朴素面貌。只有这样，才能真正触及问题的本质，从而深刻了解人与自然息息相通的紧密关系。

刚才已经讲到了，中国古代哲学对宇宙本原的认识，是"气一元论"。在天体没有衍生之前，原本是没有两极分化的，而是无始无终、无变无化的寂然一气。但这寂然一气却并不是死寂的简单存在，而是"负阴抱阳"，包含着阴阳这对运动变化的基本要素。这就是古天文学对宇宙本元的认识。

两极分化是从哪里来的？

最简单的回答就是"一气化阴阳"。能从"一气"分化出阴阳，绝不是偶然的，而是建立在"一气"原本就"负阴抱阳"基础上的。原始的一气为什么能"负阴抱阳"？从什么时候开始进入"负阴抱阳"状态的？

从基础物质角度讲，气是宇宙的本元之质，阴阳是一元之气因动而两极分化后的不同属性和不同类别区分。两极分化是从原始的"一气"开始的。导致一气产生两极分化的初始原因是气的运动，阴阳始于动。所谓"负阴抱阳"，正是因动而阴阳两分后才被人类智慧捕捉到的。未动之前，是不知其"负阴抱阳"的。至于阴阳未分之前的原始"一气"是从哪里来的？引发"一气"之"动"的原始原因是什么？作为始动的初能量来自哪里？这类问题，都是涉及宇宙起源，包含着无穷个"为什么"的玄妙问题。古今学者对这样的问题都充满好奇，都抱有极大兴趣，都一直在积极探索，热烈讨论，苦苦寻找答案。但迄今为止，都只知道气是充塞宇宙，静则无形无态，无影无踪。对宇宙而言，动则演生天体，形成星云密布之宇宙壮丽景象；对地球而言，动则化生自然万物，形成众生毕具之繁荣景象的基础物质。气具有永远运动不止、生生不息的基本特性。其余概莫能知，成了永远找不到终极答案的神秘问题。

但愿以人类智慧所创造的科技手段，能最终揭示出"初始之气"的源头，揭示出"初始之动"的原因，揭示出始动初能量的源泉，揭示出一切宇宙奥秘的真相……这样的期盼，是否能够实现？何时实现？谁都无法给出肯定答案。

阴阳是类分物质世界的基本纲领，但绝不仅仅只是一个抽象的哲学分类符号，正如《素问·阴阳应象大论》所说："积阳为天，积阴为地。"可以肯定，《内经》的这个认识结论不是源自医学的成果，也不是源自哲学的成果，而是源自古天文学的成果。作为医学著作的《黄帝内经》，不过是用来说明天地阴阳物质属性的客观存在罢了。

天既是"积阳"所成，天就是阳的物质根据。地既是"积阴"所成，地就是阴的物质根据。这个天，不仅仅指包裹地球的大气层空间，还应该包括外层空间的所有虚空和气态天体在内；这个地，不仅仅指地球，还应该包含其他大大小小按序罗列在宇宙中的所有固态天体在内。

这就是阴阳的空间体现。

在中华老祖宗庄子明确得出"至大无外"宏观认识结论时，应该已经深刻认识到研究宏观世界，必须从宇宙整体着眼。

在庄子发出"吾生也有涯，而知也无涯"的感叹时，应该已经深刻认识到，要以人的智慧研究宏观世界，是不能从整体宇宙着手的。

虽然人的智慧潜力是巨大的，大到可以把自己的想象和理解能力发散到"无限"程度。但和宇宙奥秘相比，人的认识能力还是有限的。

以有限的智慧去探索无限的宇宙奥秘，最佳选择是从局域性宇宙单元进行研究，以窥透一隅来达到洞察整体的目的，才相对比较切实可行。

所以，他们在仰望星空，潜心捕捉宇宙秘密的同时，更集中精力研究了与地球人生活关系最密切的局部空间。

宇宙中的哪个局部最为人类所熟悉？

那当然是太阳系了。因为地球自然中的每个生命都是在太阳光辉照耀下诞生成长的。每天清晨，每个生命都是被温柔阳光唤醒的。太阳系无疑是所有地球生命最熟知的宇宙单元，当然也是人类最熟知的宇宙单元。

选择太阳系为破解宇宙奥秘的切入点，其实并不只是中华老祖宗的独创。

考察一下全人类的古天文学研究成果，从非洲埃及的金字塔文化，到欧洲英格兰的巨石阵文化，到中美洲墨西哥的玛雅文化，每一处都与太阳系有着密切联系。人类在宇宙探秘时，都选择了以太阳系为切入点，以太阳系为基本单元，以太阳为参照物的方式。这绝不是偶然现象！

这是因为人类同在一个天穹下生存，从呱呱坠地，睁开双眼，到默默离世，闭上双眼，终其一生，都沐浴在温暖的太阳光辉里。太阳是唯一能强烈穿透人类视觉，唤醒人类灵魂，孕育人类智慧的天体，代表着来自宇宙的神秘力量，因而成为人类古天文研究的共同选择。看似巧合，实则必然！

当我们的老祖宗在以太阳系为破解宇宙奥秘，揭示宇宙运动变化规律的研究单元时，应该已经深刻意识到宇宙是由无数个类似太阳系这样的宇宙单元构成的。而且很可能已经深刻意识到生命天体绝不只地球一个！所以才有了天上、人间、地狱的种种神话诞生，并以不同宗教信仰的形式，深深扎根在全人类的灵魂深处。

神话不全是自欺欺人的荒诞虚构，神话有对生活中某些令人震惊的巧合现象思考，有对自然界某些令人骇然的怪异现象推测，有对神秘自然力量的恐惧，有对遥远未知空间的幻想，有对生的眷恋，有对死的恐惧，有对幸福的期盼，有对未来的迷惘。

宇宙的运动变化过程，也是各个天体孕育、诞生、成长、衰老、消亡的过程。在这个过程中，各个天体或许都有过不同的存在状态。正是不同存在状态，决定了各个天体的阴阳盛衰属性差异。

透过"积阳为天，积阴为地"的认识，似乎可以推断，在一气初分时，就赋予了天体以阴阳的不同属性。"积阳为天"已经明白指出：以太阳系为宇宙单元的"天"，是充满光明，充满温暖的。

如果这个宇宙单元一片黑暗，连周围世界的一切物体都看不见，人类如何能得出"积阳为天"的认识结论？只有在充满光明的天穹下，人类才能仰望星空，才能俯察大地，才能分辨日月星辰，才能识别万物，才能区别何为天，何为地，才有可能洞察周围空间。

如果宇宙一片冰冷，何来地球自然万物的演生？只有在充满温暖的天穹下，大地才能繁育生命，才能繁育人类，才能常变常新，永远生机勃勃，永远景象万千。人类也才能在"积阴为地"的自然环境里与万物共消长，共兴衰，共祸福，共存亡。

宇宙的光明和温暖来自哪里？

就太阳系而言，当然是来自太阳这个光热气态天体，而不是各个天体自明自亮，自温自暖。

"太"是"大"的意思，也有"初始"的意思。"太阳"这个名称就是阳气刚刚升腾展露，蒸蒸日上，盛大充沛的意思。"太阳"的命名，既赋予了这个天体以阳的性质，又确认了这个天体阳气蕴藏量极其丰富的内涵，带有用阴阳概念给这个天体定性定量的意义。

中华老祖宗称日这个光热天体为"太阳"，说明认定这个天体是阳气最为隆盛的纯阳之体。中华老祖宗称月这个冰冷天体为"太阴"，说明认定这个离地球最近的天体是阴气隆盛的纯阴之体。

地球应该属于什么性质的天体？中华老祖宗却没有以阴阳为区分给它另外命名。

地球因其特殊的日、地、月位置关系，应当属于半阴半阳的阴阳平衡体。

正是因为太阳把阳气源源不断地播散到周围空间，给环绕太阳运动的天体以光热和其他种种强大而神秘的影响，才有了环绕太阳运动的纯阴之体和阴阳参半而又阴阳守恒的半阴半阳之体。

正是因为在不断吸收太阳光热过程中，作为半阴半阳、阴阳平衡体的地球内在微妙变化，地球自然才有了衍化出万千生命奇妙景观的特异功能。

没有太阳，就没有周围天体的演变，就没有地球自然万物的形成！这就是"阳施阴受""阳主阴从"的宏观体现。

由此可见，阴阳是有所实指的。

太阳的光热能量是从哪里来的？

是大爆炸所赋予的？还是在宇宙诞生时，早已被"精心"设计安排好了的永恒光热源泉？

离开了自然造化的鬼斧神工，其他任何智慧和力量都不可能完成这样的创造奇迹。至于为什么要做这样的安排，或许科学将不断做出看似合理的解答，但终极答案恐怕永远难求。或许标准答案在"天道"的智慧里。

每个新生天体，都是在宇宙力量影响下形成的。形成的动力，或许就像宇宙大爆炸说所讲的那样，是由某种力量引起爆炸产生的。

现代人提出的宇宙大爆炸学说，又是一个让人费解的新谜团。

大爆炸是整个宇宙的周期性发生？还是不同宇宙局部的此起彼伏不定时发生？

爆炸会不会既是天体和宇宙形成的动因，也是天体和宇宙毁灭的动因？

这种源自大爆炸而同年同月同日生,却又老中青和谐共存状态不同的天体,其和谐共存现象能维持多久?最终的归宿是大限各别,先后辞世?还是地老天荒,共享永恒?还是命运各异,存亡殊途?今天的发现者们都没有清晰界定,恐怕永远也界定不了。有关这类问题的答案,或许永远都得由这类知识的受众自己去猜想。

人类的最强大能力就是想象,"至大无外,至小无内"就是想象的成果。

从时间无始无终,空间无边无际这种认识角度看,就连"道生一,一生二,二生三,三生万物"的认识,都只能算是人类的智慧猜想,并不等于宇宙起源的事实。"大爆炸"说也不例外,也只能算是现代人的科学猜想罢了。

古圣先贤的猜想,并不是毫无依据的胡思乱想,而是以深求自然世界中万事万物发展变化之理为根据的。就像宇宙全息论所讲的那样:从隐性和显性信息的总和上看,任一部分都包含着整体的全部信息。所以从任何一个微小事物的发展变化过程,都可以窥见宇宙运动变化的特点。远古先民的伟大猜想,正是以此为基点的。就连佛教的"一微尘即一大千世界"的认识观,也是以此为基点的。

从时间无始终、空间无限度这个宇宙基本定义看,这样的大爆炸,应当是指人类可视局部宇宙而言,而不是整个宇宙的周期性运动。在无始无终的时间和无边无际的空间里,局域性爆炸很可能是经常性的。每个局部的每次爆炸,都可能导致部分天体消亡,部分天体新生,局部秩序重构重建而整体秩序依旧井然不乱。

可以猜想,在天体变化的各个阶段,或许都有来自宇宙和天体内部种种神秘力量引发的种种构造变化,因而成就了各自的不同形质特点。

在各个天体以百万年、千万年、亿万年为单元时间的成长过程中,每个天体或许都经过了气态、液态、固态三种状态,和由气态,到液态,到半液半固态,到固态,再到气态五个阶段。

所有新生天体在初始阶段,或许都是炽烈燃烧的气团,太阳也许就属于这样的典型例证。就像节日的烟花一样,由于物质密度不同,火花有大有小,有明有暗。在宇宙力量的影响下,这些火球会在渐渐熄灭的过程中,逐渐形成浆液型球体、半浆液半固态体,直至固态球体,再在运动过程中把这个球体以与其他天体撞击碎裂的形式,或又一次爆炸的形式,或被卷入炽烈燃烧的极阳气态天体形式,使之重归气态。

这也许是每个宇宙单元中所有星球的必然经历,这也许就是宇宙中的阴阳转化体现。

从这个角度看，太阳也许还是一个很年轻的天体。

天体的存在形态可能是判定天体年轻年老的重要标志，但却未必是判定天体年龄长短的依据。因为体积大小不同，其运行速度和冷凝变化速度也差异巨大。就像一克水和一吨水一样，各自的冷凝速度是不能相提并论的。体积大小决定了各自的生长周期不同。不能因为太阳至今还是气态，地球已是半液半固态，月球更是岩浆不再涌动，火山早已熄灭的全凝固态，就简单判定月亮年龄最长，地球年龄次之，太阳年龄最短。只能说太阳最年轻，月球最年老，地球正处在中年时期。

每个天体也许都有过灿烂的经历，都有过热烈的表现。

在太阳系这个宇宙单元里，相对而言，又以与人类朝夕相伴的日、地、月三个天体和人类生产生活联系最密切，最为人类所熟悉。所以，我们的老祖宗就把研究的目光聚焦在这些天体上，以日、地、月及其相关联的天体为具体研究对象来研究宇宙。

在太阳系日、地、月三大天体中，太阳是纯阳之体，月亮是纯阴之体，地球是半阴半阳的阴阳平衡体。这样的性质关系是永远守恒？还是不断变化？仍旧没有标准答案。

也许并非永恒不变，而是伴随宇宙内部的运动变化而不断变化的。太阳神位轮流坐，百亿年后属他星。那时，一个旧的生命单元消亡了，一个新的生命单元诞生了。

也许太阳系的存在和布局，是宇宙内部永恒的秩序，太阳在能量释放的同时，时时刻刻都在以人们尚不知晓的形式源源不断地补充着热源物质。无论时光流逝多少亿年，太阳永远还是那个太阳，月亮永远还是那个月亮，蓝色地球之星永远还是那个蓝色地球之星。这些都是猜想，作为趣谈可以，作为科学认识就成了笑话。

不过，有一点是可以肯定的，那就是所有登上太阳神位的星球，宇宙都赋予了它纯阳之体的特点。所有既不发光发热，又不繁衍生命的冰冷星球，宇宙都赋予了它纯阴之体的特点。所有虽不具备光热发散特点，但却生命蓬勃发展或具有孕育生命基础特点的星球，宇宙都赋予了它阴阳各半而且平衡发展，内在变化丰富多彩的特点。

这儿所称"纯阳"，是指阳气超级隆盛状态而言，并不否定阴阳并存、阴阳同体的基本特点。更不等于只有阳没有阴的"孤阳独存"。就像称小儿为"纯阳之体"一样，是指小儿生机旺盛，蓬勃向上的发展趋势而言，并不是说小儿体内只有阳没有阴。

阳为气，阴为质。气离开了有形之质就散逸了，无法以形质的特点得到体现；形质离开了无形之气的温煦化育，就不能变化发展，成为神形兼备、完整独立的个体。二者互根互用，是须臾不能相离的。

作为哲学概念的阴阳，是从古天文学的物质阴阳观中提炼出来的。

哲学概念的阴阳是类分事物的总纲，用在不同事物中，有不同的内涵。但阳主气，阴主形，阳主动，阴主静，阳主热，阴主寒，阳主升，阴主降，阳主明，阴主暗，阳主上，阴主下，阳主长，阴主消，阳中有阴，阴中有阳，阴阳中还有阴阳，阴阳无限可分，阴阳出入相随，阴阳消长互根这样一些基本特点却不会改变。

在谈"纯阳"时，纯阳之中仍然具有类似阴精的物质存在，只不过，与液态或固态天体相比，存在的状态特殊罢了。

太阳如果没有发热发光的物质基础，何来数十百亿年的光辉照耀？何来数十百亿年的"热情洋溢"？所以，像太阳这样的气态天体还是一团不折不扣的物质，它播撒到周围世界的任何一丝一缕光和热，也都是实实在在的物质，只不过，其存在状态决定了它性质属阳罢了。

正是太阳把自己的阳精之质播散到周围空间，播散到其他天体，产生阳的影响，赋予其他事物以阳的性质。

这就决定了在太阳系里，太阳既是一个方位标志参照物，又是一个阳气源泉体。

只有从这个角度去认识作为阴阳物质本源的日月星辰，《素问·生气通天论》中的"阳气者若天与日，失其所，则折寿而不彰，故天运当以日光明"这样的论述，才能落到实处。

没有太阳的光辉照耀，一切生命都会夭折；没有太阳的光辉照耀，宇宙的运动变化就无从展现。无论是从地球自然万物的健康繁衍看，还是从"天运"内在规律的平衡、外在形式的彰显看，太阳光辉的照耀，都是必不可少的前提条件。

地球围绕太阳旋转，永远都是一半迎太阳而运，一半背太阳而行。太阳通过能量的播散，赋予一切事物以阳的属性。乘坐地球旋转快车的自然万物，因在运动中与太阳保持的角度不同，距离不同，接受太阳能量多少自然也就不同，这就决定了地球不同局域阴阳盛衰强弱的不同。

在地球绕日运行过程中，东西半球，昼夜时差颠倒。正对太阳的球面因得到日光的照耀时，就昼来夜去，万物表现出活跃的阳性事物特点，即得阳为阳。背对太阳的球面因得不到日光的照耀，就夜临昼去，万物表现静谧的阴性事物特点，即失阳为阴。

在南北半球，四季节令颠倒。当太阳逐渐向直射角度转换，日照慢慢变长时，就春来夏至，气温日渐升高，万物生机蓬勃，即阳盛则生则长。当太阳逐渐向斜射角度转换，日照慢慢变短时，就秋来冬至，气温日渐降低，万物生机萧索，即阳衰则敛则藏。

所以才有"向日为阳，背日为阴"之说。

阴阳学说中的阴阳不仅具有实实在在的物质基础，而且还可以度量。

地球围绕太阳运行时，每个瞬间地球不同区域在不同时间与太阳所处的位置不同，受到日光照射的角度不同，距离不同，得到的阳气量也不同。一年之间差异巨大，一日之间区别明显。夏至日影最短，冬至日影最长，是阴阳量变的分水岭，这种量变是可以通过日晷测得的。《素问•生气通天论》中还举了个日常生活中人人尽知的通俗例证："故阳气者，一日而主外，平旦人气生，日中而阳气隆，日西而阳气已虚，气门乃闭。"也是阴阳量变可以量化的证据。由此可见，阴阳是可以通过日晷或温度计加以量化的。在生物体内，则可以通过体温、血压、心率得到虽是间接但却微妙而又生动的反映。

月亮围绕地球转，既不能像太阳那样给予地球以光热影响，自身又不能像地球那样在太阳光热影响下繁衍丰富多彩的生命群落，永远都只是一个死寂的天体。它和地球不离不弃，长相厮守，并把自己周期性变幻的美丽身影投入地球人眼中，给地球人带来无尽遐想的同时，也给地球物候物象带来微妙影响。正是它妙曼姿影周期性变化带给地球物候物象影响的深刻启示，智慧的中华先民就把它的影像变化周期作为月的时间概念，同时也把它作为和太阳相对应的阴性标志物。

所以才有"日月为易，像阴阳也"的文字创造和解说。

由一气所化阴阳，并非寂然不动，而是有升有降，有出有入。升降出入是阴阳运动的基本形式，具体表现为阳长阴消，阴长阳消，消极而长，长极而消；阳升阴降，阴升阳降，升极而降，降极而升。

在这个升降消长变化过程中，阴阳量变不是无条件的，也不是孤立的，而是建立在阴阳总量守恒基础上的，是建立在相互依存，相互转化，以对方变化为根据的基础上的。有一分阳才有一分阴，阳消一分，阴长一分；有一分阴才有一分阳，阴消一分，阳长一分。这就叫阴阳消长互势。

　　阴阳的消长升降出入永远是相互关联的。阳升则阴随阳上而出化为阳，阴降则阳随阴下而入化为阴。所以，升降出入，不是简单的阴阳运动循环往复形式，而是循环往复中蕴涵着阴阳的物质势能量能相互转化之机。这就叫阴阳互根，也就是明代杰出中医理论家张景岳在他的《类经》中所阐明的："阴阳者，一分为二也"。这话的意思是阴阳原本是一个统一体，即"原始一气"。是运动决定了"原始一气"被赋予阴阳两分的不同属性。

　　正是对立互根，势能量能互相转化，往复不已，生生不息，变化无穷的阴阳之气，在永恒运动中造就了宇宙，造就了生机无限的地球自然。

　　从地球生命发展变化角度看，阳以育阴，阳长一分则阴长一分；阴以养阳，阴增一分则阳增一分，反之亦然。因而才有了万物的始萌、发展、壮大、衰减、终结、复萌的周期性轮回变化。没有春夏秋冬四季天地阴阳的互根消长，就没植物的生长化收藏和动物的生长壮老已变化，这就是自然之阴阳与生物之阴阳盛衰同步。

　　是阴阳运动决定了宇宙的永恒运动。

　　是阴阳运动决定了地球自然万事万物的生生不息。

　　是阴阳运动使阴阳永远在各自不守恒状态下保持着阴阳总体守恒的稳定性。

　　正是这种对立互根关系，决定了阴阳的存在必然是阴中有阳，阳中有阴，阴阳中复有阴阳。

　　也正是这种层次递进、永无尽境的对立互根关系，决定了地球自然事物不可穷尽的无限复杂性。

　　由一气所化阴阳，并非两不相涉，而是天施地受，地设天用。自阴阳初分之时起，就自然生成了这种互生互化的必然关系。在阴阳互生互化过程中，正是由于地球在绕日运动中和太阳位置、角度、距离的不断变化，决定了得阳多少的差异。正是得阳多少差异，决定了地球自然的周期性阳气盛衰变化，从而区分出一年四季的不同气象气候特点，不同物象物候状态。

　　这就是阴阳运动的基本规律和对地球自然的深刻影响。

阴阳呈三态：在阴阳学说中，阴阳又分为三阴三阳。

阴阳进一步分为三阴三阳的依据是什么？

《素问•天元纪大论》把这个问题讲得再明白不过了："阴阳之气各有多少，

故曰三阴三阳也。"三阴三阳是由阴阳的量变所决定的。

阴阳运动的内在本质，是以气为本原的物质势能、量能转化过程。在这一过程中，阴阳表现为始萌渐长，长极而盛，盛极渐衰，衰极复萌。这就决定了阴阳永远呈现由弱而盛、由盛而衰、衰极复萌的周期性变化规律。

就状态言，为：初萌、隆盛、衰竭三种状态。

就过程言，为：起点、顶点、终点三极。

其内在的本质，就是"阴阳之气各有多少"的量变。

这就是阴阳呈三态的学术本质。这也是中医学论三阴三阳的学术本质。

三态演四时。

就地球自然而言，有了阴阳升降出入的量能消长转化，就有了三阴三阳的动态变化，就有了温度、湿度、气压等影响因子的周期规律性变化。在这种规律性周期变化中，量变到一定程度时就会产生质变，因而在地球绕日运动一周的不同时段，形成不同的气象气候特点，这就是一年分为四时，序为八节，演为二十四气、七十二候的气象气候根据，也是一年中四季气候不同，一天中昼夜明暗迥殊，子午卯酉气温气压不同的原因所在。

物象物候随气象气候而变化，气象气候随时空运动过程中阴阳盛衰的量变而变化，所以，阴阳是决定地球自然生生不息的核心要素，永恒动力。

这就是阴阳运动变化巨大影响的客观存在。

地球到底属于什么性质的天体，我们的老祖宗思考过没有？一定思考过，而且是在长达数千年的漫长过程中殚精竭虑地思考过。

从《素问·阴阳应象大论》"天地者，万物之上下也；阴阳者，血气之男女也；左右者，阴阳之道路也；水火者，阴阳之征兆也；阴阳者，万物之能始也。故曰：阴在内，阳之守也；阳在外，阴之使也"的论述可知，阴阳充塞天地之间，蕴藏万物之内，无处不在，无物不有。这就是他们呕心沥血的思考结论。

他们通过千百万年的仰观俯察，深刻理解了地球是一个不折不扣的阴阳混一体，天地是万物的存在空间，而且是一个在阴阳升降出入运动变化过程中，创造了生生不息自然万物的鲜活生命天体。

阴阳在人这种生命体上的体现是男女性别区分。男为阳，女为阴，无男则无女，无女则无男，男女同在而又男女两分，才是人这种生命体的完整体现。

阴阳在同一个体内的体现是气和血的关系。气为阳，血为阴，气血互生互化，无血则无气，无气则无血，同源异质，可分而不可离。

值得注意的是，古人在讨论"左右者，阴阳之道路也"时，左是指东，右是指西，与今天的地图定位正好相反。

这是为什么呢？

是因为今天制图和中华老祖宗制图选择的坐标方向不同所决定的。

今天制图选择的纵坐标指向是正北方，图表的方位自然是右东左西，上北下南。从古文献中可以看到，中华老祖宗喜欢选择面南而居，面南而坐，一切以南为正向。选择的理由可能是南面温暖，生机盎然，有利于万事万物的健康繁衍，蓬勃发展。所以制图时选择的纵坐标指向也是正南方，制作的图表方位自然就成了左东右西，上南下北。

日为纯阳之体，月为纯阴之体，日月东升西落，这是地球人看到的日月运行轨迹。日出则月落而阳升阴降，日落则月出而阳降阴升。尽管阴阳的升降交替出现，但与日月大致同步的阴阳升降运行轨迹却永远不会改变。所以说，左右是阴阳运行的道路。

以左右言阴阳运行道路，体现在地球自然生命群落的物象物候特点上，则表现为：当阳升春回时，则暖气东来而万物复苏，欣欣向荣。当阳盛夏临时，则热气南来而生命蓬勃发展，万物繁茂。当阳盛极而衰时，则阳降阴升而秋至，凉气西来而生机内敛，万物萧索。当阴寒之气盛极时，则秋去冬临，寒流北来而阴气盛极，阳气闭藏，万物枯槁守静，蓄养真阳而待又一个年周期轮回点的到来。这一切变化都取决于天地阳气的升降消长。

中医学的"左肝右肺"说，就是从这儿引申出来的。本质上是说肝为藏血之脏，与春生之气相应，应春气而当升，以调养脏腑而促进机体的年周期节律性涤浊扬新，发展壮大功能发挥。肺司呼吸而为主气之脏，应秋气而当敛，以调养脏腑而促进机体的年周期节律性聚精敛华，休养生息功能发挥。

"左肝右肺"说并不是指肝的气机运行从人体左侧上升，肺的气机运行从人体右侧下降。但不少人却不明此理，闹出大笑话而不自知。

有不少中医学者在讲这个问题时，讲成了肝气从左升，肺气从右降，把原本精妙的学术见解讲成和现代科学认识格格不入的笑话，人家怎么不说你中医愚昧落后？由于学者无知所造成的过失，却让学科背了大黑锅，真是天大的冤枉！

也有不少现代学者，因不明阴阳运动之理，以"左肝右肺"这种见解为中医不明解剖基本常识的把柄，对中医极尽嘲笑攻击否定之能事。殊不知，自己却在不知不觉中扮演了中华儿女完全不懂中华文化的角色,这才最可悲可叹可笑!

水性阴湿而趋下,遇寒为霜为雪为冰,具有阴的典型特征;火性炎热而向上,可化有形之质为无形之气,具有阳性事物的典型特征。阴阳的变化可以产生如同水火变化一样的客观影响,所以水火是阴阳最具代表性的标志物,是阴阳运动变化的征兆。

天地间,正是由于阴阳的运动变化,才有了万物的发生发展,所以称为"能始","能"通"台","台"是"胎"的古体本字。"能始"就是"胎始",通俗地讲,就是生命的胚芽,生命的起点,生命的本原。

阴在下在内,是固守阳气的根本;阳在上在外,是阴气在阳气推动催化下转化为阳气外达外用的具体表现。

这就是阴阳在永恒的左升右降运动过程中,所具有的决定性意义;这就是阴阳在永恒的左升右降运动过程中,带给自然万物的重大影响所在。

从《素问·四气调神大论》"夫四时阴阳者,万物之根本也。所以圣人春夏养阳,秋冬养阴,以从其根,故与万物沉浮于生长之门"的论述可知,阴阳是这个鲜活生命天体上万物生长繁衍,变化发展的根本。人类在这个阴阳互动、生机勃勃的天体上生存,最重要的生存原则,就是要严格遵守阴阳运动变化的规则。因为地球自然环境中的阴阳运动变化规则,是不以人的意志为改变的宇宙运动变化规律体现。

作为地球自然万物之一的人类,机体内在的生命运动变化,也必然受到这种规律的制约,形成应时而生,应时而长,应时而壮,应时而老,应时而已,已则复归的自然基本生命发展规律,和阳出则动,阳藏则静的日常动静变化特点。这就是大自然赋予的基本特性,通常称作"天性"。

如果吃喝运动都违背时令特点,那是忽视健康,违背天性的逆天而行。奢望长生不老,是认识理念走向另一个极端的逆天而行。"违天性"者多病,"求长生"者多夭。一切逆天而行的诉求,都是痴人说梦!

《素问·天元纪大论》在讨论"天有五行,御五位,以生寒暑燥湿风,人有五藏,化五气,以生喜怒思忧恐,论言五运相袭而皆治之,终期之日,周而复始,余已知之矣,愿闻其与三阴三阳之候,奈何合之"这个问题时,就明确指出:"夫五运阴阳者,天地之道也,万物之纲纪,变化之父母,生杀之本始,神明之府也"。

这儿讲得明明白白:"五行"是太阳系内天体运动过程中的五种时空区间、

时空状态;"五运"是五种时空变化一站承接一站的运动过程。二者是几乎可以互通互用的代名词。

以金木水火土属性为代码的五行,绝不是地球自然所生的五种具体物质,而是由"天"所统的五种气象气候、物象物候特点。

五行学说讲的是在宇宙运动规律主导下的地球气象气候、物象物候变化规律和内在的深刻变化意义。而不是借五种物性泛泛地谈事物间的相生相克之理。在本质上,更是与地球自然资源中的五种具体物质一点关系都没有。

在这个有着鲜活生命的天体上,阴阳转化,五行更迭,是万物运动变化的基本法则,是包括人体在内一切生命演化的依托。

无论是生的起点,还是死的终点,都是由阴阳五行运动变化所决定的。一切自然奥秘、人类智慧、万物灵魂,都凝聚在阴阳五行的运动变化法则上。所以,要想顺应自然,就得首先了解自然,要了解自然,就必须首先懂得阴阳五行运动变化的所以然之理。

中医讲阴阳五行之理,绝不是故弄玄虚的空谈,而是为临床服务的。懂得了这些道理,就能深刻理解中医对人体生理病理与时空环境关系的认识是非常深刻的,就能够在临床工作中用这些见解来指导自己的实践。

这就是阴阳五行在中医学中的价值所在,也是学习中医必须首先学好阴阳五行学说的原因所在。

但中医学却一直把五行学说讲成地球自然的原始原子说,至今还众口一词,大讲什么金坚硬而又可以随人的意志而变化,铸成刀斧,故可克木;金熔化成液体,故金生水。这样讲下去,怎能不把五行学讲成机械循环论?怎能不把五行学说讲死!

一千八百多年前医圣张仲景所痛心疾首的"竞逐荣势,企踵权豪,孜孜汲汲,惟名利是务,崇饰其末,忽弃其本,华其外而悴其内"的学术状态,今天正在像连续剧一样,一幕又一幕地重演。有一些人不求学术精进,但求名利加身,这是中医学的不幸!

四时寓六气。

把气候变化进行分类归纳,即为风寒暑湿燥火。至于为什么要归纳为风寒暑湿燥火?这个问题其实没有什么意义,这是自然气象气候表达的基本特点,是客观存在,前人不过进行归纳总结,使明其性罢了。

通过这样的归纳总结,不仅使人们掌握了四时气候的基本特点和变化规律，而且也在客观上促进了自然气象气候变化与其他自然事物紧密关联的研究。

其中值得注意的一个细节是暑、火为什么要两分？

烈日当头，在天为暑，在地为火，本为一气，所指都是炎热的气候特点，为什么要一分为二呢？

要知道，医学对气象气候的研究，目的性集中体现在临床治疗上。暑火分论，自有分论的道理。虽暑火二气所引起的病症都属火热病症，都具有突发、突变的急重特点，但邪气性质却不尽相同，治疗方法也差异较大。

"暑"是以太阳能量为热源体的自然气象气候特点，是阴阳运动变化的周期性必然表达，本质是受太阳能量影响最大，阳气最盛，故表现形式为"热"。相对"火"而言，具有稳定性，具有促进自然万物生长发育的宝贵价值，是万物生长发育的必要条件。没有溽暑熏蒸，就没有蓬蓬勃勃的万物化育，当然也就没有硕果累累的秋实收成。一般情况下，是自然发展的必然状态，也是自然万物成长过程中的必需条件，有益而无害。

暑病是感夏季炎热之气而患的外感病，属季节性外感病。夏至之后，立秋之前（也有认为是处暑之前），所患外感病都称暑病。

同样是在夏季，暑病的成因却有很大区别，并不全是感时令炎热之气而发。有在烈日下劳作而成的，称为阳暑；有贪凉饮冷，露宿风口荫翳处而成的，称为"阴暑"。

阳暑是夏季所患的真正热性外感病；阴暑是夏季所患寒性外感病，一阴一阳，证性完全不同。

证性决定治法，既然证性不同，治法当然也大不相同。治阳暑的要点是甘寒生津，治阴暑的要点是温中散寒。这在清代医家王孟英的《温热经纬》中是有详细论述的，大家可以去好好学习一下。

顺便强调一句。治疗暑病，绝不能简单地以夏至为分界线，来机械决定治疗原则。作为百病治疗原则的辨证论治，才是治暑病的根本原则。

"火"既可天生，又可地成，还可人为。有能有态而无形。具有突发性和不稳定性，没有必然性和规律性，难以防护预测，容易造成灾难性后果。"火"在人类文化发展过程中逐渐成为人类生活必不可少的特殊需要。但对万物而言，却视火为患，畏火如魔。

火病的发生发展，既与气候、环境相关联，也与饮食起居失调相关联，而且咎由自取者多。前人把火病分为虚、实、郁三类，外感内伤兼具，尤以内伤为多。治当或清或补或散，种种不一，得以证性为依据。元代医家朱震亨丹溪《格致余论》《丹溪心法》所论甚详。

暑火分列分论也许还有与三阴三阳相匹配的意义。

与三阴三阳匹配，不只是为了抽象说明阴阳运动变化的时间周期规律，而是为了用阴阳盛衰变化来解说不同气候形成和转换的所以然之理。

这就是六气的由来。

四时孕五行。

正是阴阳运动变化过程中的三态，决定了六气的变化，正是六气的变化，决定了一年四季的气象气候特点。

气象气候变化对物象物候变化会带来什么影响？气象气候和物象物候之间到底有什么微妙联系？

五行学说就是为了系统深刻解答这类问题，帮助人们深刻认识自然、顺应自然而产生的。

地球人不能脱离地球自然研究地球万物的发生发展变化，当然也不能脱离地球自然研究人体疾病的发生发展变化。

地球运动不能脱离日月星辰运动的影响而孤立进行，只有在日月星辰的相伴运动中，才有了气象气候的变化。正是由气象气候变化，才决定了以年、月、日、时为时间单元的季节、月令、时辰转换。

在所有时段的气象气候变化里，都包括了温度、湿度、气压，乃至从遥远外层空间投射到地球的各种已知或未知宇宙能量和信息变化。正是宇宙能量和信息变化，决定了地球自然万物周而复始的荣枯变化规律。对一切生命体而言，没有哪一种生命不是在气象气候影响下发生发展，运动变化的。

人类要想在自然环境里求生存，求发展，就得了解自然，理解自然。自然那么丰富，那么神奇，那么难以穷尽，如何去把握它的运动变化规律，这是个天大的难题。

中华老祖宗对地球自然气象气候、物象物候特点的研究，绝不仅仅局限在黄河流域！很可能以现代人无法想象的艰辛，早在数千年前，就已经足迹遍亚欧，不然《素问·异法方宜论》中何来以下记载？

"东方之域，天地之所始生也，鱼盐之地，海滨傍水，其民食鱼而嗜咸，皆安其处，美其食，鱼者使人热中，盐者胜血，故其民皆黑色疏理，其病皆为痈疡，其治宜砭石，故砭石者，亦从东方来。"

"西方者，金玉之域，沙石之处，天地之所收引也，其民陵居而多风，水土刚强，其民不衣而褐荐，其民华食而脂肥，故邪不能伤其形体，其病生于内，其治宜毒药，故毒药者，亦从西方来。"

"北方者，天地所闭藏之域也，其地高陵居，风寒冰冽，其民乐野处而乳食，脏寒生满病，其治宜灸焫，故灸焫者，亦从北方来。"

"南方者，天地所长养，阳之所盛处也，其地下，水土弱，雾露之所聚也，其民嗜酸而食腐，故其民皆致理而赤色，其病挛痹，其治宜微针，故九针者，亦从南方来。"

"中央者，其地平以湿，天地所以生万物也众，其民食杂而不劳，故其病多痿厥寒热，其治宜导引按蹻，故导引按蹻者，亦从中央出也。"

所以，中国古代的气象气候、物象物候学知识，不仅是对黄河流域气象气候、物象物候特点的概括，也是对北半球气象气候、物象物候特点的概括。如果以赤道为对折线折叠起来看，也在对称的时相中与南半球气象气候、物象物候特点大致吻合。对除南北两极和赤道外的全球气象、气候、物象、物候进行研究，至今可能都有参考价值。

各个季节有各个季节的气象气候和物象物候特点，气象气候和物象物候之间到底有什么微妙联系？只有把握规律，才能利用规律以顺天时而动，顺天时而为。我们的老祖宗正是为了这个直接与生存相关的目的，才深入研究自然气象气候规律的。

具体研究方法则是通过仰观日月星辰运动，来把握气象气候变化的关键时间点，来认识各个时间点之间阴阳升降运动规律。通过地球自然的物象物候变化，来把握气象气候对地球自然的微妙影响意义。

《素问·阴阳应象大论》指出：

"东方生风，风生木，木生酸……辛胜酸。"

"南方生热，热生火，火生苦……咸胜苦。"

"中央生湿，湿生土，土生甘……酸胜甘。"

"西方生燥，燥生金，金生辛……苦胜辛。"

"北方生寒，寒生水，水生咸……甘胜咸。"

现代天文学告诉我们：《内经》所述天体间位置关系决定了不同时空状态下的气流运动变化，不仅直接影响地球环境的温度、湿度改变，而且还伴有压力、磁力、引力等诸多内在气象气候要素的改变。正是这些微妙变化，昭示不同时令的到来，彰显阴阳的盛衰变化。

大气的流动无时不有，无处不在。大气的流动方向四时各不相同，春生风，风自东方来；夏生热，热自南方来；"长夏"生湿，湿自中央来；秋生燥，燥自西方来；冬生寒，寒自北方来。东风属春，南风属夏，西风属秋，北风属冬。大气流动方向，是随日月星辰在运动过程中的相互位置关系改变，导致相互影响因子改变而改变的。地球大气的流向和南北半球的冷暖变化，是由日地位置关系直接影响到地球不同区域接受日照多少所决定的。

这一切都不是人为类分、人为组合的，而是自然气象气候的基本特征。人所做的，只是用智慧把这种自然特点分辨清楚，再用语言文字明白标示出来，以便铭记，以便传播，以便学习，以便在生产生活中顺时而为罢了。

《素问·金匮真言论》明确指出"东风生于春""南风生于夏""西风生于秋""北风生于冬"，不同方向的气流，是由不同季节所决定的，不同季节是由不同日、地、月位置关系所决定的。所以东风就是春季的代名词，南风就是夏季的代名词，西风就是秋季的代名词，北风就是冬季的代名词。

"风"既然东南西北四方可发，春夏秋冬四时俱在，老祖宗们在把一年四季气候特点总结归纳为风、寒、暑、湿、燥、火六气时，为什么只把"风"作为春天的季节气候特点标识物，其他季节却以不同方位气流带来的冷暖燥湿特点作为标识性气候特点？

因为只有春天的东风是阴升极而降、阳降极而升的阴阳势能量能极化转换点，具有重启又一轮生命循环信息的重大意义，所以被看作是复苏万物的信使。其他季节虽不以风名，而以温度湿度特点为名，但温度湿度特点都是由不同季节气流所决定的，所以，虽不言风，其实风在其中。

各种气候特点的变化都会给万物带来深刻影响，给人的生产生活带来深刻影响，同样也会给人体生理活动带来深刻影响。从五脏六腑到四肢百骸，到精神情感，都会发生不以人类意志为主宰的紧密关联和微妙变化。如何掌握这些变化特点，以顺应自然，发展生产，养生防病，这应该就是老祖宗们殚精竭虑研究阴阳五行的主导思想。

其中有关人体脏腑强弱，形体胖瘦，肤色黑白，嗜欲爱好，言行特点，音容笑貌，意志情感，乃至对音律的亲和特点，与阴阳五行的关联内容，也不是假想虚构的产物，而是长期生产生活实践中深入观察总结的智慧结晶。

为什么要选择木火土金水为五行符号？

对这类知识的认知，不能简单地理解为木燃烧而成火焰，火焚毁万物而成灰土，土中矿藏冶炼而成金属，金属熔化而成液体，水滋养草木而生长茂盛，就是五行相生之理；金铸刀斧可砍伐草木，木生长可消耗地力，土能堵塞水道，水能浇灭火焰，火能熔化金属，就是五行相克之理。那样理解就把老祖宗的思维看得太简单，太幼稚了。以这么直观的认识，这么简单的思维，怎么可能创造出说明万事万物相互依存、相互转化之复杂联系的五行学说这样生动活泼的归纳认知方法学体系来。

更不能简单地以现代人天文地球观测实验的眼光和思维去进行理解。如果以这样的方式去理解五行学说，就完全找不到认识对接点，就会格格不入，就必然得出"五行学说是荒诞不经的机械循环论"的结论。

要知道，中华老祖宗在做这种归纳时，绝不是一时一念的觉悟，更不是一时一念的冲动，而是经过数十百万年反复观察、反复认知、反复思考、反复归纳总结，而后产生的文化成果。

五行学说的内涵，如果只是物性的简单归纳总结，只是粗陋的原始分类符号，这样的启蒙性知识，实在没有什么重大学术价值可言，不过是学前儿童教三遍都能记住的生活常识而已，哪里需要两三千年一代又一代名家大师皓首穷经加以钻研？

可以非常肯定地讲：五行学说的学术本质绝不是这么简单！

小而言之，地球自然气候是由日、地、月运动决定的。今天已经知道了，太阳系仍然只是宇宙的一个小小角落，太阳系还得不停地跟随银河系运动，银河系还得和其他不可穷尽的星系一起互动。从这样的宏观视角看，宇宙中任何一个角落的运动变化都是受宇宙运动规律支配的。简而言之，这就叫"天施地受"。

规律是天制定的，天地间万事万物的运动变化都得受这个规律的影响和制约。气候气象和物候物象的改变也丝毫不能例外。人的呼吸动静也必然受其深刻影响。不同纬度和不同气候条件下的不同疾病谱，不同发病特点，不同病情演变特点，也是这种影响的结果。

"阴阳五行学说"中的阴阳学说，是宇宙运动变化大规律的探索知识。五行学说是阴阳运动影响及地球所发生的以气象气候变化为主导，以地球自然物象物候变化为标志，揭示万事万物发展变化之内在复杂联系的知识体系。有关这类认识，恽铁樵先生是有敏锐学术洞察力的，可惜言而未明，意蕴未尽。

我国属于亚热带季风气候特点，不同风向带来不同的热量和雨量，形成不同季节的不同温度和湿度特点。受不同温度和湿度的影响，地球自然万物在四季的物象物候状态不同。正是不同温度湿度特点和不同物象物候特点，将地球绕日一周的年周期区分为不同温、不同湿、不同"象"的春夏秋冬四个时令区段。

这种以季节性气流转向为特点的气候形成，是与日、地、月运动过程中天体位置变化紧密关联的。季节性气流转向变化的内在本质，是日地位置变化所决定的阴阳消长盛衰变化。

要弄清五行学说的气象气候和物象物候古天文学本质，就得从与气象气候、物象物候联系最紧密的季节名称古文字创造研究入手，看看古人是怎么给四季创造标识性文字符号的，或许就能窥见其中隐秘了。

当人类创造文字的时候，人就不是一般意义的生物了，而是代表天地之灵的高度智慧生物。第一个文字的创造，绝不是睡梦里的灵感产物，而是在数十百万年实践过程中的智慧结晶。每一个文字符号都是反复构思、反复修改的千锤百炼成果。

对这类知识，中华老祖宗早在文字创造之前，已经从无意识的反复感受，到有意识的长期观察过程中，积累了丰富经验，得出了深刻认识，进行了大量总结。这在汉字的创造中是有生动体现的。

作为季节名称的春、夏、秋、冬，基本上都是形声会意特点兼具的字，每个字都有丰富的形音义特殊内涵。

如小篆体的春（簪）、夏（夒）、秋（龝）、冬（夆），可以说都是中国古代气象气候、物象物候知识的结晶，都是气象气候、物象物候的精准提炼，生动描绘，形象展示。

研究季节气象气候、物象物候特点，是研究五行学说必不可少的入门常识。

以春夏秋冬四字为线索，寻找五行学说源头，是研究五行学说的理趣并茂工作。

"春"字的篆书体有多种，基本形态是"簪"。"春"寓有"催生"的意义。《说文解字注》引《尚书大传》的内容解释说："春，出也。万物之出也。从日、艸、屯。日、艸、屯者，得时艸生也。""屯"是草木根曲地下、芽出地上的初发状态。草木得日光温煦照耀，萌芽生长，拉开又一轮生命周期轮回序幕，是"春"季物象随气象而变的生动写照。

"日"，四季高悬浩宇，天天东升西落。为什么唯独春天才具有"催生"之功呢？

这就像朱自清先生的散文《春》所写的那样："东风来了，春天的脚步近了。一切都像刚睡醒的样子，欣欣然张开了眼。山朗润起来了，水涨起来了，太阳的脸红起来了。"最重要的是"太阳的脸红起来了"。由于日、地、月位置关系影响，作为阳气源泉的"太阳"，播散到北半球的光照日益增强，阳气日益上升，才有大地解冻，泉水涌溢，万物欣欣然，山川朗润的物象物候特点显现。

生于自然，长于自然，地球自然万物，体内的生命信息、生命节律时时刻刻都与天地阴阳变化发生着微妙联系，天地阳气复苏是自然万物生命活力复苏的根本动力、前提条件。

阳气复苏的内在原因是日、地、月在参与宇宙运动过程中的位置变化导致了季节性气流转向，引发了阳气降极复升的变化。

这种变化的时间点是在春天，"东风"是"春"的气象气候信使，大气流向从冬天的自北而来，变为由东而至，标志着阳气由衰极而变，渐渐回升，气温、气压、湿度都与日俱增。

正是宇宙间这种蕴涵阴阳升降的气流运动，随地球在绕日运动过程中日地月位置关系变化而变化，带给了地球自然无穷生机，才宣告了春天到来，才有了万物复苏机会。春天就是这种改变的起点。

在春天到来的生命全面复苏大变革中，最容易被人类感知，最具有标志性意义的，就是草木萌芽，大地又一次变绿。所以《素问•阴阳应象大论》才有"东方生风，风生木"之说。

木不是简单的树木实指，而是一切植物的代称。大地上藤蔓草苔，种类万千，为什么不以别的某种植物为一切植物的代表，为春天物候物象的标志，却选中了木？因为只有木的变化最蓬勃，最张扬，最高大，最显著，也分布最广。人类早期栖木而居，继之以木为室、以木为薪，与人类生活关系也最密切，情感联系也最亲近。所以顺理成章，木就成了最具有代表性的首选对象。

五行中的木，其本质含义已经不只是具体的草木，而是以日地位置改变脱离最远点，进入渐近点为根据，以阳气日渐上升为核心要素，以春为时间起点，以大地解冻、万物复苏为标志之地球自然生命周期轮回过程中的气象气候、物象物候知识全面概括。

木至春乃发，因而成为春季物候特点最具代表性的标志物。

这就是五行学说中"木行"的季节气象气候物象物候学内涵。

"夏"字的篆书体也有多种，基本构架是"𩒻"。东汉文字学家许慎的《说文解字》卷五《夊部》对夏字的解释最具传统特色："中国之人也。从夊从页从臼。臼，两手；夊，两足也。"

清代语言文字学家段玉裁在他的《说文解字注》中解释"夏"字为："中国之人也。以别于北方狄，东北貉，南方蛮闽，西方羌，西南焦侥，东方夷也。夏，引申之义为大也。从夊，从页，从臼。臼，两手。夊，两足也。"夏字中的"页"是什么意思，许慎在解"夏"字时没讲，因为"页"字是甲骨文中已有记载的古老文字，所以在许慎的《说文解字》中是有专项解读的。"页"字指人体颈部以上部位，是"头"的意思。在"夏"字里，包含的是一个完完整整的人体结构。

从古人造"夏"时所用"素材"和"素材"摆放位置看，许氏、段氏对这个字的解释都大有可商榷处：

首先，从字的结构上看，既然"从夊，从页，从臼"，"臼"为两手，"夊"为两足。再加上本意指头的"页"字，而且是头在上，两手在中，两足在下，这不就成了一个完整的人吗？

以"人"解"夏"，应该是有深刻寓意的。

具体寓意到底是什么？

是以国家归属、民族区分为寓意呢？还是有别的寓意？那就值得深入探究了。

其次，从字义上看，"夏"的寓意如果是区别于其他周围邦国或其他兄弟民族，以数量众多而得出的"中国之人"，是没有争议的。很可能在上古时期，中国人就比周边国家的人多得多，就成了亚洲板块的主要成员。

但如果说是在这样的含义基础上进而引申为"大"的，那就说不过去了，那就意味着国家民族概念的产生，早于时令概念的产生，早于对季节气候特点的认知。

世间万物，应时而生，应时而长。每个生命种群及其个体，从诞生的那一刻起，首先就是对大自然的认知，对环境的熟悉，对明暗冷暖的感受。因此，这种感知必先于其他一切认知！

季节概念的产生，与农耕文化有着密切联系，而农耕文化的诞生应远在王朝、邦国形成之前。1995 年 11 月，2004 年 11 月，中外考古工作者在湖南省道县寿雁镇玉蟾岩蛤蟆洞中先后发现的 9 粒古稻，经科学检测，距今已有一万四千年到一万八千多年，最保守的认定也有一万两千年，就是最有说服力的证据。

一万两千年前，还是石器时代，国家的影子都还没有呢！而在南方一个温暖潮湿的山沟里，已经为中华文明史拉开了农耕文化的序幕。那时有"国"吗？那时有"中国"这个概念吗？用汉代的概念去解说远古概念的合理性在哪里？恐怕就是许慎在世，也难以自圆其说。

由此可见，许氏以"国家""民族"来解"夏"，就已经犯了国家、民族观念至上的错误，段氏《说文解字注》再从许氏"国家""民族"之义引申出"夏"即"大"的意义，就更是于理难通了。

客观地看，"夏"字的本义或许是"大"的意思，或许是别的什么意思，然后才被中国历史上第一个"王朝"时代所借用的，而不是王朝文化赋予了"夏"字以"大"义。

再次，从季节划分的核心意义看，应该是对不同气象气候特点进行认知的区别，作为季节符号的字义，也应该是突出季节气象气候特点。而季节气象气候特点的表达，对万物而言，主要是一种感觉变化，而不是形态变化。冷暖易知，大小难察，与国家、民族更是毫无瓜葛。我们的老祖宗怎么会拐那么大的弯，选择那么生硬，那么不便于理解的符号来加以表达呢？

虽然热胀冷缩也是大多数物质的共同物理特性，夏季阳气隆盛，万物至夏而繁茂，其势张扬而壮大，也是一种普遍现象，但阳气隆盛带给人的最突出感受却不是"大"，而是"热"。"大小"虽能目视，但还有一个比较鉴别过程，查验相对较难。热是一种切身感受，无论老幼，无论有没有认知能力，都能对冷暖立即做出应答性反应，最为易知易察，老祖宗们为什么要舍易求难呢？

更何况，万物在炎热中壮大，"大"是果，"热"才是因，才是核心要素，才是夏季气象气候最具代表性的特点，才是夏季物象物候最具敏感性的特点。老祖宗们在造字时，说明智慧已经达到用文字符号来表意的高度，春秋冬三字的构形都那么生动，取意都那么深刻，因果联系都那么紧密，怎么唯独在夏字构造的思考中因果倒置，隐晦难解呢？

由此可见，作为季节名称的"夏"字，在结构上虽确有"人"的意义寓于其中，但其义却并不是以由人组成的国家民族归宿来表达其义，甚至可以说与这种区分完全没有任何关联，而是另有所指。

"夏"字用作季节名称时，更合理的寓意应该是"人体裸露"的意思。夏天天气炎热，人赤身裸体，从头到脚"裸露无遗"，是人体在一年四季中，曝露面积最大、最充分的季节。

作为两足的"夊"部，是人体直接与大地相接触的部分，放在"夏"字的底部，象征人赤裸双脚站在大地上，与生命之母的大地完全没有了空间距离。这种零距离状态隐含"尽"的意义，寓意应当是指人体一丝不挂的赤裸状态。

为什么要全身赤裸，一丝不挂？

是原始时髦的追求？当然不是！而是《素问·疟论》所说的"热气盛"造成的。

其实，这个答案不用到那么古老的文献里去寻找，在现实中人人都能感受到：热极难当啊！夏天气候炎热，人们不需要披挂任何服饰，赤裸正是炎热气候条件下人类生活特点的朴实表现。以裸露的人体来说明夏季气候的炎热特点，是最生动形象，最具典型意义，最易让人理解的特征性物象。"暑天无君子"，讲的就是这种状态呀！这不正是夏季气候特点的最生动形象说明吗？

或许正是人体赤裸，暴露充分，与自然接触面最广，虽也暗含"大"的意思，但表意仍然不那么直白，不那么易于理解。因为无论怎么暴露，毕竟人体体表面积并没有改变，"大"的含义并不突出，更不典型呀！

第一个被称为"王朝"的时代是"夏"，这个时代为什么要以"夏"为名？相对可信的，应该还是司马迁《史记》所载"帝禹为夏后而别氏，姓姒氏"，夏王朝第一个领袖禹帝是夏氏族的后代，"夏"原本是一个氏族名号，夏氏族可能是当时众多部族中势力最强大，威信最高的族群，也应该是创建夏王朝的主要力量，所以就用夏族名号作了国号，"夏王朝"的"夏"与"夏季"的"夏"并无直接联系。

"夏"在《尚书·周书》中也称"华夏"，有人认为"华"是因"华山"得名，"夏"是从"夏水"得名。"夏水"就是后世所称的"汉水"。"华夏"是直接隶属中华民族的古老文化概念。具体内涵到底是一个王朝时代名称？还是一个种族名称？文献中找不到确凿证据，至今没有定论。古籍中将"华""夏"作为中原地域的代指，称四方为"夷蛮戎狄"，"华夏"一词就带有了强烈民族色彩和地理色彩兼具的意蕴。

在中国历史上，"华""夏"在代指中华文明时，完全就成了同义词，"华"就是"夏"，"夏"就是"华"。在现存最早的古文献《尚书》里，就"华""夏"连用，合称"华夏"了。

唐代经学家孔颖达在《春秋左传正义》中又另出新解，提出"中国有礼仪之大，故称夏；有服章之美，谓之华"。那意思是说因为中国是礼仪之邦，所以称"夏"，这样解释就赋予了"夏"以高雅的意思；中国人衣着很讲究，服饰很漂亮,一个个打扮起来就像鲜艳的花朵一样美丽,故称"华"。在唐代杰出经学家的认知里,夏也没有国家、民族的影子。显然,孔颖达的注释带有浓厚的唐代文化背景色彩,他是以唐人的生活特点、社会现象在理解老祖宗的文化概念。

从这些文献资料中,可以让人获得这样几点新的启示:

一是在"夏"字本义中根本就不含有"大"的意思;

二是从夏字结构看,以人言"夏"既是以暴露面大小言夏季生活状态,更是因为人为万物之灵,代表着大地上的一切生灵,以赤裸代表着尽情享受阳光的沐浴滋养,像万物一样生机蓬勃,其势张扬。

因为除了人类,其他任何生命体,虽也能明确感知,应时而变,但都无法对炎热的季节气候特点做出如此直观而又生动的表达。

可以说,赤身裸体既是古代版的"夏"字义涵诠释,也是现代版的"夏"字义涵诠释。人类从"茹毛饮血"的原始时代,苦修苦练了数十百万年,才进入"上栋下宇"的文明时代。在文明时代又苦修苦练了几千年,到今天,也就多了几块巴掌大的遮羞布。可见人类对季节气候的适应方式并没有太大变化。由此也可以看到,在夏字所具有的赤身裸体义涵背后,是热辣辣的季节气候特点本质。

夏季的炎热从何而来?

阳盛则热呀!

阳盛是因为日、地、月在参与宇宙运动过程中,太阳与地球北半球的距离渐渐接近的位置变化,大地得到充足的日光照耀,日益隆盛的阳气引领季节性气流转向,由南来的气流送来的。所以《素问·阴阳应象大论》才有"南方生热,热生火"之说。

火为热之极,是夏季气候特点最具代表性的标志物。

这就是五行学说中"火行"的季节气象气候物象物候学内涵。

"秋"的篆书体有多种,基本构架是"龝"。《说文解字注》释为:"禾谷熟也。其时万物皆老,而莫贵于禾谷,故从禾。言禾复言谷者,晐百谷也。"并引《礼记》的解释:"西方者秋。秋之为言揫也。""揫"是聚集、收敛的意思。秋季天地之气"收敛","百谷成熟"是一个肃穆而又丰硕的季节。

秋季的气象气候物象物候标志物是什么?

这可能是个令中华老祖宗非常头痛的问题。在万物之中，什么物质可以体现敛缩的特性而又与秋有着最密切的联系？什么物质在时令转换关系上，具有既能体现从夏季气象气候物象物候特点转换为秋季气象气候物象物候特点，又能开启冬季气象气候物象物候特点之端的复杂变化要素？中华老祖宗在这个时令特点标志物的选择认定上，想必是大费了一番周折，消耗了不少脑细胞的。

秋季大气流动从西而来，秋季气候凉爽，草木黄落，雨少泉竭，万象萧索，这些不以人的意志为改变的自然现象，观之即得，都很好理解。难以理解的是气象气候物象物候标志物的认定，为什么是"金"？

对这个问题，似乎从来没有引起人们的关注，前人几乎都没有留下追本穷源的见解。就连《说文解字》里，也只作了"金，五色金也。黄为之长。久埋不生衣，百炼不轻，从革不违。西方之行。生于土，从土；左右注，象金在土中形；今声。凡金之属皆从金"的简短说明。

许氏的解释，主要阐明了这样几个意思：

阐明了"金"是一个形声字，上面是作为声符的"今"字，下面是作为形符的土中两点，以示金在土中。

阐明了金是多种金属的总称，以黄金最为珍贵。

阐明了金有久埋不锈的良好抗腐蚀性，显然是特指黄金了。

阐明了金在反复冶炼中很少耗损的稳定性。

阐明了金可以顺从人的意愿制作成各式各样器具的良好可塑性。

阐明了金在汉时已经成为五行中西方之"行"的标识物。

令人深感遗憾的是，对"金"为"西方之行"的所以然之理，并没有半点说明。

不过，透过《说文解字》的内容，也可以窥见某些历史真相。

从"金为西方之行"说窥见的真相是：在《说文解字》问世之前，五行学说早已诞生，而且流行于世了。《说文解字》正是以此为据，才有"金"为"西方之行"一说的。

从"五色金"说窥见的真相是：在五行学说诞生之前，冶金文化已经诞生了，而且内涵丰富，已经掌握了对多种金属的冶炼、利用和认识，而不只是青铜一种。因此，才有"五色金"一说。"五"并不是五种金属的确指，而是一切金属的总称。

正是因为金属文化盛行，在创建五行学说时，才有可能以"金"为自然物质的一个大类来加以看待，并选作秋季气象气候物象物候标志性物质，而为"五行之一行"。

至于"金"作为"西方之行"的由来，即便是当时最具代表性的权威文字学家许慎，也只能就事实讲事实，而无从考求其原委。

许氏之后，更没有人能做出明确阐释，因而成为五行学说中的一个疑案。

要破解这个疑案，首先就得站在祖先的时代条件基础上去思考问题，找到他们以"金"为"西方之行"的着眼点。

所谓"西方之行"，其实指的就是与秋季气象气候紧密相关的万事万物。谈"行"，就不是简单类别区分，而是包含事物运动变化过程中的复杂联系及共性特点。所以，要正确选取西方之行的标志物，那就得对秋季的气象气候物象物候特点有正确的认知。

对这样一个包罗天地万事万物的复杂问题，在五行学说尚未酝酿，文字都还没有诞生之前，中华老祖宗通过长期生产生活实践，早已有了相当深刻的认识，绝不是事到临头才盲人摸象似的瞎猜乱想。这在"秋"字创造中已有充分体现。

在"秋"字的形意结构中，蕴涵了两个方面的意义，一是百谷成熟，二是天地之气收敛。百谷成熟，有可能是中华农耕文化高度发达的表现，也有可能与农耕文化全然无关。因为百谷都是自然界原本就有的物种，而且早在农耕文化之前，就已经成为食物的选择了。

天地之气收敛，是秋季独特的时令气象气候特点。正是这一时令气象气候特点，决定了气温由潮湿炎热，变为干爽清凉；江河由浊浪翻滚，变为清流缓缓；草木由枝繁叶茂，变为黄落凋零；候鸟由忘情嬉戏，变为匆匆南飞……这一切变化的内在本质，都是阳消阴长的结果。

西方是秋季大气流行的来路，在选择秋季气象气候物象物候标志物时，需要考虑的核心问题是：天地之气收敛，到底会给包括人在内的地球自然万物带来哪些重大影响？对这个问题，老祖宗们在建立五行学说时，为了满足五行相生相克之理，重点考虑的可能有三个方面：

一是对物体的影响。

二是对生态的影响。

三是对气候的影响。

收敛影响及物体时，到底会表现出什么特点？

收敛对物体影响的最直观表达就是体积的变化。物体内在物质密度改变,是物体收敛程度的判断标准。膨胀则疏松,收敛则致密。收敛程度越大,密度越大,比重也就越大。以人的感官体察,金属是当时已知万物中密度最大的物质,盛夏不见其增,隆冬不见其减;水浸而不膨胀增重,挤压而不收缩减轻,是当时人类已知各种物质中体积比和重量比最稳定的物质。这一切都是高度收敛的突出特点。在当时,除了金属,没有其他任何一种物质具有这样的特性。因而可以作为收敛的标志性物象。

收敛影响及生态时,到底会表现出什么特点?

决定地球生态变化的是阳光、温度和湿度。秋季,在阳消阴长的天地之气收敛过程中,光照日减,温度、湿度日降,自然生命群落得不到充沛的光照和水分滋养,生机日渐萧索,草木从枝繁叶茂的蓬勃景象,渐渐进入枝枯叶败的凄凉状态,其他生命物种也是如此。

在自然万物中,什么物质最缺乏保温保湿性而丧失生命活力?

在当时的历史条件下,能找到的答案只有金属。金属蓄热性最差,离开火源,就迅速成为冰冷的物体。金属也是最缺乏保水吸湿性的物质,即便长期浸泡,也离水就干,全无半点水湿残留。

正是由于缺乏保温保湿性,因而决定了金属也是最缺乏生命活性的物质。石头都可以得热而温,得水而润,成为其他生命的生长基础,唯独金属是个例外。在金属体上,用肉眼几乎看不到生命的迹象。这或许正是中华老祖宗把它作为秋气主燥而生机萧索的标志性物象的又一重要原因。

收敛影响及气候时,到底会表现出什么特点?

大气西来时,由于阴气的与时俱长和阳气的与时俱消,阴主降而闭藏,气候渐渐由热变凉,进而由凉变冷。骄阳不再,江河不涨,泉水不溢,大地渐渐进入地气内收状态,万物生机也日渐萧索,夏季的蓬勃繁茂景象都随之渐渐消失,地球自然进入草木枯萎,万象萧索状态。人体也不再动则汗出,皮肤由湿润变得干爽,这一切变化都与温度湿度俱减紧密相关,所以才有"西方生燥"一说。

既言"西方生燥",怎么又说"金生水"呢?岂不自相矛盾吗?

一点都不矛盾!这是两个毫不相干的问题。

"西方生燥"讲的是时令气候特点,同时指明了决定这种时令气候特点的影响因子是大气西来。当秋季到来时,大气流动方向由夏季的南来改为西来,天地阳气由盛极期进入衰减期,发生了阴升阳降的内在本质变化。正是这种变化,导致了天地之气收敛,季节性气候特点也由夏季的炎热潮湿,渐渐变得少雨而干燥。"西方生燥",正是指此时令特点而言。

"金生水"讲的是时令演变相关性,明确指出了季节交替是不可逾越的必然规律。秋季是冬季的先期时令过程,是地球年周期变化过程中进入冬季的必然时令阶段。伴随秋季阳气渐消,阴气渐长,为"北方生寒,寒生水"的冬季来临奠定了气象气候变化基础。"金生水",正是指此时令演变相关性而言。

秋季虽气候干燥少雨,地表水大大减少,但地气收敛,地下水既蒸发大大减少,又随地气内收而下渗,被有效地储存蓄积了起来。更重要的是,秋气收敛,气温日渐寒冷,为冬季的到来做了充分准备。过了这个季节,不仅地下水蒸发极度减少,就是地表水也大多都能以冰雪的形式存储起来,所谓"金生水",其实就是"秋收"而生"冬藏"之时令转换的另一种提法。

金生水可能还寓有另一种含义,那就是:当来年阳升春回时,大地冰雪消融,泉水涌溢,隆冬储存的水化作潺潺清流。就像金属一样,得寒则凝结而成为坚硬的固态,加热到一定程度时,就熔化而成为流动的液态。金得热而熔,冰遇暖而化,虽凝固熔化的温点不同,其理则完全相通,因而成为"生水"的标志性物象。

近世以来,中医学术界所流行的"受金属熔化则成流动液体这一物理状态改变的启示,而有金生水之说"的解释,认识虽有较大偏差,但并非全无道理,最大的失误是没能揭透金水相生的气候物候学本质,因而成了望文生训的肤浅之见。

还有以黄河、长江两条中华民族的母亲河都是自西向东,横贯中华大地来解说"金生水"的,纯属离题万里的主观想象。

金性紧缩,缺乏生机,熔则为液,因而成为秋季气象气候物象物候特点最具代表性的标志物。

这就是五行学说中"金行"的季节气象气候物象物候学内涵。

"冬"字的小篆体是"𩚛"从"夂",从"仌"。"夂"是"终"的古体字。《说文解字注》中的解释是:"四时尽也。"今天所用的"冬"字,就是继承的上边是"夂"——终,下边是"仌"——冰的小篆体结构。"仌"是由液体水凝结而成的固体物象,"夂"寓有"结束"或"尽头"的意思。

什么结束了?什么到尽头了?

每一个季节的气候变化,都有一个以阴阳盛衰为内涵的转折点,过了这个转折点，前一季节气候特点的发展演变就基本结束了，取而代之的是下一个季节气候特点的到来和持续发展。

冬季是以年为周期的时令变化最后一季。冬季一到，就意味着春夏秋冬四季轮回进入了最后的发展演变阶段，年周期快到尽头了，年周期演变快要落幕了，也预示着新的年周期轮回即将开始。

冬季的标志性气象改变是冷空气弥漫大地，标志性物象改变是滴水成冰。所以"冬"字的小篆体结构寓意是带有突出时令指向特点的，很便于理解，这也是后世一直沿用至今的重要原因。

时令改变不只是时间过程的推移，而是有其内在阴阳盛衰本质变化的。说得再直白一点，就是太阳能量对地球自然影响度的变化才是决定时令变化的核心要素。

伴随阳降阴升，夏至以后太阳能量对地球的影响与日俱减，当太阳能量对地球影响减小到一定程度时，就会出现由热变凉，再由凉变寒的气候变化。以凉爽为时令特点的秋季一过，以寒冷为时令特点的冬季就到了。

所以比小篆体更早的古体"冬"字是"𡙒"，义符不是放在"夂"字下边的"仌"旁，而是放在"夂"上边圆圈中心加一点的"日"旁。

古体"冬"字的取义，是直指阳气受到约束，渐收于内的气象变化物理学本质，而不是物候学特点，应该说寓意更加深刻。既然寓意更深刻，为什么弃而不取呢？

要知道，文字是人类文化信息传播的基本工具，看重的就是易知易见，易明易懂。古体冬字虽寓意深刻，但却没有小篆体的"𡘇"字表意那样直白，那样一见便知。由此可见，后人取舍时还是经过了深思熟虑的。

冬季的气象气候物象物候标志物是什么？

中华老祖宗不知经过了多少次反复对比，经过了多少次冥思苦想，才在数不胜数的自然万物中提炼出"水"来。

冬天雨水减少，江河干涸，草木俱枯，表面上看，是地球自然万物最贫"水"的季节，作为季节性特点的气象气候物象物候标志物怎么会是"水"呢？

古人的智慧凝聚点既在现实，更在未来。不在现象，而在本质。除冬季外，其他三季的水，都是无法自然存储的，无论是以天上雨水的形式，还是以地下泉水的形式，只要来到大地后，又立即在强烈阳光的照耀下，蒸腾而上了。这就是《素问•阴阳应象大论》所说的："地气上为云，天气下为雨。"唯有冬季的水，是降敛取代涨溢，能以让山河银装素裹的冰雪形式存储下来，还能以让大地成为冻土的不可见形式存储起来，以待又一个年轮回开始的春季到来，才以无声浸润的形式滋养大地，或以滔滔不绝之势，汇入江河湖海。

在知道了寒冷冬季，水可以冰雪形式储存的认知基础上，中华先民可能还在冬季气流从北方来的启示下，远涉漠北及东南沿海，甚至更远的区域，有意识地进行过海陆综合考察，所以才知道北方低纬度的区域终年冰雪覆盖，是地球的重要水资源所在地。也才知道大地的水，最终会汇入大海而变咸。《黄帝内经》才有"北方生寒，寒生水，水生咸"的记载。

水性寒而能凝，凝则大地冰封，草木枯槁，万物闭藏，因而成为冬季气象气候物象物候特点最具代表性的标志物。

这就是五行学说中"水行"的季节气象气候物象物候学内涵。

为什么讨论时令"气运"，一定要在四季之外加个"长夏"，拼凑成"五"呢？

有关这个问题，恽铁樵先生在他的《群经见智录》中，一语道破中医学引进"五行学说"并进一步丰富五行学说内容的天机："《内经》言五行配以五脏，其来源于天之四时。脏有五，而时仅四，故以六月为'长夏'，以配脾。"

中医学虽然也曾有过实实在在的人体解剖，但由于研究手段受历史条件限制，最终没能通过以技术手段剖视认证生命的方式，建立起以结构定位为基本特点的医学体系，而是通过理解生命的方式，辗转求取，建立了以功能定位为基本特点的天人合一整体恒动医学体系。

中医学对人体结构的认识，不是现代医学那样的以解剖为依据，以中枢、呼吸、循环、消化、泌尿、内分泌等分系统，以毛发、神经、血管、肌肉、骨骼、腺体等组织分类别，以细胞为基本单元进行微观结构认证。而是以理解生命为依据，以心肝脾肺肾五脏为中心分为五大系统，以机体生命信息与天地气候气象、物候物象信息整体协调、动态对应、和谐平衡为基本认识，对生理、病理、诊断、治疗，进行理解性把握，整体性透视。尽管在结构认知上还存在重大缺陷，尤其突出地表现在脑系统缺失上。但以脏腑对精神意识的微妙影响，曲折反应脑的生理病理，在一定程度上满足了临床对脑病诊疗的需要，弥补了结构认知上的缺陷。

一部《黄帝内经》讲的就是天地大系统，人身小系统，天人合一同系统。

人类对自然规律的发现，是在生产生活实践中逐渐获得的。正是日出日落和寒来暑往的气象气候变化，启发人们产生了阴阳观念，正是生长化收藏和生长壮老已的物象物候变化，启发人们产生了五行观念。在阴阳五行观念产生过程中，以五脏为中心的人体生理病理诊疗研究需要，也在一定程度上促进了以"五"为系数对大自然运动变化规律进行分类研究的强烈要求，成为阴阳五行观产生的原始驱动因素之一。

当五行观念在先秦诸子总结提炼的智能孵化中，上升为哲学说理工具的阴阳五行学说，成为百科研究总结纲领的群经之母时，中医学的发展也到了形成理论体系的成熟阶段，由引进阴阳五行学说，到以医药内容充实五行学说，也就成了顺理成章的事情。

要对自然运动变化规律影响下的万事万物进行以五为系数的分类，就得从自然界找出气象气候、物象物候的合理要素，才能言之有据，言之成理。这样的"据"和"理"，都得求之于自然界客观存在的万事万物，而不是面壁虚构，胡思乱想，瞎编乱造。这就需要通过丰富实践，深入研究，精细观察去获得灵感。

中华老祖宗正是通过这样的方式，去为以五为系数增列"长夏"分类法求解的。

人们在长期生产生活实践中，通过深入精细观察，发现与五相关的因子极为丰富，无处不在。

从大气的存在状态看，除了主宰四季、运动方位和影响都迥然不同的四种状态外，还有南宋思想家朱熹所指出的，作为宇宙根基，寂然不动而又"负阴抱阳"的"太极"原始一气，共同构成五种状态。

从万事万物的发展变化看，确有发生、发展、成熟、衰变、终结的五阶段存在。

从阴阳的发展变化看，确有始萌、渐盛、盛极、渐衰、衰极五阶段存在。

从方位的客观存在看，确有东西南北中五个定位的区域存在。

从生命的发展变化看，植物确有从新芽始萌，到枝叶繁茂，到开花结实，到黄叶零落，到枝枯叶败的生长化收藏过程存在。动物和人都确有从脱离母体，到幼年发育成长，到盛年长成独立，到年老体衰，到生命终结的生长壮老已五阶段存在。

味有五种：辛甘酸苦咸。色有五彩：青黄赤白黑。声有五音：宫商角徵羽。

所以，用四季气象气候变化去研究物象物候变化特点时，所得出的春生、夏长、秋收、冬藏认识结论并不完美，并不严密。最典型的就是生命的化育这一突出特点没能得到充分体现，加上这一过程，生命的发展，就不是四阶段了，而是五阶段。

开花结实是一个复制存储生命密码,孕育生命种子的特殊变化过程。特殊就特殊在正是这个过程,把原本由单一种子生长发育而来的一个植株,变成了同时带有完整父系母系生命密码的新生命群落,所以称为"化"。

"化"对于动物界的意义也一样,没有父精母卵的结合,没有孕育产出的过程,何来新的生命?连新生命都不存在,何来生长壮老已的变化?

但在四时论中,作为夏季蓬蓬勃勃和秋季硕果累累联系纽带的"开花结实""化过程",却没有了着落,这当然是生命与时空关系认识上的一个重大缺失!

"化过程"是延续生命,发展种群的复杂重大过程。在物象物候演变程序中,找不到气象气候的对应点,就找不到万物"化育"的时空依据,就不能对物象物候特点做出符合气象气候变化规律的合理解答,对气象气候与物象物候复杂关系的认识就出现了断裂缺口。如果这样的缺口得不到完美修复弥合,有关生命发展变化的理论总结就不健全,不完美。

正是生命过程中"化"现象的客观存在,不仅为时令五分法提出了强烈要求,同时,也为时令五分法的必要性和合理性提供了充分的物候学依据。

正是在修补这个认识缺口过程中,老祖宗们极尽观察总结思考之能事,直至对时空与生命紧密联系的深刻理解,才创造了"长夏"这一独特时令概念,于是有了以"五"为分类系数的时空理论诞生。

正是这一创造性发展,既满足了五脏与时令相对应的要求,又从气象气候学角度找到了生物以五阶段为生命发展周期的时空根据,从而为五行学说奠定了坚实基础。

"长夏"的"长"字,在音义上都与"生长"的"长"字完全相同,而不是"长短"的"长"字。

把"长夏"定在哪个时令位置才能准确反映气象气候与物象物候之间的深刻联系?这也是个很麻烦的事情。万物生长既有某个季节蓬勃发展的显性表达,又有长期影响,不断促进的隐性存在,到底怎么进行时令定位?确实很费思索。

老祖宗们想来想去,想不出一个尽善尽美的定位法,于是只好用两种时令定位法来分别体现和说明。

一种是六月专属定位法,一种是四季均分定位法。

这是由两种不同意义取向所决定的:

一种意义取向是把"化"看作某种物候的特殊变化,特殊就特殊在这种变化对事物发生发展有着特殊的重大意义。以植物为观察对象时，得出的认识结论是：对这个转折点影响最大的气候发生在六月，于是有了"长夏六月专属定位法"的产生。

另一种意义取向是把"化"看作物候发生发展的内在动力，四时常存，盛暑最著。无论是就生命周期一年一轮回的植物而言，还是就生命周期一生一轮回的动物而言，"化"都时刻存在其中，而尤以夏季最为显著，于是有了"长夏"四时均分法的产生。

"六月专属定位法"是以植物生长化收藏物象变化为依据的求实划分法。

所谓"求实"，就是尽可能准确地找出生长化收藏的对应气象气候时空区段。

其实，动物和植物的生长过程大致相同，从出生，到长成，到繁育，到衰老，到复归尘土，也是五阶段。只不过，动物生命的周期性轮回体现在一代一代的成长上，而不是死而复生的形式上。但一年一周期的生长节律性变化还是客观存在的。

一切生命的繁育，各自都有与自然气象气候变化相适应的特定节律性周期。唯一例外的是人。在万物中，唯有人是由自身情感好恶、生活行为习惯所决定的不定期繁育特点，而没有特定的时令或年周期限制。所以，相对而言，还是以生长化收藏为变化周期的草木更便于观察总结。

"六月专属定位法"是把夏季的最后一个月定性为"长夏"。就像唐代学者王冰在注释《素问·藏气法时论》时指出的那样："'长夏'，谓六月也。夏为土母，土长于中，以长而治，故云'长夏'。"王冰讲得非常浅显明白，"长夏"的时序排列在夏至之后，是夏季的最末一个月，其时正当农历六月。

为什么要定在六月？

因为六月正是以五谷为代表的植物花开花谢、果成果长的季节，这种定位法是为表达"长中寓化"意义的人为设计。只是满足了为"化"寻求时空依据的需要，并不是气象气候变化客观规律新发现的重新定义。

表面上看，以年为周期的六月专属定位法，把一年四季分为了五个季节。认真看看，四季还是四季，完整性依然保存着，丝毫没有改变。只是在夏季中划出一个月来，赋予一个专门用来说明物"化"的崭新时令概念罢了。这种划分法确实有点勉强，明显带有为五行凑数的嫌疑。但以植物生命繁衍化育过程为支撑，又是那么物象证据确凿。

其实，对六月专属定位法，我们的老祖宗已经明确意识到了，确有不能尽如人意的遗憾存在，所以在《素问·阴阳离合论》中，讨论万物与时令关系时，只提"生因春，长因夏，收因秋，藏因冬"，一年四季是决定万物生长发育的基本时令特点。

只提生、长、收、藏，而不提"化"，那并不是同一书中提法矛盾，而是"化"在"长"中。虽由气象气候所主的"时相气运"仅四，但由物象物候所表现出的"运动变化之行"却有五，而且最具特殊性，突出性的"化"，就在主长的夏季中表现最为突出。所以，言"生、长、收、藏"，"化"也蕴涵其中。

大自然的奥秘是没有穷尽的，"长"中求"化"，是进一步深入探求"长"中寓"化"之自然奥秘的智慧表现。以"化"为据，另立"长夏"以解读"长"中寓"化"的所以然之理，是对生命的高度关注和对气象气候与物象物候关系的更精细认知。

什么是王冰所说的"土长干中"？

"干"，指植物的主干，是植株最具代表性的主体部分。"土"气主长，体现在草木得土气而繁茂，草木在夏季旺盛阳气催动下日日升高，日日膨大，这就是"土长干中"本意的形象直解。

需要明确的是："土长干中"并不是简单指"土"与草木关系而言，而是指"土"所代表的"长夏"时令气象气候特点，对自然物象物候变化的深刻影响。

冬至一阳生，夏至一阴长。"长夏"之季，正是阳主时而渐降，阴应时而渐升的阴阳相交时节，阳光充足，雨水充沛，草木百谷在溽暑熏蒸中应时化育，也就成了自然之理。这才是"土长干中"的完整本质义涵。

这种完整概括植物生长化收藏的年周期变化全过程，为五行学说奠定了气象气候和物象物候认识基础。这种以六月专属划分法来区分"化"的时空区间，也确实带有人为设计的局限性。因为就是植物，也并不都是"入化"，胡豆、豌豆、小麦、桃李都是三月进入"化"期的，玉米四月入"化"，还有一年两三次入"化"的，以六月为长夏时空区段确有难以克服的局限性。

或许正是因为这个原因，在"长夏"时令定位认识上，还产生了另一种四季均分法。《素问·太阴阳明论》中"脾者土也，治中央，常以四时长四藏，各十八日寄治"的论述，就是这种分类方法。

跟六月专属定位法一样，这是得之物象物候观察的求理划分法，并不等于气象气候规律的新发现，而是以气象气候变化解答物象物候变化的特殊需要，人为而设。

求什么理？

求万物发生发展变化轮回之理。在这个永无终结的过程中，化无时不在，这就是纲领性的大理、正理。正是这样的认识，决定了"长夏四季均分法"的产生，才有了把每个季节的最后十八天定为"长夏"时相的划分法诞生。

"长夏四季均分法"的详明记载，不见于秦汉以前，而在秦汉以后。不见于经史子集，而独见于《黄帝内经》。由此可见，这很可能是专为满足医学研究需要而创建的新见解。

"长夏四季均分法"在本质上是以求理为原则的划分法。求理划分法的具体体现，是四阶段、五定义、八时区划分法。四阶段指的是春夏秋冬四季，五定义指的是春夏秋冬再加"长夏"的五个时令概念，八时区指的是每个季节分出十八天来，作为"长夏"时区，每一季就有了两个时区，四季八时区。时区虽八分，时令定义却仍然是五。时令定义虽有五个，但四季的完整性却仍然保持着。

正如刚才讲到的，这样的时令细分，主导思想是以气象气候为根据，进一步深入解答物象物候的发生发展变化之理，并不是气象气候规律的新发现，而是因为某种系统性认知理论需要，人为而设。看似有些勉强，实际上折射出的却是不以时序之客观否定物象之特殊，不以物象之特殊否定时序之客观，而以物象为依据深求气象之理，复以气象之理阐释物象之特殊，这正是古人智慧的深邃精妙所在。

正是这种创造性气象物象和气候物候研究成果，为其后创建以五为系数提纲挈领分类认识自然社会之万事万物的五行学说奠定了良好基础。

再三重复强调。这并不是对天时的任意篡改，由天体运动所决定的四季气象气候变化规律是不会以人的意志为改变的，这就决定了四季才是研究气象气候与物象物候关系最根本的依据，对人体生命活动发展变化的研究也不例外。所以，明代著名医学家张景岳在《类经》中阐发《素问·宝命全形论》"人以天地之气生，四时之法成"一段经论时，指出"四时之法成"的具体体现是"春应肝而养生，夏应心而养长，长夏应脾而变化，秋应肺而养收，冬应肾而养藏"。求理深处，虽有"长夏"之说，实际上强调的还是四季。

不同天体位置关系，决定地球绕日运动一周过程中阴阳二气的不同盛衰状态，形成以春夏秋冬为区分的四个不同时段，每个时段有每个时段对自然万物发生发展的不同影响，因而决定了植物以年为周期的生长化收藏轮回变化特点。在这个轮回变化过程中，"化"无时不在，是物象随气象变化而变化的普遍联系,永恒存在,而不是某一时段的独具特点。

一年分四季,每季三个月,这是日、地、月运动过程中形成的自然气象气候特点所决定的,不是人为想当然的主观分配,属于天道,天道不可改。生命在繁衍过程中,受天道影响形成生长化收藏和生长壮老已的五阶段,属于客观规律,规律不可变。"四时相"配"五物候",四五难契合,怎么办?只有通过重新整合的变通办法来求解。

"长夏"虽由脾所主,但按照六月专属定位法,从夏季里分出一个月来,作为"长夏",夏季就只有两个月了,而春、秋、冬则各为三个月。同是一个季节,五季的时间长度却不相等,显得很不合理。

从物候的五行看气候的五时段,火行和土行就出现了时间长度上的明显"先天不足",从五脏对应时令这个角度看,心脾两脏对应的火运和土运也出现了明显的"先天不足"。天道无私,怎么会厚此薄彼呢?

这是阴阳五行学说必须回答的问题。

对这个问题到底应该如何理解?

在这里提出一点个人的浅见,供大家参考。

古人创造"长夏"这个概念,也许并不是一年五阶段、五季节的时令新分法、新学说,而是意在指明生长化收藏物候变化过程中,某种特殊物候现象与一年四季中的某个特殊时令阶段有着某种特殊内在联系。是关于某种特殊物象物候和某个特殊时段对应关系的标注性说明,而不是变四季为五季的季节重新划分。所谓特殊物候现象,指的就是"化",所谓特殊时令阶段,指的就是"六月"。

这只是供大家参考的一管之见。无论从哪个角度去解说五个季节、三种季节时长这一现象,都很难令学者们完全心悦诚服地接受。

或许正是因为这个缘故,先秦学者们才再一次通过冥思苦想,以卓越智慧,创造了在每个季节之末,各拿出十八天来,由一个新的时令概念所主,一年四季,共七十二天。在哲学社会学里,名叫"季夏"。在中医学里,名叫"长夏"。

在《黄帝内经》里,也能找到类似的理论创新,《素问·太阴阳明论》对此有明确的论述:"帝曰:脾不主时何也?"岐伯曰:"脾者土也,治中央,常以四时长四脏,各十八日寄治,不得独主于时也。"

《内经》这段论述,说的是脾对人体而言,就像自然界的土地一样,自身并不主宰某个独特的生长时节,而是在不同季节体现出对心肺肝肾四大系统发展变化的积极促进和巨大影响。

这是明显带有"化无定时，时时俱在"认识理念的划分法。这种划分法所针对的是万事万物。

即便如此，建立在求理基础上的四时均分法的"长夏"概念里，仍然有难以弥合的破绽。

比如：为什么一定是每个季节之末的十八日？

再如：既然已经分配到四季了，为什么还要带着个"夏"字？

直到今天，这类问题都没有得到圆满解答。

清代乾隆年间著名医家黄元御在《四圣心源》中对四季均分法的"长夏"作了个解释，提出"土无专位，寄旺于四季之月，各十八日，而其司令之时，则在六月之间，土合四象，是谓五行也"。

他把"长夏"的六月专属定位法和四季均分定位法进行了整合，使双重意义兼具，既以六月为"长夏"专属时段，又以每个季节之末的十八天为长夏均分时段来体现土旺四季，四时有"化"，而与四象相合共同凑成五行，以求能圆通其说。

这样的苦心求解也是徒劳的。既然"土无专位，寄旺于四季之月"，为什么其"司令之时"，又在"六月"呢？既然土已经与四象相合了，怎么还可以称为五行呢？如果回答不了这些问题，这样的解释就成了毫无实际意义的牵强敷衍。

以我的愚见哪！既然四时是天道的客观表达，五行为万物发展变化的客观规律，四时以天道有位不可改，五行因受气有序不可乱，那就不必人为画蛇添足，分什么季夏、"长夏"，干脆换个角度，从天地相关性来讨论这个问题，可不可以？按理说，也是可以的。

天道决定春夏秋冬四个时令阶段的客观存在，四时含风暑湿燥寒五大气象气候特点，四时以木火金水为气象气候物象物候标志物而成四行。剩下的"土行"，又该从何处去寻找气象气候、物象物候相关性依据呢？

从天施地受，天道所主四时，天道是主宰，是纲领，地道是依托，是根据。由天所主的以阴阳升降消长为根据的气象气候变化，必得大地的承接和因时而变内在反应，万物的生长化收藏特点才能得到体现。所以土不独主某时而四时并主，故为万物之母。以此确认土与代表四时气象气候物象物候特点的木火金水共成五行，土在五行中还成为最重要的一行，这理也是很充分的了。这样理解可能反而少了许多学术上的破绽、疑窦和官司。

当我们从这个角度来理解这个问题时，就会真正懂得，老祖宗们在创造"长夏"这个名称时，或许真的并不是在进行时令五阶段划分，而是在对"化"这种特殊物象物候和时令对应关系进行标注，意在指明"化"这一植物生长过程中的特殊现象，具体发生在哪个季节的哪个时段，并给这个时段标注了一个专用名称——"长夏"。

《素问·金匮真言论》的"所谓得四时之胜者，春胜长夏，长夏胜冬，冬胜夏，夏胜秋，秋胜春，所谓四时之胜也"一段论述，明明涉及了春夏秋冬长夏五个季节名称，最后的结论却仍然是"四时之胜"，也印证了"长夏"只是一个特指性时段标注符号，而不是时令重新划分的独立季节名称。

"夏季"主长，是万物生长过程中最繁茂的季节，"长"也是一个渐进的过程，在这个季节里，生长发育最旺盛的是哪个时段？是夏季阳热最隆盛，即将进入盛极而衰转折点的最后一个月，即万物盛长的六月，于是把这个时段定性为以"长"为突出特点的"长夏"。

这个时段的气候特点是炎热而多雨，比较起来，处在夏秋之间的"季夏"，雨水确实比暖湿多雨的孟夏、仲夏还多，于是便把主"湿"的时令气象特点落在了"季夏"。季夏在物象物候学领域里，就是"长夏"。在医学领域里，也是"长夏"。

各个季节的气象变化都是与气流方向变化相关联的，大气的流动主导方向是东西南北，"湿"从何方来？这是个必须回答的问题。

老祖宗们为了找到这个答案，不知经历了多少个仰观俯察的年年岁岁，苦熬了多少个殚精竭虑的日日夜夜，积累了多少类比分析的精英智慧，才终于确认，无论是立体地看，还是平面地看，"中"都是与湿紧密关联的空间位置。湿存在的最显著特点，是物体的中央，任何地域，任何物体，中央得湿最易，去湿最难，多湿是中央的基本特点。从此，东西南北中便成为与风暑湿燥寒紧密关联的五个方位概念。

"长夏"的气象气候、物象物候标志物是什么？

这个问题也是中华老祖宗在长期生产生活实践中观察总结得来的。湿是水的存在体现，水是天地间广泛存在的物质。大地江河纵横，湖海浩瀚，其水湿既从土所产生，又为土所储存。就是自天而降的雨水，也是因阳气蒸腾，大地阴湿之气上升聚集为云，而后才有天气下降为雨的气象特点产生。湿与土有着最密切、最直接的关联，"土"于是成为"长夏"的气象气候物象物候标志物。

　　四时是以气象气候为根据的年周期时令特点变化，五行是以物象物候为根据的年周期发生发展特点变化。物象物候变化是客观存在，是地球自然万物受天道特殊影响的产物，有什么样的物象物候客观存在，就必然有什么样的气象气候影响，这是从长期实践观察中得来的。"长夏"也正是在"化"的物象物候启示下，反求气象气候漫长过程中找到的时空对应区间。

　　这就是与中医学理论紧密相关的气象气候物象物候学知识为什么一定要凑成"五"的原因所在。

　　大家认真看看《素问•阴阳应象大论》提出的"天有四时五行，以生长收藏，以生寒暑燥湿风"见解，讲得明明白白嘛！五行学说既不是五种具体物质，也不是五种具体物质的物性提炼，更不是五个简单的物质分类符号！而是源自古天文学的气象气候物象物候学知识体系。

　　"化"是万事万物发展变化的必然过程和核心要素。在动植物生长变化过程中，一直贯穿着"化"的深刻影响。无化则无生或虽生不长，无化则无长或虽长不收，无化则无收或虽收不藏，无化则无藏或虽藏不生，体现尤其生动。生长化收藏是动植物发展变化的共同规律和基本生命活动特征。

　　《素问•天元纪大论》对五行学说的学术内涵也有精辟论述，明确指出："天有五行御五位，以生寒暑燥湿风，人有五藏化五气，以生喜怒思忧恐。"大自然有五种由大气规律性周期运动方向改变所形成的不同特点的运动变化，具体表现为寒暑燥湿风五种影响及地球的气象气候变化特点。正是这些气象气候变化特点，对包括人在内的万物运动变化，都有着十分微妙而又深刻的影响。就连人体不同的脏腑功能特点乃至复杂的情感变化，都与不同的气象气候变化有着十分紧密的联系。

　　很显然，这也不是指五种具体物质和以物质属性为特点的分类符号，而是从生命科学角度在揭示五行学说的本质和对生命发展的深刻影响，属于古天文气象气候与物象物候学知识在生命科学领域的具体运用。

　　五行是地球绕日运动过程中，以六十年为循环周期，以年为基本时间单元的五种气象气候特点，和受气象气候影响所表现出的五种物象物候状态。气象气候是主导，物象物候是根据，这就是五行学说的本质。

　　和阴阳学说一样，五行学说也有源自古天文学的自然知识基础。

　　现代科学研究得知，正是由于月球的存在，月地引力关系有效调控了地球转动速度，地球才有了绕太阳一周约为 365 天的年周期变化，才有了月球绕地球一周约为 30 天的月周期变化，才有了一年四季五运的区分，才有了生长化收藏地球自然物象物候变化。这就是五行学说的科学依据。

阴阳和五行是什么关系？

有关这个问题，明代著名医学家张景岳在他的《类经图翼·五行统论》中讲得既简明又透彻，他说："五行即阴阳之质，阴阳即五行之气，气非质不立，质非气不行。行也者，所以行阴阳之气也。"五行是阴阳的宏观物化体现，阴阳是五行的微观物质本元，没有物象物候的表达，作为万物本元的阴阳之气就无从体现，没有作为本元之气的运动变化，万物都不复存在，更不可能发展变化，生生不息。万物的运动变化在本质上就是阴阳之气的运动变化。

阴阳是源自宇宙的最小物质单元，既不可穷尽，也不可检索，是天道。

五行是地球在阴阳运动变化复杂影响下演变产生的形形色色具体宏观事物，可知可验，可察可见，是地道。

阴阳的运动，主导着四季气象气候变化，直接影响着以五行为纲的自然万物发生发展变化。作为五行具体内容的气象气候、物象物候变化，其内在本质都是由阴阳二气升降出入运动所决定的，都是以阴阳二气的消长转化为本质因素的。没有阴阳的升降出入和消长转化，世间万物的产生和演变都不可能发生。

作为阴阳运动变化产物的五行，自身也伴随阴阳的运动变化而不断运动变化，是自然万物发生发展变化内在复杂联系和外在生动展示的具体体现，本质上是阴阳运动的物象表达。没有世间万物的存在和发生发展变化，阴阳的存在和运动变化也就无法得到体现。

阴阳的升降出入是有严格规律的，一旦这种规律遭受破坏，对万物而言，都是灾难性的。任何物种永远都不应去破坏这种规律。破坏自然规律，就必然自取其祸！

正是基于这样的认知，所以《素问·六微旨大论》才有"出入废则神机化灭，升降息则气立孤危。故非出入，则无以生长壮老已；非升降，则无以生长化收藏。是以升降出入，无器不有。故器者生化之宇，器散则分之，生化息矣。故无不出入，无不升降，化有小大，期有近远，四者之有而贵常守，反常则灾害至矣。故曰无形无患，此之谓也"的深刻而又精辟的论述。

这就是阴阳和五行的关系。

在成熟的阴阳五行学说体系中，五行与自然、人事、社会、医药、艺术等万事万物都有着千丝万缕的紧密联系。有关这类知识，并不是凭想象得来的，而是建立在长期对自然现象、社会现象、人事生活的反复观察总结基础上得来的，不能简单归结于战国时期某个思想家奇思妙想的创造。这绝不是某个人的杰作，而是中华民族长期生产生活的智慧结晶。

当然，从古天文学阴阳五行知识上升为阐明自然和人事社会之万事万物发生发展变化规律的严密哲学知识体系，并成为阐明万事万物间复杂联系之理的精辟说理工具，先秦思想家们呕心沥血的总结归纳，提炼升华，也功不可没。

先秦思想家们在阴阳五行的哲学理论体系建设中的最大贡献，就是把中华老祖宗以六十年为周期，以阴阳为总纲，以五行为分类体系的古天文学气象气候、物象物候研究成果，加以提炼总结，使之成为运用于归纳演绎万事万物的广义哲学理论体系。

以阴阳学说为核心，统率五行学说，以五行学说为总纲，解说万事万物运动变化过程中相互联系、相互影响的所以然之理，作为认识世界、理解世界、分析世界、把握世界的方法学工具，这就是哲学之阴阳五行学说宝贵价值所在。

其中，阴阳是宇宙微观基础，是变化本原，是运动主导，是理论核心。五行是地球自然的宏观物证，是变化结果，是运动体现，是万事万物内在运动变化模式的生动展示。

这就是经先秦思想家们苦心提炼升华后的阴阳五行学说本质。

在这个提炼升华过程中，先秦思想家们因为时代的社会环境需要，也因为个人的政治理想需要，在赋予阴阳五行学说包罗无遗之巨大功能和严密说理之学术灵魂的同时，为了服务统治者，设说王权遵天命而神授，天命按五行而轮替，他们也暗用心机，巧施手段，有意识地阉割五行内涵，使作为社会哲学的五行学说摇身一变，成了以物性简单进行万事万物分类的说理工具。从此，五行学说被打上了机械循环论的烙印。

无论思想家们对阴阳五行学说如何改造，在隶属中医学科的阴阳五行学说里，阴阳升降出入、互根消长而演变为天之六气，四时五行变化以气象气候变化为根据，物象物候变化为标识，物象物候随气象气候而变化，无形之气象气候主导着有形之物象物候的发生发展，天之六气是主宰，这样的科学本质、本义，是永远不应该被掩埋，更不应该被动摇的。

遗憾的是，自从被贴上物性分类标签，被打上机械循环论烙印后，阴阳五行的学术真理光辉在很大程度上被深深淹没甚至被歪曲了，因而给自然科学运用阴阳五行学说，造成了千百年来难以克服的负面影响。作为自然科学之一种的中医学，也或多或少受到了这样的影响。在历代医家的作品里，凡涉及阴阳五行的讨论，在五行学说认知上，大多都不自觉地中了先秦思想家机械循环论的埋伏，以物性分类符号为选择。直到今天，中医在讲授阴阳五行学说时，仍然采用的是简单照搬机械循环论的方式。这样做，虽然教者易解易论，听者易明易记，但却失去了作为气象气候物象物候古天文学的学术本旨，人与自然复杂联系的深层次所以然之理，从此淹没不彰。

惟近代中医学家恽铁樵先生慧眼独具，能透过两千年重重迷雾，勘破阴阳五行学说真相，着实难能可贵！由此也可以看到，绝不是某些人所说的，中医传承代代衰，愚子愚孙太悲哀。而是中医名家代代有，一代更比一代优！

要把阴阳五行学说与自然、人事、社会、艺术、医药等关系的问题逐一讲清道明，就得写出一部专著来。我是没有这个能力的，只有等待中医有志之士来完成了。

再啰唆几句。

用阴阳五行学说对包括一切生命在内的自然万物这样庞大的知识体系加以诠释，加以归纳，加以演绎，而且充分展示其活泼生机，深刻揭示其相互影响的复杂内涵，这是中华先民大智慧的体现。

不要把老祖宗看得那么见识浅薄，那么头脑简单，那么缺乏理解归纳能力。他们所创的五行理论既不是简单的分类符号，也不是简单的抽象比附，更不是简单的原始元子说，而是建立在长期观察、深刻理解基础上的气象气候与物象物候学特点归纳、本质提炼，并以此为说理工具，阐明宇宙与自然万物的复杂时空联系。

五行中的五类自然物名称，不是五种具体物质的物性提炼，也不是对自然万物的简单分类，而是气象气候特点对物象物候变化深刻影响的高度概括。

就五行学说而言，则是物象物候学与气象气候学相联系的内在本质提炼，是以五行中复有五行的层出不穷变化，揭示气象气候对自然万物发生发展微妙影响的复杂理论体系。而不是以五种具体物质属性的简单提炼，也不是以五种具体物质属性对地球自然万物的简单分类归纳，更不是以五种具体物质属性为机械循环公式，对地球自然万物相互资生、相互制约关系的肤浅说明。

正因为五行学说是物象物候学与气象气候学内在联系的本质提炼，所以，跟阴阳学说一样，五行中复有五行，也就是除四季加"长夏"的基本气象气候影响外，在八节、二十四气、七十二候、三百六十五日中，仍有寒热温凉燥湿等波动和变化。这些波动和变化对一切动植物的机体生命水平、机体内环境特点，乃至每个瞬间的生命状态也都有着十分微妙的影响。

在中医学里，阴阳学说是用来说明人体生命活动和疾病发生发展变化基本规律、基本形式的理论工具。五行学说是用来说明时令、环境对人体脏腑生理功能的复杂影响关系，从而进一步阐明时令、环境对人体病理状态下，脏腑组织间的相互复杂影响关系，最终为临床治疗过程中立法处方用药提供科学的理论根据。

人生天地间，饮食营养离不开天地万物，呼吸吐纳，离不开天地之气。是独特地球自然造就了人和一切地球生物，是独特地球自然养育了人和一切地球生物，脱离了地球自然，人和一切地球生物就不可能繁衍生息！

在这样一个独特自然环境中，植物的生长化收藏，动物的生长壮老已，万事万物的一切运动变化，都以作为原始基质的阴阳为根据，都以阴阳的升降出入为基本运动形式。

所以《素问·阴阳应象大论》才有"阴阳者，天地之道也，万物之纲纪，变化之父母，生杀之本始，神明之府也，治病必求其本"的论断。

"治病必求其本"的内涵是非常丰富的。这个"本"既指疾病的性质，又指疾病过程中各种自然因素的复杂影响。中医学永远都是把患病机体投放到天人合一这个全时空研究平台上去探求其发生发展变化之理的。

所以，欲明中医之理，当先知阴阳五行运动变化之理。这是学好中医的前提条件。

有人也许不那么看，认为中医的基本功在方药的背诵记忆上，而不是在阴阳五行的理解运用上。果真抱这种认识的，那我就建议：干脆什么理论都别学，全把功夫用在背《方剂大辞典》上算了，那才是一点水分都没有的真正"干货"。

可以断言：以这样的方式，绝不可能学成真正合格的中医师！方药运用不是简单照搬套用，而是需要以系统理论为指导，需要以正确标准为参照的。一点理论都没有，一点标准都不知道，何来高明医术？就是把词典中的十万古方全背下来，也不值得显摆，更不值得骄傲。因为任何方的创制和运用，都得接受中医理论的严格规范。而制方用方的灵魂全在原创者的脑子里，没有理论的指导，就不可能复活作者的灵魂，就无法把握作者的制方之旨，用方之意，就不可能收到良好效果，没有理解的知识永远不属于你自己！

　　学中医的功夫得下在理论研究和运用上，入门是理的引导，提高是理的充实。要想进入上乘功夫的高层次，绝对离不开理的升华！所以我再三强调：中医的学会，提高，用活，全在一个"理"字上。

　　谢谢大家！

如何看待中医科学性问题

同学们好！

今天讨论中医科学性问题。

这是个内涵丰富，涉及面广，而且是近百年来备受关注，激烈争论的问题。明知以自己的学识、能力，要讨论这样重大的问题，是难以胜任的，但最终还是贾勇而上，勉力而为。

为什么要勉为其难地来发这个言？

因为这个问题在近百年的中医发展过程中，负面影响太大了！从青年学子到专家教授，一谈到这个问题，都很紧张，都精神压力巨大，都支吾其词，很少有人站出来理直气壮地正面回答过这个问题。大多都是借西医概念来阐扬某些中医概念，或以西方哲学术语来置换一些中医学术概念，希望通过这样的方式，来给中医涂抹一点现代色彩，注入一点科学元素，但最终都是徒劳。虽然也有像恽铁樵那样的真知灼见者，希望通过深刻揭示中医学术内涵，系统阐明中医学术本质来阐明中医科学性，最终也都因为理失清晰透彻，文失浅显明白，仍旧不能使科学旗帜高高飘扬在中医学术阵地上空。

恽氏的学生陆渊雷，秉承师意，毕生以中医科学化为己任，最终却走进了只承认中医疗效而不承认中医理论的死胡同，成了"是中医卫士还是中医叛徒"的争议人物。

由此可见，中医科学性这道题有多么难解！

讨论中医科学性问题，绝不是站在维护学科利益的狭隘立场上，逞口舌之能，硬要把伪科学说成真科学。果真是伪科学，哪怕你浑身是嘴，巧舌如簧，要想说成真科学，也绝对办不到！因为要说它是科学，首先得说明它的科学性到底在哪里？得以理服人。不仅要有充分的理论依据，更要有确凿的实践结论为依据。所以，对医学而言，效果才是检验真理的标准。

中医原本就是以治病救人为主旨，不问名誉地位，只求实效的学问，从来没想争什么名利得失，是非短长。但树欲静而风不止，近百年来，反对中医、否定中医的舆论一直时消时长，从未间断，至今余波未息。用冷处理的方法是解决不了问题的，只有直面这个问题，深入研究，认真讨论，中医学术性质才能越辩越明。

用现代定位定形定量的微观实证方法求中医科学性，中医几乎就很难找到科学依据。所以长期以来，学者们，学子们，一谈到中医科学性问题，就噤若寒蝉，自认气短。

曾经有一位中医大师，每当谈到这个问题时，就情不自禁地长叹："哎呀！中医的科技含量确实太少啦！说不起话呀！唯一的出路只有在专病专方上闯出一条路来，能用几个专方，治好几个大病，中医才能扬眉吐气哟！"

声明一句：不是我的恩师陈潮祖教授。他老人家对中医从来都是充满自信的。

再声明一句：不用问我所举例子是哪个学校的哪位大师，知道有那么回事就行了。举这个例子，原本就不是论人，而是论事。

大师的叹息，表达了他强烈的学术忧患意识，是值得敬重的。大师的见解，听起来很有道理，施行起来却与中医学术格格不入，是值得认真探讨的。

大师的这种见解，在不少场合都发表过，不少专家教授都听到过，听了之后，个别专家笑一笑，大多数专家连笑都不笑一下，任何表情没有。

大师的见解是不是代表所有中医人的想法？是不是大家都没有不同看法？

恐怕未必哟！有不同看法的人，或许还不止一个呢！但有一些经过长期磨炼的中医学者，就是烈火精钢，也早已炼成了绕指柔。无论有什么看法、想法，都宁可烂在自己肚子里，也不会轻易表露。这样既避免了因学术论争而得罪人，又避免了自己劳神耗气伤肝，惹火烧身。这种"一朝被蛇咬，十年怕井绳"的深藏不露的"大智慧"，淹没学术争鸣风气由来已久。这不是好现象，这是学术的悲哀。长此以往，还谈什么学术发展。学术上有不同见解，就应该积极争鸣。通过争鸣，可以明是非，见真理，避免谬误流传；还可以相互促进，共同提高。这才是对学术负责任的态度呀！

大师是个血性见于学术，在自己认定的真理面前绝不退让的人。我一向都很敬重他这种特立独行的风范。但在中医学术上，对他的很多见解，却不敢苟同，所以隔三岔五，都免不了和他发生一点学术上的争论。他也大人大量，从不计较，更不生气。相处时间长了，言行都比较放松，讨论起问题来，就更是毫无顾忌了。

有一次私下聊天，大师又发这样的感叹，我就当面给他提意见："老师，您是具有代表性的中医专家，不能讲这种话哟！负面影响太大了哦！"

老师瞪我一眼说："实事求是嘛！为什么不能讲？"

我也毫不相让地说："中医本来就不是现代新兴学科，而是两三千年前的古老学科。中医在创建理论体系时，还没有现代科技的影子，哪儿有什么现代科技含量呢！我们的老祖宗正因为苦于自己的感官不能放大，意识到事物内在秘密无法窥知，所以才千方百计加以弥补，开创了另一条探索生命奥秘的道路。中医虽然现代科技含量低，但个人智慧含量很高哦！"

大师听了之后，沉吟片刻，先表示赞同，肯定地说："嗯！中医个人智慧含量高，这个见解把中医人才特点讲透了！中医确实需要很高的个人智慧。"接着话锋一转："中医的科学性在哪里？如何证明？这也是大问题呀！你说的'另一条探索生命奥秘的道路'，那是什么道路啊？"从说话的语气中就听得出，他根本就不相信医学研究除了实证之外，还会有另外的研究方法。

我说："中医开创的另一条探索生命奥秘道路，就是通过生命在特定时空环境中的言行视听、舌脉形症等表现于外的'象'，来深刻把握生命内在状态的理解生命方法。这和西医通过生命结构剖视的实证研究方法是完全不一样的。"

大师带着几分嘲弄的口吻说："哦！你一天还整得深嘛！是不是整出了什么新学说来哟？"我深知，像他这么自负的老前辈，从来就不相信有什么人能整出比他更新的见解来。他讲这话是明显带着几分嘲讽的。不过，从他和气的笑容和轻松的语气中可以知道，虽是嘲讽，却并没有半点恶意。

作为学生，对大师这种善意调侃没有什么好计较的，我接着前面的话题聊下去。

"学生愚见，科学性和现代科技应该是两个完全不同的概念。不等于工具精良，方法新颖，研究结论就一定科学。也不等于工具粗陋，方法古老，研究结论就不科学。科学是没有时空限制的，也是没有研究手段限制的。无论什么时代，什么地方，什么人，用什么方法进行研究，用什么语言进行表述，只要能真实反映所研究事物的内在本质，能深刻揭示所研究事物运动变化的客观规律，能有效解决所研究事物发展变化过程中产生的种种矛盾，这样的研究方法就是科学方法，所得结论就是科学结论，这样的学术体系就是科学体系。"

"对于医学来说，具不具备科学性，验证方法很简单，拿到实践中去一用就知道了呀！能有效指导实践，取得真实疗效，就一定科学性很强！不能有效指导实践，不能获取真实疗效，再精细的数据，也说明不了科学性的存在！"

"科学性不能以诊断是否现代化，治疗是否标准化作为判断依据。诊断现代化，是工具的选择，如果认识不科学，无论多精良的工具，也找不到科学答案。临床治疗标准化，是诊疗模式的选择，如果原则不科学，无论多规范的模式，也不是科学治疗的本质体现。诊断现代化、治疗标准化，可以在科学认识指导下去设计，实现科学的手段现代化，实现科学的行为标准化。不能倒过来，把手段现代化和行为标准化作为科学定义的前提条件。"

"中医学是建立在数十百万年生产生活实践基础上的学科，是建立在中华先民以无数生命牺牲为代价，反复验证基础上的学问，虽无实验动物标本可数，却有无数人体生命牺牲；虽无实验数据精确表达，却有临床实践反复确证；认识是非常深刻的，结论是非常可信的。客观地看，和现代实验相比较，有认识不及的局限存在，也有认识超越的优势存在。"

前辈头枕椅背，微闭双眼，好像在认真听我不知高低深浅的夸夸其谈，又好像在息心养神。管他的哟！既然他老人家没发难，我就继续放我的厥词哦！

"认识不及，体现在微观实证方面，远不如现代实验研究清晰、精准。认识超越，体现在宏观综合分析，动态整体求证方面，远比现代实验研究全面、深刻。认识不及，是因为研究工具远不如现代精进。认识超越，是因为研究时空要素远比现代研究丰富，整体动态求证远比现代研究灵活。"

"其临床指导价值，部分不如现代医学，如器质性病症、占位性病症、恶性病症的定位定量定形定性诊断。部分超过现代医学，如功能性病症、慢性病症、非特异性病症内在复杂矛盾和动态变化的深层次影响要素认识。"

"有可靠的临床指导价值就具有可靠的科学性，为什么一定要耗子点头、细菌画圈才算科学呢？果真以这样的理念作为科学性认知理念，那这种理念就缺乏科学本身应有的公正性和学术评判严谨性。"

"当然，要发扬中医诊疗优势是有条件的，那就是必须严格遵守辨证论治原则！"

大师对我前面的滔滔不绝没有发表任何评价，而是接着辨证论治的话题说："照我看哪！辨证论治没有客观标准，很难掌握，没有专病专方好学好用哦！中医只有通过专病专方的研究，在某些大病的治疗上有所突破，才说得起话，才树立得起学术威望，才有希望走向未来哟！"

　　大师说"辨证论治没有客观标准"，这话我是很难认同的。情之所至，完全忘记了和老前辈讨论问题时，应执弟子礼，有所收敛才好，竟控制不住自己的情绪，继续激烈抗争："老师，恕学生冒昧直言。您可不能这样讲哦！中医辨证论治是有共同理论基础，有客观诊断标准的。四诊资料都是辨证的客观标准，都是判断病性、病位、病势的可靠依据，只不过，既不能简单取用，又难以精确量化罢了。必须通过四诊合参，才能做出看似模糊，实则深刻的定因、定位、定量、定性判断。四诊合参是一个复杂筛选、综合分析过程，这是中医临床的难点所在，也是中医临床的精妙所在。"

　　"这种看似模糊的四诊合参判断结果，是可以有效指导治疗的，包括不少西医叹莫能为的疑难病症，都能通过中医辨证找到正确的治疗方向，制定正确的治疗方案，收到良好的治疗效果，甚至收到意想不到的奇效。如果能坚持在实践中反复历练，四诊合参的能力就会越来越强，判断的精准度就会越来越高，疗效也会越来越好。"

　　"专病专方，更不宜提倡哦！"

　　大师问："为什么不宜提倡啊？"

　　我说："以专方、固定方这样的凝固方药治疗疾病，省事、省力、省心，中医临床执行起来就跟西医一样，比较统一，比较方便了，形式上好像进了一步，实际上是严重倒退哟！"

　　大师用高亢的语调说："怎么是倒退！中医未必永远都花样百出，各搞一套！中医就是缺乏创新精神，年轻人要勇于创新嘛！"

　　我说："老师别在意。学生怎么想就怎么说。这可不是个创新或守旧的问题，这是关系中医学术灵魂存亡的问题！绝不能为了形式上省事、省力、省心，就搞专病专方运用！专病专方在本质上就是中药西用！那样一搞，就彻底丢掉了辨证论治这具中医赖以生存的鲜活灵魂，中医临床就必然脱离整体恒动认识轨道，因时、因地、因人、因证制宜的活思想就死啦！中医必须强调辨证论治！放弃了这个根本原则，中医的全息求证理念，动态追踪思想就全没啦！全息求证和动态追踪是中医认识问题的灵魂，是中医解决问题的法宝。灵魂一失，法宝一丢，诊疗优势也就荡然无存了，那中医就真的是自取灭亡了哦！"

　　大师有些不耐烦了，高声训斥说："哎呀！你年纪轻轻，太保守啦！怎么把辨证论治提得那么高？看得那么重？哪有你说的那么重要！西医不是用专药专方在解决问题吗？你能说人家没疗效吗？怎么还越来越发达呢？"

我也毫不相让，回应道："老师，你说学生把辨证论治提得高，看得重，实在是太抬举学生了，愧不敢当。这可不是学生看得重，提得高哦！这是中医学整体恒动理论特点的必然要求，就连医圣张仲景都得遵从哦！要想用活中医理法方药，就必须不折不扣执行辨证论治原则！"

"老师说得很对，西医确是专药专方对专病，形式上很规范，但这绝不是西医的长处，而是西医的短处！由于体质、年龄、性别、居处、时令等诸多因素的影响，患者机体生命水平，邪正对比状态，机体内环境特点在大多数情况下都是不尽相同的。这就决定了即便是同一病因引起的病症，临床表现形式大多也千差万别，治疗不能仅仅从病因着眼，也不能仅仅从病灶着眼。如果只是简单地对因或对病灶治疗，而忽视人与自然的复杂联系，忽视全身多系统的复杂影响，那就真的犯了只见树木、不见森林的原则性错误！西医在药物内治法方面，就存在这样的局限性，所以对很多病症的治疗效果不好。同样的问题，拿给中医解决，效果好得多啊！"

大师沉默片刻后说："那你举个例子我听听！"

我说："这样的例子多得很嘛！比如：过敏性病症，神经功能失调类病症，西医诊断不明的病症，诊断明确又并非不治之症的某些久治无功病症，解决这些西医无可奈何的难题，都是中医的优势呀！西医凭借自己的微观诊断证据，不能做出更深层次的所以然解答，就找不到有效治疗措施，就只有抱憾叹息。"

"就拿临床最常见的哮喘来说吧，西医虽然已经从遗传因素、变应原、促发因素等不同角度，甚至从基因水平揭示了本病病因的多源性；从抗感染、抗敏、解痉、镇静、调节免疫等途径，提出了多种救治方案。但令西医尴尬而又遗憾的是，不少患者疗效并不理想，只能缓解急性症状，难以收到稳定效果，更难从根本上收到巩固疗效。"

"造成这种尴尬的根本原因，就在于西医认知方法的简单、僵化。它把现实人类认知极限当作疾病这一自然事物的固有本质极限，完全忽视了人与自然的复杂联系和深刻影响，完全忽视了机体内在各系统的复杂联系和深刻影响。这就决定了西医临床治疗不可能从根本上去设计出针对不同机体生命水平，不同邪正对比状态，不同机体内环境特点的科学治疗方案来，当然也就不可能收到良好效果。这是西医短期难以克服的最大弱点。"

"中西医学完全不同的研究方法和思维原理，决定了中西医治疗都必须以各自的诊断为依据！根本无法相互替代。无论西医做出何种诊断，都不能作为中医诊断标准来指导中医临床治疗！因为受体质、年龄、性别、季节、地域等多因素影响，任何病症的内在病理本质都常常差异巨大，都需要进一步通过中医的辨证过程，做出寒热虚实痰瘀郁等不同证型的区分，才能立法处方用药。直到今天，作为中医证型的区分，仍然只有通过中医的辨证才能完成，就是基因分析方法也不能替代中医的辨证。所以，中医辨证是中医诊疗过程中最重要的环节！谁都不能违背！谁都不能逾越！"

"证不仅反映某种外在原始病因性质，还揭示机体内在多因素复杂影响，还动态反映疾病过程中，伴随矛盾斗争不断进行而发生的病因病性改变。证是患者在疾病过程中，不同阶段机体生命水平、邪正对比状态、机体内环境特点的高度概括和动态表达。中医治疗是通过调节机体生命水平，纠正邪正对比状态，治理机体内环境来恢复人与自然息息相通关系，来消除病因影响，来达成机体内在阴阳平衡和恢复机体五脏六腑功能的。"

"同样是哮喘，即便西医诊断指标完全相同的病例，中医在辨证明确的基础上，如果证型不同，治疗方案也绝不相同！或祛风散寒宣肺，或祛风除湿通络，或宣肺化饮降气，或清肺化痰降气，或温中化饮降逆，或通腑泻热，或补肾纳气，或疏肝解郁，或化瘀通络等，而不是一个可以通行全球、贯穿始终的简单固定方案，这就是中医的同病异治。即便是西医诊断指标完全不同的病例，对中医而言，如果证型相同，治疗方案也就大致相同！甚至完全可以用同一种治疗方案、同样的治疗方药来进行治疗，这就是中医的异病同治。"

"这些都是老师你们这些老前辈教给学生的中医知识呀！怎么能说辨证论治没有标准，难以把握呢？"

"中医同病异治和异病同治原则并不只是在同类病症中运用，而是可以在各种病症中加以运用。只要证同，治就同，这就是中医的有是证，用是药；证千变，药亦千变。因为中医的治疗着眼点并不仅仅局限在病因和临床症状上，而是要求着眼于病证发展过程中的机体生命水平，邪正对比状态，机体内环境特点上。"

"就是这样因时因地因人因证设计的治疗方案，在实施过程中，都还需要严格追踪病情发展变化，根据不同阶段的不同临床特点进行加减化裁，是永远动态追踪靶点，永远与疾病发展演变相适应的生动活泼运用。这正是中医治疗哮喘病可以收到显效稳效，优势独具的根本原因所在！"

"正是因为中医在这些西医叹莫能为的病症上，具有突出优势，中医今天才有存在价值，才有生存空间，才能走向世界。中医优势是建立在证千变药亦千变活思想基础上的，这也正是中医强调辨证论治的原因所在呀！"

"专病专方和固定方运用，都不是中医活思想的体现，而是中药西用的体现。按中药西用模式发展中医，中医是没有生命力的。中医果真这样搞下去，就没有存在价值了。"

大师半闭着眼睛仰靠在椅背上，听完我那番班门弄斧的高谈阔论后，也许有些累了，也许有些烦了，沉默良久，非常大度地说："你讲的也有一定道理，那我们就暂时各自坚持各自的观点，以后再慢慢讨论。"

让我非常感动的是，这次不知天高地厚的狂妄对话，并没有引起大师对我的生气。从那以后，大师反而时常鼓励我多读书，多临证，还在工作中热情栽培我。真的令人汗颜，令人感念难忘啊！

同学们：以上是我和当代一位中医大师茶余饭后的闲聊对话。作为中医大师的老前辈，在中医科学性认识上，尚且以科技含量太低为憾事，费尽苦心地想要用专病专方治疗模式加以弥补，更不用说青年中医学子了。

不少同学刚刚跨进中医药大学校门，还没有正儿八经听一堂中医课，可能就先听到了"中医不科学"的震撼性杂音。

青年人一听见这个评价就毛骨悚然，惶恐不安！这不是心理脆弱，这是正常反应，甚至可以说是健康反应啊！在青年人心中，科学代表什么？代表进步，代表正确，代表真知，代表真理，代表现代，代表未来呀！一个学科，连科学性都没有，意味着什么？意味着落后！腐朽！谬误！垃圾！一无是处！

这样的学科还能称之为学科吗？

当然不能！

这样的学科还有存在价值吗？

当然没有！

再想想啊！从幼儿园算起，通过近二十年寒窗苦读，千百次考场拼搏。刚刚金榜题名，兴高采烈地走进大学殿堂，就听到有人说你选择的学科不科学，能不惊诧？能不惶恐？

信奉科学，追求真理，爱好时髦，向往海阔天空，这是正常的青年心理特点。

如果一个国家、一个民族的青年，都不信奉科学，不追求真理，不爱好时髦，不向往海阔天空，那这个国家、这个民族一定是没有希望的！所以说，面对这样的舆论，惊诧、惶恐都是青年人的正常反应。面对这样的舆论，完全麻木不仁，那才不正常，那才可怕。

但你不能一听到这样的见解，半点脑筋都不动，想都不想，就悔恨交加，痛不欲生哪！更不能从此迷失自我，一蹶不振哪！那叫盲听盲信！是不明事理，幼稚可笑的表现！盲听盲信的后果是：上当受骗，教训不断！

容易盲听盲信，容易偏激冲动，这既是年轻人的处事行事特点，也是弱点，但并不是缺点。造成这种弱点的原因，是人生阅历不够，磨炼不够。阅历不够，就缺乏经验，容易盲听盲信。磨炼不够，就容易冲动，容易走极端。没关系，每个人都是这么成长过来的呀！

没有生而知之，一切书本知识、人生阅历、实践经验，都是通过学习积累得来的。

没有生而老练，大多数人都是在碰壁、失败甚至上当受骗等教训中逐渐成熟的。

连孔夫子这样的大智大圣，都认为人要活到"四十"才"不惑"嘛！人生七十古来稀，四十岁才走出混混沌沌的迷糊区，活出神志清醒的状态来，可见，人的成长是多么不容易呀！

名人、师长们站在讲坛上侃侃而谈，教训后生，他们是不是成熟期比常人短？有没有可能是生而知之？凡是神志清醒、思维正常的人，都会告诉你一个标准答案：不可能！

不要说名人、师长，就是伟人、圣人，也都是这么成长过来的。正因为自己有切身体会，所以才那么语重心长地谆谆告诫。谆谆告诫表达的是对后人的关切，是希望后人少走点弯路，少受点挫折。这其中恐怕或多或少还包含着些许自悔自责：当年为什么那么不懂事呀！

大多数人，没有大半生的摔打历练，是难以成熟的。这还是对善于努力学习，不断总结经验教训的人而言。并不是人人都能做到"四十不惑"。活到六十，七十，都快到终点站了，仍旧没有醒神的，也还大有人在嘛！

听到舆论，碰到问题，遇到挫折，都要学会动脑筋分析、思考。是好是坏？是真是假？该如何面对？如何处理？你得学会自己做出判断，自己理智处理。不然的话，你一辈子都把你的人生观、是非观都拿给别人主宰了，你还怎么活呀？

从事业到爱情，从单位到家庭，人一生要听到多少不同意见呀？从社会现象到自然现象，人一生要见到多少不解之谜呀？针对这些闲言碎语，这些人生困惑，你有自己的认识，有自己的主见吗？

遇到事情，碰到问题，有没有主见，这一点很重要。这是人生成长的分水岭。有主见，意味着你的思维、你的认识能力都比较成熟了，待人接物都已经比较老练了。更重要的是：不容易上当受骗了，不容易被人利用了，不容易栽跟斗了。没有主见，那就意味着你的思维、你的认识能力还很不成熟，还处于比较幼稚的状态。

幼稚也没有什么不好，幼稚说明你心理年轻，说明你灵魂少有污染，说明你还属绿色环保珍稀类纯洁人。这也很难得呀！但你不能一辈子都幼稚。如果一辈子都幼稚，人家说白，你就相信是白，人家说黑，你就相信是黑，一点分辨能力都没有，那岂不成了四川方言所说的"瓜娃子"！果真成了这样的"瓜宝"，最大的隐忧是：容易上当受骗，容易被人利用，容易碰得鼻青脸肿。

所以，在生活磨炼过程中，你得不断总结，不断思考，才能逐渐成长，逐渐成熟，逐渐变得有主见。才能在人生道路上少摔跟头，少上当受骗。

主见不是无凭无据的主观臆断，更不是不顾是非曲直地随心所欲乱下结论。主见是建立在是非辨别能力基础上的。如果你一点是非辨别能力都没有，那就不可能有主见。没有主见的人，就只有任人摆布。人家说好，你就高兴。人家说坏，你就难过。免不了成天都要生活在彷徨中，迷失在苦闷里！

否定中医，攻击中医，这已经不是什么新鲜话题了。追溯起来，已有一百多年历史了，是老掉牙的话题了。早在十九世纪，就有人否定中医。有的还是当时很有话语权的公众人物，甚至文化名流，政坛英杰。如著名经学大师俞樾、章太炎，以及其后的孙中山、陈独秀、严复、胡适、鲁迅等人，都是西学东渐文化潮流涌动时期的弄潮儿，所以免不了带着强烈偏见来评说看似旧文化宠儿的中医学，表达过对中医的不信任甚至是否定态度。

在对中医持否定态度的人群中，话说得最尖酸刻薄的人，是一生直面丑恶，孤身在黑暗腐朽的历史浊浪中苦苦拼搏，以自己的刀笔与"传统"和"保守"这两个强大敌人奋力厮杀，不时发出惊天动地咆哮呐喊，直至心力交瘁而死的文学家鲁迅先生。他讽刺中医愚昧可笑到连用作药引子的蟋蟀都必须是"原配"的一对，笑骂中医"是有意无意的骗子"。

攻击中医用心最苦、用力最专、影响最大的人，是以兼通中西医学自居的余云岫先生。因为他有否定中医的专著《医学革命论》和《灵素商兑》行世。尤其是《灵素商兑》一书，更是直捣中医学术大本营，具有轰动效应的力作。更有甚者，还在1929年，以中华民国医药学会上海分会会长的身份，参加国民政府卫生部中央卫生委员会会议时，提交了由他亲自起草的《废止旧医以扫除医事卫生障碍案》，并获得通过，引发了一场关系中医生死存亡的轩然大波。自然而然扮演了反对中医的拼命三郎角色，属于态度最鲜明，见解最系统，攻击最有力的反中医干将。

否定中医者的共同认识是：中医以阴阳五行论说人体生理病理，没有科学性。中医脏腑不明，结构混乱，全是杜撰臆说，没有科学根据。中医对疾病的认识是"界限不明，分别不严，源流不悉，诊断不确，治疗不定，结果不知"的凭空假想之学，根本没有半点科学性可言。

这看法正确吗？

可能有不少同学都会说：那么些划时代学界政界名流、思想文化巨匠的见解，难道还没有代表性吗？难道能说他们也不懂中医吗？不懂中医他们敢乱发议论吗？

这一连串问题都问到关键点上了。名人的看法不仅有代表性，而且很有代表性。

但要知道，生也有涯，知也无涯。名人也是人，是人就一定能力有限，就是货真价实的超级大家、大师级别名人（当然还有一些屡见不鲜的假行家，姑且不论），在知识的汪洋大海里，都不可能门门通，样样精，事事能！严格地讲，三百六十行，行行有名人，名人也是有行业专属性的。不等于未成名时一科能，一旦成名百科精。在近现代这个学术爆炸、学科林立的时代，各个领域的名人，理应只在自己专长的领域发表高见，不能跨领域信口开河地乱发议论，以免谬种流传，造成难以挽回的不良社会影响。无论什么名人，如果不经深入学习研究，一知半解，甚至一窍不通，就不懂装懂，跨领域乱发议论，是很不好的，因为有可能误导民众而不自知，民众却在不知不觉中被误导而久久不能自省自悟。名人乱发议论，本意虽在热心论道，实效却有可能是唯恐天下不乱。

刚才提到的在他们自己的领域里都响当当、硬邦邦的名人，真正懂中医吗？中医在理论创建过程中，到底采用的是什么研究方法？为什么要用阴阳五行学说作为理论纲领？作为说理工具？阴阳五行的学术本质是什么？是简单的代指符号？还是原始的元素符号？还是与气象气候、物象物候紧密关联的古天文学信息符号？是对事物间相互联系、相互影响的机械类比？还是对自然事物运动变化内在本质、复杂联系的深刻揭示？

如果对这些问题都没有弄明白，就信口开河地评判中医是非，那肯定是对不上号，无一处可通，无一处不错的！这个错不在中医，而在名人自身的强不知以为知。

不排除名人闲暇时也偶尔翻翻中医的书，接触点中医文化。但这样的认知，离深刻理解中医还有多大的距离？他知道吗？

客气点说，他仅仅是初知皮毛。实事求是地说，他根本就还是一窍不通的门外汉。他的那点所谓高论，其实离中医学术本质还隔着万水千山呢！

不是说"秀才学医，笼内捉鸡"吗？名家学医岂不更是手到擒来？怎么会一窍不通呢？

"秀才学医，笼内捉鸡"讲的是要有良好传统文化功底，才更有利于学习中医，而不是说只要有良好传统文化功底，就能一览便知，浅尝即精。

无论古今中外，做任何事情，都一定是一分耕耘，一分收获，皇天不负苦心人。没有特别偏爱名人的道理。

同学们：名人有名人的卓越学术智慧，名人有名人的深厚学术内涵，名人有名人的精辟学术见解，名人有名人的艰苦卓绝经历，名人有名人的惊天动地事业，名人有名人的重大社会贡献……尊重名人，歌颂名人，学习名人，效法名人，努力争当名人，都没有错，都是健康向上的表现！但名人是人不是神，不可能门门懂，样样通，事事精！要学会在尊重名人的同时，绝不盲崇名人！

重名人是大有讲究的。所重既在人，更在学，在识，在才，在能，在绩，在功，在德。重的是他们的学识，重的是他们的见解，重的是他们的胆略，重的是他们的丰功伟绩，重的是他们的高尚人品。

无论什么级别的名人，都绝不能重他们的无知妄言！

一门学科是不是科学，是哪一个名人或伟人给它下个结论，说它是科学，它就科学？说它不是科学，它就不科学？说它是伪科学，它就成了假借科学之名、全无科学之实的伪科学？就因为有身份，有地位，有话语权，就可以给学科定性？

绝不可能！

如果名家大腕信口开河的定性，就是科学的判定标准，那科学还有严肃性可言吗？还能算是反映客观事物固有规律的真理吗？可以肯定地说：这样的信口开河，态度不科学！结论更不科学！

在现实生活中，名家大腕信口开河，误人、误己、误事的例子，至今时或可见。

大约是在2010年前后吧，我应邀去参加一个国家级重大课题预答辩时，就碰到过这样的例子。

当时一位年龄、资历都最老的外聘名牌大学专家说："中医本来就不科学，当然说不清楚嘛！正因为中医自己说不清楚，所以才需要通过现代科学研究来把它说清楚嘛！"

　　这可不是在茶余饭后聊天的场合讲出来的调侃笑话，这是科研课题预答辩会上的专家见解。在这样严肃的场合，居然把表达不清和"中医缺乏科学性"联系在了一起，还说科研目的就是用科学研究不科学。当时全场一下子鸦雀无声。显然，在场的人，包括现代自然学科专家，都觉得这话出格了。但在压抑的沉默中，却没有人站出来讲一句回应的话。

　　我觉得有话要说，就忍不住发了个言。

　　首先阐明：现代中医科研绝不是用科学研究不科学！中医果真不科学，还有什么科学研究价值？用科学研究不科学，结论会是什么？显然还是不科学嘛！有什么科学方法可以把不科学的事物研究成科学事物？科研不是变魔术，从来没有听说过可以通过科学研究把不科学变成科学的奇迹！

　　接着阐明：科学的定性，取决于学科自身，而不是名人评判、伟人定义。一门学科，是不是科学，主要看它是否能揭示自身所研究的那个事物的发生发展客观规律；是否能解决自身所研究的那个客观事物发展变化过程中的种种矛盾。这才是科学的正确评判标准。能，就科学。不能，就不科学。

　　最后阐明：中医以理解生命的独特研究方法去认识疾病，治疗疾病，方法精妙，疗效肯定。实践是检验真理的过程，效果是检验真理的标准。在中医理论指导下，能收到可靠疗效，就再也雄辩不过地证明，中医的科学性是毋庸置疑的！至于研究的深度、广度，阐明的方式，表述的语言，运用的概念，可能因时而异，这丝毫不能抹杀中医的科学性。

　　然后指出：用今天的微观分析手段研究中医，绝不是用科学研究不科学，而是用微观科学技术，揭示宏观科学内涵。如果中医连科学性都没有，还值得花费这么多人力财力去进行研究么？

　　还简单讲了中西医学在局部与整体、静态与动态等认识上各自的优劣短长。正是各自的优劣短长决定了无论是在论理上，还是在思维方法上，还是在诊疗技巧上，中西医学都具有很强的互补关系，而不是谁正谁误、谁是谁非的关系。

　　说中医不科学的人，未必都是反对中医的人。那位资深老专家就不可能是反对中医的人。如果他反对中医，学校就不会礼聘，他也不可能应邀而来。他能来，就是想帮助中医拿到这个课题，就是对中医的大力支持，就是对中医友好的示意。他讲出这样的观点来，是因为他不理解中医，当了失言人。

　　名人犯无知妄言错误的还不少。早在十九世纪末叶，就不断有名人站出来否定中医，发表"废医"观点，说中医是玄理妄说，谬种流传，毫无价值可言的"自欺欺人"之术，应当以最坚决的态度扬弃。只有属于自然资源的中药，还有点可用价值，可以保留。

受废医存药思潮的影响，1929年，建立不久的民国政府，国家大局还没理顺，甚至可以说政权都还处在风雨飘摇之中，就在"旧医一日不除，民众思想一日不变，新医事业一日不能向上，卫生行政一日不能进展"的反中医舆论推动下，通过了余云岫的《废止旧医以扫除医事卫生之障碍案》，把消灭中医当作头等大事来抓。

就凭名人的几句闲言碎语，就差一点就把保障中华民族健康繁衍数千年，至今在许多病症的诊疗方面，优势仍无可替代的一门精湛学术葬送了，差一点酿成中医之不幸！民族之不幸！人类之不幸！

说是"差一点"，其实还有很大距离。因为学术存亡不是取决于谁的主观意志，而是取决于自身的价值有无。有价值则存，无价值则亡，这是学术发展的基本定律。

否定中医浪潮的再次涌动，始于改革开放以后。为数不多的反对者借助网络传媒，前几年炒得很厉害，斥指中医学为有害青年身心健康的伪科学，大声疾呼，叫青年远离中医。至今余音未静，余波未息。

所幸的是，被反对者排斥在科学之外，并不遗余力拼命打压的中医学，以其独特的思维方式，肯定的临床疗效，近百年来，不仅没有如反对者所愿，走向死亡，反而越来越生机盎然，越来越海阔天空。不仅以雄健的步伐跨进了二十一世纪，而且以雄健的步伐走向了世界，真正实现了昂然挺立于世界学术之林的宏伟愿望。

见到"宏伟"二字，反对者又会嘲笑："不过就是些芝麻粒大小的中医诊所，绿豆大小的中医学校嘛！怎么敢称宏伟？"

愿望宏伟不等于口号宏伟，事业宏伟不等于建筑宏伟，最重要的是它的存在空间和价值影响。诊所虽小，却遍布全球。如德国、瑞士、加拿大、美国、日本、以色列、韩国这样一些发达富裕国家，几乎每个小镇，每个村落都有中医诊所。其他南亚、非洲许多国家也都中医诊所星罗棋布。中医学校在世界各国也如雨后春笋，不断涌现，蓬勃发展。由此可见，中医的现实空间分布何等广阔！现实影响何等巨大！能深入到各个国家，各个民族，扎根村落，让民众家喻户晓，这怎么不能称宏伟？更不要说中医院校这样的教育机构在世界各大洲都有广泛分布。和百年前相比较，宏伟得很嘛！

令人难以置信的是，这样的局面形成，竟然只经历了短短半个世纪，而且是由各国政府和民众主动到中国来请回去,买回去,学回去的。

这到底是为什么?

这是因为中医有不可否认的确切疗效嘛!

果真是垃圾,谁会放下架子,带着银子,远渡重洋,去请去买去学?

疗效才是科学性的最真实体现,疗效才具有最强大的征服力。

你惶恐什么?你自惭什么?

作为青年中医学子,得对中医科学性问题做出自己的认知,而不是别人说什么,你就信什么。

要正确理解中医科学性问题,建议从以下几个方面去思考:

一、从否定中医的内容去思考

否定中医的人,常常只认实证的死理,拒绝接受理解生命这种医学模式,对中医一无所知,又不愿意通过全面深入研究中医去认识中医,而是把自己的无知当睿智,把误解当真知,刻意搜求古代中医文献里的瑕疵,然后断章取义,通过现代传媒手段,疯狂抹黑中医。

他们否定中医的材料,主要是《黄帝内经》。因为《黄帝内经》是从阴阳五行到脏腑经络,到五运六气,到养生、防病、诊治等各个方面,无所不包的综合性中医宝典,是中医学术的"大本营"。所以否定中医者始终要瞄准大本营发起一波又一波的攻击。

攻击的内容,涉及《黄帝内经》的各个方面。主要攻击点有四:

一是说中医理论代表作《黄帝内经》是古人编造的用来欺世骗人的无稽谎言。其中,脏腑经络、阴阳五行、五运六气等理论,不能与现代解剖学、哲学、天文学相印证,是满纸荒唐言,一本糊涂账的文化垃圾。

二是说中医诊断没有形象化、标准化、量化依据,完全不可信。

三是说中医治疗不能重复,疗效没有确定性。

四是说中药成分不明,毒性严重,不能治病,却能杀人。

有关上述问题,有兴趣的朋友可以参考《〈内经〉求真》《如何看待中医阴阳五行学说》《中医的优势在哪里》等专题讲座。这儿就不再展开了,只是尽可能地结合临床做一些简要说明。

《黄帝内经》是文化垃圾吗?

在讨论这个问题前,给大家介绍两位中西医百年论争中的代表人物:余云岫、恽铁樵。

直到今天，都还没有超越这两位中西对阵战将的人物，他们是真正的顶级辩才，超强对手。

他们的人生经历有许多相似，也有极大不同。最大的不同，是他们对中医的认识。

余氏出身乡村，恽氏出身宦门，看似有天渊之别，但少年时期的清贫生活却颇为相近。因为恽氏 5 岁丧父，11 岁丧母，是靠亲友扶助度日的，比余氏的乡野童年，想必也好不到哪里去。

他们青少年时期都曾学过点中医，但都没能坚持下来。在青春理想的追求中，都弃中医而改攻时髦学科了。余氏赴日本学习西医，恽氏在上海南洋公学攻读英语。这一点，和现实青年的理想追求极为相似。

余氏回国后在上海开业行医，成了地地道道的西医。因为他的笔下功夫相当了得，所以还兼着商务印书馆一份编辑差事。

余氏既热心学术，又热心公务。所以，中年时期，头上已顶着国民政府卫生部卫生委员会委员、教育部医学教育委员会顾问、上海市医师公会第一任会长等一道又一道耀眼光环。

余氏自诩兼通中西医学，在学术上力主废除中医，并撰著了批判中医的力作《灵素商兑》。全书引证详明，言辞犀利，逻辑严密，气势咄咄逼人。因而成为否定中医的领军人物，也成为中医界的众矢之的。

1929 年，他还以民国中央卫生委员的身份，在民国第一届中央卫生委员会议上提出了《废止旧医以扫除医事卫生之障碍案》，并在汪精卫支持下获得通过，后因遭到全国中医和民众强烈反对而流产。余氏因此落下骂名。

恽氏自南洋公学毕业后，当过教师，搞过文学翻译，做过商务印书馆编辑，还发表过不少西方文学翻译作品，当过《小说月报》主编。也是笔力万钧、叱咤风云的文坛英才。

恽氏因两个儿子患伤寒治疗无效夭折，才拜在名医汪莲石门下发愤学习中医。后辞去《小说月报》主编，正式挂牌行医。

恽氏针对余氏《灵素商兑》著《群经见智录》予以驳斥，识见最深，说理最透，论辩最力，无不处处点中对方要穴，堪称捍卫中医最得力的干将。

《灵素商兑》和《群经见智录》是两份在中医科学性认识方面内容实质对比最强烈，态度最鲜明，论证最系统，说理最深刻的素材，值得同学们把这两本书对照起来，好好学习一下，有机会再到临床上去历练体会一下，看看真理到底在谁的手里？看看《黄帝内经》的主体内容到底是什么？看看中医学里的阴阳五行学说学术本质到底是什么？看看中医学的研究方法、思维特点、认识原理到底是什么？

我相信，凡是读懂了的同学，就一定会对余氏所谓"谬说"，到底是在《内经》的学术思想里，还是在《灵素商兑》的诠释中，做出正确判断了。

如果一点学的个人见解没有，一点用的个人体会没有，就人云亦云跟着瞎起哄，说中医不科学，说中医应该消灭，那你的书就真叫白读了！

否定中医的人在《黄帝内经》这部中医经典里找了很多瑕疵，指出了很多缺点。他们找到的瑕疵，绝大多数是因为隔行如隔山，他们自己一知半解或误读误解造成的。不是作品"真瑕疵"，而是读者"真瞎子"。

有没有真正的瑕疵存在？

当然有！

中西两种医学都不是尽善尽美、瑕疵全无的完美医学，要从中找点缺陷，挑点瑕疵，抓点小辫子都不难。这才是看问题的正确态度呀！中医怎么就没有勇气承认呢？承认了就等于伪科学？不承认就等于真科学？哪有那回事哦！伪科学永远是伪科学！真科学永远是真科学！

如：有关脏腑的定义、数量、名称、功能等，内涵极其丰富，作者却没有逐一阐明其由来，人与自然的关系也缺乏条分缕析的解读，读者得根据上下文去寻求答案，甚至需要隔段隔篇隔书去寻求答案，这就给后世传承留下了需要逐一通考才能求解的巨大难题。功夫没有下够的人，就可能晕头转向。功底没有垫够的人，就可能误读误解。

更何况，确有定性定义定位是值得斟酌、值得商榷的真瑕疵混杂其中。这不奇怪呀！书无完书嘛！

更何况《黄帝内经》是从春秋战国到唐代才完成，时间跨度近两千年；涉及的空间范围包括整个中华版图；涉及的学者包括中华大家庭中的各个民族。在这么长的时间跨度里，这么广袤的空间跨度里，由不同时代众多学者共同完成的，内容包罗天地、理论贯通万物这样一部天人合一巨著里，能没有瑕疵？能没有缺陷？能没有错误？没有才是怪事呢！

当今的西医教材就很有时代新气息，很有学术权威性嘛！为什么还要一次又一次地修订？

修什么？订什么？修改前期的偏颇，订正既往的错误嘛！充实新见解、新认识嘛！如果既无偏颇，又无错误，更无补充，那还修订啥？岂不是没事找事吗？

某些观点，指导实践几十年后，才发现原来的认识偏颇，误区严重，肝病的饮食疗法就是典型例子。某些药物，使用几十年后，才发现副作用很大，抗生素的运用也是典型例子。很多理论都是在研究手段不断精进基础上获得的，基因发现就是最典型的例子。正因为有这么众多的典型例子存在，才有修订的必要嘛！

西医对肝病的饮食疗法，强调保肝护肝，这样的观点正不正确？

当然正确！

脏腑生病了，受伤了，不尽力建设，不积极保护，难道还要继续破坏，继续损伤吗？努力建设，积极保护是大方向，是中西医学的共同选择，这个基本认识不会有分歧。但具体怎么保？怎么护？中西医学所见却大不相同。

20世纪50年代以前，西医主张高糖、低脂肪、高蛋白饮食。但临床观察发现，这种保护疗法对肝细胞修复并没有特殊意义，对肝硬化及并发腹水的预防也没有突出价值。

20世纪50年代以后，按照美国巴蒂克博士的观点，又设计了高蛋白、高糖、高维生素和低脂肪这个"三高一低"保肝护肝方案。临床实践证明，这种疗法对减少肝硬化并发腹水，协助肝细胞修复，延长生存期，确有一定效果，较过去的认识进了一步。但肝病后发胖、脂肪肝这类新问题又出现了。

现在的认识又发展了。认为过多的糖和蛋白质，还不如食物多样化、营养均衡化、摄入适量化好。保肝护肝方案也有了重大修订。主张尽量减少不必要的额外营养品，提倡饮食内容和口味尽可能适应个体需要，还特别强调让肝病患者保持旺盛的食欲。

西医现实的认识提高很大，合理性、实用性、科学性都越来越强，确实在不断进步啊！

大家注意到没有？中西医在这个问题的认识上越走越近了。不是中医在向西医靠近，而是西医在向中医靠近。

《黄帝内经》早在两三千年前就详细阐明了五脏病与饮食营养的关系，而不仅仅只是肝病。《金匮要略》早在将近两千年前就提出"见肝之病，知肝传脾，当先实脾"的见解。

中医实脾的方法多种多样，不等于全方位运用补益性药食。就药物运用而言，益气、温阳、养阴、化湿、行气、通络、通腑等一切有助于脾胃功能正常发挥的方法都是实脾原则的体现。

具体运用原则并不是诸法并用，十面合围。而是因人、因证选择。因为中医特别强调要具体问题具体分析,具体处理。用任何方药都要首先弄清楚患者到底是什么性质的问题,还要联系问题发生的时令、地域、年龄段、体质特点等要素去综合进行考虑,然后才进行调治方案的设计和实施。只有针对各个患者的具体情况和所处时令、环境特点,才能设计出最合理的调治方案,才能收到最可靠的调治效果。

用这样的中医饮食调治原则看西医现实方案,也还远远没有中医的认识深刻全面哪!

中医对肝病的调治认识,是不是从老祖宗那儿开始,就一步到位,达到了高度成熟的境界?

当然是不可能的!果真能有这样的智慧,那就不是吃五谷、排二便的肉体凡胎了,而是不食人间烟火、云来雾去的大神大仙!

中医对这个问题的认识,一定是经历了现代人无法想象的艰辛,在漫长体验、漫长感悟、漫长观察中逐渐总结出来的。一定是付出了现代人无法想象的巨大牺牲,用无数同胞的鲜活生命换来这种宝贵知识的。

中医其他所有理论知识、临床知识,也都是在这样一个过程中逐渐形成的。

西医对这类问题的认识,虽有目的性很强的现代科学实验为支撑,但毕竟时间太短,更何况,建立在动物模型基础上的实验病理过程,病理本质,与临床真实的人体病理过程和病理本质必然存在较大差异。这就决定了认识和方案都不可能一蹴而就,达到高度成熟水平。认识偏差、方法误差都是在所难免的。不是西医愚昧,不是西医落后,更不是西医不科学。

西医前面几个阶段对肝病营养问题的认识偏差、方法误差,难道不是瑕疵吗?难道不是错误吗?难道不是对医学真理认知的幼稚表现吗?

怎么西医今天说个技术进步了,认识发展了,观点更新了,就可以永保科学性毫发无伤地让昨天的错误体面过关了呢?就堂而皇之地使昨天的错误消失在"科学自我纠错能力"中呢?

是不是西医瑕疵永远都闪耀着科学光辉,永远都屹立在科学前沿,永远都是不折不扣的科学化身?

怎么中医就因为历史局限,微观认知道路不通,而先人们穷尽智慧寻找探索生命奥秘,揭示疾病发生发展规律的选择权都没有呢?怎么通过宏观求证新视角找到的理解生命方法就不是人类探索生命奥秘的智慧窗口呢?怎么就因为诊断依据不同,连疗效卓著,历验不爽的诊疗方法科学性都被否定了呢?为什么不能用相同的标准去看待学术瑕疵和学术优势呢?

天下有这样讲理的吗！

看任何事物都应该是看主流，看核心价值，不能吹毛求疵，更不能以点代面，无限放大缺点，放大瑕疵，甚至攻其一点，不及其余。评价学术的科学性有无，首先应该是眼光客观，态度科学！

那些否定中医科学性的人，首先态度就极不科学！他们不顾中医诊有独见，治有确效的事实，用仇视的眼光看中医。攻击的第一目标就是《黄帝内经》，他们把《黄帝内经》贬为满纸荒唐言，一本糊涂账，半点科学性都没有的文化垃圾。还倚老卖老，自夸如何了解中医学，如何精通《黄帝内经》。

真是这样吗？《黄帝内经》主体内容是什么？基本学理是什么？学术特点是什么？他们有这方面的真知灼见吗？根本没有嘛！除了以瑕疵为钢鞭，无限上纲，攻其一点，不及其余，乱发议论的只言片语；便是以谬误为真理，不懂装懂，东拼西凑，信口雌黄地大放厥词。

《黄帝内经》的主体内容是天人合一的光辉思想，是整体恒动的深邃学理。《黄帝内经》是病因、病理、诊断、治疗、养生、预防等宝贵知识的集大成医学宝典。《黄帝内经》是从宏观把握微观，从动态考察静态的辩证思维体系，是人类认识疾病发生发展规律，洞察疾病进退变化幽微的智慧医学窗口。只有真正理解了，懂得了，你才有正确认识它的智慧眼光，你才知道它的精妙所在，你才知道它的神奇所在，你才知道它的价值所在，你才有对它评头论足的资格。

阴阳五行学说是无稽之谈吗？

作为中医理论纲领的阴阳五行学说，并不是中医学的原生内容，而是刻意从古代哲学思想中引入的普世元素。阴阳五行学说最早也不是从哲学园地里诞生的，而是从古天文学知识中升华提炼出来的。这是中华先民从古天文学中发现的可以驭万物、统百科的普世真理。堪称万理之宗，百科之根，群经之母。所以，不仅是中医学的理论纲领，也是当时一切社会学科和自然学科的理论纲领。

阴阳五行学说的丰富内涵可以概括为：

一气化阴阳，阴阳呈三态，三态分四时，四时孕五行，五行生万物，万物归一气。这是个由宇宙运动变化所主宰的自然循环过程。在这一过程中，直接受宇宙主宰的天之六气，占据着主导地位。"天施地受"，气象气候与物象物候有着最紧密的联系，气象气候对物象物候有着最直接的影响，占据着统率地位。这也正是中华老祖宗要殚精竭虑地深入研究阴阳五行学说，研究运气理论的原因所在。

在中医学里，人们通过长期生活实践体验，最终把握到，不仅人体脏腑组织有着十分微妙的生理病理联系，而且，人体各种生理病理变化与自然气候也有着极其微妙的联系，于是在创建中医理论体系时，引入五行学说加以归纳说明，从更广阔的视野去研究人与自然的关系，去揭示疾病过程中自然对人体的重大影响。

通过对动植物生长发育过程的长期观察，入微分析，去揭示气象气候的演变本质，去把握气象气候的演变规律，再用气象气候的演变规律去解说物象物候变化的所以然之理，这就是中华先民认识自然的基本方法。借助这样的研究方法，很多复杂自然现象，人体疾病现象，都能得到所以然之理的深刻说明。在看似简单的研究方法里，却充满了中华先民的惊人智慧；在看似模糊的研究结论里，却常常隐含着超越现代科技的精准性，超越现代理化生物学的深邃洞察力。至今，还有不少用现代科技无法求解的复杂自然现象、疾病现象，得借助传统的认识方法来破解其疑难。不能以术语古朴、说理抽象就简单否定其宝贵的学术价值和实用价值。

在中医学里，阴阳学说是用来说明人体生命活动和疾病发生发展变化基本规律、基本形式内在所以然之理的理论工具。五行学说是用来说明时令、环境对人体脏腑功能复杂影响关系，用来说明人体生理病理状态下，脏腑组织间相互影响复杂关系，用来说明临床治疗过程中立法处方用药复杂关系的理论工具。

这才是中医学里的阴阳五行学说本质！

真要弄懂了，你就会知道，阴阳中复有阴阳，五行中复有五行的阴阳五行学说，内涵是非常生动活泼的，一点都不机械，一点都不僵化，一点都不可笑。

至于其他国家、其他民族在早期文化历程中创造过什么古朴名词术语？其内涵如何？都与我们的阴阳五行学说没有任何关联，甚至可以说是风马牛不相及！不能说他们的学说在时代发展潮流中消亡了，中国的就应该消灭！

不能不承认，在阴阳五行学说里，也确实存在晦涩难明的重大缺陷。如阴阳五行的来源和本质问题，就是典型例子。从先秦诸子到后世诸家，一直都没有阐明。因而让现代人，尤其是那些浅尝辄止，道听途说，人云亦云的人，终身难明学术真谛，只能由糊涂始而糊涂终，也给那些否定中医的人留下了把误解当真理的话柄。

运气学说是无稽之谈吗？

作为天人合一思想具体运用的运气学说理论，是中华民族认识自然万物复杂内在联系的智慧结晶。

以六十年为周期的自然气候循环律，绝不是凭空想象的产物！而是数十百万年反复观察，反复证悟，不断总结，日积月累，苦苦思索得来的真知灼见！是以天体运动为根据的气象气候物象物候学综合性知识。

老祖宗们在没有任何天文观测工具的原始状态下，为什么要那么煞费苦心地去研究这类看似与生活毫不相干，却又包罗天地、变化无穷的问题？这不是在犯傻吗？

如果这样看待运气理论的研究起因，那就太幼稚可笑了。

自然气象气候变化与古人的生产生活不是毫不相干，而是休戚相关！

人生活在自然界里，一切都得听天由命。顺天者昌，逆天者亡。植物的生长化收藏，动物的生长壮老已，都是在大自然的铁律中完成的，都得受自然规律的约束，也就是老百姓俗话说的"上天主宰"。

早在渔猎采集的原始阶段，人们就在屡屡失败、屡屡挨饿的教训中渐渐懂得了人与自然的关系有多么密切，要在复杂多变的自然界求生存有多么不易。只有掌握了自然气候和自然环境变化特点，才知道什么时候该采什么，该猎什么；才知道去哪个方位采，去哪个方位猎；才知道如何御寒，如何防暑；才知道如何才能少受累，少挨饿，少生病。

到了农耕畜牧时期，那就更是如此了。什么时候种，什么时候收，什么时候繁育，什么时候宰杀，都是有时间规律的。只有明天理，才能知人事。只有人事顺应自然，才能生生不息，发展壮大。

古人正是在"明天理"这种强烈愿望支配下，才数十百万年不屈不挠、呕心沥血地去研究这个看起来完全力不从心的课题。

大自然运动变化的六十年周期律，是以宇宙运动变化过程中天体运动为依据的客观存在，不是假想虚设。中华先民是在生活生产需要的强烈驱动下去进行探索的，是在长期探索过程中逐渐发现的。六十年周期变化规律的客观存在，一年中的四时八节、二十四气的运动变化轨迹，都是在这个过程中发现的。然后才是设计天干地支作为编码进行总结的。除此之外，还有对数百年、数千年周期变化规律的探索总结。真是太了不起啦！

随着实践的不断推进，认识不断深入，人们进一步发现，动植物生长变化并不是一个自然气象气候影响下的简单宏观现象，而是体内生命节律与自然节律存在和谐共振关系。不同时间点有不同共振状态，不同共振状态又表现出不同生命水平，不同生存状态，不同机体内环境特点。

就人体疾病而言，这种共振关系也必然影响病情的发展变化，影响临床的治疗效果，所以才有五运六气学说在医学领域里的运用。

这些知识内容系统而又深邃，博大而又精密，既有很强的理论性，也有很强的实用性。千万年来，一直指导着中华民族的生产生活实践，指导着中华民族的医疗卫生保健活动，保障着中华民族的繁衍昌盛，至今还有重大参考价值。

五运六气学说是科学！是不折不扣的高精尖科学！

到底是否定中医者的见解属"无稽之谈"呢？还是五运六气理论属"无稽之谈"？你得动脑筋去分辨。

到底是否定中医者的判断属"伪见解"呢？还是"五运六气"理论属"伪科学"？你得用智慧去判断。

否定中医者认真研究过这些文化瑰宝吗？

没有！他们所做的工作，就只能是针对某些名词术语，做些望文生训，附会曲说，自以为是的分析批判，仅此而已！他们的见解与五运六气学术本质还隔着千山万水呢！

做学问怎么能够一听某些人说是"文化垃圾"，就不假思索，糊里糊涂地往垃圾堆里扔呢！

经络腧穴理论是无稽之谈吗？

在中医理论体系中，经络腧穴是隶属人体组织系统的特殊体系，至今运用人类现代科技手段仍然无法找到具体的微观结构依据。就因为半个多世纪以来，国家投入大量人力、物力，苦研苦寻无果，因而成为否定中医者攻击中医的话柄。

在否定中医者看来，这就是中医凭空想象捏造的子虚乌有伪知识，是又一类无稽之谈。

中医临床实践却早已证实，按照经络腧穴理论去诊断病症，分析病理，指导治疗，却又毫厘不爽。

对这样的中医知识到底该如何理解？如何对待？

是以否定者的意见为取舍，把这样的知识当作文化垃圾通通扔掉？还是以它的临床实用价值为取舍，认真学好用活？如果因为没有实质性物证就否定它的存在，就否定它的科学性，就否定它的实用性，这种做法所体现出的认知态度就很不科学！很不严谨！

没有实质性物证，却客观存在，而且属于不折不扣科学的例证多得很嘛！

作为宇宙一分子的地球及其自然万物，时时刻刻都受到宇宙的深刻影响，影响内涵正是看不见摸不着的宇宙信息流。大自然是最伟大的科学巨匠，它按照自己的方式，最精巧、最合理、最完美地设计了地球上的一切生命，给每个物种都安排了恰如其分的生存空间，给每个个体都以形成生命胚芽那个瞬间的时空背景为依据，打上了不同时空位置坐标点的烙印，配置了不同的信息编码。每个生命体终其一生，都以这样的编码时时刻刻和宇宙信息流保持着应答联系，而且永远无法做出自己的选择和改变，这就叫"天注定"。中医的经络腧穴系统，有可能正是这样的生理信息系统，虽不可见，却真真切切地存在于机体之中。

就人类而言，不同的信息编码决定不同个体的体貌、体征、体质、情感、兴趣、爱好等一切特点，决定不同个体所接收的不同宇宙信息量和信息内容，因而也就决定了每个个体生命的体量大小和生长周期长短。人类是这样，植物、动物也是这样。

就人类疾病而言，与生俱来的不同信息编码，决定体质差异，决定经络腧穴系统的敏感性差异，决定对外部环境的适应能力，决定对机体内环境的协调能力，决定对不同病因的易感性，决定对治疗的敏感性。

所以，中医研究疾病，诊治疾病，在重视病因和病理改变的同时，还十分重视对人与自然关系的分析，特别重视对体质特点的把握，特别重视疾病与经络循行部位的关系。

临床上同样是湿疹，根据经络辨证理论，长在耳朵及两颊附近的，就属湿浊郁滞胆经；长在额头的，就属湿浊郁滞胃经；长在鼻头的，就属湿浊郁滞肺经；长在口角附近的，就属湿浊郁滞脾经；长在下颌的，就属湿浊郁滞肾经。按照这样的认识去进行治疗，无不疗效倍增。

这难道还不足以说明经络的宝贵学术价值吗？难道还不足以证明经络存在的客观性和科学性吗？经络的客观存在一定需要实实在在的物证吗？

否定中医者也许会说：信息感应点和信息编码也应该有微观物证可求呀！它在机体的哪个部位？具体是以什么形式存在？

这样的认识也有道理，这样的存在也应该可探可求。但什么时候能探到，什么时候能求得，那就是另外一个问题了。在没有探到求得之前，通过实践把握到的这种存在，是应该认定，还是应该否定？是认定的态度更科学，还是否定的态度更科学？

在科学工具全无的洪荒时代，中华老祖宗是如何把握到经络腧穴系统客观存在的？是如何把握到经络与经络之间、腧穴与腧穴之间特殊相关性的？让人不能不由衷赞美：智慧是精妙的！灵感是神奇的！实践是艰巨的！成就是伟大的！

中医诊断真的没有形象化、标准化、量化依据可凭吗？

否定中医者说中医的诊断根本没有半点形象化、标准化、量化内容，完全是故弄玄虚，自欺欺人，装腔作势骗人。

大家认真思考过没有？中医到底有没有形象化、标准化、量化特点？

可以非常自信、非常肯定地告诉大家，中医诊断是有形象化、标准化、量化依据的！既不是故弄玄虚，也不是自欺欺人，更不是装腔作势骗人！

只不过，中医四诊内容没能像西医诊断那样，借助现代检测工具，把形象化、标准化、量化用图像、图表、数据展示出来，而是全都装在医生的脑子里，用最简单的形式彻彻底底把中医的这些特点隐蔽了。

就以望诊内容来说吧，望形体，望动态，望颜色，哪一样离得开形象化表达。形体是胖还是瘦，动态是灵活还是僵硬，颜色是青、是黄、是红、是白，还是黑，出现在哪个部位？生不生动？形不形象？具不具体？生动形象具体得很嘛！怎么能说没有形象化内容呢？

红色主热、主实，白色主寒、主虚，黄色主湿、主虚，青色主郁、主痛、主虚，黑色主寒、主燥、主瘀、主热极。怎么能说没有标准化内容？

舌苔有薄厚有无之分，厚薄中还可分出略厚、很厚、略薄、很薄等不同量级，厚者邪盛，薄者邪微，这就是量化体现啊！怎么能说没有量化内容呢？

再以脉诊来看，脉有大小强弱快慢畅涩的区分，古人以"如按琴弦""如按葱管""如水上浮绵""如盘走珠""如虾游""如鱼翔""如屋漏""如雀啄"……有些形象化特点已经超越了影像图表的表达能力，只要通过感官都能获取，生动形象得很！怎么能说没有形象化体现？

脉大、脉快、脉强多属实属热，脉小、脉慢、脉弱多属虚属寒，这就是判断标准嘛！怎么能说没有标准化体现？

脉象的搏动是以一呼一吸为时间单元来进行速率计算的，超过五至就属病理性加快，低于四至就属病理性减慢，加快或减慢次数越多，病情就越严重，这就是量化特点体现嘛！怎么没有量化内容？

其余问诊、闻诊也不例外，也都具有丰富的形象化、标准化、量化特点。

包括隐含在四诊中的"求神"之诊，虽更加精妙难求，但在大多数情况下，仍然是有形象化、标准化、量化特点体现的。望诊的形肉脱削,齿发枯槁,口舌青紫,睛光外露,目陷精脱,神志模糊,撮空理线,五色枯槁或毕露,久衰忽见亢奋;切诊的脉象盛极失柔,躁极失态,衰极失形;问诊的洞泻不止,完谷不化,水米不进,高热百治不退,疼痛百药不解,二便百法不通;闻诊的气息微弱,谵语妄言等等,也都从不同角度,以不同形式表现出形象化、标准化、量化特点。

当然,也要承认,中医的形象化、标准化、量化特点属于宏观求证所得,与西医微观形象化、标准化、量化特点并不属于同质同性同等临床诊断价值的内容,其认知方式也还停留在模糊水平,远远没有能够做到精确化、数据化。还需要不断求新求变求发展,才能更好地解决这个问题。

但要再次重申:中医四诊的形象化、标准化、量化特点,是确凿无疑的客观存在!虽以临床运用形式而隐,却不以临床运用形式而亡!绝不是装腔作势、自欺欺人的骗局!

但现实可悲的是,中医自身的形象化、标准化、量化特点摆在那儿,很多中医师却见而不察,察而不识,识而不信不用,还自以为是地用西医诊断取代中医诊断。已经出现了中医诊断名存实亡的危险!

为此,必须大声疾呼:这是完全错误的做法!中医诊断的形象化、标准化、量化是建立在天人合一,整体恒动认识理念基础上的,是有诸内必形诸外的宏观求证资料,是中医设计治疗方案的唯一正确标准。脱离了这套认识体系,就脱离了整体恒动的思维轨道,中医因时因地因人因证制宜的治疗原则就无法得到体现。

西医诊断的形象化、标准化、量化是建立在主因不变,病性不移,局部静态认识理念基础上的,是微观求证的实践产物,与中医的理论特点和辨证论治原则是不相匹配的!

中医对西医的诊断,只能借鉴,不能照搬!

照搬的结果,中医就失去了整体恒动的鲜活灵魂,就成了不折不扣的中药西用!再说白一点,就是废医存药的改版!果真走到这一步,不用谁来消灭,中医自己就算是借人家的绳子,悬梁自尽了!西医认识上的偏颇,临床上的误区,就再也找不到有效的修正措施和补救方法了。这难道不是人类医学的最大损失,最大悲哀么!

今天科技那么发达,声光电化生手段那么丰富,中医四诊很多内容是可以实现精细化表达的。用发展的眼光看,中医四诊将来可能也会像西医那样,把四诊分门别类建成独立科室,用现代检测方法对四诊资料进行收集处理,用图像、图表、数据加以展示表达,然后再送到医生那儿去进行分析判断,制定治疗方案。

这样的时代可能离我们已经不是很遥远了。这种愿望的实现,虽然在追求客观化的同时,也把简单问题复杂化了,但对中医来说,应该不是坏事是好事。不仅中医的形象光辉了,经济效益也必然大增!中医的学术价值也得到正确体现了,中医院也就更好生存了。

中医治疗真的不能重复吗?

说"中医不能重复"这种话的人,可以说根本不懂中医!中医治疗不仅可重复,而且可以千古不变地反复重复。中医的重复不是以病为单元的纵向整体重复,而是在以证为单元的时空聚合点上的阶段性重复。

中医方案具有时间最稳定、空间最广阔的可重复性,前提是每一个方案的运用条件都必须相同!只要具备了相同的条件,就都可以选择同一个治疗方案,无论什么地方,无论什么时代,都完全相同。无论经方还是时方,无论古方还是新方,无论哪派哪家哪科的方,只要具备相同的临床特点,无论何时何地用于何人,都会收到肯定的疗效!怎么没有可重复性呢?

有关这个问题,就简单讨论到这里,还没有澄清的疑问,大家将来到实践中去观察、去思考、去求解,得到的答案一定会更生动、更形象、更有价值!

中药真的成分不明,毒性巨大,用之杀人吗?

这是个复杂问题,不能笼统回答,更不能简单下结论,得逐一讨论。

首先是成分不明的问题该怎么看?

中华先民在研究中药时,一切现代药理分析提取手段都还没有萌芽,何来成分分析?何来成分提取?何来有效成分的分子结构式描述?用现代药理的眼光看传统中药研究,确实成分不清,药理不明。

认识客观事物最好能进入至小无内的微观深层次,才能看得真切,看得精准。对此,已经能做出"至大无外、至小无内"判断的中华老祖宗,应该是心知肚明的。但没有办法,时代学术技术水平受了限制,凡胎肉眼,只能体察宏观,无法洞见微观。只能用智慧去把握微观无限之理,无法用工具去检测微观具体之量。

药物研究的目的是什么?

知性明用,这就是药物研究的终极目的。

没有药物微观结构的直接认知，没有化学分析、动物实验的药效研究，怎么办？能不能通过实践的反复体察，宏观的类比分析，实现对药物内在基本性质、治疗功能、毒副作用的深刻把握？在这一点上，中华老祖宗对自己的智慧也表现出了惊人的自信。

正是由于缺乏微观研究手段，中华老祖宗才像研究中医理论一样，通过长期实践过程中的口尝身受，反复证悟，潜心体会，苦苦思索，在经历无数次成功喜悦和无数次惨痛失败相伴的艰辛历程中，在参透味、性、效、用相关性之理，参透味、性、效、用与五脏苦欲补泻微妙关系的基础上，创造了四气五味、升降浮沉的独特研究方法，和七情和合的配伍运用原则。从知味中识性，从识性中明良、毒，从明良、毒中明单行、相须、相使、相畏、相恶、相反、相杀七情和合关系，从知味、识性、明良毒、明七情和合之理中，把握到五脏苦欲补泻的微妙药理生理特异相关性，最终实现了对药物的有效驾驭。

这是以无数生命牺牲为代价换来的宝贵知识。临床运用两千余年，历验不爽，完全经得起实践检验，是人类认识药物、研究药理、运用药物的科学知识！

今天的中药现代药理研究已经取得了重大成就，不少中药的有效成分得到了分析确认甚至提取，而且有不少专论专著传世。这样的认识确实很精确，很宝贵，但并不等于对中药传统理论的完整揭示，也不等于对传统中药理论价值的全面超越，更不等于能取代传统中药理论地位。这是由现代中药药理研究与传统中药药理知识的两个最大差异所决定的：

一是传统中药的味、性、效、用研究，都是在中医天人合一整体恒动认识理念指导下展开的，是在阴阳五行理论和脏腑经络系统框架下进行阐述的，是在辨证论治原则规范下运用的，是和中医理论严密契合、完全配套的知识体系。

二是传统中药理论始终是站在全成分这个基点上认识药物，是以四气五味升降浮沉归纳总结药物的味、性、效、用，是以七情和合、主（君）辅（臣）佐使驾驭药物的复方配伍，是有别于现代药理研究的独特药物学研究体系。

从传统中药理论角度看，任何一种中药，都是一个复杂的"上帝"配方。任何一种中药的味、性、效、用，都是这个"上帝"配方的完整体现，而不是其中某些成分的局部体现，更不是某个成分的孤立体现。任何一种药物的运用，都脱离不了对患者病因、病性、年龄、体质、性别、时令、环境等一切与疾病发生发展相关因素的全面考察。因此，传统中药理论与现代药物理论有巨大区别。

有人也许会嘲笑，中医为了自圆其说，绕来绕去，竟然绕到"上帝"那儿去了。"上帝"是什么样儿，在哪儿？能指给大家看看吗？

"上帝"就在每个人的身边哪！是天地一统的大自然哪！这有什么可嘲笑的？是自然界神秘复杂的多因素造就了万物，赋予了万物各自不同的属性和特点。看待任何一种自然事物都得站在整体这个高度去认识。不能以点代面，更不能知其一点、不及其余，就自以为找到了科学真理。

可以肯定地讲，能够和中药传统研究理论相契合，可以与中医整体恒动理论相匹配，能满足中医辨证论治原则对药物临床运用要求的，是今天的中药全成分浓缩免煎颗粒，而不是某种中药成分提取剂！在临床运用上，以单一成分分析提取的现代中药药理研究成果绝不能取代传统中药理论地位！今天的中药运用，还得以传统中药理论为指导，才能最终把中医的整体恒动理论特点落到临床运用实处。只有把整体恒动认识理念落到临床运用实处，才能收到良好的临床疗效！如果中药的运用脱离了整体恒动认识轨道，中医的整个理论体系实际上就被架空了，就真正成了毫无价值可言的文化废墟！

其次是中药有没有毒性，能不能吃的问题，到底该怎么认识？

中药有没有毒？

当然有毒！这个答案是肯定的。

毒有寒热类别区分，毒有微甚程度差异，中医对此是有深刻认识而且是从不讳言的。早在第一部中药学专著《神农本草经》中，就通过药物的上中下三品分类，对药物的毒副作用作了明确提示。早在一千多年前，就有了专门研究如何去性存用，如何改性增效，如何降毒解毒的中药炮制技术传承和专著问世。历代医家也都反复对世人提出"是药三分毒"的严肃告诫。从来都没有否认中药的毒性存在，从来都没有讲过所有中药无非树皮草根、花叶种子，类同粮食蔬菜，药食同源，乱吃都不中毒。

承认某些中药具有某种毒副作用，既不等于中药不能吃，更不等于吃了必中毒！

在传统中药认识理念中，各药有个性。严格地讲，个性就是偏性。所有药物都是有一定偏性的，就是归纳在"无毒"一类中的药物，也不例外，只是相对而言，偏性微弱，大多数情况下可以忽略不计罢了。讨论中药毒性时，绝大多数情况下指的就是寒热温凉偏性。偏性越突出，副作用可能越大。所以早在《内经》时代，中药就有大毒、小毒、无毒之分，《神农本草经》也是按照这种认识在进行分类。

偏性可用不可怕。临床上，大多数情况下，中医都是利用药物偏性"以偏纠偏"来治疗疾病的。药物的偏性会不会造成毒副反应，关键在能不能严谨执行辨证论治的中药运用原则！只要用辨证论治原则来规范中药运用，真正能做到"有是证用是药"，把每一味药用到它该用的靶点上，就可以化毒性为功效，最大限度地降低毒副反应，虽川乌、草乌不足以为害，适足以救命。这就是通常说的"有病则病受"。

如果药不对证，不要说川乌、草乌、巴豆、马钱子这类大毒药，就是人参、黄芪、当归、茯苓之类千百年来不少人都在当强身益寿补品大吃特吃的补五脏、安心神、养气血药，也能给人带来重大不良影响，而不是个个都能收到益气养血、延年益寿的效果。这就是通常所说的"无病则身受"。

今天已经有不少中医朋友提出，现代药理研究成果丰富，几乎所有常用中药都已经有了有效成分的确认甚至提取，认识那么清晰，理论那么明确，不是更好掌握使用吗？为什么在药理明确的情况下，还要抱着古老的传统认识不放呢？这不是典型的抱残守缺吗？

问题绝不是这么简单。真要充分把药物的微观世界之门打开，可能每一种中药都是一个含有多种微观成分的大家庭，可能多种中药都含某种或某几种相同微观成分。从药物生态全息角度看，中药寒热温凉属性和治疗功效，是中药全成分的共同体现。不同药物中的某些微观成分相同，并不等于它们的寒热温凉属性就一定相同，更不等于它们的治疗功效一定相同。

既然微观成分相同，怎么会在寒温补泻上存在巨大差异呢？难道出自不同药物的相同微观成分还有什么本质差异么？

问题不在相同微观成分里。无论出自哪种药物中的同一微观成分，其味性效用都不会有本质差异。

问题在不同药物的复杂内环境里。不同药物，除含某种相同微观成分外，还含有各自不同的其他多种已知或未知微观成分，它们共同构成一个复杂而又和谐的自身独特环境。这个环境是大自然赋予的，所以我把它称作"神秘的上帝配方"。在这个"上帝配方"中，各种成分间的相互影响是非常复杂的，孤立地以某种单一成分去认定药物功效是远远不够的！从原生药中提取出来的某种单一成分，只是原生药所含众多成分中的一分子，是不能等同于原生药这个复杂和谐"上帝配方"的。与中药的四气五味升降浮沉药理也更难吻合，这才是问题的本质所在。

现代中药药理研究成果是不是与传统中药的味、性、效、用认识一点关系都没有？

那倒也未必。

传统中药理论所总结的味、性、效、用，可能与现代药理已经发现的某种微观成分有一定联系，但未必就是某种微观成分的孤立体现。就像刚才讲到的，由于各药的微观成分不同，各种成分间的搭配比例千差万别，因而构成了各药自身独特的内部生态环境特点。正是不同的内部生态环境特点，决定了各药的味、性、效、用都存在差异，甚至巨大差异。这就是中药运用只能以传统中医中药理论为指导的原因所在。

现代微观药理研究成果有没有参考价值？

当然有！不仅有参考价值，而且有重要参考价值！最突出的价值体现在两个方面：

一是针对中医证性组方选药时，如果既符合四气五味要求，又符合现代药理要求，那样的药物可能就是最佳选择。也就是说，现代微观药理研究可以帮助中医在复方配伍时，优选出高效药物。这当然是重要参考价值体现啦！

但前提条件是：必须符合辨证论治原则下对药物四气五味的严格要求！绝不能只认现代药理，不顾中药味、性、效、用特点，随便取用。更不能违逆中药味、性、效、用特点而倒行逆施！

如果不考虑治疗的温清补泻需要，仅以现代药理研究成果为指导，违病情而取，逆病情而用，寒热颠倒，补泻错乱，就一定会加重病情，甚至造成严重医疗事故。

二是现代药理研究发现的某些中药毒性成分，可能具有严重扰乱脏腑功能，甚至毒害机体组织，导致某些大病、重病发生的危害性。这样的认识是值得中医高度重视的，应该用客观态度来对待，不能简单排斥否定！更不能明知故犯，放胆运用！这是现代药理研究的重要参考价值体现。

药物毒性影响是个复杂的学术问题。在没有破坏"上帝"配方的原生药中，或许就像人人体内都存在原癌基因和抑癌基因一样，每一味中药都存在某些原毒因子和抑毒因子，只不过，在合理的配伍运用中，在某些成分的制约和影响下，抑毒因子占据优势，原毒因子不表达为毒性反应罢了。但不能排除，在不合理配伍运用中，某些成分可能对原毒因子产生促进和激活影响，因而表现为剧烈的毒性反应。临床上，这两种可能也许都存在。

不能简单地去和古人比，认为古人用了上千年都没出问题，就无视甚至否定现代药理研究对某些药物有毒成分的认定！古人在某些药物的运用上出没出过问题，难以确考。出了问题而没有留下文献记录也是完全可能的！

古人的运用有古人的智慧，也有古人的无奈。药物学认识是不断发展的，古人认识的中药品种远没有今天丰富，可选择余地自然也就没有今天那么广阔。再加上古人面对的是中医独门独院的单一医学环境，有些明知有毒的药物，但病情需要，不得不用时，也就只能作出某些冒险选择，那是不得已而为之。

古人在冒险选择的过程中，以巨大牺牲换取了减毒抑毒的宝贵经验，可供今天借鉴参考，确实在一定程度上保证了临床运用的安全性。但不能否定，风险依然存在。

在今天所认识的药物中，功效相近而又没有毒副作用的药多得很，为啥不择善而从，选择既功效相近，又没有毒性的药物呢！

还有，今天两种医学并存，某些西医解决起来更具优势的问题，就应该积极推荐给西医去处理，治疗要以有利患者病情为选择。不能因争胜斗气去勉为其难，那样既对患者没有好处，弄不好还会给医者带来医疗事故的麻烦。

过度夸大中药的毒副作用也是值得商榷的。其实，药物的毒性认识存在暗区、盲区，并不只是中药才有，在今天的西药认识里也照样存在呀！尽管有药理、药效、药毒等一系列严格的实验研究为依据，也并不等于认识就尽臻完备了。抗生素、维生素、激素、退热药、止痛药、降糖药、降压药、利尿药、通便药、抗肿瘤药等等，至今都还在临床运用中不断修正，不断调整。

说明什么？

说明认识并没有达到尽善尽美程度，还存在认识局限。不断修正、不断调整的过程其实就是认识不断深化的过程。

西医的临床运用也存在有病则病受、无病则身受问题。刚才举到的那些常用西药，甚至包括最寻常不过的维生素，正确运用，可以救人疾苦；如果误用乱用，照样可以出现类似中毒的反应，甚至可以杀人！这绝不是危言耸听。这样的例子，在西医的临床工作中也并不是没有。至于治疗心衰的强心药，治疗癌症的化疗药，治疗某些特异病症的特殊药，正确运用，有挽危救亡之功；但如果用错了对象，用错了剂量，那会是什么后果？想想都令人毛骨悚然！

其实，中西医在对药物的认识和运用上，虽有一以微观求证为依据、一以宏观析理为依据的巨大差异，但很多基本道理还是相通的。

否定中医者极度放大中药毒性的负面影响，抓住一点，否定一片，抓住局部，否定整体。这种态度是不科学不客观的，但还是可以理解的，因为他完全不懂中医中药研究理论和运用理论，只能从现象出发，去简单认知，在人命关天的重大医疗事故面前，怎么不惊恐万状？怎么不夸大其词？因无知而误解，没有关系，天下之大，学问无穷，谁能尽知天下事？谁能真成百科全书式的通家？大可不必用敌对的态度去以牙还牙。

因无知而妄言，那就不应该了！自己都没有弄明白的事，就信口雌黄，就大兴讨伐，这到底是捍卫学术真理的英雄？还是唯恐天下不乱的小人？大家得认真思考，认真鉴别。否定中医者也应该自思自省。

二、从否定中医舆论的产生背景去思考

否定中医的舆论并不是在深研精究中医理论时代背景特点下产生的，恰恰相反，而是受西方文化猛烈冲击，在求变求新、躁动不安这样的时代背景下产生的。直接影响因素则是西方医学的传入。

正是求新求变的渴望和躁动不安的时代情绪，激发了人们积极追求新知、视西医如瑰宝的心理；也误导了人们轻率否定一切传统文化知识、视中医如粪土的态度。否定中医的舆论正是在这种不深究中医理论本质、盲人摸象状态下产生的。

自从西方的洋枪洋炮轰塌了中国的国门，不少中国人就彻底丧失了文化自信，迷失了判断是非的能力。中国的一切都成了粪土，就连以阴阳升降出入之理，说明事物运动变化规律的基本认识法则都成了谬论。中国人的文化园地上全是一文不名的垃圾，只有西方人的园地上才是奇珍异宝，硕果累累，甚至月亮都是西方的圆。

哪有那回事哦！

中华民族是一个勤劳智慧的民族，是一个自强不息、百折不挠的民族，既有坚忍不拔的开拓精神，又有奇思妙想的创造能力。中华民族创造的文化成果，从语言到文字，从哲学到文学，从美术到音乐，大多也都是理趣无穷、精妙无比的人类文化精品。

中医学也正是这种经过千锤百炼的文化精华，包含着颠扑不破的科学真理，哪里是区区几个连皮毛都不懂的门外汉，一阵无聊的瞎起哄就能否定得了的哟！

这场历经百年瞎起哄的否定中医闹剧，之所以能乱哄哄你方唱罢我登场，是有其深层次原因的。那就是当代表人类新生产力的新技术诞生时，西方各

国都在热血沸腾地锐意求新，中国人却不求进取，仍旧陶醉在以大国自居、上国自傲的自满自足状态。最后是在列强炮舰破门而入，洋枪洋炮已经顶在脑门子上时，中国人才从梦中惊醒，吓出一身冷汗，最后落得挨打受气。从此丧失了话语权，洋人说方就是方，洋人说圆就是圆。

面对这样的时代巨变，中华民族做出了积极的，甚至是偏激的反应：

一方面，民族的先知先觉者们为救亡求存，以杀身成仁、舍生取义的大无畏精神奔走呐喊，志在创造一个新时代，从根本上铲除封建毒根。无奈两千年封建的历史车轮太过沉重，惯性太过巨大，即便仁人志士抛头颅、洒热血，仍旧不能在短期内达成愿望，中国人被迫在血泪汇成的历史漩涡里百年挣扎。

另一方面，在沉睡中惊醒，吃够了苦头，受尽了屈辱，想要尽快摆脱贫弱，渴望求新图强的中国人，开始用惊诧的目光去审视西方文明。一切都那么新奇，一切都那么令人震撼，一切都成了中国人想要效法的样板。还来不及对比思考，就恨不得一股脑儿把祖宗遗产当破烂扔个干干净净，全都换上随列强炮舰舶来的洋玩意儿。以便和意识更新、时代变革齐步走。

有关中医科学性问题的论争，就是在这样的背景下展开的。

在这场论争中，表现最激烈的对手并不是现代自然科学，也不是西医学，而是受现代西方思想文化浸渍濡染颇深，既不懂西医，又不懂中医，却要为中医"操心"的局外热心人，而且大多都扮演着时代先驱者的角色。

他们的对比参照体系就是西洋科技、西洋医学。他们对中医连浅尝的功夫都没有，怎么去对比？怎么去参照？这就决定了他们的对比参照只能是形式的，而不是学术本质的。也就决定了他们的见解必然是偏颇的，而不是公允的。还最终决定了他们必然要奉西医为至上科学，视中医为文化垃圾。

西医以日新月异的不断进步，始终保持站在新思想、新技术、新方法的前沿，对人类医疗事业的发展确有惊人贡献。但由于微观实证研究手段的局限，决定了微观认识的局限，决定了西医的思维原理、认识方法并不完美。与中医学的整体恒动认识理念相比，虽有洞察微细的优势，却也存在认识片面、思维机械的缺陷。

最主要的是，他们看不到人与自然息息相通的微妙联系，看不到机体内在各系统之间的复杂联系，更看不到人在不同时空状态下的不同生命水平和生命状态。这就决定了他们的治疗只能是对因、对病灶用药。看起来具体生动，实际上简单肤浅，本质上割断了生命与时空环境的复杂联系。犯了一叶障目，孤立看待疾病的错误。

正是认识理念上的缺陷,决定了西医在发病原理、治疗原理方面的认识,至今仍存在不少误区,远不如中医理念高明。这就给中西医互补留下了巨大空间。

人类文明相互交流、相互借鉴、相互促进,是好事呀!但健康交流的前提是相互学习、相互了解,而不是相互排斥、相互否定。

最可悲的是,在西方人还没有来得及认识中医的时候,个别中国人就意识迷糊,良莠不辨,发了疯似地狠命砸老祖宗遗产。

这样的现象正常吗?这样的行为理智吗?这是值得每一个中国人思考的。

否定中医的舆论不是在中医诊疗没有实效、长期凭空妄说、自欺欺人背景下产生的。而是在西学东渐,新思想、新文化猛烈冲击旧思想、旧文化背景下产生的。

在新旧认识理念激烈搏斗的滚滚历史洪流中,人们在一定程度上偏离理智,喊出些过头的口号,提出些偏激的见解,都是很正常的。不然,就算不得滚滚历史洪流了。

在西方新文化、新思想、新医学席卷全球的二十世纪初叶,外有取而代之的强大势力,内有革旧鼎新的强烈欲望,在一切旧文化都被打翻在地的文化大变革里,作为中国传统文化宠儿的中医学,受一时之诬枉,蒙一时之冤屈,差点成了文化巨变的牺牲品,也是情理之中的事情。

在这场世界各国各民族医学都被席卷,几乎无一幸存的文化巨变潮流中,中医学却能有惊无险地挺直腰板走到今天,还走向世界,靠的是什么?

靠的是疗效!没有疗效谁信你?没有疗效谁爱你?没有疗效谁要你?单凭中医人就能把这个学科从生死存亡边缘保护下来?恐怕没那么容易哟!

中医能化险为夷,是整个中华民族共同呵护的结果!最重要的,还是中医自身有可靠的疗效。不然,谁来呵护你?就连最坚决,最系统,最想从根本上否定中医的代表人物余云岫,也在《灵素商兑》中指出:中医"所以治疗有效者,则数千年以人命为尝试,积之既久,幸中偶合者日益加多,犹多言之必有中也。黠者网罗成绩,勒为成书,以诏来兹;后起者循而为之,往往合焉"。这段文字,明白道出了这样几种真情:

一是作者自己都不能不承认,中医是"治疗有效"的医学。

医学是救死扶伤的学问,追求"效验"是人类一切医学的共同目标,过去是,现在是,将来还是!从这个角度看,还有什么比"治疗有效……循而为之,往往合焉"更宝贵的呢!连这个最浅近的道理都没弄明白,竟敢挥动刀笔,扬言要通过批垮《黄帝内经》来捣毁中医老巢，实在也太荒唐可笑了！

二是正如作者所指出的，中医学在艰苦卓绝寻求医学真理的过程中，是付出了以无数"人命为尝试"之惨重代价，在医疗实践中经"数千年"反复验证的学科。这个过程绝不是依靠耗儿、兔儿、猫儿、狗儿类实验动物的现代医学可以相提并论的。

人和动物对致病因子的反应性具有多大差异？这是个至今答案不明的问题。人体疾病是在诸多复杂因素影响下渐进发展演变的，动物病理模型是在人为选择的简单因子影响下速造速成的，二者的差异有多大？这也是至今答案不明的问题。

在讨论医学科学性的时候，既要看到现代实验研究模式占尽了工具优势的一面，也要看到中医理解生命研究模式占尽了穷极理解之能事的智慧优势一面。两种医学各有所长，这样的结论才更客观。

在大量内科功能性疾病的认识方面，以科学自傲的西医学，究竟弄清了多少病症发生发展的复杂生态背景和邪正对比微妙关系？在大量器质性疾病的认识方面，中医又弄清了多少病理本质改变？所以，对于医学科学性问题的讨论，千万不要简单下结论，更不能完全站在一种医学的立场上抹黑另一种医学。两种医学各有优势，这样的认识才更公允。

就以最常见的外感病研究为例来看：

中医的研究结论是：以人与自然息息相通关系障碍为主要矛盾，以包括气温、气压、湿度等要素在内的风、寒、暑、湿、燥、火为主因，以全身五脏六腑虚实寒热特点为相关要素，以恢复人与自然息息相通正常关系为治疗目标，以祛邪为主，以调整五脏六腑功能状态为具体治疗方法，内涵非常丰富，方法极其精妙。施之临床，疗效非常可靠。而且，患者在获得疗效的过程中，付出的代价也最小，甚至可以做到无代价获效。

西医研究的结论是：以某种细菌或病毒类微生物为主要病因，以呼吸系统为主要受损部位，以炎性改变导致生理功能异常为主要矛盾，治疗原则是以杀灭某种微生物为追求，具体治疗方法是以抗感染药物的运用为主。

西医看起来病因认识精确，治疗目标明确，但对影响疾病发生发展的机体内外复杂因素却知之甚少，对应措施也极其贫乏。和中医相比，内涵单薄得多。施之临床，从症状缓解或消除为临床痊愈标准这个角度看，西医治疗绝大多数虽也有可靠疗效，但机体付出的代价却不小。比如：呼吸系统自身功能状态下降，消化系统功能大多也无辜受损，表现为食欲低下，二便失调，久久难以康复。而且，经历这样的治疗，次数越多，远程负面影响越大。可以说，相当一部分病例是得不偿失。还有部分病例病因明确，对应药物特效，却病因久除不绝，治疗久不见功，即使加上其他时髦新疗法，也常因病理不明、目标不清而毫无助益，最终还是叹莫能为。

尤其值得一提的是，对很多西医收效甚微，甚至叹莫能为的病症，按照中医的认识方法和治疗理念去进行诊疗，常常可以从一个全新的视角，找到有效的解救方法，收到令人叹为神奇的疗效。

一个以流清涕、打喷嚏、鼻塞、鼻痒为临床症状的过敏性鼻炎，就可以让西医专家头痛不已。内服抗敏药，外滴抑敏药，有的还要加上肾上腺素和激素，效果都不理想，大多是药一停就复发，弄不好还引发药物性鼻炎。

中医治疗本病，按照中医诊断分为寒热虚实不同类别，有寒散寒，有热清热，有湿除湿，有虚补虚，多可立竿见影，而且疗效相当巩固。有些高级西医耳鼻喉专家就很认同中医的疗效，经常介绍顽固性鼻炎患者吃中药。

这样的临床例证说明什么？

说明西医对这个病的认识存在严重局限性，说明西医专家对西医疗效也持怀疑态度！

说明以"人命为尝试"的中医学，认识问题、处理问题都是非常智慧的，自有其宝贵的临床价值存在，自有其科学性存在。不然，疗效从何而来？又怎么能够做到"循而为之，往往合焉"呢？

说明中医学确有补西医认识和治疗不足的优势存在，中医不可少！中医更不可废！

需要指出的是，"以人命为尝试"的过程，远不止余氏所说的"数千年"！从原始积累算起，应该是经历了数万年，乃至数十百万年。这个艰难曲折的认知过程，确实是非常漫长，非常艰辛，非常残酷的。认知结论也是非常真实，非常可信，非常宝贵的！虽无详明的量化数据，却有建立在漫长实践基础上的可信性，有难以想象的丰富科学内涵！

在这样一个过程中，通过以理解生命为基本研究方法，以观察自然万物演进变化为参照，以人体生理病理为样本，以临床实践为依据所获得的知识，怎么就因为今日之微观实证手段不能找到微观物证，不能以影像、数据明其所以然之理，就否定其科学性呢？

学术的科学性是由能不能把握所研究事物固有规律来评判的，能不能把握所研究事物固有规律，是由实践来检验的。实践有效，就说明能把握所研究事物的固有规律，就属于科学认识；实践无效，就说明不能把握所研究事物的固有规律，就不属于科学认识。能不能求得物证，能不能进行影像化或数据化标示，都不影响科学性的真伪和存在。

中医学采用的是以宏观证悟微观的理解生命方法，暂时无法揭示其微观本质，是正常现象。

以现实科技手段不能找到微观物证，不能揭示中医学术内涵，只能说明今日之微观研究手段有限，怎么能因为现实研究手段有限而无法揭示中医学术内涵，就轻率否定中医科学性，就给中医乱贴"伪科学"标签呢？

一种研究手段技穷了，就应该换个视角看问题，就应该寻找新的研究切入点，尝试用新的研究方法来破解迷局，这才是理性的做法呀！怎么能轻率否定中医学所提供的另一种研究方法，甚至不允许用中医的这种研究方法去破解迷局呢？这样的做法只能说明思维太机械，认识太僵化，选择太愚蠢，学风太专横，丝毫不能说明中医没有科学性！

中华民族以付出巨大牺牲为代价，创造了全人类独一无二的天人合一、整体恒动医学体系，为人类留下了一份从宏观窥测微观，从整体把握局部，从动态阐明静态的宝贵医学遗产，这是人类智慧的卓越展示，是中华民族为全人类做出的伟大贡献。

余氏所称的"黠者"，是指在中医学理论体系创建发展过程中，勤劳智慧的历代名家。他们是中华文化史上，为医药学做出不可磨灭贡献的杰出人物，绝不是欺世盗名、诈伪不实的小人。

三是如否定中医者所讲的那样，这种"积之既久"的医学知识，是经得起实践检验的，所以才有"循而为之，往往合焉"的良好效果。

四是既然可"循"而"为"之，那就说明中医诊疗是有客观标准的。"循"是遵循，是"比照"的意思。如果没有标准，"循"就失去了遵循依据，失去了比照标准，就成了胡猜瞎碰。

历千年而可"循"、可"为"，那就说明中医是严格遵循学科的认识原则，严格按照学科的临床诊疗标准去进行比对分析的，绝不是简单照搬前人经验，更不是胡猜瞎碰！

五是深求"循而为之，往往合焉"的所以然之理，说明中医天人合一、整体恒动认识理念是完全符合客观规律的，是科学认识。说明建立在这一科学认识理念基础上的中医诊断标准，具有揭示疾病内在矛盾的科学认识本质！离开科学认识本质，怎么可能收到"循而为之，往往合焉"的肯定疗效呢！说明中医诊断标准是可遵、可循，具有极高可信度，具有很强实用性，具有高度可重复性的标准。

六是"循而为之"不是简单机械照搬，而是具有丰富的操作内涵，还得严格按照具体问题、具体分析、具体处理这样一个生动活泼"三具体"原则，通过四诊合参、综合分析这样一个辨证论治过程，才能对疾病本质做出正确判断。这个过程余氏没有讲，但从他"往往合焉"的认识结论看，他在中医方面应该是有较强运用能力，有较深运用体会的，是懂得如何进行辨证论治的。不然，作为一个否定中医者，如果连判断是否"合焉"的标准都不知道，他怎么分辨是"真合焉"还是"假合焉"？怎么确定能否"合焉"？又怎么可能得出"往往合焉"的结论来？

余氏对自己的中医学术水平是很自信的，他在《余氏医述·自序》中非常骄傲地说："我是个真理的忠实信徒，反玄学的积极分子。讲到新旧两医，哪一重门户能够限制得我？他们喜欢谈'运气'，我就同他谈'运气'；他们喜欢谈'易理'，我就同他谈'易理'。穿房入户，登堂入室，连旧医的厨房、亭子间、屋顶、地下室都走到，简直可以说没遮拦。还有什么界限可分、门户可立呢？所以这部书，是旧医的入室操戈，心腹大患，不是单单的向着旧医骂山门的伎俩……"。

把中医学术做到这种水平，应该是可以站稳脚跟了。但在这样的认知基础上最终却走上否定中医的道路，真是件令人遗憾的事情。

从余氏学术阅历和认知归宿的悲剧命运上看，现代文化对传统文化具有多么强大的冲击力！正是这种只认实证死理的僵化思维，才导致了把宏观认知同科学对立起来，越走越背离医学真理，越走越进入找不到科学认知方向的死胡同。

当然，最根本的还是余氏受微观实证认识理念影响，被"微观实证"蒙蔽了灵魂深处的"智慧之眼"，完全丧失了智慧洞察力，在中医学理研究上，没有能登上"理透"的学术台阶，永远无法获得"精妙"的学术体会，连中医半罐水都算不上，只能算个盲目骄傲的中医局外人。这才是造成他悲剧学术人生的根本原因。

既有建立在余氏所说"数千年以人命为尝试"，且"积之既久"认识基础上的规矩准绳可循，怎么可以说是"幸中偶合"呢？余氏自己或许都没有意识到，这种前后矛盾、漏洞百出的见解，是难以自圆其说的。

话又说回来。认为中医疗效是"幸中偶合"的人，并不只是余氏一人。但凡没有真正进入理透法明方效水平的中医人，即便是一生以中医为业，即便是"混到"专家教授、硕导博导、名家大师，也都不敢自信中医疗效是中医精妙理论指导下的必然结果，而认为是简单经验运用的体现。说得难听一点，就是瞎猫碰上死耗子的"幸中偶合"。

前面已经举到过，就连当代大师级中医专家，都还有站在中医讲坛上公然宣称：中医就是经验医学，中医是没有理论的。从这个角度看余氏观点，也就不必大惊小怪了。

从余氏对中医疗效的评价里可以看到，余先生还是个实事求是的人。即便是他反对的事物，他也不说否定事实、颠倒黑白的话，有疗效就是有疗效。他反对的，他否定的，只是他没有弄明白，因而无法违心接受的中医学理。平心而论，这倒是他诚实做人、诚实做学问的表现。只不过，在对中医学的认知上，做了回强不知以为知的糊涂人。

从否定中医的反面教材里，读到的是中医有直接的人体验证依据，中医有长期的临床实践基础，中医有客观的诊疗标准，中医有可靠的临床疗效。从这个角度去认识中医的科学性，应当更加深化大家对中医科学性的认知，更加坚定大家学习中医、研究中医、热爱中医、献身中医的信念。

三、从否定中医舆论是不是建立在精通中医理论上去思考

看看否定中医者提出的否定性见解，就知道他们并不是真正精通中医理论的学者，大多是急切盼望观念更新、文化换血、国家强盛、民族兴旺的热血学者。他们真正关注的并不是中医的兴废，而是文化基因的改造。

还是以否定中医文笔最犀利、抨击最猛烈、见解最系统的余云岫为例来看，就最有说服力。他竭尽全力撰成的否定中医专著《灵素商兑》，其内容也都停留在名词术语的外壳上，丝毫没有触及中医的学术本质。其余人等，哪怕百年喧嚣，也都不过是隔靴搔痒，讲的全是令人啼笑皆非的外行话。

就连作为中医理论体系基本说理工具的阴阳五行学说都没有真正理解，就信口雌黄，打胡乱说，还自认为深得其中妙理。

到底什么是阴阳五行学说？

以中医大师自居的余云岫，根本就没有理解。他在《灵素商兑》中，把阴阳看作是属性相反事物的代指符号，把五行学说讲成是原始的元素符号，把阴阳五行学说斥为"谬说"。

如他在《灵素商兑》中说："夫所谓阴阳者，犹物之有表里静动，数之有盈

虚,度量之有修短轻重,动植物之有男女雌雄。磁电之有反正,化学之有酸碱,凡物之性之相反者,皆得而名之。其意不过如此,其用亦不过止此,非有神妙不测之玄机包于其中也。自阴阳家言之,以配天地,以统万物,遂为不可思议之种子。"

在中国古代哲学里,阴阳既是区分事物属性的基本概念,又是类分万事万物的最高纲领,还是宇宙万物的本源之质。内涵复杂,难以穷尽。

阴阳首先是作为宇宙本体之"气"因"动"而生的两大永恒运动物质势力概括,然后是以太阳系为宇宙研究单元的古天文学知识概念,最后才是类分万事万物的哲学符号。

阴阳根于一气,是以气为本元的升降相因、出入相随、消长互势、存亡与共的物质运动势力统一体。是包括宇宙自身在内的万事万物发生起点、发展动力、演变本质。确有"神妙不测之玄机包于其中",确为"配天地""统万物"的"不可思议之种子"。在这对矛盾统一体中,"阳"始终占据着物质运动变化的主导地位,"阴"始终占据着物质存亡的根基地位。

阴阳五行学说是涉及宇宙诞生、宇宙运动变化、地球自然万物运动变化的大课题,是中华先民为了解自然、适应自然而长期观察日月星辰运动的智慧结晶,归属于古天文学知识。

阴阳五行学说的创始,源远流长得很,源头难以确考。作为哲学理念的阴阳五行概念也是在这一古天文学认识基础上,逐渐提炼抽象出来的。内涵丰富得很,朴实得很,也精妙得很,哪里是无知者所说的那么荒诞不经。

有关阴阳五行学说的问题,有兴趣的朋友可以参考《如何看待中医阴阳五行学说》一讲,以个人浅见作了力所能及的阐发,由于时间关系,这里就不再展开了。

学术生命力是由其实用价值所决定的。有实用价值就有生命力,就一定发展壮大!没有实用价值,就没有生命力,就一定衰落死亡!

只要中医学确有揭示疾病发生发展规律的可信学术价值,确有治疗疾病的可靠临床价值,想通过打嘴仗来消灭中医学,那一定是徒劳的!

如果中医学毫无真实学术价值和临床实用价值可言,想通过打嘴仗来争得中医的生存地位,那也一定是徒劳的!就连苟延残喘的机会也不会有!

优胜劣汰,健兴衰亡,这是定律,谁也改变不了!

中西医学从研究方法到理论体系,到临床诊疗,既迥然有别,又各有短长,存在极大的互补性。在互补中共建人类医学奇功,在互补中推动人类医学发展，这是天大的好事，谁也不应消灭谁，谁也不能消灭谁，这是天理！天理存则中医存，这是必然趋势！也是必然结果！最终合流，或许在所难免。最终以什么形式合流？至今还是个谜。

中医阴阳五行学说之所以今天还在中医理论体系中占有无可取代的地位，还被真正入了门的中医人坚定不移地奉为中医理论纲领，最根本的原因，就是它的实用性仍然很突出。

近四十年来，不少热爱中医、关注中医的学者，都以革新中医学术面貌为出发点，试图用当今世界流行的哲学概念、时髦术语来取代阴阳五行学说，改造中医理论体系，结果都无功而返。原因就在于这些名词术语都不具备阴阳五行学说那样生动活泼的内涵，那样万能的链接能力，那样血肉相连的亲和力，那样具体的物性特点。以时髦名词术语置换阴阳五行概念，不仅无法表达阴阳五行的学术本质，反而把中医理论体系弄得非驴非马，令人无法辨识了。

中医学如果抽掉阴阳五行学说，就成了一堆散碎资料，就不再是天人合一、整体恒动的有机整体了。阴阳五行学说是中医学的生命链条，是中医学的说理工具，是中医学的理论纲领。

但令人遗憾的是，就连今天的中医教材以及很多讲中基的专家，都循着阴阳是对立事物符号，五行为"原始原子说""原始元素说"的观点，把阴阳五行学说讲成简单的物质类别概括和代称，又怎么能苛责余云岫先生一人呢？

以博通中西医学自诩的余云岫先生，费尽心力，尚且不能窥中医学理的奥妙，又怎么能够要求其余人等，去精求中医妙理呢？否定中医者流于浅薄可笑，完全是情理之中的事情。

例如：有人费尽心力，从《黄帝内经》中找出脏腑概念的混乱问题，这是不是客观存在？

当然是！

这是不是问题？

当然是！

脏腑概念都不能统一，还怎么谈以脏腑为核心的生理病理？这是无法回避的问题。

但当你把《黄帝内经》通篇进行深入研究后，你会知道，这部包罗天地的学术巨著，确非出自一时一人之手笔。涉及学科之广，内容之庞杂，学理之深邃，是今天的名家大师都难以想象的。在那样一个学术研究手段、文化传播方式都极其原始的时代，要完成这样一部巨著，确非易事，在人体形质认识方面瑜瑕并见，在所难免。更何况，就是颇受否定中医者诟病的脏腑理论，也绝不是毫无建树可言！

中医脏腑理论是建立在天人合一认识基础上的精妙复杂系统，脏腑生理病理以及脏腑病症诊治，都统属于整体恒动认识观下，这是中医脏腑理论最突出的特点，也是最突出的优点。不要一听批评意见就暴跳如雷，也不要一听批评意见就自惭形秽。

《内经》中的瑕疵该不该剔除？偏颇该不该修正？用什么方式去剔除、去修正？在今天这个百科奋进、科学技术大爆炸时代，是值得中医深刻反省的。

但其天人合一、整体恒动的理论主体该不该否定？该不该废除？那就是另外一回事了。

如果连天人合一、整体恒动的理论主体都废除了，从宏观洞察微观，从抽象把握具体，从动态阐明静态，以补现代医学诊疗手段不足的优势也就荡然无存了，中医还有存在价值吗？

所以，国家颁布的中医高等教育人才培养大纲一再强调：中医教育要"重传统"。

"传统"不是落后、愚昧、僵化、腐朽的代名词，而是从天人合一的全局去思考问题、分析问题、认识问题的思辨智慧。是用整体动态理念去处理问题、解决问题、指导实践的精妙方法。是理用结合，提高临床诊疗水平，推动中医学术发展的综合能力。

一部《黄帝内经》，到底研究了哪些重大课题？有什么重大成就？否定中医者深入研究过吗？他们真正懂得吗？只要认真看看他们的见解就知道了，他们不懂，完全是连一知半解都说不上的中医门外汉！

中医门外汉也敢出来对中医说三道四？

百花齐放，百家争鸣，是好事！是学术的春天！如果搞成学术一言堂，不让人讲话，那就不是好事，而是坏事了。没关系，学术认知是一个由不知到知，由知之甚少到知之渐多，由知之甚浅到知之渐深的循序渐进过程。就是经过这样一个过程，也不可能让所有人都成为精通中医的行家。不被所有人理解，是个正常现象。被人批评，也是正常现象。不管批评者是出于善意还是出于恶意，都未必是坏事。批评可以纠偏，批评可以励志，是非真假，越辩越明，有什么关系。如果中医学术连批评都经受不起，一批就坍，一评就塌，那中医还有什么生命力可言！

《黄帝内经》是研究人体疾病发生、发展、诊断、治疗、预防、养生的医学专著，但内容却并不仅仅局限于人体。

在《黄帝内经》之前，中医知识只是零散的素材，还不能称作"学"。"学"应该是有系统理论基础、成熟临床运用基础、成套临床诊疗措施的知识体系。《黄帝内经》正是这样一部医学巨著。

不少人认为《黄帝内经》没有临床内容，是基础理论著作。这种观点值得商榷。《黄帝内经》是中医经典中的经典，凡是学习中医的人，都应该深入研究这部作品。所以建议同学们也好好地去读一读这部作品，看看它到底有没有临床方面的内容。

《黄帝内经》不仅有丰富的临床内容，而且有高水平的临床见解。"五脏六腑皆令人咳，非独肺也""诸寒之而热者取之阴，热之而寒者取之阳""体若燔炭，汗出而散""湿热不攘，大筋软短，小筋弛长，软短为拘，弛长为痿""无失天信，无逆气宜，无翼其胜，无赞其复，是谓至治"等等，拿到今天来评判，都是超级高水平。能达到如此高水平的专家，实在寥若晨星！

当然，在《黄帝内经》中，有关临床的内容还比较单薄，比较散碎，还缺乏系统性，还缺乏逐一对应的治疗方案。更多是疾病的主因主症，是诊疗原则，这也是事实。但绝不是没有临床内容！更不是在《黄帝内经》之前，中医缺乏临床实践！没有丰富的临床实践，疾病发生发展的规律就无从体现，诊疗原则、诊疗纲领从哪里来？

如果要对《黄帝内经》的基本内容做个大致分类，全书的主体内容可分为三大类：

一是天地大系统的研究，二是人体小系统的研究，三是天人合一同系统的研究。

《黄帝内经》研究的主题是人体疾病，研究视角却并不局限于人体，而是把研究目光投放到地球自然，甚至远远超越地球自然的日月星辰外太空。从宏观的宇宙到微观的气，万物的运动变化尽在其中。

在天地大系统研究方面：《黄帝内经》强调，要深刻认识人体疾病发生发展、诊断治疗的所以然之理，就得全面研究以阴阳升降出入为基本运动形式的宇宙运动对地球自然的重大影响，就得系统研究以六十年为周期的气象气候变化对物象物候变化的深刻影响，就得深入研究一年四季气候变化对自然万物的微妙影响。

在人体小系统研究方面：《黄帝内经》强调，要深刻认识人体疾病发生发展、诊断治疗的所以然之理，就得全面研究人体生命功能的整体性，就得系统研究心肝脾肺肾五大系统的特异性，就得深入研究脏腑组织休戚与共的相关性。诊治一切病症，都不能见病不见人，把患病局部和有机整体割裂开来。

在天人合一同系统的研究方面：《黄帝内经》强调，要深刻把握人体疾病的发生、发展、诊断、治疗规律，就得全面深入系统地研究人与自然的关系。大自然是万物之母，也是人类的母亲。贯穿在人的一生中，生理发育，病理改变，都与机体生命水平、邪正对比状态、机体内环境特点密切相关。而机体生命水平，邪正对比状态，生命内环境特点，都受到外在自然环境微妙而又深刻的影响，都与自然环境息息相关。

所以，就临床诊疗而言，诊治一切病症，都不能见人不见环境地把人与时空关系割裂开来。在临床诊疗过程中，只有时时、处处把人体内外环境紧密联系起来，进行综合分析，才能深刻把握疾病的发生发展之理，才能制订出最佳治疗方案。

《黄帝内经》得出的认识结论是：人与自然应当保持平衡和谐关系，得平衡则生、则强、则寿，失平衡则弱、则病、则夭。无论是治病还是养生，都不能忽视包括时令、地域在内的自然环境的重大影响，不能忽视社会环境的深刻影响，不能忽视机体各系统的相互复杂影响，不能忽视精神对肉体的微妙影响。

《黄帝内经》整体恒动的认识理念，决定了中医的诊疗原则必然是：诊当四诊合参，求取主因主证；治当因时因地因人制宜，以求得阴阳平衡为目的。

《黄帝内经》提出的预防原则是：强身健体，巩固根本；有害因素，及时回避。

《黄帝内经》崇奉的医学信仰是：医学与鬼神迷信观念水火不容。

这才是《内经》的研究成果，这才是《内经》的主体内容，这才是《内经》的最大成就，这才是《内经》最大的历史意义和现实意义所在。

那些只看见糟粕、看不见精华的人，不是智慧出了问题，而是态度和方法出了问题。抱着传统一定不与科学为伍的主观意识，不是平心静气地深入研究学术，而是戴着中医没有科学性的有色眼镜，全力寻找瑕疵，无限放大瑕疵。这样的研究，怎么可能深入？其结论怎么可能客观公正？

如果以这样的态度、这样的方法去研究西医，西医那些只见树木、不见森林的片面认识是不是也该成为"伪科学"的铁证呢？昨天还标榜为最新认识、最新成果的治疗技术和治疗药物，今天就自我否定，说是有重大后遗危害，这样的例子还少吗？

如使用时间最长、使用面最广的抗生素，今昔认知对比就是最典型的例子。昔日铺天盖地，无处不用，今天成了严格管控使用的药物。

为什么？

就因为它有重大负面影响，原来没有认识到，现在认识到了。

有错就纠，有误就改，因旧而弃，因新而取，形式上确实作风开明，态度客观。但绝不能因此就回避"昨天的认知具有严谨科学性吗"这个攸关生命安危的严肃问题。

有重大负面影响说明什么？说明昨天的认识还存在误区！还不是严格意义的科学真理！科学性要大打折扣！这样的学术本质怎么回避得了？这样的"小辫子"在西医学术发展过程中还少吗？能抓住昨天的那点偏颇和谬误，就给西医扣个"伪科学"的帽子吗？当然不能！

学术原本就是在不断纠偏改错中发展的，中西医学都存在认识局限，都需要不断发展。学术发展只能不断求善求新，不可能一蹴而就成为至善至新。偏颇不可免，失误终难尽，这就是学术发展的必然！不要浅尝功夫都没有，就动不动给人家扣"伪科学"的大帽子。

作为中医学者，也不要一看见"伪科学"这样的大帽子就惊得目瞪口呆，就吓得魂飞魄散。学术真理不是无知妄言者的几顶大帽子就能压成"文化垃圾"的！

中西医学是两种完全不同的理论体系，不同的诊断标准，不同的运用原则，不能简单地从形式上加以比较，以门外汉来论中医，那真的就是秀才遇到兵，有理说不清了。

同学们，千万不要被民族虚无主义的流言蜚语所惑，要想真正认识中医的科学性，就得从中医理论入手，认真学习，认真思考，深入实践，反复历练！

四、从与《内经》同时期的文化成就相比较去思考

有人说：中医学在理论上全是毫无根据的凭空想象，全是幼稚可笑的比附。

这样的无知妄言竟然也有人敢拿到大庭广众来讲，最可悲的是，这样的无知妄言讲出来后，居然还有中医专业人员相信甚至附和。

我就不明白，这些人的脑袋到底长在自己脖子上的？还是长在别人脖子上的？怎么就不动脑筋想想。如果说中医学理论全是毫无根据的凭空想象，是可笑的幼稚比附，岂不是说中华老祖宗在对世界认知已具有宏观微观无限这样的人类顶级智慧基础上，创造医学时，却如同傻子一样吗？

看看比中医学还要古老的道家、儒家学术成就，再看看战国秦汉时期其他各家各派的学术成就，乃至后世历朝历代的学术成就，哪一家，哪一派，哪一个时代不是大成果，大智慧？怎么在医学领域里全都成了傻子？傻子创造，傻子运用，傻子传承，傻子发挥，两千余年无人勘破。中华民族从老祖宗到子子孙孙，在医学领域里的表现，全都愚不可及，这样的认知你也相信？

而且更让人费解的是，纵贯三千年历史长河的这样一大群傻子，在"凭空想象""幼稚比附"时，怎么不去繁就简，弃难从易，找点与傻子智商相匹配的简单内容去想象，找点与傻子智商相适应的粗浅事物去比附？却要选择包罗天地万物这样博大精深、神鬼莫测的命题来进行想象比附呢？这不是以至蠢至愚之低能，解至精至妙之世界难题么？对这样一群"傻子"祖先，难道不应顶礼膜拜，由衷敬畏么？

最让人费解的是，以傻子的智慧和能力，居然能把包罗天地千丝万缕纷繁事物，想象得那么生动活泼！那么条理井然！那么妙趣横生！那么千古不朽！那么经得起实践检验！是天助傻子？还是傻子不傻，而是天生大智慧？

从这个角度去看问题，去思考问题，也是有重大启发意义的。

也许否定中医者会说，不是祖宗智慧低，不是子孙脑子笨，而是时代研究手段限制所决定的。

这话听起来很讲理，很有说服力。那我得提醒大家思考一个问题：世上还有比宏观微观体量大小更高深的问题吗？我们的老祖宗是凭借什么手段做出"至大无外，至小无内"认识结论的？是凭借现代研究手段？还是凭借智慧的洞察力？

也许反对者还会说，"至大无外，至小无内"认识结论是错误的，现代天文学和现代物理学凭借射电望远镜和电子显微镜已经找到宏观微观的尽境了，而且有了确定的度量单位，宏观以光年为量度单位，微观以夸克为量度单位。似乎可以下结论，人类认识已触及到宇宙终极真理了，真是太了不得了！

不要过分激动，不要过早下结论。现代科学的这类知识，几乎都是在《十万个为什么》这类科普丛书中介绍的，离终极结论还不知道有多遥远！

没有哪个科学家敢说：这就是终极认识！

恰恰相反，全世界的科学家都异口同声地说：人类对宇宙物质的认识还不到百分之十。

用百分比去说明人类对宇宙物质认识的深度和广度，这样的提法也是有问题的。在没有掌握宇宙物质总量的前提下，是不能用百分比来加以说明的，分母都不知道,怎么确定分子? 对这类开启少儿智慧之窗的趣味性知识,可以看作是今天的科学家们在"逗你玩儿"。

有时我也喜欢看看这类趣味性知识,以现有研究工具,目前可测知的宇宙年龄在 140 亿年左右,可以窥知的宇宙体积大约是 900 亿光年半径大小。

以光年为长度单位来表达空间距离,数值还是数十百亿,听起来真的庞大得令人瞠目结舌,遥远得令人目瞪口呆。不借助计算机,单凭人力根本就无法计数。光都跑上几百亿年,这个空间已经大得让人类想象能力几乎都要崩溃了。这样的知识,对肉体凡胎的人,具有信也得信、不信也得信的巨大震撼力和控制力。

而用"至大无外"的东方哲学眼光看,这种结论就很可笑。百亿光年也好,千亿光年也罢,就是万亿、亿亿光年,和无限大比起来,仍然很小很小!

也许可笑的不是这种见解,而是我自身,因为自己对天体物理学一无所知,却在这儿对人家的结论妄加评论。这个定义也许还有不少限制性条件,具有特定的内涵。它可能是一个以人类研究手段、认识能力为限制的相对宇宙概念,而不是宏观的泛宇宙概念。

即便是误解,这误解也是有原因的。原因就在于今天传播的有关宇宙探秘类知识,原本就缺乏界定性说明,完全就是这样简单地引导人们去接受现实的宇宙观。这种知识让许多人瞪大眼睛惊奇地当作科学箴言铭记,也让不少人笑嘻嘻地当作科学搞笑小品欣赏。

把这类知识当作搞笑小品欣赏的人,并非玩世不恭,而是觉得有不少认识上的疑点难以求解。

其一,"可求半径"是以宇宙爆炸点到地球接收点为起止点的。如果测得的数据就是宇宙的半径,那就是说,地球正好处在离爆炸中心点最远距离的宇宙边缘上。令人难以理解的是,宇宙大爆炸的中心点也许是可以认定的,以地球为宇宙边缘如何认定? 地球真的正好处在宇宙边缘吗?

由此可见:"可求半径"不等于真实半径。

其二,人类今天了解到的宇宙爆炸是决定宇宙诞生的唯一核心爆炸点? 还是无数宇宙爆炸点中的某个爆炸点? 以中国古代哲学"至大无外,至小无内"的认知智慧理解,应该是时空无尽,是既没有生,也没有灭的永恒存在。在这样的存在中,也许宇宙永远都存在膨胀与收缩,爆炸与凝聚,此起彼伏。整体无边无际,无生无灭;局部运动变化,无休无止。也许这才是宇宙运动变化的定律。只不过,以人类的智慧和能力,一时难以求证罢了。

其三，"可求"是建立在现代检测手段基础上的。人类检测手段是不断发展进步的，现实检测能力不等于"终极检测"能力。人类未来检测能力也许在现有基础上还会放大百倍、千倍、万倍、亿倍，甚至更大倍数。难道没有这种可能吗？到那时，人们也许还会发现更加遥远的爆炸点。所以说，今天的"可求"，绝不等于"终极可求"。只有当人类"终极可求"愿望实现时，才可以说终于看到了时空尽头，宇宙边缘。

谁能告诉我们：人类的终极求证能力有多大？人类终极求证愿望在哪个时间点上实现？宇宙有终极可求边界吗？以人类的智慧和能力，真的可以找到这个边界吗？

其四，以半径论宇宙，这种认识首先就给宇宙定了形——球形。那就是以爆炸点为球心的辐射空间。这个球形空间显然应该是有限空间，不然，就无法定形。请问：在这个巨无霸的球形空间之外，还属于宇宙吗？如果不属于宇宙，又该属于什么空间呢？又该如何定义呢？

按照中国古代哲学认知的"至大无外"理解，宇宙是没有形状可言，没有空间可限的，就是永恒运动着的无形无态、无边无际、无始无终、无内无外存在。只有这样的认识，才更符合"生也有涯，知也无涯"的认知结论。

所以，这样的认知也许永远都只能作为趣味知识放到《十万个为什么》里去进行传播，而不能作为科学结论。

讨论最大和最小，都应该限定在一定条件、一定范围内才有意义。在绝对意义上去探索终极存在，以看似精确的体量去认定最大和最小，都是不符合辩证法的，更是不符合宇宙客观本体特点的。可以肯定地说，真实宇宙的最大和最小远远超越了人类的认识能力，甚至远远超越了人类的想象空间！

当然，在一定条件下和一定范围内，设定一个最大最小的空间存在以满足阶段性研究需要，也是人类理性思维的智慧表现。

针对宏观微观尽境这样的问题，人类或许永远都只能说，在认识浩瀚宇宙方面，已经有能力到达某一距离，而不能说已经找到了浩瀚宇宙的边际。在辨识微小物质方面，可以说已经有能力进入某种境界，而不能说已经找到了最小的物质单元。

"至大无外""至小无内"，宏观微观都没有尽境，这才是人类认识世界的唯一正确答案，这才是人类智慧的极致表达。

中华先民的宏观无限是理解自然的结论，以具体数据给宇宙年龄和体积定量是现代科学的结论，哪个更具有真理性？哪个更科学？

回答这样的问题，不需要大智慧，只要思维基本正常的人，恐怕都能对这两个结论的正误做出正确判断。

对微观的认识也一样，有很多结论都是非常片面的。今天那些检测手段能够检测到的微观指标是有限微观。今天看不到，不等于明天看不到；这个世纪看不到，不等于下个世纪看不到；将来看到的，也未必是终极微观发现。用东方哲学的观念看，就跟宏观一样，微观存在也是永远没有尽境的。

就以西医的病原微生物学发展为例来看，从 1665 年英国科学家罗伯特·胡克制造复式显微镜，到 1674 年荷兰的列文·虎克第一次用自制显微镜观察到微生物的广泛存在，到 1857 年法国生物学家巴斯德发现细菌，这是一个令人类狂喜的历史阶段。

当西医借助显微镜发现细菌这种致病因子的时候，举世一片惊呼："哇！人类终于捕捉到了最小的致病因子！"后来发现病毒了，全世界又一片惊呼："噢！病毒才是最小的！"

病毒是最小的病原体吗？只能说是今天认识到的最小病原体。要给它加个时间限制，不加时间限制，这个结论就难以成立。

伴随人类辨微能力的提高，当代已经有西方学者在实验室里发现，还有比病毒更小的致病因子，连蛋白的性质都快要丧失了，被称作类蛋白体。

说明什么？说明至小无内，说明微观病原认识是没有尽境的！

所以今天西医检测不到病因，或否认这个病的真实性，或下个"非特异性"病症的诊断。这理虽然讲得真切，讲得诚实，但也讲得僵化。

中华先民的"至小无内"——微观无限的认识，也是理解自然的结论。以微观发现的具体结构和数据诠释微观，则是现代科学的结论。哪个更具有真理性？哪个更科学？

还是重复前面讲过的那句话，要对这样的问题做出正确判断，并不需要大智慧，所有思维正常的人，都能做出正确评判。

从这个角度去思考中医的科学性问题，否定中医的舆论到底是真知灼见？还是无知妄言？

这个答案得你自己去选取。

五、从中医学发展历史去思考

中医药在中华泱泱大国运用了多少年？有理论指导下的运用，至少也是两千多年！

在中医药保护下繁衍生息的人有多少？难以精确统计，至少也是数十亿。

由无知者导演的否定中医闹剧才开演多少年？从杂音始发算起，最多也就百来年。

参与的人数有多少？有议论存世的，顶多也就数十人。

是数十亿人长达数千年的生活体验更可靠？还是数十人数十年的"高论鸿篇"更可信？

如果说中医学全无科学性可言，数千年来，全是瞎碰乱撞，偶然幸中，由《黄帝内经》所创建的中医理论体系，能保障中华民族世代昌盛繁衍？竟无一人发现其学术价值之伪？由《伤寒论》所创建的中医理法方药临床运用模式，能流传千古而不衰？竟无一人发现其临床价值之假？

更可宝贵的是，这些医学遗产至今仍具有重大临床指导意义！至今能解决许多西医叹莫能为的疑难问题！临床实例，举不胜举。

说明什么？

是说明古今中医大夫都运气好？全都碰巧了？还是说明中医学确有不可否认的临床疗效？

可靠疗效说明什么？

说明中医没有科学性？还是有很强科学性？

这个答案不难选择，同学们一定要自己动脑筋去思考，不能人云亦云，不能以语言是否现代、名词是否时髦来作为科学的判断标准。西医的不少时髦语汇其实空洞无物，并无实质性价值可言。

最典型的例子就是诊断。如非特异性病症，是说到下诊断时为止，还无法查找到可靠的致病原因。虽然排除了已知病因的影响可能，但对于医者患者而言，这样的诊断几乎等于什么都没有讲。因为找不到原因，就找不到对应治疗措施，就只能对症状治疗。临床无数案例证明，多种不同病症都可以产生相同症状，对症状治疗常常与疾病本质相去甚远。所以，这样的治疗，对解除患者痛苦不仅毫无价值可言，很多时候，还带来无法预测的负面影响。

但是，对这样的问题，通过中医四诊却可以做出寒、热、虚、实、痰、瘀、郁类定性诊断。按照中医诊断去进行治疗，不少这类问题都能从根本上得到解决，甚至毫不费力地迎刃而解。

类似情况还很多，如西医诊断非常明确，对应药物也非常明确，治疗效果却并不理想。久治无功，甚至越治病情越复杂，西医却找不到原因何在的病症，按照中医认识去进行治疗，可能和西医大方向都南辕北辙。西医抗感染，中医却有可能是芳香化浊；西医提高免疫功能，中医却有可能是通腑攻下；西医补充体液、补充维生素，中医却有可能是辛温发表，或辛凉透表。西医利尿通便，中医却有可能是温阳益气……中西医治疗在本质上可能存在巨大差异，甚至可能完全对立，西医劳而无功，中医却效果立见。

举个临床例子，十多年前，成都中医药大学一位学生的妈妈，患高血压病，住院治疗多次，刚刚在医院把血压降下来，一出院，血压又上去了。从基层医院住到高级医院，反复进进出出多次，钱花了不少，病情就是控制不了。

一天中午，学生带她妈妈来找我诊治。收缩压 200mmHg 多，舒张压 140mmHg 多。我吓了一跳，连声说：不行！不行！我治不了，赶快去住院！

学生带着哭腔把她妈妈的治疗经历告诉我，说是大医院都已经几进几出了，昨天才出院，今天血压又上去了，恳请帮忙看看。

我非常为难。治吧，确是高危患者，随时可能出意外；不治吧，看见患者的苦楚，学生的忧戚，又于心不安。

但一想到今天的医患关系，神经就绷紧了。所以，想了想，还是拒绝了，强调："必须住院！"

因为在医院里，有仪器设备作保障，有现代科学为依托，即使发生意外，也是有科学检查依据的，患者不悔，家属不怨。如果在中医治疗过程中出了悲剧结果，病家的态度可能就不一样了。因为中医拿不出精确的现代检测数据来，只有看似模糊的四诊资料，缺乏雄辩的法律说服力。而又不可能用中医标准建立医疗事故评判体系，因为中医确实没有可量化的诊断资料，是没有说服力的，不可能成为有法律效力的证据，这也是中医难以克服的短处。

学生满脸愁苦地呆呆站在旁边，不愿离开，等我看完所有患者后，又怯生生地来到我面前，两眼含泪地低头对我耳语，说是即使有什么意外，也绝不会怨我，求我一定要帮帮她！我只好答应了她的请求。

倒不是因为有了她这个"不会怨我"的口头承诺，我就答应，要知道，口头承诺是没有任何法律效力的。主要是看见学生愁苦无助、百般无奈的样子，实在于心不忍，才壮起胆子给她妈妈诊治。

患者年过花甲，形体胖瘦适中，面色微黯，脉弦数有力，舌胖大而黯，苔薄白而润，便溏尿少，纳呆脘痞，唇不绛，口不渴。属于心阳不振，脾阳不运，水饮内盛，三焦气机阻滞，浊阴不降的理中五苓汤证，于是就在这个方的基础上加了低剂量羌活、独活、川芎，嘱其代茶频服，如有心烦口渴尿热，立即停服，先服一剂，以观后效。

脉症分析理虽如此，但临床病症千奇百怪，加之屡经西药治疗，很多病症有可能在西药影响下真情迷失，是很容易造成严重后果的。说实话，我还是担心万一发生什么意外，所以叫她代茶频服，意在少量缓进，以观进退。服理中五苓这么个性强悍的方药，若药病相投，必药渐进而病渐减，渐入佳境，那就可以大胆续进。若药病相违，病情必得药即加，一见病加，则当及时中止服药，以便把风险控制在最低程度内。

没有想到的是，一剂药还没喝完，小便大增，脘痞腹胀骤减，血压急剧下降，迅速回归到90～140mmHg左右。前方续服一周，忌生冷、肥甘，病情就稳定下来了。

这并不等于病情痊愈。长期高血压造成的心脑肾及血管系统损伤，是难以逆转的，能维持在一个相对稳定状态就已经很不错了。

这样的例子能不能对中医科学性有点佐证的意义？

对这样的病例而言，是中医的诊治更具有科学性？还是西医的诊治更具有科学性？

中医以阳虚湿盛解说这个病症，是深刻把握到了机体内在水湿壅盛、三焦气机阻滞的病理本质，所以对应治疗能收立竿见影之功。在西医看来，完全可以说是无法理解的奇迹。

这说明什么？

说明中医认识是洞察了疾病内在矛盾本质真相的！科学性显而易见嘛！

当代评判科学的标准和舆论对中医都是极不公平的。西医诊不明理、治不见功、一筹莫展的问题，到了中医这里，即便是迎刃而解了，仍免不了要遇到"什么是水湿壅盛""什么是三焦气机阻滞""能拿给大家看看吗"这样咄咄逼人的问题。

对这类问题，其实也是可以解答的。换成通俗的现代术语讲，"水湿壅盛"有点类似机体水液代谢失调的意思；"三焦气机阻滞"类似全身多系统功能障碍的意思，讲的是因代谢功能紊乱造成机体内液态垃圾堆积；而体内液态垃圾堆积，又反过来造成与水液代谢相关的多系统功能紊乱这样一连串恶性因果循环。

西医对这个病能拿出的证据就是血压计上的数据，那能算是微观物证吗？当然不是！西医病因不明，微观物证难求，治疗方向迷失，一切降压药物的运用都难见寸功。这能算是科学认知、科学方法、科学答案吗？既然不是，为什么却永远以科学的面貌，堂堂正正地端坐在科学殿堂上，让人顶礼膜拜？

让人信也得信，不信也得信？

中医从理解生命的不同切入点，以宏观证悟的方法找到新的证据，以独特的诊疗方法取得圆满成功，却因为只能拿出适合中医诊断标准的宏观象证，不能拿出适合西医诊断标准的微观物证，就要受到是不是科学的审判，这种重形式轻本质的做法，能追求到医学真理吗？

怎么能够因为中医的认识不能被西医解读就否定其科学性呢？为什么一定要立即回答"心脾阳虚"是什么具体微观物质改变呢？为什么一定要立即回答"水湿壅盛，三焦气机阻滞，浊阴不降"是什么现代微观病理状态呢？

如果一定要中医拿出物证来，那就真的是在故意刁难中医了。这样的理还能讲得清吗？

难道离开了微观物证，人类就没有理解事物的智慧了么？

难道离开了微观物证，人类就没有判断是非的能力了么？

难道中医拿出的神形色舌脉症等证据就不是物证么？

难道因为中医的宏观"象证"暂时不能与西医微观物证相印证，诊疗有效的科学性就丧失了么？

西医拿不出微观物证仍旧具有科学话语权，中医能拿出有效解决西医束手无策疑难问题宏观象证，却不仅没有科学话语权，而且还招来各种质疑和非议，这是科学的是非判断标准吗？

知识的科学性是客观存在，不因微观物证而增！不因微观物证而减！不因微观物证而存！不因微观物证而亡！

科学性的最有效认定方法就是实践！而不是物证！物证固然重要，但物证必然受到人类求证工具、求证能力的限制，免不了有精有粗，有详有略。任何时代的微观物证，都必然受到求证工具、求证能力的限制而永远都是有限度的。

中医拿不出微观物证依据来，是因为中医运用的是理解生命研究方法，是以宏观"象变"把握微观质变，是以整体恒动解析局部静态矛盾本质，因而无法和现代实证性研究接轨。在人类科技尚不能以物质根据与"心脾阳虚，水湿壅盛，三焦气机阻滞，浊阴不降"这类中医知识点对接前，完全不需要再回答"是什么"的问题了，这就是现阶段人类认识的终极结论。收效迅速，疗效肯定的临床实践已经无可辩驳地证明，中医的诊断是不折不扣的科学认识，中医的辨证是不折不扣的科学结论，中医的治疗是不折不扣的科学方法！

以眩晕这个临床常见症状来看吧，西医有可能查到患者血压升高，认为这是高血压造成的，但进一步深入检查，却找不到更明确的原因，治疗就很难下手，只有针对血压升高用点降压药，疗效很不可靠，很不稳定，还可能给患者精神、情绪、体能、饮食、睡眠、二便等带来诸多不良影响。中医针对这种情况，不同患者可能找到多种不同"象据"，作出多种不同结论，给出多种不同治疗方案，而且绝大多数都可能收到远比降压药好得多的效果。如果见到脉浮、苔白滑、恶寒、无汗、头身疼痛等症状，就可以非常肯定地作出寒凝湿阻，经脉挛急，气血不能畅通甚至阴阳格拒的诊断结论，给予散寒燥湿温通的治疗；如果见到脉浮大滑数、苔黄腻、发热、汗出、身沉重等症状，就可以非常肯定地作出湿热郁遏，三焦气机逆乱，浊阴不降，清阳不升的诊断结论，给予清利湿热的治疗；如果见到脉盛实、唇舌绛红、苔黄厚腐腻，大便干燥或不通等症状，就可以非常肯定地作出湿热壅闭，腑气不通，浊阴上逆的诊断，给予通腑泻热的治疗……其他还有肝郁、血瘀、脾约等多种证型可见。只要诊有明见，治遵辨证，就一定会收到血压迅速恢复正常，患者精神、饮食、二便、睡眠、体能也全面好转，不留任何隐患的高质量疗效。

两相对比，仔细想想。难道这种西医尚不明所以然之理、诊无深刻认识、治无有效药物的"高血压"病症，就因为有了血压计检测到的明确数据，就成了科学认识？一组血压检测的阿拉伯数字比中医细致入微地解读疾病本质，实实在在疗效更有价值？更有科学道理？果真这样认识问题，那我得说句冒犯的话，这书都读到哪里去了？是怎么在明理？不是口口声声要追求科学真理吗？难道这就是所谓的真理？

那些否定中医科学性的人常常带着嘲讽的口吻问中医：你们的风寒暑湿燥火痰瘀郁是什么样儿？属生物因子？还是物理因子？还是化学因子？中医，尤其是青年中医，面对这样的提问时，常常感到很失面子，甚至无地自容。

至于这样吗？

临床上，面对胀、痛、痒、烧、泻、崩漏、闭经等客观病症，西医运用现代高精尖微观检查手段却什么问题都找不到，类似的例子还少吗？客观症状摆在那儿，不可能是故设迷局装出来的，怎么运用现代高科技都查不出问题来呢？什么原因？

西医连什么原因都找不到，答案近似于无的时候，中医却能通过不同视角、不同求证方法，找到风寒暑湿燥火痰瘀郁之类的病因，并能以此为线索，进一步把握疾病的内在本质，并找到解决问题的正确方法。这与西医穷尽微观求证之能事仍一无所获，束手无策相比，认识难道不是深刻得多，清晰得多，精确得多，有价值得多吗？

为什么不能以疗效为根据，理直气壮地回答：风寒暑湿燥火痰瘀郁概念，是不同研究方法找到的病因病理依据，是不同学术体系的不同学术概念，在现代科技还无法对这类概念和术语的实质进行微观透视之前，这就是人类目前对这类问题的终极认识答案！这就是终极医学真理！这就是终极科学结论！

这不是蛮不讲理，而是讲大理，讲正理，讲真理。

也许再过数年、数十年、数百年，人类科学技术在中医概念的启发下，为西医的微观求证打开一个又一个新的认识窗口。人们会再次惊异地发现，微观世界是那么丰富多彩，那么层出不穷。今天找不到病因，查不明病理的病症，那时一定会有突破性发现。

即便如此，那也不是对中医认识的否定，而只能算是用更深入的微观发现，证实了在一定条件下，宏观求证理解生命的方法，和微观认证生命的方法，具有同样宝贵的科学价值。中医的宏观求证方法也是揭示疾病发生发展规律和有效指导临床的科学方法！证实了中医宏观求证方法在西医诊无所见时，常常能在这类病症的诊疗中，有效弥补西医之不足。

这才是正确的认知理念呀！怎么会成为科学与非科学的分水岭呢？真是岂有此理！

那些否定中医科学性的人，常常因为中医的结论拿不出形质依据而否定中医的科学性。其实中医科学性与形质能否看得见，并没有必然联系，看不见的世界是有待人类进一步认知的更微观世界。今天看不见，是因为现代科技发展水平有限，研究手段有限，而不是更微观世界不存在。用直接实证的方法看不见，不等于用间接旁证方法找不到把握内在本质的依据，不等于用间接旁证方法找到的依据没有价值，更不等于用间接旁证方法找到的依据不科学！临床疗效就是最权威的回答。

伴随宏观求理，微观求质的双向不断掘进，终有一天，微观宏观认识会彻底洞穿，那时，现代科学的微观技术将为中医整体恒动的宏观理论认识提供越来越丰富的科学认证素材，并最终借助多视角、多层面，直至全方位的密集契合点而实现东西方医学智慧接轨。

中医不是悖逆科学的文化垃圾，而是人类智慧在医学领域的独特科学表达。科学不是斩杀中医的文化魔剑，而是驱动中医与时俱进的强大动力。

那些否定中医科学性的人，还常常因为中医的表述形式古老，缺乏现代语言色彩而理解不了中医科学性的存在。其实，对学科而言，其学术性质是客观存在的，与表述形式并没有特殊关联。三十年前，就有不少学者试图以时髦名词术语替换中医传统术语，闹腾了好一阵子，结果都偃旗息鼓了。

为什么会是这样的结果？

因为除了把中医搞得不伦不类、更难理解外，并没有任何真实价值可言。

六、从中医学发展现状去思考

中医学在近现代的发展现状，也是值得思考的，也是很有启发意义的。

翻开中医近百年的发展史看看，尽管前前后后百年闹腾，反对的浪潮时高时低，否定的声音时大时小，中医学的现实存在，却越来越欣欣向荣，越来越海阔天空，这是不争的事实。

看看中医药的国内发展：现实对中医的关注，不再是中医孤芳自赏，而是百科瞩目。高等中医教育机构从无到有，从五所发展到三十多所，不少理工大学都积极开办中医专业。中医学术研究由原来的中医自身闭门反思，到门户洞开，文史哲理化生百科学者都积极参与进来。从西医的嗤之以鼻，不屑一顾，到不少西医专家热情主动学习中医，运用中药。这是多么巨大的变化呀！这难道不是令人鼓舞、令人震撼的现象吗？

再看看中医药的国际发展：现实中医药的存在，不再是局限于中国一隅，而是遍布全球。域外不同国家、不同地区、不同种族的人，从嘲笑否定中医，到不辞万里跋涉之苦，踊跃来华积极学习中医，到美日加澳德英法等医药科技发达国家的重点院校、科研机构都热情关注中医，研究中医，有的还开办中医专业、中医学校，这是多么巨大的变化呀！应该清醒地认识到，中医药走向世界的时代洪流正日益形成，这个大趋势还一定会不断延续，不断发展，是谁都改变不了的！这不是很有趣、很值得反思的现象吗？

如果真像反对者说的那样，中医完全荒诞不经，一点科学性都没有，能有这样的发展现状吗？中医学还能一天比一天活得精神，一天比一天传播得遥远吗？

人类行为是很功利的，有用就取，无用就弃。有用而众人不知，仍然视同垃圾，一旦价值发现，就头破血流地哄抢。近百年来，中医药从少数门外汉鼓噪着要消灭，到百科争相参与研究，各国争着来学习，来引进，就是人类行为功利性的最生动体现。

你以为其他学科的学者都是"瓜"的，把垃圾当时髦，来凑热闹？他们才不干那样的傻事呢！他们对自己的时间、精力和智慧，是很珍惜的，没看准项目的价值，是绝不会轻易参与的。从昨天的不屑一顾，到今天的热情关注，正是从无知到渐有所知，看到了中医内涵丰富，疗效奇特，价值重大，科学性深邃，研究前景美好，才把自己的有限生命投入到中医药研究中来的。

你以为其他国家的人都是"瓜"的，以愚昧为有趣，以落后为新奇，学中医就是专门来体验原始愚昧趣味？哪有拿自己健康甚至生命来开玩笑的傻子？他们是从众多运用西医西药无效，而中医药却能收到令人难以置信的卓越疗效实例中，甚至是切身感受中，发现了中医药的宝贵价值，才像《西游记》里的唐三藏那样，不辞万里跋涉之苦来求取真经。

这疗效来自哪里？来自胡猜乱碰？让那些不学无术、欺世盗名的骗子去碰碰，看能不能碰出响亮的历史回音来？让那些对中医一窍不通，却又喜欢吹毛求疵、说三道四的人去碰碰，看能不能碰出名家诊疗那样的效果来？果真凭着瞎猜乱碰，就能碰出名家那样的历验不爽效果来，那我就真的服了。他怎么说，我就愿意怎么信，不用否定中医者多费口舌，我自己都会主动抛弃中医学，改学"猜技"，改学"碰术"。

有人敢站出来试试吗？

中医疗效绝不是猜出来、碰出来的，中医疗效是在中医理论严格指导下获得的。还要学理通达的好中医，才有驾驭中医理论、规范中医理法方药运用的能力。

2011年，我随学校团队去"葡萄牙宝德中医学院"参加挂牌仪式。其间，搞了一次学术讲座。听讲的学员一百多人，年龄最小的十六七岁，年龄最大的六七十岁，还有胸前挂着婴儿布兜，一边听课，一边轻轻摇晃着布兜中宝贝的。济济一堂，都在全神贯注听讲，认认真真做笔记，还不时微微点头并流露出会心的微笑。

这样的热情是哪里来的？

是国内中医派人游说列国，鼓动起来的？还是中医真实疗效，宝贵临床价值激发起来的？桃李无言，下自成蹊，这个浅显道理还用中医出面来解释吗？

还可以给大家举个国内的典型例子：

二十多年前，一个周二晚上，我上夜门诊，下班的时候，看到还有一位身着老蓝布服，斜挎草绿色帆布包的老太太没有离开诊室，以为她是想要看病，又囊中羞涩，不好意思开口。尽管那时挂号费仅3元钱，但一文钱难倒英雄汉的事，在生活中随时都存在。遇到这样的情况，免费看就是了。于是就问她有什么事？

她满脸笑意，没有回答，而是从容走到诊断桌前，向我鞠一躬，问了声"老师好！"我赶忙起身回敬，向她致"老人家好"的问候，因为她的年龄看上去已近古稀，而我离知命之年都还有一段距离，怎敢受此大礼。老人不声不响地从肩上取下那个"文革"时期最流行的军用黄布背包，然后从书包里一本一本地往外拿杂志、书籍。并告诉我说："我的这些杂志里都有你发表的文章，这些书，有的是你写的，有的是你参与写的。"

一下子把我弄得有些紧张了。心想：怎么啦？是就文章书籍中学术是非来上门讨伐的读者？是患者服药后有不良反应来兴师问罪的家属？是化缘的居士？

在今天这个多是多非的时代，我的第一反应是：她不是来挑刺，就是来发难的！可看她的年貌和神情举止，又不像呀！

心里一边纳闷，一边请她坐下讲，找我到底有什么事？

她还是不正面回答，继续掏完了书包掏腰包，掏出来的是身份证、工作证、职称证、退休证，并一个一个拿给我看。

看到职称证：北京医科大学教授。北京医科大学 2004 年与北京大学合并，现在叫北京大学医学部。一看照片，确凿无误，就是她本人。

我心中一怔，哦！来头不小嘛！

我还是一声不吭地静静等待她讲述来意，看看她到底要干什么？

给我看完证件后，她站起来毕恭毕敬地再次向我敬了个鞠躬礼，把我搞得手足无措。然后说："我是特意来拜你为师，学习中医的。"

我急忙扶住她的肩头，连声说："老前辈，愧不敢当！愧不敢当！"再次向她回敬了个鞠躬礼，请她坐下慢慢说。

然后她就开始讲述她为什么都年近古稀了，还要下这么大的决心来学习中医。

她原是西医消化科专家，自己长期患胃肠病，吃了许多西药，效果都不理想，有一段时间，还有愈演愈烈的趋势。在朋友的劝告和引荐下，她开始找中医治疗。什么秦伯未、岳美中、蒲辅周等当代赫赫有名的大家都看过。她一边讲述，一边展示名家墨宝。

我还是第一次见到这些大师的墨宝，真是很幸运，很开眼，也很激动。可惜的是，就是少了个心眼，没有想办法让她把这些珍贵名家墨宝给我留个复印件。

经过交谈之后，才知道她千里迢迢从北京来，确实是诚心要想学中医的。她已经托人找到房子了，打算租了长住成都学中医。

常言说："人生七十古来稀。"看她退休证的年龄，确实已近古稀，都应该是含饴弄孙，安享晚年的人了，却数千里跋涉，只身异地求师，学习中医。当时我心里的那份感动啊！真是难以言表哦！再说，论年龄，论阅历，论职称，论西医学识，她都应该是我的老师。为了追求新知，她能放下古稀老人的辈分和大教授的架子，满脸诚恳地要拜我这个后生为师。当时的心情真是诚惶诚恐！至今一想起这事来，就对那位西医前辈肃然起敬！

面对这样谦虚好学的求学者，不好拒绝；面对这样的饱学长者，西医专家，又惶恐无地，不敢接纳。我慢慢调整好心态，冷静考虑了一下，作为古稀老人，在这儿独处，健康甚至安危都没有保障，这是很令人担忧的事情。于是就给她做工作，劝她把学习中医当作晚年的一种娱乐性生活，不必太苛求自己，更不必一个人跋山涉水，异地求师。有什么学习上的问题，北京是中医名家云集之地，就在北京找个老师讨论，生活学习都更方便，更有利安度晚年。

她是个性格温和、善于听取别人意见的人，经过对话后，她沉吟片刻说："说得有道理，我再认真考虑一下。"然后就笑容可掬地离开了。过了几天，在我应诊时来告诉我，她接受我的建议，谢谢我的关心，就握手告别了。

从那以后，每当一想到这事，心里都会生出一份由衷的感动来。不知这位老前辈后来中医学得怎么样了？现在是否还健在？心里还时不时地浮起一缕牵挂情怀。

这样的人可不是来凑热闹的。是什么因素让她对中医如此痴迷？当然是她亲身体验到的疗效嘛！这就是中医药的宝贵价值所在呀！

中医药的宝贵价值从哪里来？

这个答案简单得很，从中医的科学性中来！

没有科学性，完全凭胡猜瞎碰，能碰出百科关注的学术效应来？能碰出全人类争相学习运用的社会影响来？能碰出半生病痛，一朝获解的良好效果来？

中医药真的是伪科学吗？伪科学有那么顽强的生命力？有那么巨大的征服力？有那么惊人的临床效力？

不要人家一说中医不科学，你就灰头土脸，你就直不起腰来。学术的认知不在别人嘴里，而在学术自身本质里，在你自己的刻苦钻研里。

记住屈原《离骚》中那句自勉自励的话：路漫漫其修远兮！吾将上下而求索。

七、从中医研究方法去思考

讨论中医科学性问题，首先必须弄明白中西医学在研究方法上到底有什么差异，这是前提条件。不把这个前提条件弄清楚，就永远难以走出斩不断、理还乱的认识怪圈。

中西两种医学走的是完全不同的两条研究道路：

西医是微观求证、实验验证的研究方法，走的是剖视探究、认证生命的道路。

中医是宏观证悟、综合分析的研究方法，走的是类比分析、理解生命的道路。

两种医学各自的研究方法各有优点，也各有不足，不能用同一个标准去评价，更不能片面肯定或片面否定。

比较而言：

在理论系统化、诊断数据化、治疗标准化方面，西医远比中医详明、生动、精准。

在理论整体化、诊断动态化、治疗个体化方面，中医远比西医全面、深刻、精妙。

有关中医研究方法问题，有兴趣的同学可以参考《中医优势在哪里》等专题，今天只能结合临床作一些简单概括。

中医宏观求证、综合分析、理解生命的独特研究方法，决定了中医整体观、恒动观无处不在、无处不用。决定了中医对疾病的认识方法和诊治原则都与西医截然不同。

在理论方面，中医是以特有的时空生命观、时空脏腑经络理论阐发人体结构、生理、病理；在诊断方面，中医是以特有的四诊为依据，全局动态求因、定位、定量、定性；在治疗方面，中医是以特有的天人合一、整体恒动思维原理指导临床治疗；在方药运用方面，中医是以辨证论治原则主导方药运用，体现的是"有是证用是药，证千变药亦千变"特点。

概括而言，中医有三强：整体性强！动态性强！灵活性强！

正是这三强，决定了中医学术生命力的顽强。

说中医有三强，不是喊口号，更不是王婆卖瓜，自卖自夸，而是学术优势的客观存在。以临床最常见的炎症认识为例，来讨论这个问题，就很有说服力。西医以微观实证方法揭示炎症是"损伤因子刺激下，血管系统活体组织所发生的防御反应"。西医把炎症分为变质性炎症、渗出性炎症、增生性炎症、特异性炎症等多种。在上述各种类别炎症下，还可以进一步细分，如渗出性炎症，就可以进一步细分为：浆液性炎症、纤维素性炎症、卡他性炎症、出血性炎症、化脓性炎症、坏死性炎症等多种。似乎已经生动、形象、精准地穷尽所有炎症了。

单从类别细化程度上看，这样的认识似乎已经到了分无可分的程度，科学性很强了。但通过长期大量临床病例的治疗检验，得出的答案是：不一定！

因为在临床上，西医即使是按照最细化的终极分类进行治疗，效果也差异巨大。有的收效很好，有的收效甚微，有的全无效果；还有越治越严重、越治越复杂的疑难顽怪炎症存在。

如果收效不好的都是七老八十，或体质极虚的人，那也还可以理解，可以自慰。因为体质太差、年龄太大的患者生命水平低下，对治疗原本就不那么敏感。问题是这种越治越坏事的烂摊子结局，发生在年轻体壮患者身上的也不少见呀！西医碰上这样的问题头痛得很。

还有，在收效好的病例中，相当大一部分病例炎症消除后，循环、呼吸、消化、排泄等多系统功能受到不同程度的干扰甚至伤害，导致功能紊乱，久久不能恢复，也是令西医头痛不已的事情。

所以，总体评价，西医解决这种看似再寻常不过的小问题，也只能算是得失参半，而不是占尽优势！

西医早已看到了这类问题的客观存在，意识到了造成这种难堪局面一定还有更复杂的病理背景，认识上还有待进一步突破。但要想去实现这种突破时，却常常力不从心，难以推进。以现实西医研究手段而论，充其量推进到"免疫功能低下"这个层次，就再难有所作为了。

令西医百思不得其解的是，即使是用提高免疫功能的方法去进行纠正，也未必行之有效，也未必尽如人意。

用中医独特诊疗方法，去解西医面对的这类难题，常常可以从看似粗陋的宏观认识角度，开拓出一片广阔的认识新天地。在中医辨证分型体系下，可以把任何一种西医认为分无可分的终极炎症，进一步细分为：风、寒、暑、湿、燥、火、痰、瘀、郁、毒等不同病因引起的多种证型。按照中医的认识进行中医药治疗，这类西医叹莫能为的难题，大多都能迎刃而解，收到良好效果。

这说明什么？

说明西医以微观发现为依据的末端分型，仍然不是对疾病的终极认识。在各个末端分型病症里，可能还存在多种影响因子差异和病理特点差异，不能简单地以同一个方案来进行处理！而西医认识是完全实证性的，找不到更深层次的微观物证，就没有区别这些差异的依据，自然也就找不到治疗的不同方法，只能以同一个解决方案来进行处理。这样的处理，必然存在重大误区！疗效差异巨大，也就在所难免！

说明中医在整体恒动观指导下，以四诊为依据的证型分类，可以通过宏观多元求证，从全新视角打开西医微观求证无法开启的疾病认识新窗口，对疾病做出更细微的分类判断。这种以"辨证"为依据做出的判断，是更深层次的疾病本质认识，因而对许多病症的治疗具有更高的临床指导价值，疗效也必然更好！

说明疾病在发生发展过程中，微观宏观都有暴露点，都有特异病理表达，都是认识疾病本质的窗口。微观实物求证，可以特定形式，在特定范围内和一定程度上揭示矛盾本质。宏观综合分析求证，也可通过另一种特定形式，在特定范围内和一定程度上揭示矛盾本质。只不过，由于求证方法不同，认识事物的角度不同，发现的证据也大不相同，因而决定了临床运用的标准和模式也完全不同！决定了中西医诊断只能互相参考借鉴，绝不能相互替代！中西医治疗方案都只能在各自的诊断结论指导下设计，不能相互借用。

说明疾病这一自然事物的发展变化是没有穷尽的，表现形式是非常复杂的，表达方式是多种多样的。而人类的研究手段却是相对有限的，无论哪种研究方法，都不是万能的。中西医两种研究方法都有自己的优势，也都有自己的局限。

西医微观实证的研究方法，虽有洞察微观形质变化的优势，却也存在不能深刻理解整体恒动、多元影响妙理的局限。

中医宏观求证、综合分析、理解生命的研究方法，虽有把握整体恒动、多元影响妙理的优势，却也存在不知微观形质变化之形态、位置、体积的局限。

说明正是因为微观宏观研究都不充分，都存在盲点，都存在暗区，而又所见各不相同，要想提高临床认识水平和解决问题的能力，就得从多视角去进行研究，才能更全面、更深刻地揭示疾病本质，更精妙、更科学地解决疾病发展变化过程中的种种矛盾。中西医学之间的关系，虽无互借、互用、互代之能，却有互鉴、互证、互补之用，绝不是科学与伪科学的关系！

说明对同一问题的求解，原本就有多种途径，多种视角，多种方法。用什么方法去研究客观事物，用什么符号去标示研究内容，用什么语言去阐述研究内容，都与科学性没有必然关联。科学性是对事物固有规律的揭示，能揭示客观事物固有规律的学术知识，都属科学知识。不能揭示客观事物固有规律的学术知识，就不是科学知识。以空泛之词汇、不实之内容编造的学术谎言，就是伪科学知识。

如在诊断方面，中医虽然看不到细菌病毒类具体微观因子，也看不到病理组织的形态学改变，但却能通过四诊提供的舌脉形症依据，把握到比细菌病毒更细微的微观存在，能把握到比细胞水平甚至基因水平更深刻的病理变化，具有很强的科学性，属于不折不扣的科学认识！

这在现实临床中，体现是很充分的。西医找不到病因的病，中医却能根据四诊标准，从舌、脉、神、色、形、态等方面，找到给疾病定量、定位、定性的可靠依据。西医基因诊断结论仍不能有效指导临床时，按照中医四诊认识，却能制订出有效的治疗方案。如在发热、疼痛、咳嗽、腹泻、血小板减少、心肌炎等绝大多数临床常见病症中，这样的例证多得很！

尽管眼下还拿不出相应的微观物证，但可靠的治疗效果却再也雄辩不过地说明，中医把握到的病因病理本质是真实的，中医的认识是正确的，中医宏观求证理解生命的研究方法是科学的！

可以肯定地讲，在宏观表达的背后，还隐藏着丰富的微观物证内容，只是一时难以发现，难以捕捉，难以提取罢了。

以临床运用最多的舌诊为例来看这个问题，就更生动，更具说服力了。

舌苔在西医看来并无特殊病理意义，中医却通过千万年生活实践的反复观察，最终认定舌苔的颜色、质地、厚薄、部位，是疾病过程中机体内在矛盾的生动表达，是疾病定性定位定量的标志性诊断指标。

仅以白苔为例来看，苔色白，是感受了寒邪，属寒证；苔白而水滑，是既感受了寒邪，又体内水湿偏盛的表现，属寒湿证；苔白而腻，是表有寒而里有痰饮水湿壅滞，属寒湿痰饮证；苔白而燥，是表寒外郁，又兼里热的表现，属表寒里热证；白苔分布舌尖而薄，是寒邪郁滞上焦，属表寒轻证；白苔满舌覆盖而厚，是寒湿弥漫三焦，属表寒里湿重证；白苔积聚舌中心一团，是寒湿中阻，属生冷伤中，湿困脾阳证；白苔聚集在舌根，久久不化，哪怕只是一小点，也揭示证性是寒湿下陷，真阳受困证；苔白如积粉，是寒郁于表，里热盛极而壅闭，热象尚未外达，内外已成隔绝之势的热极证。当然，中医诊断强调四诊合参，而不是孤立地以某一诊来简单给疾病定位、定量、定性。

今天在这儿只能把临床问题简单化，作为假设来讨论。假设其他几诊也都与舌苔性质指向相同，按照这样的认识去进行治疗，寒郁上焦轻证，治以微辛微温解表散寒。稍重一点的，辛温散寒除湿。寒湿痰饮郁积上焦证，温中宣肺化痰涤饮。寒湿痰饮困阻中焦证，温中健脾燥湿化饮。寒湿困阻下焦证，温阳化湿。表寒轻而里热盛，由里热壅闭导致的内外隔绝，矛盾焦点不在表而在里，不必散寒，全力攻下，体内邪热一去，表里自然通畅。中医的认识和治疗方法，都能在解决西医无从下手的许多疑难顽怪问题时，收到西医难以想象的良好效果！

西医用最先进的科技手段都找不到微观病理依据，中医却能通过机体表达出的外象来析理求因，判断病情，制订有效甚至是特效治疗方案。

说明什么？

说明一切舌脉形症的外在表现，都不是孤立的，都和疾病过程中机体内在矛盾斗争相关联，都是机体内在矛盾斗争的暴露点。

大家看看，是不是非常生动，非常深刻，非常精妙！

尽管中医所认定的病因，至今无法用现代科技手段找到微观物证，更无法鉴别是物理因子，还是化学因子，还是生物因子，但疗效证明，中医四诊确能从完全不同于西医微观求证角度，深刻把握疾病本质，中医治疗确有化解疾病动态发展过程中种种矛盾，提高机体生命水平，恢复机体生命状态，纠正机体内环境特点的突出优势。看似模糊，实则精妙。这是不折不扣的科学认识！

找不到实证依据，只能说明今天的微观研究，虽看似无比精进，但用"至小无内"这把哲学认识的尺子去衡量，仍旧处于非常有限的阶段。

疾病的发生发展，是多因素构成的动态过程，其表现形式也是非常复杂的。要想深刻把握其内在本质，仅用一种方法从一个角度去提示矛盾，很难做到全面深刻把握其复杂的矛盾纠葛关系。中西医学一从微观结构求证，一从宏观象变求证，正好可以互证互补，使人类的有限认识能力最大限度地得到发挥运用，共同为揭示客观事物的本质服务。

大概是 20 世纪 90 年代中期吧，川东一位年过半百的企业主，因皮下紫癜，经西医检查，血小板 8 万，确诊为血小板减少症。跑遍全国各大著名医疗机构，花费数十万，却找不到血小板减少的原因，西药治疗百无一效，最后不得不接受西医的切脾建议。脾脏切除后仍不管用，血小板仍持续下降，很多时候低于 1 万。

有朋友多次建议他吃中药试试，他都婉言谢绝。因为他根本就不相信西医手术都不能解决的问题中医靠"树皮草根"还能有什么作为。直到西医告诉他没有其他有效方法时，才接受朋友建议，抱着试试的心理，来向中医求助。

他拿着学生写给我的纸条来看第一诊时，自觉全身沉重，困顿，脘痞纳呆，大便不畅，小便不爽。诊见舌质绛红，舌苔黄厚腻，脉弦滑数，是一个典型的三焦湿热郁闭证，就给他吃藿朴夏苓汤加生大黄。几次腹泻之后，自感一身轻快。去复查血象，血小板迅速上升，惊喜不已。中医治疗，前后不到两月，血小板恢复正常。后来，他介绍了不少血小板减少症患者来找中医治疗。

2018年，还有一位工科女研究生，因月经量太多，经西医检查诊断为血小板减少症。在住院运用激素长达8个多月，血小板经常进入0～8阈值，无可奈何的情况下，改投中医治疗。首诊时，见形体肥胖，面色白净，唇淡，舌胖大，属典型的气虚又兼水湿内盛证，就给她吃理中五苓汤、归脾五苓汤、益气五苓汤、肾气合益气等方。前后治疗三个多月，血小板逐渐恢复正常。后又持续调理近半年而收到巩固疗效。

以这样的临床实例和西医比较，中西医学的诊断方法、治疗方法都截然不同。西医的方法看似精准，治疗却未见功效。中医的方法看似简单，甚至粗陋，但却疗效卓著。这难道不能说明中医在对这类病症的认识深度上更胜西医一筹么？难道不能说明中医宏观求证、理解生命的方法，很多时候比西医微观求证、认证生命的方法科学价值更高么？

中医是不折不扣的科学！中医是精妙的科学！千万不要因为一时找不到物证，就否定科学性的客观存在！可以断言：完全以物证为科学评判标准的认知态度本身就很不科学！

你们大多数人将来都是医生，都有机会去临床试一试，看看中医的认识有没有道理？是正理还是歪理？是科学之理？还是伪科学之理？

就连有头脑的西医，只要多见几例西医爱莫能助、中医药到病除的实例，也不能不赞叹：中医是最精妙的学术。

在充分认识中医科学性的同时，也要看到，中医并不是完美医学。可以肯定地讲，人类没有完美医学！过去没有！现在没有！将来也不会有！人类医学永远都只能是在追逐对疾病这一自然事物认识不断加深过程中，不断发展进步的。

中医以宏观象变窥测微观的方法也存在局限，主要表现在对具体病因、病灶、病理产物、病变脏器形质改变等内容缺乏清晰了解等方面。所以，在某些病症的治疗中，虽症状改善，但病根未拔，仍难长治久安。如结石、梗阻、肿瘤、脏器缺损等便是。

　　西医微观实证认识对中医的这一局限正好具有很强弥补性，它可以帮助中医更清晰、更精确地了解某些特殊病症的形态、大小、位置，以便做出更合理的治疗选择，更深刻地把握疾病善恶本质，更有效地预测疾病未来发展趋势。

　　所以，今天的中医在临床工作中，应积极提倡"五诊合参"，就是把所有西医诊断看作一诊，在中医四诊基础上，适当参考西医诊断。这对判断疾病性质善恶，预测疾病发展趋势，都是大有帮助的。

　　至于中医四诊资料能不能作为证明中医科学性素材的问题，绝不是某个名家说了算，还得中医自身去下结论。能有效指导临床，中医四诊资料就是科学素材；不能有效指导临床，就不是科学素材。判断方法就这么简单。

　　中医理解生命的研究方法，其宝贵价值是不能否认的。在很多问题的认识上，人类灵魂的精妙，远远胜过人类技能的精巧。用精妙灵魂能把握到的真理，用精巧技能未必捕捉得到，用影像数据也未必能形象表达。

　　行之有效，却难以捕捉，难以形象表达，并不等于不科学。恰恰相反，行之有效，才是判断是否科学的权威标准。

　　能有效指导实践，却不能被别人理解，不能被现实科技手段证实，说明两个问题：

　　一是说明隔行如隔山。不能真正理解中医的那个"别人"，一定是没有经过全面、系统、深入学习的局外人。任何人不经系统深入学习，都是不可能轻易进入另一个陌生领域的。

　　这样讲，似乎缺乏强大说服力，因为在近代中医史上，像余云岫这种出身中医世家，复经西医修炼的学者，怎么能说是局外人呢？

　　那我就再次建议你去认真研读一下他的《灵素商兑》和恽铁樵的《群经见智录》，你就会明白谁是真正的中医学者，谁是一知半解的局外人，你就会理解鉴定行家真伪的标准不是名头大小，不是地位高低，而是他的见解是不是真知灼见。

　　余氏以博通中西医自傲，但在中医的认知上，却表现得非常浅陋，而且还蛮不讲理。在自己都不能不承认"治疗有效""循而为之，往往合焉"的事实面前，仍坚持认为《内经》"无一字不错"，中医无"科学"之实，中医学完全是和西方"催眠术差不多"的骗人把戏，临床治疗是通过医生的"暗示"在求效果，是靠患者的"精神"在起作用，强烈主张"坚决消灭中医"，认为"旧医一日不除，民众思想一日不变，新医事业一日不能向上，卫生行政一日不能进展"。并在国民政府卫生部第一届中央卫生委员会议上提出《废止旧医以扫除医事卫生之障碍案》，欲置中医于死地而后快，完全充当了否定中医干将加打手的角色。

余云岫虽有学习中医的童子功背景，却没有恽铁樵那样的励志苦修中医经历，学术造诣仅仅停留在章句诵读水平，不能洞明学术本质；虽刀笔锋利，却只能游离在浮辞巧辩层面上，不能剖析学术真理。客观地讲，仍旧是个不折不扣的中医门外汉。他的否定中医，本心并非要和中医作对，实因无知而妄言。

二是说明现阶段人类的研究手段还很有限，并非尽境！更不是万能！中医在某些西医叹莫能为的病症诊治上，能指导实践且行之有效，说明理解生命研究方法所表现出的科学认知智慧，是远远高于看似精准却不能有效指导实践的微观实证认知水平的。

这才是学术是非判断的正理！

八、从中医临床疗效去思考

医学的宗旨是治病救人，只要能阐明这个宗旨的知识就是科学知识！只要能实现这个宗旨的方法就是科学方法！

西医以微观质变解说宏观，以病灶为靶点，以清除靶点为追求，不仅对部分病症能解除暂时痛苦，而且确有可根除局部病灶，修复局部病理改变，甚至修补先天生理残缺的优点。其无与伦比的精巧、精准，是谁都否认不了的。

但对诸多内科病症形成的所以然之理，却缺乏深刻理解，缺乏有效治疗手段。这也是人所共知，无法否认的。

如对感染性病症，它可以准确找到感染原是何物，可以清晰看到感染灶的大小、位置，可以精确认识感染局部的组织改变。这都是西医学无可争辩的优势。

但对感染发生发展必然受患者机体生命水平、邪正对比状态、机体内环境特点乃至时空变化特点等多因素复杂影响的认识，却并不看重。

"不看重"这个说法欠客观。严谨地讲，不是"不看重"，而是因为找不到微观依据而无从引起重视。伴随实践的不断深入，学术的不断发展，西医对这样的问题也越来越重视了。

现实中，西医把很多久治无功病症的原因多归咎于免疫功能低下。在用提高免疫功能药物仍旧劳而无功时，就只能叹莫能为，再次陷入茫然了。

这说明什么？说明西医诊治看似精准生动，实有粗疏浅陋的一面存在。

现实微观认识方法只能窥见现实微观世界，并不能尽窥微观终极世界。微观认识跟宏观认识一样，是层出不穷的。微观问题也和宏观问题一样，是不能终极求解的！不管今天的自然科学家信不信，这就是大自然的奥秘，这就是宇宙的奥秘！大自然之所以能以上帝自居，永远神秘莫测，高不可攀，原因也许正在于此。

中医学对这样的病症，在认识上从六淫七情辨病因，从表里寒热虚实辨病性，看似粗疏浅陋，实则有全面深刻的优势存在。因为在中医诊断学视野下，免疫功能低下有可能是原始原因，也有可能是其他多因素影响的病理结果。

是原始原因的，近似中医不夹邪气的"纯虚无实证"，直接用类似中医补益药物的提高免疫功能药，大多都能解决问题。这可以看作是中西医认识在较高程度上的契合点。即使是这种契合性较高的问题，在治疗学上也不具备对中医治疗学的普适性指导意义，因为西医的提高免疫功能方法并不等同于某种特定的中医补益方法。中医补益方法还有补阴补阳、补气补血的不同，甚至还有补心、补肺、补肝、补脾、补肾的区分。在解决这个看似单一的问题时，两种医学在具体方法的选取上仍然存在很大差异。西医因过于简单而流于浅陋，中医因丰富贴切而更加深刻。

如果免疫功能低下不是原始原因，而是其他因素导致的病理结果，那么越是直接从提高免疫功能着手去解决问题，越会使问题复杂化。西医碰上这类问题头痛得很，却又天天都会碰到。他们面对这类问题，常常会感到茫然不知所措。因为在他们看来，已经追踪到疾病的终极环节了，用这样的认识去指导临床治疗，怎么会劳而无功，甚至反而使问题复杂化呢？

用中医认识原理去找原因，原因简单得很。用至小无内的眼光看，把一切免疫功能低下都看作是病情终极原因的认识，本身就是一个很大的误区，甚至可以说是笑话。人类在微观认识的路上，不断在开启一重重新知大门。当有一天人类打开导致免疫功能低下原因的认识大门时，一定会惊异地发现，那儿还有一个更加令人震惊的复杂微观世界在等待人类去认识。

疾病发生发展的真情都还没有从根本上弄明白，怎么可能收到长治久安的稳定效果呢？

所以，在西医的临床治疗工作中，至今还有不少病症，或虽对因性很强，却百治无效，如慢性感染性病症。或虽病无形质改变，诊无明确发现，而患者的痛苦却客观存在，治疗无从下手，如功能性病症。或诊有明断，治有确指，疗效却很不稳定，暂愈暂安后，饮食起居稍有不慎，又病情复发，甚至越发越频繁，越发越严重，如过敏性病症。

这样的科学认识，这样的科学方法，客观地看，严谨地讲，是有遗憾的科学知识，是有缺陷的科学方法。

几年前，一个不到二十岁的青春少女，因胆结石造成剧烈腹痛，住在某西医大学的附属医院里，要做胆囊手术。但由于疼痛难止，手术没法进行。西医止痛药效果大多都是非常好的，但在这个患者身上用了一周多，却没有效果。

那个主刀医生在进退两难的时候，做出了非常理性的选择。他积极建议患者："去找中医想想办法，看能不能解决疼痛问题。"

由此可见，越来越多的西医专家对中医感兴趣，学习中医，研究中医，对中医有越来越深刻的了解，认知态度也越来越客观，这位西医外科专家就是个典型例子。如果他对中医一无所知，他敢提这样的建议吗？绝对不敢！因为他知道胆管疼痛性疾病大多发展变化很快，后果是很难把握的，如果他对中医一无所知，他会提这样的建议吗？绝对不会！如果他在学术灵魂深处就排斥中医，根本不会相信中药止痛效果有可能会比西药还好，怎么会提这样的建议。就算是患者自己要求服中药，都可能会遭到强烈反对！能大胆推荐患者选择中医药试试，说明这个医生对中医是有所了解的，或亲身尝试过中医药疗效，或在临床中亲自见到过中医药疗效。

女孩是我给诊治的。透过患者面色萎黄、精神委靡、表情痛苦、脉细数无力、舌淡苔白而水滑等信息，判断为寒湿中阻，就给她吃了柴平汤去黄芩，加小茴香、吴茱萸、羌活、白芷、川芎等温中行气散寒药，并没有刻意去选择止痛药。服药后收到立竿见影的效果。患者自己说是"喝一次就不痛了"。

由此可见，只要诊断正确，治疗方向正确，中医药收效也是既好又快。有时好到患者都叹为神奇！收效又好又快的程度有时连医生自己都不敢相信，这是每个医生都会经历的职业感受。医生是人不是神，任何医生都不可能每次开方时对疗效预期都自信满满，一定还有战战兢兢、如履薄冰的时候，然后才是在不断取得疗效的过程中使自己的信心不断增强，中西医都一样。

这样的实例难道还不足以说明中医学理的精妙性、科学性？谁能告诉我，医学不以实效为科学性求证标准，还以什么为求证标准？

小柴胡汤是距今一千八百多年前中医经典中的成果，直到今天，还有那么惊人的神奇效果！事实摆在那儿，谁都无法否认。

不要简单认为这就是经方的魅力。经方并不是保证疗效的核心要素，正确运用中医理法方药才是保证疗效的核心要素。经方用错了地方,照样一钱不值,甚至有可能照样惹出天大的医疗事故来。二十世纪九十年代,在日本不就是因为小柴胡汤运用不当惹出过很大麻烦来吗?

为什么西医自认为功力精专的解痉止痛药,使用近半月都没有效果,中医却能以看似全不相干的散寒行气益气药收到立竿见影的效果?

原因很简单,西医的微观求证方法,只看到疼痛局部的组织痉挛特点,却认识不到引起痉挛性疼痛的原因,把痉挛当作了原始原因。中医从舌脉形症等多视角探知了造成痉挛的原始原因属寒、湿两种邪气损伤了脾胃阳气,形成了中焦气血运行不通畅的病理机制。中医对因治疗,病因一除,痉挛的病理改变也就迅速得到消除,不止痛而痛立止。这在中医看来,寻常得很。西医却不明中医之理,叹为奇技异术。

这个例子也雄辩说明,中医从宏观把握微观的认识方法和处理方法是极其科学的,是西医诊疗盲区的最好补充!

要细讲其中理法方药运用妙理,那就说来话长了。

在这个病例的治疗过程中,小柴胡汤中黄芩和人参的去取,是最值得斟酌的。

胆石症的剧烈疼痛,局部大多伴有炎性反应、胆道阻塞,还容易继发或并发感染。用现代药理认识眼光看,黄芩是全方中最典型的抗菌消炎药,不是更贴近西医学的认识理念吗?为什么反弃而不用呢?

答案简单得很,因为中医根本就不那样看问题,中医更看重的是患病机体的生命水平,邪正对比状态,机体内环境特点。这个女孩以舌淡苔白而水滑为四诊中的突出特点,寒湿中阻,中阳受困,气机闭塞才是主要矛盾。散寒除湿则气机自畅,疼痛自解。黄芩性寒,用了反而不利机体阳气的恢复和运行,去掉黄芩则全方温散开通的力量更强大,更专一。

人参是全方中最典型的补气药。早在元代,著名医学家朱丹溪就有"诸痛不可补气"的明训,再加上患者正值青春体壮年龄段,为什么却要保留呢?

保留人参的理由有两点:

一是前贤所谓"诸痛不可补气"这话,原本就讲得不严谨。那个"诸"字应该改为"实"字才妥当,因为临床上虚性疼痛病症客观存在,而且数量不少。虚证非补不能有效推动气血运行,气血运行一日不畅,疼痛一日不解。

二是本案患者虽不是由体虚而来,而是邪实所致,且患者年龄不满二十,正是气血充盛的青春妙龄阶段,但疼痛十多天,吃不下,睡不安,正气耗损必然在所难免，用人参适当补益元气，有助提高机体自身修复调节能力。所以小柴胡汤中的人参只能减量不能去。去了人参，正气不足，机体对治疗的反应性就不敏感，疗效就要打折扣。人参多了也不行，多了就可能产生滞气助邪，加重疼痛的负面影响。

即便是一个明确的感染性疼痛，中医也不一定全方位运用抗感染药，常常是把纠正类似西医抗感染的祛邪疗法和提高机体生命水平、治理机体内环境放在同等重要地位来考虑。对某些或久治不愈，生机萧索；或寒湿痰瘀壅塞，气机严重阻滞的病症，很可能还要暂且搁置感染不论，或首先帮助机体提高生命水平，或首先恢复人与自然息息相通关系，或首先治理机体内环境，调畅脏腑气机，才能收到理想的效果。

由此可见，中医理多深邃！法多精妙！方药运用多灵活！怎么就因为现实微观不能提供实证依据，就否定中医的科学性呢！真是奇了天下之大怪了！更奇怪的是，中医自身怎么就不敢理直气壮地认定，这就是不折不扣的科学认识、科学方法、科学运用呢！

西医认识看似具体、形象、精准，却找不到任何有效的止痛方法，是科学。

中医认识看似抽象、朦胧、粗疏，却能找到有效的止痛方法，反倒成了伪科学、不科学。

天下有这样评判是非的吗！科学是这样追求真理的吗！

如果不明中医理趣，完全像余云岫所说，靠碰运气的"幸中偶合"，能收到这样的效果吗？你将来当医生时，去试试就知道了，看这样的概率有多大。

可以肯定地说：一百次可能都难碰上一次！弄不好还有可能碰出天大的祸事来。

我再三强调，中医是一门高度成熟的学科，对病因病机认识是有共同理论基础的，诊断是有共同标准的，治疗是有共同原则的，用药虽医家们各有自己的心得体会，但在辨证论治原则指导下，大方向一定是相同的！

现实临床中，完全不辨寒热虚实、乱撞乱碰的医生多得很。虚实颠倒，寒热错乱，把轻病治成重病之后，还用"同病异治"来自圆其说，真是可悲可叹！这不是对"同病异治"的一般误解，而是彻彻底底不学无术，对中医学理一窍不通的文过饰非！治疗方向都南辕北辙，背道而驰了，还是同病异治吗！还能殊途同归吗！如果这样的歪理也能成立，那中医的理法方药运用还有标准可言吗！中医的理还能拿到科学殿堂上去讲吗！中医的科学性在很大程度上正是被这类胡说八道歪曲了。

中医理论摆在那儿，自己不去深研精求；中医诊断标准、治疗原则摆在那儿，自己不敢大胆信任，不去严格执行；永远停留在见而不察，察而不识，识而不敢用，用而不能精的水平，这能怪谁？能怪中医没有科学性？当然只能怪自己不学无术嘛！

总之，临床上，不少病症的药物内治法，中医都比西医效果好，这是中医的优势所在！正因为临床上还有一大批这类问题有待中医去解决，所以中医今天才有这么广阔的生存空间。中医的现实存在和发展，不是中医人街头游行、高呼口号争来的，而是由患者需要的社会基础所决定的！是中医自身科学性客观存在所决定的！

九、从科学基本定义去思考

中医科学性问题，不是个简单问题。讨论这个问题，首先应该把科学的基本定义弄清楚。到底什么是科学？有没有标准答案？不能因为否定中医者几句讹诈式的言论，就把你吓得晕头转向，迷失了方向感，迷失了自我。

"科学"一词是舶来语，科学的含义却未必是舶来品。各个民族都在不断追求事理本真的过程中，创造了自己的灿烂文化，积累了丰富的知识。这些知识到底有没有科学性？有没有科学价值？用现实微观求证的标准去要求，这些文化成果或许都不能算科学成果，这类知识或许都不能算科学知识。因为今天的"科学"意涵，已经被"现代"和"精准"两个概念绑架了。没有现代色彩，不能精准量化的知识，似乎都不在科学行列之内。这种科学认知标准，是不是客观，是不是科学，首先就得打问号。

很多传统文化知识，通过有效解决事物发展过程中种种矛盾的实效，表现出确有把握客观事物内在本质和发生发展规律的科学价值。从这个角度看，各民族的文化成果，大多都具有揭示事物本真的科学性内涵。所以，对传统文化与科学关系的认识，既不应简单草率地断然肯定，也不应简单草率地断然否定，应具体内容，具体分析，具体评判。

科学的基本定义是什么？

有兴趣的同学可以去查阅一下，科学一词源于拉丁文"scientia"，原始本义是"知识""学问"。在近代，科学的含义越来越侧重于"自然的学问"。

最早以中文"科学"作为"scientia"译词的人，不是中国人，而是日本明治时代启蒙思想家"西周"。因为日本的文化，几乎与汉文化同源，所以在日本的历史发展进程中，汉字作为文化传播工具，一直与日本文化相伴而行。

最早把中文"科学"一词植入中国文化园地的人，是积极倡导"戊戌变法"的改良主义代表人物康有为。从此，"科学"一词便在中国广泛运用。

如果仅从字面看，"科学"一词，在中国本土文化园地里，早有"老株"。南宋思想家陈亮在《送叔祖主筠州高要簿序》中就有"自科学之兴，世之为士者，往往困于一日之程文，甚至于老死而或不遇"的感叹。很显然，这与康有为引入的"科学"新株，字虽同而义迥殊，完全风马牛不相及。古文"科学"一语，是地地道道中华古国"科举之学"的省称，而非"揭示事物客观规律真知"的舶来西洋"科学"含义。

自西方文化中的"科学"一词诞生以来，不少哲学家和自然科学家都想给它下个充分反映其概念本质的定义。令人遗憾的是，虽经不少中外超级大师的不懈努力，却至今没能求得完美答案。

早在十九世纪中叶，德国著名哲学家尼采，就开始对这个词下定义，提出"科学是一种社会的、历史的和文化的人类活动，是在发明而不是在发现不变的自然规律"见解。尽管大家都能理解，他所说的"发明"，并不是"创造发明"，而是"发扬阐明"，但还是让人觉得这个定义模糊晦涩，难以让人清晰理解。

不过，内中包含的要素还是明确的，那就是：人类创造一切文化成果的实践活动，大自然所赋予的客观规律，人类发扬阐明的研究过程和知识体系。再说得明白一点，研究人类一切源自实践的文化成果，阐明其内在客观规律的学术知识，就是科学。

十九世纪末叶，作为生物进化论之父的英国学者达尔文，也给"科学"下过一个定义，他说："科学就是整理事实，从中发现规律，做出结论"。

达尔文的定义内涵明确，那就是探究"事实"，揭示"规律"，做出"结论"的学术知识。赋予了科学"事实""规律""结论"三要素。

二十世纪初叶的《苏联大百科全书》也给"科学"下了个定义，说"科学是人类活动的一个范畴，它的职能是总结关于客观世界的知识，并使之系统化。'科学'这个概念本身不仅包括获得新知识的活动，而且还包括这个活动的结果"。基本内涵是：总结客观世界的系统化知识。作为工具书，应该是很有权威性，很有代表性了，但还是让人觉得啰唆而欠清晰。

同样是在二十世纪初叶，由我国学者舒新城先生主编的大型工具书《辞海》，也给"科学"下了个定义，说"科学是关于自然界、社会和思维的知识体系，它是适应人们生产斗争和阶级斗争需要而产生和发展的，它是人们实践经验的结晶"。这是个包罗万象的扩展性定义，一切知识体系都是科学。

诞生于二十世纪末叶，由赵祖华先生主编的《现代科学技术概论》，对"科学"定义最为简洁，说"科学是如实反映客观事物固有规律的系统知识"。

赵先生对科学所下定义，语言最简洁，界定最清晰，意涵最明确。一切科学知识，必须具有真实性、客观性、规律性、系统性四个基本要素。

把各家解释总结归纳一下，就可以发现，没有一个义项对"科学"定义有时空限制，没有一个义项对"科学"定义有学科限制，没有一个义项对"科学"定义有研究手段限制，没有一个义项对"科学"定义有研究方法限制，也没有一个义项对"科学"定义有表述语言、语种限制。严格限制的要素只有存在的真实性，规律的客观性，知识的系统性，知识来源的实践性和实践对知识的权威验证性。除此之外，科学定义并没有任何别的附加条件。

由此可知，科学就是人类在长期实践中追求事物本真的真理之学。真知真理属自然天成之理，存在于客观事物之中。探真知、求真理的唯一途径是实践。在实践中发现，在实践中验证，在实践中确认，这样的知识才具有指导实践的价值，才具有经得起实践检验的顽强生命力，才算是科学知识。无论在什么时代去探求，用什么方法去研究，用什么语言文字去总结，只要能揭示大自然赋予客观事物的固有规律，并具有在把握规律的基础上，有效解决该事物发展变化过程中各种矛盾的实用价值，这样的知识就是科学知识，这样的学问就是科学学问，这样的理论就是科学理论，这样的方法就是科学方法。

今天把科学都理解成用现代技术手段去揭示客观事物的固有规律，去精准标示客观事物变化数据，去靶点求解客观事物内在矛盾的学术知识，才叫科学。这是对科学的偏狭理解。

记载人类古文化遗产的相关文献资料，大多缺乏严谨的体例，精确的数据，翔实的来源。从严格意义上讲，这些文献承载的知识体系算不得现代意义的科学体系，构成的学科也算不得科学学科。但不等于所阐述的内容不是科学知识，所讲述的观点不是科学观点，所总结的成就不是科学成就。更不等于这些遗产全是没有半点科学性，一钱不值的文化垃圾。

中国医药学是中国古代文化遗产的精品，但仍然存在系统性不强、精确性不高、源头不明等人类古文献的共性缺陷，算不得现代意义的科学体系。但其中的知识，绝大多数都具有很高的科学认知水平，都是闪耀着人类智慧光辉，具有永恒学术生命力的科学观点。

这不是给中医学戴高帽子，这是实事求是的评价。

今天一谈中医科学性，最让中医人引为骄傲的，就是戴上了诺贝尔奖桂冠的青蒿素。其实，有关青蒿截疟、黄连治痢、茵陈利胆这样一些光辉灿烂的药物知识，只是中医药宝库中具有实证意义的一小部分。具有更大学术价值的，是天人合一的整体观思想；阴阳升降，五行更迭，无时不在，无物不有的恒动观理念；因时、因地、因人制宜，证千变、药亦千变的生动活泼临床治疗原则等真知灼见。这才是璀璨的中医科学瑰宝！过去是！现在是！将来还是！不要被否定中医者的几项大帽子就吓得丧失了理智。

中医到底有没有科学性？是科学？还是伪科学？还是很科学？最简单的判断方法，就是通过临床实践去分辨。所以我再三强调，检验真理的唯一途径是实践！临床运用是实践，实验研究也是实践。最后的效果就是判断真理的标准。

用科学的基本定义去帮助自己判断中医知识、中医理论、中医诊疗方法到底有没有科学性，去判断中医学术知识到底是精妙的科学知识还是荒诞不经的伪科学文化垃圾，也许有助得出客观公允的结论。

十、从科学研究的本质去思考

讨论中医科学性问题，仅从科学基本定义去思考还不够，还应从科学研究的本质去思考。

科学研究的本质到底是什么？

这个问题的内涵丰富，答案简单却只有两个字，那就是：求真！

求客观事物发生发展变化固有规律的本真！这是科学研究的本质，其实也是人类有关社会、自然等学术领域的共同研究目标。

有人说，科学研究的本质是创新，这种看法值得商榷。创新应当是指作为科学研究动力的科学研究方法而言，而不是科学研究的本质。研究方法创新，研究手段升级，是引领科学研究不断向纵深挺进的必要条件、先决条件。只有方法不断创新，才能不断催生新的科学成果。

任何客观事物，在人类没有揭示其规律并阐明所以然之理前，都是充满神奇的自然之谜。人们无法知晓它到底对人类生活有什么价值和意义，更不知道如何利用，如何顺应，如何改造，使之成为可为人类生活服务的可利用资源，或满足人类某种欲望的精神食粮。正是为了满足人们的物质和精神需要，人们才在从远古走来的艰难跋涉中不断追求揭示其固有规律及所以然之理。

科学研究的本质是求真，就是揭示客观事物特质本真，阐明客观事物发展变化固有规律，使之成为人类共知共用的专门知识。这是人类渴望认识自然、顺应自然、改造自然的精神和物质层面双重追求。客观事物中存在的固有规律和所以然之理，不是凭空产生的，也不是人为认定的，更不是人为可以改变的，而是大自然赋予的，所以不存在创新。

人们为了更好地在自然界生存，最基本的要求就是认识环境、认识自然。是生产生活斗争的需要，激发了人类对客观事物认识的渴望。至于认识的程度和水平，那就是另外一回事了。科学是有继承性，有发展性，还有自我纠错能力的，而且是在不断继承、不断发展、不断纠错中进步的。任何现代科学也都是伴随研究工具的日益精进而由浅入深的，并不是一诞生出来就站在今天这个高点上，更不是永远站在同一个高点上。高点与高点之间，是认识的浅深差异，精粗差异，不是科学与伪科学或非科学的差异。

在现代科技诞生之前，中华先民就以自己的卓越智慧，深刻把握到了微观世界的丰富多彩，微观世界的无穷奥秘，但却苦于微观手段的限制，无法打开通往微观神秘世界的大门。然而，破解自然之谜的渴望和需要时时刻刻在催促他们。他们没有在焦灼中消极等待，而是在紧迫中勇敢探索。数十百万年来，人们穷尽智慧和技巧，坚持不懈地在破解一个又一个自然之谜的艰难求索中，练就了望穿星空的智慧之眼和洞察微观的智慧之心，最终通过殚精竭虑的苦苦思索，创造了透过宏观窥测微观，透过现象把握本质的理解世界、理解生命研究方法。

正是运用这一精妙而又深邃的方法，引领中华民族健康繁衍，蓬勃发展，并创造了灿烂的中华文明。

从人类脱离动物本能束缚，进入智能思维的那一刻起，就种下了科学探索的基因，就开始了科学探索的原始尝试。远古祖先们在百万年漫长跋涉中，所积累的日月星辰、风雨雷电、山岳丘陵、江河湖泊、草木虫兽等知识，虽然没有微观物证的实据，没有现代编码的标志，没有精确量化的数据，但都丝毫掩盖不了其不断洞见真理的科学认识光辉。

中医科学性问题的讨论，本质还是求真。医学属于生命科学的分支，生命科学是非常复杂的学问，医学中的疑难问题层出不穷，要深刻认识这些问题，有效解决这些问题，靠某种单一方法是不够的。只有从多视角、从全视野去寻求答案，才有希望能在认识自然事物的过程中，通过相互弥补，使人类的有限认识能力尽可能最大限度地得到发挥，从而尽可能深刻，尽可能充分地揭示客观事物的无限奥秘本质。

当某种认识方法表现出局限的时候，最聪明的选择，就应该是想尽千方百计去寻找新的视角，开创新的方法，探寻新的疾病暴露点。相对西医而言，中医学就正是这种能从全新视角找到疾病新暴露点，有效揭示疾病发生发展规律，有效解决疾病内在矛盾本质的成功方法。这是勤劳智慧的中华老祖宗，通过肉体的磨难、灵魂的磨砺，在两千多年前就成功创建了的独特求证方法，这是中华民族奉献给全人类的一把从全新方位、用全新方法开启疾病认识大门的金钥匙！值得永远珍视，值得好好传承。那种以时髦为科学，简单否定中医，排斥中医，宁可束手受困，都不愿因需而取、因需而用的思维，其科学性到底在哪里？令人百思不得其解！

你们大多数人将来都是医生，都有机会去临床试一试，看看中医的认识有没有道理？是正理还是歪理？是科学之理，还是伪科学之理？

就连有头脑的西医，只要多见几例西医爱莫能助、中医药到病除的实例，也不能不赞叹：这是最精妙的学术。今天有越来越多的西医，包括外国的西医，都积极踊跃学习中医，这是为什么？

最主要的原因就在于他们看到了疗效的可靠性，透过疗效的可靠性，进一步窥视到了中医学术的科学性。所以他们才有那么高的学习热情。

决定中医兴衰的是疗效！没有疗效就没有社会需要，还谈什么发展？

疗效的唯一依托点就是科学性！没有科学性就没有正确的理论指导，还谈什么疗效？

在充分肯定中医科学性的同时，也要看到，中西两种医学都不是完美医学。到今天为止，人类就不存在完美医学。

在某些中西医专家的学术观念里，存在强烈的极端倾向。有的西医因为对中医缺乏最基本的了解，还或多或少夹杂着对西方文化的盲目崇拜，一涉及中西医学的短长之争，就认为西医最好，中医一钱不值。

是不是西医最好？

没有最，只能说相对中医而言，在某个方面较好，仅此而已。

有的中医专家出于强烈的民族自尊心，还或多或少夹杂着个人的自尊自爱感情，一谈到中西医学的优劣，就听不得一句批评的意见，就认定中医最好。

中医也没有"最好"，也只是相对西医而言，在某些方面具有自己的优势而已。

中西医都应该学会冷静思考问题，心气平和讨论问题，不要一开口就讲"最"。讲最是站不住脚的。

正是这种相对优势，形成了相互补充的学术需要和社会需要局面，决定了中西医学并存的局面。如果其中任何一种医学已经尽善尽美了，那还有补充的必要吗？如果失去了相互补充的必要，还有二者并存的可能吗？

绝对不可能！

在西医如此精进的时代，中医还能因临床客观需要与之并存，说明中医学术是建立在科学认知基础上的，说明中医生命力是顽强的，仅凭无知者的信口雌黄，是把中医讲不亡的！

如果仅凭无知者几句闲言碎语就把中医讲闭了气，那中医就真的进入天理人心尽失的绝境了，亡是必然归宿了，谁也救不了中医！

中医的生命力是凭借可靠疗效植根于民众中的。怕的不是别人的批评，怕的是中医自身不学无术，不按中医的原则办，有理不用，有法不依，有标准不执行，有正确道路不走。长此以往，那就可悲了，中医就真的有可能不用谁来消灭，自取灭亡！

中医对疾病发生发展的所以然之理，是能够被深刻揭示的。尽管揭示的方法和西医完全不同，但对病症本质的探讨，很多时候较之西医却未必逊色。不要以为只有通过现代科技分析手段才能揭示疾病本质，现代诊断搞不清楚的问题还多得很！

看看临床上那些慢性炎症，抗生素用到超出《药典》剂量两三倍甚至更多，炎症仍继续存在，甚至继续发展，毫无起色。别无选择，只有继续超大剂量运用抗生素治疗，即便是杀敌数十，自损数千，也在所不惜。明知这样做危害极大，也硬着头皮去做，因为找不到更合理的选择。

对这样的慢性炎症，可以非常肯定地讲，中医比西医效果好！而且可能好很多倍！这儿讲是空讲，同学们将来到临床上去体会，体会了以后回来再讨论，你就会相信这样的评价是客观的，绝不是夸大其词！这类病例多得很，临床各科都有。

以肛肠科常见病症痔疮为例来看，不少西医认为必须手术的问题，中医却能通过药物内治收到极好效果。早在三十多年前，我们附院肛肠科周仕成主任对中医内治法就高度评价了。

说起这事，还有个有趣的小插曲。就在我刚刚参加工作不久的上世纪80年代初期，有一天正在附院给一个进修班上中基课，忽然眼睛一亮，发现给我们上过课的肛肠科周主任坐在教室的最后一排听课，心里既有几分紧张，又有几分惊喜。紧张的是怕讲不好，让老师失望。惊喜的是，能有机会近距离接触赫赫有名肛肠科大家。

在座各位可能还不知道，那时，我们附院的肛肠科，凭着周仕成老师和曹吉勋老师两把熠熠生辉的手术刀，在全国同行中独占鳌头！今天的同学大多已经对两位前辈不那么熟悉了，当时他们可是非常著名的西医肛肠科大名医！

周老在患者心中就是"医神"，大家都以为能得到他的治疗，似乎一切痛苦都可以化解，轻轻松松就能渡过难关。正是因为这个缘故，他的号特别难挂，排队预约，至少都得等一年半载。

我也是痔疮患者，早就想劳老师大驾，以他精湛的技术，拯救我早日脱离苦海。但知道老师的号那么难挂，平时又那么繁忙劳累，就一直没有勇气开口。今天是开口求助的绝佳机会。这是我见到周老喜出望外的私心所在。

周老虽是名震华夏的大家，在学生心目中，却永远都是个衣着简朴，为人谦和，没有距离感的长者，所有同学都很亲近他。课间休息时，我就高高兴兴地跑去给老师敬礼问好，并嗫嗫嚅嚅地向老师提出了加号手术的请求，没想到却碰了个让人终生难忘的"钉子"。

老师并没有正面回答我的请求，而是一脸严肃地问我："你知道我都这把年纪了为什么来听中医课吗？"

我茫然地望着老师，不知作何回答。

老师接着说："我干这个专科几十年，临床见到的严重痔疮患者不少，有的是我手术治疗的，还有不少我认为必须手术的病例，在排队等待手术期间，通过内服中药奇迹般好转了，痊愈了。痊愈的质量比手术的质量还好得多，简直到了我都不敢相信的程度。"

周老继续说："给你们讲过了嘛！痔疮早期并不是疮，而是瘀血肿胀，是肛周静脉受压引起的，环肛门一周都可以发生，靠做手术是难以根治的。一个部位做了，另一个部位还可能发生。要是多做几次，瘢痕形成太多，每次解便都容易造成肛裂，真是苦不堪言！你以为一次手术就一劳永逸了，哪有那么好的事情咯！"

周老还说："我自己都有痔疮，就是通过服学校几位中医老专家的药治好的。我这把年龄来学中医，就是想掌握这种方法，尽量少采用手术治疗。你是学中医的，为什么不首选中医内治法试试呢？如果有效，这才是最佳选择嘛！学中医的人，一定要相信中医哟！"

听了老师语重心长的教诲，哎呀！既有醍醐灌顶，胜读十年书的感觉，又惶愧无地呀！尤其是老师最后那句"学中医的人，一定要相信中医"的话，把我的脸说得火烧火辣的。学艺不精，连自己的问题都没有能力解决，甚至连尝试的勇气都没有，还谈什么救死扶伤！还谈什么传道授业解惑！

从那以后，我就开始用药物内治法自诊自治，主要用的是补中益气汤，或加活血化瘀药，或加清肠行气药，或加芳香化湿药。越治越好，不到三个月就痊愈了。偶尔复发，稍加调治就能收到立竿见影的功效。三十多年过去了，从没有过大的反复。

这些年，见到不少重症痔疮患者，有的去几个医院诊断，都说是必须手术，没有第二选择。想来寻求中医内治，问我"可不可以"。我说："不能把话讲绝对了，只能试试。如果有效果，就继续中药内治。如果没效果，该做手术就还得做。"结果绝大多数一试就灵，一治就好。反思周老谆谆教诲，真是令人终身感念难忘，感恩不尽啊！

是得了神授仙传的秘方？不是！大多用的是补中益气汤，也有用到葛根芩连汤、半夏泻心汤、藿朴夏苓汤等方的时候，只是随证选用，稍加化裁而已。痊愈的质量都非常高，偶有复发，也是一调就应，从此再没有手术。

获得这样的效果，是与中医对痔疮形成机制的科学认识分不开的。痔疮的形成机制，西医所见，是肛缘静脉在炎症侵蚀下，循环不良，复受排便、剧烈运动等影响，造成静脉破裂，瘀血肿胀所致。中医认为痔疮虽病灶局限，但形成因素复杂，临床以单纯肺脾气虚、肠道湿热蕴结两大证型最为多见。肺脾气虚证下又有夹湿热蕴结、夹瘀血阻滞、夹脓毒聚集等复杂证型。肠道湿热蕴结证下也有兼肺脾气虚、兼心脾阳虚、兼肝郁血瘀等多种证型。病不同证，治不同法。或当健脾补肺，以恢复气机固摄之力；或当温阳通络，以畅血运之机；或当化湿清热，以改善秽浊壅滞之机体内环境……绝大多数都能收到良好治疗效果。对于尚未形成脓漏的一般痔疮患者而言，中医药物内治法大多都有极好的效果。这就是科学性体现嘛！还需要什么证据？

中医治病首先必须运用中医理论去揭示疾病的内在本质，建立具有中医特色的科学定位定量定性认识，制订具有中医特色的科学治疗原则，然后巧妙运用药物、针灸、拔罐、按摩等方法去进行治疗，才能获取良好治疗效果。中医治疗优势是建立在中医科学理论认识基础上的，没有科学理论支撑，中医优势就无从体现！

再次强调，中医能深刻揭示疾病发生发展规律，能有效解决疾病过程中种种矛盾，是不折不扣的科学！不要因为局外人的一阵冷风，就把你求知的热情吹灭了，不要因为无知者扬起的一点否定尘埃，就把你对学术本质的认知智慧蒙蔽了！

中医有自己的时髦，中医有自己的海阔天空。你只要能通过刻苦努力，把中医学好学通，真正修炼成高水平的中医师，将来的临床实践就一定会告诉你：中医是具有宝贵学术价值和临床价值的精妙科学！你的人生就一定不会比任何其他专业的同龄人逊色！

还要告诫大家一点：千万不要在学术讨论时采取相互攻击的态度，这样的做法是愚蠢的！学术讨论不在争高下，而在明是非，知短长。最终目的是取长补短，求得对疾病更全面、更深刻的认识，求得诊疗水平最大限度地提高，以造福苍生。如果以相互否定、相互对抗的心理去讨论学术是非，那就背离了学术讨论的目的，失去了学术讨论的意义！

今天就讨论到这里。

再见！

中医优势在哪里

各位朋友好！

今天讨论的题目是：中医优势在哪里？

首先申明：讨论中医优势，只能是和西医比较的相对而言，不是绝对优势，所以在今天的讨论提纲中都加了"相对而言"的限制。后面在讲的过程中，尽我所能，作一些肤浅的比较。

如果今天有西医朋友在座，先道个歉。以我这点早已老化得不像样子的浅薄西医知识，在这里评价西医学术是非优劣，免不了会开黄腔[1]，但由于内容需要，又不能不勉力而为，希望西医朋友既不要见笑，更不要生气，最好的态度是多多赐教！

欢迎西医朋友来听中医讲座！兼修兼通，有益无害。但仅仅这样听听是远远不够的，建议持之以恒地认真读读中医书，学学中医理论。我相信，当你学到一定程度的时候，可能会认同，中医在病理认识、药物内治理念方面，确有能补西医之偏的优势。你会越学越对中医感兴趣。

讨论"中医优势"这个专题，目的就是为了更好地发扬中医优势。别无其他言外之意，听的人千万不要多心。

如果连中医优势在哪里都不知道，中医优势不能在实践得到体现，空喊"发扬中医"口号是没有意义的。只有知其所在，明其所用，发扬中医优势才不会流于空谈。

不少人一谈中医优势，就把中医说成尽善尽美，把西医说得一无是处。这种心态不好，这种认识不对，这不是在维护中医形象，而是在损害中医形象。因为这丝毫不能说明中医人有见识，有志气。恰恰相反，这只能说明中医人见识浅薄，心胸狭隘。

---

[1] 编者注：黄腔为四川、重庆等地的方言，指乱说话，说话脱离现实不着边际。

讨论这个问题首先必须明确三点：

一是医药有限，疾病无穷。人类医学永远都是在与疾病作斗争过程中，通过实践，不断加深认识，不断创新，不断进步的。没有无所不能的完美医学！更没有帮患者向天再借五百年的超能医学！

二是中西两种医学的研究方法截然不同：西医是微观实验、认证生命的研究方法。中医是宏观证悟、理解生命的研究方法。两种研究方法只有切入角度和分析手段的不同，并不存在科学与伪学科的区分。微观实验认证生命，是科学研究方法。宏观证悟理解生命，也是不折不扣的科学研究方法！

三是不同的研究方法，决定不同的医学理论体系特点，决定不同的诊疗方法特点，决定学科自身优势和局限。学科优势决定学科存在价值，学科局限决定学科间取长补短的必要性。

站在这三个基点上去思考问题、看待问题，就不会出大的偏差。中西医学就能在相互借鉴、相互补充的基础上，为救死扶伤做出更加辉煌的贡献。

一百多年前，西医刚刚传入中国不久，就想独霸医学阵地，千方百计排挤中医，几乎把中医逼入了绝境。结果怎样呢？

一百多年过去了，中医不仅没有消亡，而且还越来越精神，越来越海阔天空，正在真真切切走向世界、走向未来。

今天，就连瑞士那样的世界顶级富裕国家，中医诊所都几乎遍布城镇乡村。就连英法德美日加澳那样的科技经济超级发达国家，都有中医诊所、中医学校存在，就连生活在非洲丛林里的原始部族居民，都在享受中医药医疗保健服务。

事实胜于雄辩，这是个谁也无法否定的天大奇迹！

创造这个奇迹的，有近代中医人的百年奋斗，有国家的大力扶持。这些都是积极因素，但都不是核心要素。

核心要素是什么？

决定中医存亡命运，决定中医发展空间的核心要素，是中医自身学术价值的客观存在。

医学是与人类生老病死直接相关的应用科学。应用科学的存在前提、发展前提都是实用性。至于伟人、名人、政策、法规的支持有没有意义？当然有！而且在某些历史关键时刻，还有重大意义。但无论多么重大，都只是促进因素，而不是决定性因素。

中医的根是深深扎在民众中的，民众需要，是中医存在的坚实基础，是中医发展壮大的肥沃土壤！只要中医具有西医学无法取代的理论优势和临床优势，能深刻揭示和有效解决某些西医不能解决的问题，就有了人类需要的宝贵价值，就有了科学研究的价值，就有了全社会关注呵护的价值，就有了存在的优势，就有了走到哪里，根就扎到哪里的发展空间。无论现代科学技术发展到什么水平，中医学都一定会表现出顽强的生命力！都一定会充满蓬勃生机！而不是以人的主观意志为改变，要它生就生，要它灭就灭。

中西两种医学各有各的优势，各有各的不足，这是客观存在，不是哪个人可以否定或肯定的。可以预见，在未来相当长的时期内，互相补充、互相促进的关系都一定会越来越和谐地存在，谁也不必取代谁，谁也取代不了谁！

至于再看长远一点，两种医学会不会合流？以什么形式合流？眼下还很难预测。从学术发展的相互借鉴、相互促进、相互融合角度看，最终走向合流的可能性还是很大的。由于理论体系不同，决定了这个过程还相当漫长，并不是贴个时髦标签就可以一蹴而就的！集人类智慧而创造的机智过人智能化时代，正以闪电般速度飞驰而来，这或许会加速很多领域的巨大变革，中医学也一定会受益匪浅。但即便中医实现了智能化，也还不等于两种医学合流。

医学是为救死扶伤而创造、而存在的，不是为争霸天下而创造、而存在的，中西医学都不要为争高大上而长期论战不休，既耗精力，又伤和气。合流不合流都不要紧，要紧的是互补互用，共同服务苍生。

用客观的态度去比较一下中西两种医学，就不能不承认，在诊断方面的微观求证，治疗方面的脏器修补、脏器移植、肿瘤摘除，以及急救、预防等领域，中医即便还有某些特色可取，但并无优势可言。这是谁都否定不了、更改变不了的事实。

硬要喷着唾沫星子和人家争论，说华佗的开颅术、剖腹术、麻醉术是西医外科的鼻祖，纯属无稽之谈！人家不是从你这个茬上发的芽，二者之间既没有历史传承关系，更没有理论上的实质性关联，中医自身更没有在这些领域发挥过引领世界医学潮流的实质性影响。

中医学确实有过不少世界第一的辉煌创举，以史为证，讲讲中医老祖宗的开拓勇气、创新精神是可以的，硬要讲成发明专利，那就反而成为笑话了。更不能事事都牵强附会地去争"老子天下第一"。

西医朋友们也不必因为自己对中医一无所知，就轻率否定中医的学术优势，就蛮不讲理地往中医学上贴"伪科学"标签。科学的含义深邃得很，绝不是几个时髦术语，几个直观数据就能深刻揭示、充分表达的！

中医学优势的客观存在,不是随人的主观意志而改变的,你肯定,它存在;你否定,它也存在。靠造假贩假,是成不了真优势的。靠抹黑中医,是灭不了真优势的。

人生有限,事业无穷,没有必要把短暂生命浪费在毫无意义的自我夸饰中,没有必要把宝贵智慧浪费在毫无价值的优劣争讼中。能用有限生命多做实事,为推动中医事业发展尽一份微薄之力,才是真正有意义的人生。

讨论中医优势,目的是发扬中医优势。只有明确认识中医优势,才能更好地运用中医优势、发挥中医优势,用精妙的技术去做好自己的临床工作,造福苍生才不会是一句空口号。

中医优势到底在哪里?

在中西两种医学并存的时代,中医界几乎天天都在谈自己的优势,谈了整整一个多世纪,直到今天,也还没有完全讨论清楚,到底有哪些优势?只是笼统强调两个方面:一是说中药没有毒副作用,二是说中医能治本。

这几乎成了中华民族的共识,长期以来,中国的普通老百姓都认这个理。而且,这个理正在被全世界各国、各地区、各民族的人所接受。这种现象,真的很令中医人鼓舞,令中国人骄傲。

但作为中医自身,不能简单地这样总结,这样的认识并不完全准确,也不完全客观。

今天谈中医优势必须有所限制,有所针对。没有限制、没有针对性地把中医讲成完美医学,讲成至上医学,就反而成了偏见。

在两种医学并存的今天,中医学在某些病症的诊治、某些治疗方法的运用方面,确有西医既难以理解,也难以实现,更无法超越的突出优势,这是客观存在。不然,中医怎么可能在今天这个现代科学技术高度发达的时代,大踏步走向世界呢?作为中医人,一定要有发扬光大中医优势的自信,这是对的,但不能因此就盲目自大,就否定西医的优势!

平心而论,"中医治本""中药无毒副作用"这种被全社会共同认知的理念,是基本正确的。这的确就是中医药不可否认、不可替代的优势!

但这种缺乏前提条件的简单认知,还是很难让人信服的。中医治本,并非百分之百,而是在特定条件下才能得到体现。中药无毒副作用,也不是百分之百,也只能在特定条件下才能得到体现。这两个方面的优势体现,都是有前提、有条件的。

这个前提就是：必须以中医理论为指导。

这个条件就是：必须以中医诊断标准、治疗原则为依据。

中医治病不是乱治都有效，中医用药不是乱用都安全。天下没有那么简单的医学！所以，讨论这个问题，首先申明两点：

一是中医优势的获得，不是偶然的，而是在严格理论指导下取得的。

二是中医优势的发挥，不是孤立的，而是建立在研究方法、理论体系、诊断方法、治疗原理、用药特点等优势基础之上的。

谈到中医研究方法、理论特点、诊疗方法优势，很多中医人都没有信心，说中医有什么研究优势、理论优势、诊疗优势呀！这完全是在开黄腔嘛！

这不是开黄腔，更不是唱高腔！而是客观存在。今天和大家讨论这个问题是抱着说实话、说真话态度来的。性格使然，高腔我是不会唱的。学无止境，黄腔或许难免要开。诚恳欢迎大家批评指正。通过大家的批评指正，就可以少开黄腔，甚至不开黄腔，那也是我的幸运！

首先，谈谈中医的研究方法优势。

谈中医研究方法优势是和西医研究方法比较而言的，所以首先得知道中西医学各自到底是什么研究方法。

西医是认证生命的研究方法，中医是理解生命的研究方法。

西医属结构定位理论体系，所有认知都必须以微观实证为依据，这就决定了它实验观察、微观求证、认证生命的研究方法特点。这种研究方法是以矛盾聚集点为线索，采用点状直线掘进、精细实物求证、深入观察研究，属于局部直接认知的认证生命方法。

中医属功能定位理论体系，所有认知只能以宏观旁证为依据，这就决定了它宏观证悟、综合分析、全视野据象析理的理解生命研究方法特点。这种研究方法是以复杂矛盾斗争的全部反射素材为线索，全视野动态追踪观察、综合析理求证，属于整体间接认知的理解生命方法。

西医的直接观察清晰精确，对众多医生而言，都能得出看似精确的答案。所以，西医总是信心满满地直接用来指导临床治疗。其实，用微观无限的眼光看，这样的认识，很多时候都存在误差，只是受阶段性研究手段限制，不可能窥见更深微观层次，难以求证罢了。

中医的间接认知看似朦胧宽泛，凭借的素材又相对模糊粗陋，但却是集全时空各种要素在思考问题、分析问题，所以在许多问题上，能以简单方法完成深度考求，实现精准把握。这在中医诊断治疗上都是有丰富体现的，后面会讨论到。

是西医以微观实证为依据的直接认知好？还是中医以宏观旁证为依据的间接认知好？是西医清晰精确认证好？还是中医朦胧综合理解好？这样的问题可不是三言两语就能说清楚的。

单从研究手段来看，中西医谁先进，谁落后？

那还用问吗？西医凭借的是现代高精尖科学技术手段，当然先进啦！中医凭借的是肉体凡胎的感官，自然落后啦！二者所借助的研究工具是不能同日而语的。所以在微观求证上，西医占有绝对优势。

但从研究方法看，西医局部实证观察的研究方法和中医全息理解生命的研究方法相比较，谁高谁低，那就不一定了。任何事物的内在关系都是非常复杂的，小至微尘，大到宇宙，都是如此。更不要说事物与外在时空的微妙联系，事物与看似毫不相干的其他事物之间，还有着相互影响的复杂联系。正是事物内在的复杂关系、事物与外在时空的微妙联系、事物与事物间的复杂联系，决定了事物的发生发展变化都不是孤立的，更不是偶然的，而是有极其复杂的影响要素和极其复杂的变化内涵。

很多时候，对很多病症，中医的认识在形质上虽不如西医清晰，但在发生发展之理上却远比西医深刻全面，这正是中医理解生命研究方法的优势所在。

这样讲，可能有人很不赞同，甚至会强烈质疑：在没有现代研究手段的古代，中医在研究方法上能有什么优势可言？这种优势难道可以和建立在现代科学技术基础上的西医相比吗？

这种质疑看似很有道理，其实是对评判事物优势的标准缺乏正确认识，是对中医研究方法缺乏了解。只有真正明白了中医学研究方法特点后，才会懂得：这种研究方法在对事物的全面认知、深刻理解上，确有超越西医学研究方法的优势存在。

当你知道了中华先民在创建中医学过程中，经历过多少大胆尝试，经历过多少失败挫折，经历过多少病痛牺牲，最后才不得不选择理解生命这条艰难曲折道路时，你就会懂得：正是原始落后的研究手段，促使我们的老祖宗不辞呕心沥血之苦，不畏穷思冥想之难，创造性地选择了理解生命的独特研究方法。正是这种包罗天地运动变化原理的研究方法，赋予了中医学永恒的学术生命力。

人这种智慧生命与其他生命的最大区别，就是能在生产生活实践的启示中，不断觉悟，不断提高，不断思考，不断针对种种现象给自己提出"为什么"，并不断追求获得"到底是什么"的解答，人类知识正是从这一过程中逐渐积累起来的。中医理解生命的研究方法，也正是在追求完美解答，自己给自己提出的一个又一个"为什么"过程中，通过漫长观察、证悟、思考建立起来的。

这里所说的漫长，不是指三千年、五千年，甚至也不是三万年、五万年，而是从本能上升为智能，有了幻想能力、有了思考能力那个时代起，人类在数十万年，乃至数百万年的生产生活实践过程中，透过对日月星辰周而复始运动变化的观察，透过对动植物形、色、动、态随日月星辰运动而不断变化的无意识重复感知，逐渐实现了对生命与环境关系、生命与时令关系的朦胧认知，从而奠定了理解生命的原始基础。

在原始积累基础上，伴随生产生活的需要，进一步通过有意识地近取诸身、远取诸物，也就是带着智慧的问题，以智慧的眼光，去观察日月星辰运动对地球自然气象气候变化过程中四季轮回的微妙影响；去观察四季轮回过程中，气象气候对以年为时间单元的物象物候变化影响；去观察四季轮回过程中，自然气候对人体自身生理变化、病理变化的微妙影响。

经数万年乃至数十万年反复观察、反复对比、反复验证，由感觉到感悟，由感悟到思考，由思考到理解，由理解到总结提炼，由总结提炼到推演运用，逐渐懂得了：一切生命都是大自然的儿女，一切生命都带着大自然的印记，一切生命都踏着大自然的节拍在演绎自己的丰富多彩，天地间无一例外。从而实现了对生命与时空关系、生命与万物关系的全面深刻理解。

中医学理论体系的创建，正是以此为基点的。用理解自然的方式去理解生命，用理解生命的方法去研究人体生命现象和疾病现象，这就是中医理解生命之理论体系的本源。

在这一漫长过程中，人们逐渐发现，机体内在的任何变化都不是偶然的，更不是孤立的，而是与机体外部气象气候及环境特点有着千丝万缕的联系；与机体内部各系统功能状态特点有着微妙而又复杂的联系。这些联系，都必然通过神、形、脉、色、态、音、涕、唾、汗、泪、二便及自我感觉等动态变化，源源不断地投射到体表，投射到人的自我意识中来，成为窥视机体内在生命发展变化奥秘的窗口，这就为中医从外测内、动态追踪、全息求证提供了可靠依据。

中医想不想走看得见、摸得着、有据可凭、有物可验的实证性研究道路？

那还用问吗？当然想！不然，哪来《灵枢·经水》篇的解剖内容？做事追求简单明白、易学易用、生动形象、可数可比，是人类行为的共同特点，没有哪个民族例外。《灵枢》记录的解剖内容，正是在创造中医理论体系过程中，出于这样的追求而产生的。

今天，有的学者认为，在两千多年前的《黄帝内经》时代，受研究手段的限制，不可能有解剖，《灵枢·经水》篇记载的是动物解剖。

讲这种话的人，是既不懂历史，又不懂人性。人类从茫茫远古赤条条走来，一路披荆斩棘，在经历无数艰辛的同时，也积累了无数经验，获得了无数知识。但当他们的知识终于积累到爆炸性突破阶段，想要总结提炼，形成系统性智慧宝典时，却找不到一个可以比照的模板，所以首先要做的就是创造模板。

但在创造模板时，他们的智慧已经达到了既想象丰富，又充满理性，还充满探索激情的高度。有很多尝试性选择摆在他们面前，有原始经验简单照搬套用的机械比对道路可走；有原始认知过程中理解自然、理解生命的朦胧智慧道路可走；还有剖视生命、实物求证的探索道路可走。

他们在实践中已经认识到：照搬套用缺乏高效价，是没有生命力的；理解生命过于微妙，是很难把握的。要是能找到一种既生动具体，又简明易知的方法来解答生命奥秘，阐述生命规律，揭示疾病内涵，那该多好啊！中医的解剖尝试，应该是在这样的渴望中产生的。

不试不知道，一试吓一跳，打开人体后才知道：肉眼下的机体内在结构过于简单，肠子看一万遍也只是根柔软的管子，胃和膀胱看一万遍也只是两个大小不同的口袋，五脏就更看不懂了。实践告诉他们：单凭"上帝"赐予的感官，是无法破解"上帝"设计的生命密码的。于是只好放下，重新回归到理解生命的艰难道路上去，探索用智慧的钥匙去破解生命的密码。中医理解生命的研究方法，正是在这样的大背景下逐渐展开，逐渐成熟的。

创造这种理解生命的研究方法，所追求的就是以全视野据象析理来弥补微观实证研究手段的不足，就是为了重新开启一道认识生命奥秘、认识疾病规律的新窗口。

所以，中医研究方法虽是间接认知，但却能通过气象气候与物象物候关系的长期观察，来达到理解生命的微妙境界。看似模糊的间接临床观察，却能从多视角、多层面获得密集信息，最后窥探到密集宏观信息从不同角度折射出的内在矛盾斗争状态和矛盾性质。中医学正是以此为切入点，用这样的方法去分析求取疾病本质的。

人体生命活动是非常复杂的，人体疾病的发生发展变化也是非常复杂的，与禀赋、气候、环境、精神、饮食、动静等等，都有着十分微妙而又复杂的联系。任何一种疾病现象，任何一种临床症状，都不是孤立产生的。相对实证观察的逐点认知方法，理解生命的全息分辨研究方法更有利于深刻揭示疾病错综交织的矛盾本质，更有利于全面反映疾病复杂演变的丰富内涵。

中医学正是凭借这样的研究方法，奠定了中医天人合一的理论框架，赋予了中医整体恒动的理论特点。

整体共存，互相联系，互相影响，永恒运动，这是自然事物内在运动变化特点的客观存在，所以，建立在这一认知基础上的中医认识理念，特别强调整体恒动地去认识事物。包括阴阳五行学说在内，没有任何机械的成分。

今天讲五行学说的人把五行简单讲成五种自然物质的物性提炼，当然就不可避免地要讲出机械唯物论缺陷来，这是讲书人没有理解五行学说所具有的气象气候、物象物候学本质意义的学养缺陷，并不是五行学说本身的学术缺陷。有关这个问题，我在《如何看待中医阴阳五行学说》一讲中，做了力所能及的阐述，有兴趣的朋友可以去参考一下。如此博大精妙的问题，不是我这点智慧所能解透的，大胆提出一知半解，不过是抛砖引玉罢了。

中医学的整体恒动理论特点，是从大自然万事万物运动变化客观规律中总结提炼出来的，在本质上并不是一种创造，而是发现。把发现的规律全面、系统、准确地运用于解读生命、认识疾病、指导临床，这就是一种复杂的智慧创造了。

正是中医理论的这种整体恒动特点，赋予了中医学以无穷生命力，即使是在西医学伴随现代科技发展而日益精进的今天，仍可补其理不求实用之局限，纠其治不重整体之偏颇。

其实，今天的西医也讲整体观，也谈人与自然的关系，而且内容还比较丰富。

但西医对待整体观的态度却是：认真宣读，基本不用，学用分离，从来就没迈过理论指导实践这个坎。

以药物内治法为例来看，西医一切讲实证，诊断、用药都要以实验数据为依据，没有实验依据就不能用，谁用谁犯法。也不能由医生根据自己的临床经验灵活运用，一灵活运用就触碰红线。西医药物内治法的灵活性是非常有限的。正面讲，这叫严谨；换个角度看问题，这叫僵化。

诊断学、药效学研究是在临床认识推动下不断深入的，永远滞后于临床，却又永远引领临床。这种滞后的引领决定了诊断、用药很多时候都比疾病的实际需要差半拍，最终必然导致认识与实践分离。

作为医学，仅有整体观认识，没有整体观运用，就无法在临床实践中真正体现整体观认识，就只能永远停留在说归说、做归做，理用分离的尴尬状态。

其实，绝大多数西医朋友对整体恒动这种东方哲学理念也都懂，也都认同，讲起道理来也都非常深刻，但就是临床做不到。看来呀，光有活思想还不够，还得有配套实施的活原则才行。

刚才讲了，西医研究人类疾病是通过实验、微观求证、认证生命的方法。他们的知识，都是借助现代科技手段，在人体解剖和动物实验基础上，分部位、分系统、分组织，一项一项去观察求证得来的，结论明确、证据清晰生动，有形可察、有量可数。

这样的方法好不好？

当然好！

清晰生动，学习时易于理解掌握。精细准确，临床时便于运用。这是西医人才培养过程中，学术技术水平较为整齐、人才质量合格率相对较高的重要原因。

实证性直接观察有没有问题呀？

当然有！

实证性研究要求一切结论都必须有看得见、拿得出的实实在在物证。这样的研究，看起来生动活泼，但却经不起中华老祖宗"至大无外，至小无内"这个认识理念没有穷尽的拷问，一拷问就漏洞百出！就暴露出任何时代的微观研究结论都是有限微观结论；就暴露出任何时代的微观清晰生动都免不了存在时空局限；就暴露出还有无限丰富的微观变化内涵人类并不了解。

不了解不等于不存在呀！"不了解"是研究手段、分析工具、时空局限等因素造成的，属于研究能力和认识水平问题。"存在"是事物本质的客观具有，是不以人类研究手段、研究工具、认识水平为改变的。

人类科学技术发展到今天，虽然已经达到可以追日揽月、入地穿海的超凡境界，但仍然只能看见现实可以看见的物象，只能获得现实可以捕捉的有限微观物证。从有限物证中获得的信息，只能是有限信息。

看不见的世界仍然是客观世界，看不见的存在仍然是客观存在，大到宇宙，小到粒子，认识永远是没有穷尽的。而且是看不见的多，看得见的少，可供直接观察的世界永远都只能是有限世界。这就决定了清晰中永远有模糊，甚至有盲区；精细中永远有粗疏，甚至有漏洞。

伴随研究工具的日益精进，西医学对客观事物的认知精度是不断推进的。昨天的微观发现，有可能被今天的认识所突破。今天的突破性认识，又有可能被明天的微观发现所否定。总体的发展趋势是越来越精细，越来越深入，越来越趋近真理原点。但到达原点的距离到底有多远？这恐怕是个永远都没有人能够知道的神秘问题。

伴随研究手段的日益丰富，西医学对客观事物的认知广度也是不断拓展的。昨天的单相发现，有可能被今天的多相发现所否定；今天的多相发现，又有可能被明天更加密集的全方位立体发现所覆盖。总体的发展趋势是越来越广阔，越来越密集，越来越趋近全视野。但全视野到底有多广？还是个永远都没有人能够知道的神秘问题。

正是时空无限决定了看似精准、全面、客观的实证性研究，永远都不可能是绝对精准、绝对全面、绝对客观的！但西医却以此为判断是非的标准，为指导实践的标准，这就注定了它的临床局限是不可避免的。

还有，这种看似清晰精确生动的实证性认识，最容易把人的思维定格在某个有限认识区间，因而忽视局部与整体的联系，忽视对未知空间、未知物证的思考探求，而犯机械唯物的错误。最容易在一定程度上束缚人的思维，束缚人的行为。表面上是严格的科学态度，本质上却是认知的局限性反映。

中医研究人类疾病是运用实践观察、宏观证悟的理解生命方法。中医理解生命的研究方法不是源自实验，而是源自实践。在实践中观察，在实践中思考，在实践中感悟，在实践中验证，在实践中求解。

这种方法本质上也是通过实物求证来完成的。只不过，因受制于求证手段的不足，无法深入到患病局部的微观结构中去求取物证，只能通过宏观外象来析理求解。

据象析理的求解方法，确有粗陋模糊的缺点，模糊的认知是很难把握的。中华老祖宗聪明得很，他们早就认识到了这种认知的弊端，为了弥补研究手段的不足，他们把求证范围放大、放大、再放大，直至无限时空。扩展到与患病局部相关各种要素，既往和未来的外部环境、周围时空都在考求范围之内，而不是仅仅局限于患病机体和病灶局部。求证的目的既是为了正确解析"是什么"，更是为了深刻揭示"为什么"。

正是理解生命研究方法的智慧创造，给人类留下了一份具有活泼生命力的医学遗产。

中医学的这种认知方法，包含了天地在内万事万物发展变化的无限时空、永恒运动，内涵极其丰富，极其生动活泼！

只有真正掌握了中医理解生命的研究方法，你才会懂得：这种研究方法对生命的洞察是非常深刻的，确有说理透辟、认识全面、动态追踪等突出特点。这是中医研究方法的优势！这种研究方法看似宏观、模糊，但宏观中有微观，模糊中有清晰，在不少情况下可补西医微观认识的不足。

这绝不是吹牛皮。这是有事实为依据的，铁证如山。

就拿对感染性疾病的认识为例来看吧：

西医可以清晰看到感染的具体部位，可以精确找到感染的各种病原体，可以对感染进行定量、定位、定形、定性分析，可以找到针对病原体的特效药物，并做出分子结构、毒副作用、运用要求、临床用量的详细说明。但对超越现实微观辨别能力的变化，就叹莫能知，叹莫能为，束手无策了。

中医对感染原的区分，对各种感染原的衍生变化，以及感染人体后造成的病理影响认识，都是以自然气象气候特点为依据的，具有很精妙的科学性。对特效药物的选择，则是以漫长临床实践为根据的，具有很高的可信度。以此为理论根据，中医可以对决定感染和感染后病情进退变化的要素做出深刻分析；可以对感染后机体内在生命水平、邪正对比状态、内环境特点的复杂变化，做出正确评估；可以针对不同机体生命水平、不同邪正对比状态、不同机体内环境特点，设计出阶段性最佳治疗方案；可以在方药运用上，做到方药随病情变化而灵活加减化裁，从而深刻把握病症矛盾本质，动态追踪治疗靶点，使疗效最大化，毒副反应最小化。

不仅如此，还有一些西医诊断找不到任何依据、治疗无从下手的病症，中医却可以通过望闻问切四诊，找到造成病症发生的原因，把握到患病机体内在的矛盾本质，制订出符合病情需要的治疗方案，收到令不少西医名家大腕叹为神奇的治疗效果。这就是中医理解生命研究方法所体现出的宝贵价值呀！

但还是有人因为中医在这类认识上找不到和西医认识的共同点，找不到半点现代科技元素，就否定中医的科学性，否定中医的学术价值。这是多么幼稚可笑哦！

同学们还没有临床体会，对中医所具有的这种价值还很难理解，以为这是中医人自吹自擂。没关系，置疑是正常现象，说明不仅在认真听讲，而且在积极思考。现在也不强求你认同，因为你半点体会都还没有，无论怎么强求也毫无意义。只有带着这种疑问，将来到临床上去认真实践、认真观察、认真体会、认真思考、认真总结，才能得出你自己的认识来，别人讲的都只能作提示、作参考。

在今天这个科技爆炸时代，中医这种古老研究方法还有宝贵价值吗？如何检验？

今天还有没有价值？检验了才知道。检验方法很简单，就是把中医这种研究方法所创造的理法方药知识拿到临床上去用。实践是检验真理的可靠方法，疗效是检验真理的可靠标准呀！

不是谁让你相信你就能信，只有在实践中真切看到用理解生命方法所创造的中医理法方药知识去指导中医临床治疗，可以收到西医既无法理解，更无法实现的可靠疗效时，你才会相信中医理解生命研究方法在现实中的存在价值。你才有勇气承认：西医不能理解的认识，不等于不科学的认识；西医无法实现的疗效，不等于不真实的疗效。

这样的例子举不胜举！在大量事实面前，你会由衷赞美中医研究方法的精妙！由衷赞美中医学理的深邃！由衷赞美中医诊疗技术的精湛！由衷赞美中医智慧的博大精深！

下面谈谈中医的理论优势。

无论是从研究方法看，还是从理论特点看，中西医学都是有重大区别的。这种区别不是科学与非科学的区别，而是方法上求实与求理的区别，是视角上平面点状视野与立体全视野的区别，是认识理念上人体生命信息逐点认知和人与时空合一全息认知的区别。

也跟讨论中医研究方法优势一样，讨论中医理论优势，很多人都难以认同。不要说在座各位，就是搞过多年临床的朋友，也未必人人认同。这很正常，因为包括有些高级中医专家都不认同嘛！甚至根本就不承认中医有理论，说中医是没有理论的经验医学。这种观点今天仍然存在，还有市场。请注意！这是中医学术研究的大是大非问题！在这样的大是大非问题上，千万不能轻信盲从、人云亦云。一定要自己动脑筋去思考、去鉴别！无论是什么"名家"发表的"高论"，都是谬论！无论是什么"大腕"提出的"权威见解"，都是乱开黄腔！

中医确有自己独特的理论，而且是高度成熟的理论。中医的一切临床优势都是建立在严格理论指导下的，脱离了这个大前提、大原则，中医就不可能有任何优势可言！也就不可能有现实存在价值！

学习中医的人，对这个问题应该有个明确认识。不然的话，人家说中医有理论，而且深邃无比、精妙绝伦，你就兴奋冲动，跟着喊中医万岁！人家说中医没有理论，纯属一本糊涂账、满纸荒唐言，你就无地自容、自暴自弃，那你还搞什么中医，不如早点改行为好，以免浪费青春，虚度人生。青春无价，人生不再。

如果连理论都没有，今天还在这里讨论什么优势？中医的全部遗产，那就只有前人积累的十万古方，大家吃饱喝足了，摇头晃脑去死记硬背就行了呀！有什么可学的！有什么可讲的！

作为医学，讲的是什么？是疾病因果关系，是疾病发生发展的所以然之理，是理法方药的运用要点、运用原则、运用标准。即使讲前人的方药运用经验，也是为了通过理论分析，从中找出前人的配伍指导思想、临床运用标准、个人运用智慧呀！理都没有，还讲什么？谁还能讲？

同学们：这不是在讲气话，平心而论，客观而言，中医不仅有理论，而且理论上有优势！这是谁都不能否定的！千万不要被某些胡说八道所蒙蔽！

前面讲了，研究方法决定学科特点，学科特点决定理论优势。

理论优势不是由理论诞生的时间先后决定的。不要以为学问越古老就越原始、越落后、越没优势；越现代就越成熟、越先进、越有优势。认识理念的成熟度与研究工具、研究时间并没有必然联系，而是与研究方法密切相关！要具体问题具体分析，才能得出科学结论。

在中医文化宝库里，精妙见解，精妙理论，举不胜举。以六气五行相感相召，滋生万物，气象气候、物象物候应时而变、应时而化的天地大系统是精妙理论；以五脏六腑、四肢百骸，各个系统相互促进、相互制约，气血津液盈虚通滞、紧密关联的人身小系统是精妙理论；以天地人能量信息相感相召，合而为一，人与天地相应而生长壮老已，顺之则昌，逆之则危的天人合一同系统是精妙理论。论养生以法自然为法则，论发病以重正气为根本，论病因以六淫七情为基本内容，论预防以强身远邪为基本原则，论诊断以四诊为独特体系，论病本以四诊合参为基本方法，论证型以阴阳表里寒热虚实为纲领，论治疗以辨证论治为原则，论药物以四气五味为基本方法，论方剂以七情和合为配伍原则，论用药以中病即止为原则……凡此等等，哪一个方面不是精妙理论？全是呀！中医怎么会没有理论呢？

中医学还把窥天察地的运气学说引入到医学领域中来，用以阐明自然为万物之母，人与自然息息相通之理；用来解说自然气候的周期性变化，对人体生长发育和疾病发生发展的深刻影响；用来指导对疾病的诊断治疗，乃至遣方用药，成为中医理论体系的重要组成部分。这更是博大精深的时间医学理论体系呀！怎么在某些"名家""大腕"的认识观念里，中医竟然成了没有理论的经验医学呢？

中医在脏象理论中完整阐述了五脏各有各的生理功能特点，完整阐述了各系统都有与自然息息相通的独特方式和表达特点，完整阐述了各系统与意识情感相联系的独特方式和表达特点；完整阐述了各系统之间互根互用、相互资生、相互促进、相互调节、相互制约的关系特点。理论精妙得很嘛！怎么能说中医是没有理论的经验医学呢？

中医对人与自然息息相通关系的探讨，养生防病原则的探讨，对疾病发生发展所以然之理的探讨，对疾病诊疗、药物性味功效、方剂配伍运用各个方面的全方位探讨，其细密周详的程度，都是十分惊人的，其理论的深邃精妙，至今令人难以想象，怎么能说中医是没有理论的经验医学呢？

在《伤寒论》里，论证、论治、论方、论药都是有理论支撑的，金代成无己以毕生精力做了深入研究，逐一把理论根据给大家找出来，讲得明明白白。怎么能说《伤寒论》是没有理论的经验记录账本子呢？

为什么两千年前形成的学科，其诊疗理念在今天还占有一定优势呢？

这得归功于中华民族老祖宗所创造的全息求证、理解生命研究方法。

正是全息求证、理解生命的研究方法，决定了中医学天人合一、整体恒动的理论特点。

正是天人合一、整体恒动的理论特点，决定了中医学四诊合参、动态追踪、分阶段求因定性的诊断特点。

正是四诊合参、动态追踪、分阶段求因定性的诊断特点，决定了中医学因时因地因人制宜的治疗学思想。

正是因时因地因人制宜的治疗学思想，决定了中医辨证论治的治疗学原则。

正是辨证论治的治疗学原则，决定了中医"有是证用是药，证千变药亦千变"的方药运用准则；决定了中医治疗靶点必须始终瞄准疾病的阶段性矛盾焦点。

正是以移动靶点为治疗目标，决定了中医对诸多西医束手无策的疑难问题有独到解决方法，有突出治疗效果。

这一切都是由中医理论优势所决定的，都是中医理论优势的具体体现。

中医这种完全不同于西医微观求证的医学模式，极大地拓宽了人类医学研究视野，活跃了人类医学研究思维，提高了人类医学研究综合分析能力。中医学今天之所以还有巨大的存在价值，最根本的原因正在于此。

这就是谁也否定不了的中医理论优势呀！作为名家大腕，怎么竟视而不见，见而不察，察而不明真相，还不负责任地打胡乱说呢？真是咄咄怪事！

有关中医理论优势问题的讨论，今天在这儿无法充分展开。对中医理论的学习研究是一辈子的事，不是一阵子的事。建议大家将来多花点时间，多下点功夫，去好好学习研究一下《黄帝内经》，到那儿去寻中医理论的根，去求中医理论的本，去寻找更深刻、更丰富的答案。

《黄帝内经》的主要成就不是脏腑形质研究成果，而是围绕人类疾病发生发展、诊治预防与自然环境、社会环境、精神状态、生活方式等各个方面的全息研究成果。

《黄帝内经》的主要内容不是讲某方某药治某病，也不是讲豆子像肾补肾，西瓜像脑补脑，更不是讲棺材板上的菌子治癌症……而是讲天地大系统，人身小系统，天人合一同系统。

在这个大框架下，进一步讲述认识自然、认识生命的方法，讲诊治疾病的原则，讲养生防病的要点。其中，最核心的内容就是深入系统地讨论人与自然息息相通的微妙关系，强调无论是养生、预防，还是诊断、治疗，都不能脱离人赖以生存的时空大背景，不能孤立地看问题和处理问题，这就是中医"天人合一"理论在中医领域里的具体运用。从天人合一谈生理，从天人合一谈病理，从天人合一谈诊断，从天人合一谈治疗，从天人合一谈养生，从天人合一谈预防，这才是《黄帝内经》的主要内容。

《黄帝内经》的最大学术贡献是什么？主要是六个方面：

一是创造了理解生命的研究方法。

二是奠定了整体恒动认识理念。

三是植入了阴阳五行自然哲学思想。

四是构建了脏腑经络理论体系。

五是充分运用了以古天文学为基础的运气学说。

六是提出了中医理法方药运用必须以整体恒动理论为原则的客观要求。

这就是《黄帝内经》在学术上、理论上的最大贡献。

正是《黄帝内经》的这些具有永恒学术生命力的辉煌成就，决定了中医理论优势的客观存在。

所以，必须再三强调：中医理论的根在《黄帝内经》中，要想知道中医理论优势在哪里，就得深入研究《黄帝内经》。

怎样才算"深入研究"？

"深入研究"不是以横流倒背为目标，而是以明理知用为追求。

下面谈谈中医的临床优势。

谈中医临床优势，不能够否定西医。

既然是研究学术，首先就得做到：态度客观，不带偏见。不要一谈中医临床优势，就否定西医临床优势。你否定得了吗？现在全世界的主体医学，是西医还是中医？事实摆在那里，谁都无法否定。它发展太快了，搭了现代科技这趟特别快车，治疗手段非常精巧。

尽管西医的辨微精度越来越高，辨微广度越来越宽，诊断指标越来越密集，越来越微观，治疗手段越来越丰富、越来越精巧，但有一个巨大障碍始终无法逾越，那就是缺少一具指导临床实践的整体恒动学术灵魂。正是这样的认知障碍，决定了西医在药物内治法方面，直到今天，仍存在以局部眼光、静态思维看待问题和处理问题的重大缺陷。

以整体眼光和动态思维看待问题和处理问题，是中医学天人合一鲜活学术灵魂的生动展示。这在中医药物内治法方面体现尤其突出。正是这种生动活泼的认识理念，决定了中医在药物内治法、针灸疗法、按摩疗法、养生康复法等方面无可替代的优势，决定了中医宝贵的现实存在价值。

单就药物内治法而言，中医临床优势在哪里？

主要体现在对病毒病、慢性病、功能病、不知名病症、诊断明确治疗无效类病症的治疗上。

半个世纪前，就已经得到包括西医在内的医学界公认：中医对病毒性疾病的治疗是有明显优势的。

在病毒性疾病里，有占患病人数最多的一个大类，那就是外感病。老百姓俗称"感冒"，西医称"上呼吸道感染"。

半个世纪前，西医治感冒，主要使用抗生素、维生素和退热止痛等对症状药，全球一个模式。

通过临床观察总结，现在西医已经认识到，百分之八十的感冒都属病毒感染而非细菌感染，盲目抗菌治疗有害无益。现在西医治感冒，主张通过休息、保暖、多饮水，再辅以有营养易消化的食物调养就够了。主导思想是让机体自身调动祛邪能力去战胜病毒，获得痊愈。除非伴有细菌感染严禁使用抗生素。对个别病情较重、高热伴有头身酸痛的，可适量使用退热止痛药物。

这说明西医的内科治疗思想也在不断进步哦！尽管西医的认识和治疗进步很大，但比较而言，中医的认识和治疗仍有优势可言，中医既反对西医过去那种滥用药物，全面出击，歼敌务尽；又不完全同意西医现在这种以饮水休息代替治疗，全不作为，静观其变，变而后治。而是主张及时介入，因人制宜，早期修正，中病即止。

首先，中医对外感病的认识是：在体质水平下降又有外因作用下，人与自然息息相通关系发生了障碍，全身气血运行，各系统功能发挥，都会受到微妙而又复杂的影响，必须引起高度重视。高度重视，不等于超剂量、超疗程滥用药物。对体实而又病轻的，处理方法和西医今天的措施差不多，喝点热汤，睡一觉，微微出点汗就可以了。对体弱而又病情稍重的，就主张用药物积极进行治疗。治疗要点是：把恢复人与自然息息相通生理常态作为首要任务来对待，通过驱散表邪，开通腠理，尽快恢复人与自然息息相通关系；把调动人体自身抗病能力和清除病因关系统一起来加以处理，扶正祛邪双管齐下，处方用药都特别强调因时因地因人因证制宜。原则只有一个，那就是：使机体在不付出重大代价的前提下战胜疾病，而不是不顾后果地简单运用消除病因药物，这就避免了杀敌三千自损八百，甚至自损一万的得不偿失恶果产生。

中医在病毒性疾病上的治疗优势，并不是建立在现代药理研究所找到的金银花、连翘、大青叶、板蓝根、金钱草、茵陈、虎杖之类抗病毒中药基础上的，而是建立在整体恒动把握方向、动态追踪矛盾焦点、灵活机动选方用药基础上的。

中医无论治什么病毒性疾病，手法都非常复杂。在其发展演变过程中，无论出现什么临床改变，都始终用整体恒动的理念去认识疾病的发展变化，都始终通过动态追踪去紧紧抓住疾病的阶段性矛盾本质，都始终严格按照现实机体生命水平、现实邪正对比状态、现实机体内环境特点遣方用药。在这样的基础上，再充分考虑抗病毒药物的选用，而不是仅仅使用某些现代药理研究确认了的抗病毒药。这样的认识和做法，体现的是最高认识水平，疗效比简单运用抗病毒药要高得多！

十多年前，我去参加一个新开发的抗病毒中成药临床三期观察总结会。那个课题处方里用的全是寒凉药，观察总结报告中全是以西医实验研究和临床指标为依据在进行总结评价，而中医的理论、中医的适用范围、中医的运用标准，只字不提。

面对这种情况，我提了两点意见和一条建议：

1. 既然是中医药研究，就得有中医的理论根据，就得有中医的运用标准，缺乏中医理论根据、缺乏中医运用标准的研究结论，是无法指导中药正确运用的。

2. 完全按照现代科研数据制订出的运用标准去指导临床运用，不仅疗效会大打折扣，而且很有可能造成重大医疗事故！

3. 建议补充中医运用标准，界定中医运用范围，确保正确运用，安全运用！

研究者态度还是很客观的，立即做了修订和补充性说明，但遗憾的是并没有引起临床工作者的广泛重视，不少西医朋友和中医同仁照样是在按西医的认识和标准运用。这药问世不久，就出了致命的重大医疗事故，真是令人痛心，令人深感遗憾。

怪处方配伍不好？

针对肺卫热毒壅盛的大热证，这就是千金不易的好处方。但用到寒证、虚证患者身上，就有可能成为杀人毒药！脱离中医运用标准就无法对处方作评价，怎么能谈好不好呢？

怪中医不科学？

中医根本就不主张这样运用，中医强调一切方药的运用，都必须接受中医理论指导，执行中医诊疗标准，接受中医理法方药运用原则严格约束，一定要因时、因地、因人制宜。中医从《黄帝内经》到历朝历代名家著述，都反复强调：中医诊治疾病，是一项复杂的综合工程，首先要把病性寒热虚实弄清楚，要把邪正盛衰对比关系弄清楚，还要把患病的时令气候特点及患者体质、居处、饮食、情感等特点弄清楚，并根据这些要素对病情做出综合性分析判断，然后才能正确选方用药，才能确保治疗有效。不然就很容易发生虚实颠倒、寒热错乱的重大失误，甚至造成严重医疗事故。不用激烈论争，听了中医的见解，任何人都会明白，中医科学得很！

到底该怪谁？

还是那句话，怪人不知理，知理不怪人。要怪只能怪自己没把中医学术功力修炼好！

同样的诊断素材摆在那里，你自己却不会分析，一张化验单就成了封闭灵魂、扼杀智慧的紧箍咒，而且不是别人强加给你的，是你自觉自愿、主动把西医标准当金项链套在自己脖子上的，这能怪谁呢？用西医标准指导中医用药，无异是扼杀中医灵魂的绞索，哪里是什么金项链呢！一旦套上这样的绞索，除偶然巧合，取得意外疗效，绝大多数时候都会把邪正关系弄反，治疗用药也必然随之发生错误，那就很可能导致实证用补药、虚证用攻药、寒证用凉药、热证用温药的严重错误，造成正气败亡、邪气嚣张、阴阳离决、伤人性命的重大医疗事故！这不是别人的错，是医生自己的错！

同样是病毒性感冒，受时令、环境、体质、年龄、性别、病程等差异的影响，证性也必然存在差异，有的甚至差异巨大。正是各自的差异决定了：有的要用银翘散，有的要用白虎汤，有的要用藿香正气散，有的要用藿朴夏苓汤，有的要用参苏饮……

即便是同样都用银翘散，具体情况也不一样：有的可能要加益气药，有的可能要加养阴药，有的可能要加祛湿药……

即便是同样都加某类药，针对不同个体，不同临床表现，也有四气五味的不同选择，还有用量多少的不同要求呀！同样是加益气药，舌苔明显的就不宜加黄芪，而应加人参；舌苔越厚，加参量越低；舌苔太厚，连参都不宜加了，只能加白术，加苍术。同样是加养阴药，舌红少苔，舌体不瘦的，宜加芦根、荷叶、天花粉、生稻芽之类不滋不腻的药；舌体偏瘦的，宜加白芍、石斛、玉竹、女贞子、麦冬、沙参类滋而不腻的药；舌体很瘦的，宜加生地、熟地、黄精、天冬、银耳、龟胶类填精养血滋腻药。同样是加去湿药，有的宜加芳香化湿药，有的宜加淡渗利湿药，有的宜加苦温燥湿药。还得认真评估所加药物以多大量为好，患者服药可能会出现什么负面反应，是否需要加其他药物来进行调节等等。内涵之丰富，常常令局外人百思不得其解。即使是中医局内人，如果理论修养没够，也会瞠目结舌，难明其中妙理。

中医治疗病毒性疾病的丰富内涵，并不是想当然随心所欲的体现，而是丰富的中医学术内涵体现，是严格执行中医辨证论治原则的体现，这才是决定中医病毒性疾病临床治疗优势的根本要素所在。

病毒性疾病确有自身特殊性，但千万不要把它当作特殊到脱离中医理论认识的病症来看待、来处理！一旦脱离中医理论认识，误入歧途，就再也不可能有优势可言了！

几年前，一位年过七十的老先生，隆冬时节发热住院，持续一个多月中西医结合治疗，体温从39℃降到38℃多的时候，就再也降不下来了。老先生的侄儿就是我教过带过的学生，那时行医也十多年了。周五晚上，他出面来请我去帮忙看看。

患者食欲不振,尿黄便溏,精神困乏;面色黯淡,苔薄黄微腻少津;脉细数。前面的中药处方是银翘散合三仁汤、银翘散合藿朴夏苓汤。基本都是原方照搬,未作加减化裁。选方用药还算中规中矩,但却疗效不佳。

这是个比较典型的"气虚又兼湿热郁闭"证,跟我曾经举到过的一位老太太病情非常相似,治当轻清宣化佐补益元气药进行治疗。

于是就在银翘散合三仁汤的基础上化裁:金银花 3g、连翘 5g、竹叶 5g、荆芥 10g、薄荷 5g、桔梗 10g、杏仁 10g、通草 3g、白豆蔻 10g、炒薏苡仁 5g、炒扁豆 10g、红参 3g、川藿香 10g。叫他先试服一剂,有效就续两剂。

他服一剂药,星期六下午就自己来门诊复诊了。

复诊时,老人喜形于色地告诉我:"前天晚上药煎好后,连服两次,当晚就出了一身微汗,安睡一夜;早上醒来,一身轻快,食欲好了许多,尿也畅快了,体力也恢复了。"还说:"那个药好喝哦!就像茶一样,清香清香的,喝到很安逸吧!"

观其舌略淡,苔已退而未净。察其脉,数象已解,细而无力。于是改为甘淡实脾合芳香轻宣以善后:荆芥 5g、薄荷 3g、竹叶 5g、白豆蔻 5g、炒薏苡仁 5g、炒扁豆 10g,红参 3g、川藿香 10g、茵陈 5g。

作为古稀老人,拖了一个多月,病情虽未痊愈,但也并没有明显加重,说明邪气不盛;苔虽黄腻但并不厚,脉虽数但并不盛实有力,尿虽不畅但并不刺涩热痛,便虽滞但并不干结,反倒溏薄不实,明明白白是个湿遏热伏的轻症。

用银翘三仁、藿朴夏苓久治不愈的主要原因,是忽视了古稀老人元气大衰这个体质特点。任何病症的治疗,没有机体正气积极参与是不行的。元气虚衰,不能托邪外出,就会长期处于正虚邪郁、进也不进、退也不退的胶着状态,怎么好得利索!去滑石、芦根、法夏、厚朴等下气清热药物,以减少耗损元气或不利元气发挥的负面影响;加益气健脾的红参、炒扁豆,以提高元气发挥的正面效应。用意都在扶正托邪上。湿热余邪未尽,是不能大剂量使用益气药的。大剂量运用,反而助邪碍气,适得其反。只有恰到好处,才能真正做到药病相当,才是最佳方案,才能收最佳疗效。

还有一个原因,那就是呆执古方,不能灵活化裁。无论是圣人的方,还是后世其他名家的方,一切前人的方药成果,都是在特定情况下的他人智慧结晶,很难古今相合,照搬套用。除偶有古今巧合,可以直接援用的特例外,绝大多数情况下都必须加减化裁。

中医对包括感染性疾病在内的诸多慢性病治疗，也优势独具，世人公认。

决定中医慢性病治疗优势的，也不是什么特效中药的发现、特效秘方的运用，更不是今天这派那派的所谓独门绝技！而是中医的活思想、正标准、巧方法。

临床上，那些西医诊断明确，又有针对性极强的抗感染药物，为什么会造成药量加大到数倍都劳而无功的尴尬局面？最根本的原因，就是没有正确看待邪正之间的关系，没有抓住矛盾本质！死死盯住的只是某种特异病因，忽视了患病机体的生命水平，忽视了患病机体的邪正对比状态，忽视了患病机体的内环境特点。很多时候，为了"杀敌三千，不惜自损一万"，所以常常得不偿失，除恶未尽，不幸牺牲。

中医治疗慢性病，特别看重患者的机体生命水平、邪正对比状态、机体内环境特点；特别强调理清盘根错节的矛盾关系，找到久治不愈的原因；特别重视找准解决问题的切入点和方药运用技巧；特别强调既针对造成久治不愈的主要矛盾施治，又和调阴阳，最终以达成阴阳平衡为目的，因而对不少慢性病，甚至重大疾病都有显著治疗效果。

治疗功能性病症和西医诊断不明的病症，也都是如此。所强调的不是什么海外奇方、仙家妙方、民间验方、某派某家祖传秘方的寻求，绝对不是！而是严格执行中医辨证论治原则！只有在严格执行辨证论治原则的前提下，才能把中医学整体恒动的理论优势体现在临床实践中，只有充分体现整体恒动理论特点，中医才能有效解决西医叹莫能为的某些疑难顽怪问题，中医临床优势才能得以发扬光大。

中医治病重不重视特异病因的认识？

当然也重视！但中医更重视的是因人而异，是对患病机体的全方位综合性调治。因为中医对具体病症的病因认识，是多因观、动因观。不是单因观，更不是静因观。所以，对特异病因所致特异病症的治疗也不例外，因为任何特异病因所致特异病症也都存在个体差异，只不过共性特点极为突出罢了。在临床上特异病因引起的病症仍有千差万别的不同证型。不同证型反映的是不同内在矛盾斗争状态和不同矛盾间的主从关系，如果舍弃了对错综复杂矛盾关系的平衡，只强调病因特殊性，简单针对特殊病因进行治疗，中医优势仍然是难以得到充分体现的。

所谓多因观，强调的是一切疾病都是多种因素复杂影响的结果。邪气、正气、时令、环境、饮食、起居、运动、情感等等可见不可见因素，都与疾病的发生发展密切相关,都值得重视。有的是邪气占主导地位,有的是正气占主导地位,有的是环境、饮食、起居等因素占主导地位,不能只看到邪气一个方面。

所谓动因观,强调的是伴随疾病发展演变,疾病的各种相关要素都在同步变化。这就决定了疾病的不同阶段,矛盾主从关系也在变化,要随病情发展演变对矛盾主从关系进行不同阶段的重新评估,根据评估结果来求因定位定性,重新设计治疗方案,重新选择治疗靶点,重新制订治疗措施,重新调配治疗方药。体现的还是严格执行中医辨证论治原则,这才是中医治疗病毒病、慢性病、功能性病症、西医诊断不明病症、西医诊明治无功病症、特殊病因病症的决胜要领。

再三提醒大家:不要仅仅只是盯住那些经现代药理证实的抗细菌药、抗病毒药、抗过敏药、抗抑郁药、降糖药、降脂药、降压药、提高某种功能药、控制某种症状药、针对某种特异病因药。如果只是从中药新发现这个角度去求中医优势,而忽视辨证论治,那就真的是捡了芝麻,丢了西瓜,就永远也找不到中医优势!因为,这样的追求,其实是在中药里淘抗病毒药,淘抗生素,淘维生素,淘激素,淘针对各种症状药,走的是中药西用道路。与其如此劳神费力,还不如直接用人家的西药,因为西药的有效成分含量要高得多。何必做这种费力不讨好的笨事呢!

再强调一遍。中医治疗西医诊断不明的病症,特别强调严格按照中医诊断标准析证,按照中医治疗原则用药!不能因为西医找不到明确原因就以为:西医那么高精尖的仪器设备都没有找到证据,中医凭肉眼凡胎能有什么作为?因而简单否定中医的认识,放弃辨证论治原则,简单对症状治疗,这是离经叛道的一条死路!

下面讨论中医诊断优势。

中医诊断有没有优势?

这个问题没有人敢大声回答,不只是你们不敢回答,很多长期从事中医工作的人都不敢回答。

同学们:结论是明确的!答案是肯定的!中医学在诊断方面,至今仍然有自己的优势!

没有中医诊断优势,何来中医治疗优势?如果中医诊断没有优势,那就说明中医两千多年来的临床运用都是在瞎猜乱碰,并无标准可言。治疗有没有效果，靠的全是运气，而不是诊断依据。运气好就有效，就当名医；运气不好就没效，就当庸医。

真是这样吗？

如果真是这样，中医在临床上怎么给疾病求因、定位、定量、定性？如何下手治疗？说得更严重一点，哪里还有什么存在价值？

可以肯定地回答：正是受中医学独特理论体系的深刻影响，中医在诊断学方面所创造的独特诊断方法和诊断学体系，直到今天，就是和西医学相比，也仍然具有自身的优势！

和西医诊断相比，中医的诊断优势在哪里？

其中，很突出的一点，就是可以有效弥补西医对某些病症诊无所见、治难措手的遗憾。

西医诊断是全方位运用现代科技手段微观实物求证，这就决定了它具有清晰、精确的突出特点。前面已经讲过，用"至小无内"的认识原则来衡量，现代微观实证永远只能发现阶段性可发现微观，而不是终极性发现。伴随人类微观研究手段的不断刷新，现实不能发现的微观存在，未来一定还会不断被发现！不能简单地以现实发现为终极判断标准定有无，论是非。

西医诊断不明，治疗就无法下手！唯一选择就只有对症状治疗。对症状治疗就是在碰运气，也有对症状治疗而偶然碰巧了，收到立竿见影奇效的。碰上善于自夸自饰的巧舌能人，一次碰巧，终身宣扬，说不定还真就自己把自己吹成了斗方名士。如果没碰上就一无所获，而且用药越多，破坏性越大，伤害也越大！

奉劝大家不要心存侥幸。诊断不明，最好的选择是暂不胡乱用药。为了暂时缓解痛苦，要用点对症状药物，是不得已的做法，那就采取探病的方式，用药越简单越好，既通过药物反应来探查疾病真情，又把误治风险降到最低点。

临床实践证明：中医诊断不是虚无假想，不是神秘猜测，而是以"有诸内，必形诸外"为认识原则，以时空多因素影响下机体内在矛盾从不同侧面折射出的宏观象变为依据，运用望、闻、问、切四诊合参方法，进行综合分析判断做出的结论。中医诊断本质上是从邪正两个方面在动态追踪病因；是以表里寒热虚实为区分，在对包括患者机体生命水平、邪正对比状态、机体内环境特点，进行阶段性定位定量定性动态评估。这样的诊断结论，有利于动态追踪靶点，有利于指导临床因时因地因人制宜。

通过西医诊无所见、中医诊有所得，而且病因病位病性有明确的强烈对比，就会知道：在看似模糊粗疏、以宏观证微观的中医诊断中，确有清晰精细深刻的优势存在。这也说明机体反应性是非常复杂的，确有多种表达疾病发生发展的渠道和方式。说明"有诸内必形诸外"的认识结论是正确的。说明中医学创造的据象析理、从外测内诊断方法确属完全不同于西医微观实证方法的窥探生命奥秘特殊窗口。

现代检测仪器找不到原因，只能说明现代有限微观手段并非万能，只能说明现代有限微观手段不可避免地存在盲区，而不是说明中医诊断荒诞可笑。如果把西医诊无所见、中医诊有明断看作是中医诊断荒诞，那就完全把问题搞反了。那就不是中医诊断荒诞可笑，而是嘲笑中医诊断荒诞可笑的人认识思维荒诞可笑，这是一种病态思维。

疾病是客观事物，其发展演变绝不会是偶然的，而是多因素复杂影响的必然结果。其演变过程，绝不会是没有内在根据的孤立现象，也不是脱离外在影响的简单现象，而是内外相关的综合复杂现象，内在的微观变化和外在的微妙影响都必然存在！只不过，在某些病症的发展变化上，其微观变化的精微程度、微妙影响的复杂程度，都远远超过了现实微观手段的分辨能力，用现有的微观探求手段还难以捕捉罢了。

生命结构是统一的有机整体，生命信息更是机体内外无处不通的物质流存在。既然有必然的内在微观变化，就有必然的外在宏观征象表达！这样的认知，不是神授仙传的偶然获得，而是在数十百万年的生产生活实践中苦苦寻找积累起来的。生活实践中的无数事实证明：在大多数情况下，机体内在的矛盾斗争和发展变化，都能通过生命信息投射到体表，经色、舌、脉、形、症等宏观象变得到反映，因而成为中医四诊的基本素材。中医诊断学就是在这样的基础上创建的。这也正是运用中医四诊方法，常常能从宏观象变窥测到机体深层次变化本质，从而做出求因、定位、定量、定性判断的所以然之理。

最可宝贵的是，按照中医诊断去进行治疗，常常能收到意想不到的良好效果。疗效就是检验真理的金标准！西医一无所知，连判断问题的标准都找不到，连解决问题的方向都找不到的病症，中医却能诊有明见，治有良效，中医诊断的真实性、正确性、科学性有什么可置疑的！

正确的理解应该是：中医的这种从象变窥测质变、从宏观求证微观的方法，正好有效填补了西医对某些病症诊无所见的空白。这是对微观认识盲区的有效弥补，避免了因微观形质不可见而迷失疾病病因、病位、病性，进而迷失治疗方向的重大缺陷，与微观实证诊断共同构成人类医学认知的圆满，这才理念科学、态度客观。

至于中医四诊的宏观象变认识，到底具有什么样的微观内涵？这样的问题，必然在人类求知欲驱动下，引领微观探究向纵深发展。但在微观探究尚无力揭示之前，对西医诊无所见的病症而言，中医四诊结论就是现阶段标准答案，就是现阶段科学结论！根本不需要回答"是什么"的问题！这样讲不是蛮不讲理，而是非常讲理。在西医因辨微能力限制什么也找不到的情况下，为什么却要求中医拿出现代微观实证来呢？没有现代表述符号，没有现代精确量化标准，就否定中医诊断也是人类认识真理的有效方法，也是揭示疾病本质的正确答案，那中医的临床疗效又如何解释呢？

由于研究方法不同、理论体系不同、诊断标准不同，中医诊断对西医治疗无法提供有效帮助，没关系，只要能为中医提供有效帮助就很好了呀！总比完全一无所获、束手无策好得多嘛！实践证明，很多西医诊无所见、治难下手的疑难顽怪病症，按照中医诊断进行中医治疗，常常能够收到意想不到的良好效果。临床上，令不少西医专家都很震惊的例子多得很。只要大家学好中医，将来在临床工作中随时都能碰到。

这就是中医诊断的优势所在呀！

举个例子可能更有说服力。

一位年近古稀的老太太，因偏头痛伴严重失眠前来就医。自述：白天以偏头痛为主，晚上以烦躁失眠为主；有时晚上既失眠又头痛。病情已经延续了近十年，令她痛苦不堪。经西医反复检查，什么原因都找不到，只有对症状治疗：白天服止痛药，晚上服安眠药，几种症状都具备时就几种药物同时并用。服药就症状缓解，药一停就发作。

在这期间，也吃过不少中药，都收效甚微。她拿出一大摞保存得很好的中药处方来看，绝大多数是柏子养心丸、天王补心丹、归脾汤、生铁落饮之类处方，还有三甲复脉汤、温胆汤。

详细询问，得知患者还大便长期干结难解；一把脉，虽是古稀老人，但脉象还非常弦数有力，尤其左手明显盛于右手；查验舌象，舌质黯红，苔黄厚腻，右半边舌苔比左半边厚很多。

这个病例肝胆湿热郁结的特点很突出，就是湿郁热蒸、三焦升降失序、浊阴不降、清阳不升造成的嘛！用温胆汤都只能算是打了个"擦边球"，偏离靶点还远呢！怎么能吃温补之类的药呢？简直就是南辕北辙嘛！于是就给她开了个平肝清肺化痰通便的方：

桔梗 10g、杏仁 10g、牛蒡子 15g、瓜蒌仁 10g、藿香 15g、佩兰 10g、茵陈 10g、石菖蒲 5g、冬瓜仁 30g、刺蒺藜 15g、钩藤 15g、决明子 15g、虎杖 10g。

叫她一天一剂，连服三剂，代茶频服。

并叮嘱她：把所有中西药都停一停，饮食力求清淡，严格忌燥辣！严格忌油腻！

她不愿接受服三剂的建议，说是服药服怕了，想先试服一剂。临床上这种服药谨慎的患者不少，这其实是对处方有效无效不敢贸然相信，想先试试看效果如何，再考虑是否续服。这个选择是聪明的，我欣然赞同，连说：要得，要得，先试试看。

对门诊患者，服药不能强求，尤其是对老年患者，更得尊重她本人的愿望。不然，她会觉得你不是在用心给她治病，而是在用心推销药品。再说，像这种疑难病症，先投石问路试探性服一剂再作选择，也是很正确的。

她从周六下午到星期天中午服完一剂，匆匆赶来复诊。说是从昨天下午到晚上，服了大约半剂药。十点左右，大便畅解，头痛消失。从十点多一觉睡到早上八点半，从来没有这么好的感觉。今天上午又高高兴兴地把剩下的药服了。

看她舌上黄厚腻苔差不多消退近半，脉象也缓和了，于是告诉跟诊学生：老人没有连续服用三剂也是对的，如果服三剂也许还会导致腹泻。于是在原方基础上去虎杖、瓜蒌仁，将牛蒡子、决明子改为 10g，四剂服六天。

一周后老人再次来就诊时，说她的失眠、偏头痛都没有复发，大小便也很正常，所有问题都解决了，问还要不要再吃几剂药。

望诊舌苔薄黄微腻，切诊六脉和缓，就给她开了藿香、佩兰、茵陈、石菖蒲、生白术、生稻芽六味药，叫她代茶频服，一天一剂，再服一周。后来她的病情再没有复发过，只是偶有其他小病小痛来看看，还不断带其他患者来求诊。

从这个病例可以看到中医诊断的宝贵价值，在西医诊断毫无异常发现的情况下，中医却能做出三焦湿热闭阻的明确诊断，指出本病病因是湿、热两种邪气；病机是湿热阻滞，升降失调。湿热阻滞发生在哪个部位，那个部位就气机运行障碍，产生痛、胀、麻、晕、肿、失眠、便秘等种种症状。

中医针对湿热阻滞这个矛盾焦点用药，一切问题就迎刃而解。疼痛不用止痛药，失眠不用安神药，便秘不用泻下药，那么平淡的一点树皮草根，却收到那么好的疗效。凭借的是什么？是看似粗陋的中医独特诊断。并没有什么超越西医诊断的微观实证发现哪！也没有什么仙人指路、医神托梦、异人授方啊！脱离了中医诊断标准，就无法做出疾病的证性结论，就无法求取疾病病机，就不可能设计出科学治疗方案！当然也就不可能收到良好效果！中医诊断是中医理论运用的关键环节，是执行中医辨证论治原则的具体体现，是西医诊断无法取代的独特求证方法。

西医诊断明确、治不见功的病症，临床并不少见。西医把这类现象大多归咎于"免疫功能低下"，主张通过提高免疫功能来解决这类问题。今天的免疫医学越来越成熟，越来越内涵丰富，运用越来越广泛了。但临床实践证明，用调节免疫的药来解决这类问题，也并非万能。有的效高，有的效低，有的有效，有的没效。

难道是西医的明确诊断没有意义吗？

当然不是！

从事理无穷、手段有限这个角度看，还是和刚才讲到的诊无所见、治难措手的问题性质基本相同，主要还是微观认知手段局限，不能尽窥事理真相造成的。诊有"明见"、治不见功，说明"明见"不等于毫无遗漏的"尽见"。"明见"只是见到了"可见"的部分，无法见到"不可见"部分。不可见部分的内涵很可能比"明见"部分还丰富得多。如果得一漏万，治疗方案就很可能是不合理的，甚至是错误的，当然不会有效！

西医在认识上所犯的严重错误，就是把今天能看到、能找到的有限微观当作了终极微观。他看到的只是导致某种病症发生的某种因素，没有看到，或者说还无法看到造成机体易感性的其他多种因素。这样以管窥天、一叶障目地去认识疾病这个包罗天人的复杂客观事物，得出的结论多半存在遗漏、遗憾，甚至存在盲区、误区，以这样的结论去指导治疗，怎么能不出偏差呢？出偏差是正常现象，不出偏差才是怪现象！

对这类问题，中医的整体全息诊断虽然没有现代检测那样形象、具体、精细，却能通过四诊收集到机体内在矛盾所反射出的宏观象变信息，从完全不同于西医微观实证的视角去窥探生命秘密，去求证病因、病位、病性。经数千年临床实践反复证明，这样的疾病定因、定位、定性结论，能全面概括疾病内在复杂矛盾斗争状态；能深刻把握疾病阶段性矛盾本质；能精准追踪疾病治疗靶点；能有效为临床治疗方案设计提供科学依据。因而可以有效弥补西医诊有明见、治不见功的疏漏和遗憾。

有的朋友可能会提出疑问：难道西医所用近乎神话的高精尖科技手段还

不如中医肉体凡胎的感官?

针对这样的疑问,再次强调两点:

一是人类科技还正在以瞬息万变的速度发展,不要把现实研究手段当作终极研究手段,不要把有限研究能力当作无限研究能力!现实有限研究手段和能力只能揭示有限微观,这才是客观、理性的认知态度。就连今天各个领域的顶级科学家都承认,看不见的微观世界还浩瀚得很,不要把可能当作无所不能,不要把可见微观世界当作全部微观世界。

二是人类认识问题是多视角的,探索未知的方法是多元的,建立在现代高精尖科技基础上的微观实物求证,是有效的诊断方法。建立在数十百万年反复类比、分析、理解基础上的宏观据象析理,也是有效的诊断方法。至于哪种方法更好?得具体情况具体分析,不能简单下结论。

对确认特异病因而言,大多是西医诊断优于中医诊断。对分析多因素影响下的内在复杂矛盾而言,大多是中医诊断优于西医诊断。二者的关系是相互补充的,而不是相互否定的。

西医在过去相当长一段时期内,临床诊断时,最容易犯的错误,就是把有限微观发现当作全部微观发现,当作终极微观发现,找到某种病因就认为这是导致疾病发生发展的全部因素。近半个世纪,理论认识进步了不少,已经开始有了越来越浓烈的整体理念色彩。但说归说,做归做,在临床诊疗工作中,仍然没有真正摆脱机械静止认识理念的束缚,还是带有很强的偏执性。具体表现就是在对不少病症进行治疗时,紧紧盯住的主要就是微观检测找到的某种特异病因。当全力除因无效,借助免疫医学帮助仍然无效时,他们就不知所措了,宁可束手无策,也不愿积极学习参考中医诊断。

对这类西医诊断明确、治疗收效甚微,或根本无效的病症,中医通过四诊不仅可以找到确切病因,很多时候还能同时找到其他多种协同为害的相关因子,并在此基础上对疾病做出定因、定位、定性诊断。更可贵的是,以此为根据立法选方用药,确能收到良好效果,甚至收到令不少西医名家大腕都瞠目结舌的神奇疗效。疗效就是检验真理的金标准呀!作为以救死扶伤为主要目标的医学来说,还有什么比疗效更有价值、更有说服力的呢?临床上这样的例子多得很!

比如:西医诊断为某种细菌感染的病症,中医诊断或属寒,或属湿,或属寒湿两种病因所致,还兼有机体阳气不足的因素影响,针对这样的病情,即使西医有针对性很强的抗菌药物,但可以肯定,疗效多半不好,甚至可能无效。

怎么办？用中医的温阳散寒除湿药物来解决这个问题，效果就会比用西药好得多！

不信，没关系。试试，总可以。

鼓励大家将来到临床实践中去以中医诊断标准为依托，勇敢地试试。

鼓励大家去试试。强调一点：必须在中医诊断标准、治疗原则下有根有据、有理有法地去试。这绝不是中医在拿人命当儿戏，而是在运用前人智慧去帮助西医破解疑难。

如果不明四诊，不守治则地乱试、盲试，试而无效，就不是中医本身没有价值，而是自己根本不懂中医造成的！不能把失败的责任推到中医头上！

几年前的一个初夏时节，我在一位相知多年的学生"挟持"下，去一个数百里外的偏僻乡村，帮他诊治他一位亲戚的咯血病。并事先约定，必须在那儿住一夜。那儿的镇医院院长也是我教过的学生，只是没带过他的临床。这次请我去，就是他给患者家属出的主意。

两位学生陪我吃过午饭后，已经是下午两点多，就直接去镇医院住院部看病。患者二十多岁，患咯血两个多月。一个多月前在上级医院做过检查，西医已明确诊断为肺结核病，正在接受抗结核治疗。并告诉家属：这个病只要诊断明确，在任何地方治疗都一样，还不如在家乡治疗，花费更少，空气更好，饮食营养也更有保障。因频频咯血，西医治不见功，也服了不少中药，仍然收效甚微，出血还有加重的趋势，人也越来越瘦。患者父母怕出血多了发生危险，就找院长帮他们想点办法。院长就找他的同学出面，把我"挟持"到那里去，也算是找机会师生聚一聚、聊聊天。

到病床边一看，患者正在输液，形体有点消瘦，但并不很严重，面色灰暗，唇淡舌淡，舌体微胖，舌前半部分少苔，中后部苔白而厚，而且是越到根部越白越厚；问诊得知，每天咯血十余次，量少，混杂在痰中，自觉胸闷憋气，好像有东西堵在里面，痰很难咳出，如果咳久了，咳出的痰中就有血丝血点，脘痞纳呆，轻度厌油，一身酸痛沉重，尿清，大便先燥后溏；切诊六脉细数无力。

察看他妈妈带来的中药处方，主要是百合固金汤、清肺解毒汤，大多还加鱼腥草、黄芩、贯众、三七粉之类的药，还有用十灰散的。据家属介绍，服用这些方子时都有一定止血效果，咯血明显减少，但停不得药，一停药就旧病复发，而且咯血、胸闷、脘痞等症状还有越来越加重的趋势。于是给他开了个附子理苓汤加味的方：

制附片 5g、桂枝 15g、细辛 3g、猪苓 15g、茯苓 15g、泽泻 10g、红参 5g、炒白术 20g、炮姜 3g、羌活 5g、独活 5g、砂仁 5g、白蔻 10g、藿香 15g。

叫他父母立即去煎药，煎好后代茶频服，从当天下午到第二天上午服完一剂。并叮嘱患者和家属：万一出血加重，只要不越咯越频繁、越咯血越多，只要胸不闷、气不紧，就继续喝。喝几次以后，万一出现腹泻，是大好事，不用紧张，继续服用！反正我们还住在那儿，万一有什么异常情况，随时沟通。

还好，一夜无事，没有任何人送来任何不好的消息。院长学生早早就来住地等着，陪我去镇上吃小有名气的羊肉米线和当地特产"泡粑"，边吃边告诉我：昨晚是他值的班，本来不该他值班的，他怕咯血患者服温热药出意外情况，所以就和值班医生换了班。我知道，这既是在保护患者，也是在保护我，真是令人感动不已！那个患者从昨天下午服药到今天早上，情况都很好，既没咯血加重，也没腹泻。

听得出来，他对我那样的处理是很不理解的：人家咯血，你不止血也就罢了，怎么还敢大温大热，而且重用动血的桂枝，这不是反其道而行之吗？要是在他管理的医院里整出事故来怎么得了！由此看来，他亲自值班也是在保护他自己。只不过，碍于师生情面，不好说破，更不好阻拦。一夜没事，他才把心里真话讲出来。

我说：这个病人舌苔那么白，而且越到根部越厚，是典型的寒湿深陷下焦，气机闭阻证型，反映的是肺底部有大量痰浊蓄积。发展成这种状态，可能与前期过用寒凉滋填药有很大关系。现在的治疗，不能再寒凉止塞了，也不能阴柔滋填了，而要温化温通。越寒凉止塞，越阳气下陷，三焦气机闭阻。越阴柔滋填，越气化障碍，脏腑困顿。气机闭阻则升降失调，上不能宣、下不能降，全身气血津液也不能有序运行，肺中大量痰浊阻滞，肺的清宣肃降功能就不能正常发挥，咳嗽就不可避免，咯血的问题就解决不了！脏腑越困顿，气血生化越无源，肺气就会越来越虚弱，排浊吸清功能越不能正常发挥，长期这样医下去是要出问题的！治结核病，抗痨西药比中药好了不知多少倍，中医就不要插手抗痨治疗了。中医应做的工作是根据病证性质辨证用药：夹湿的要化湿，兼寒的要散寒，阳虚的要温阳，阴虚的要滋阴，血瘀的要通络，真阴亏损的要滋肾填精，脾胃虚弱的要补土生金，肝火上炎的要滋水涵木。不能抱成见，抱了成见就是作茧自缚！现在的治疗要点是健脾化痰，宣肺排痰，而不是滋阴凉血止血。痰浊一日不净，则肺气一日不宁，咳嗽一日不止，出血一日不断。

院长学生说：中医对结核的认识不是水亏、火炽、金伤吗？治疗怎么不守这个原则呢？

我回答说：水亏、火炽、金伤，确是这个病的内在复杂要素，也是这个病的重要起因，但并不等于是这个病发展演变全过程中唯一证型就是阴虚。任何疾病在发展变化过程中，都可能有多个证型，中医治疗一切疾病都不能脱离辨证论治原则。

学生又说：肺结核病位不是在上焦吗？怎么发展到下焦了呢？既然发展到下焦了，就该出现肝肾结核病灶呀！怎么又没有肝肾结核的依据呢？

我回答说：中医的三焦不是确定的解剖概念，而是生理上的区段概念，和对应区段的内在脏腑有一定关联，但三焦概念的内涵并不只是机体上中下三个区段及对应内在脏腑的实指。从病理角度看，也是某个区段的上中下部位区分。就像阴阳中还有阴阳，五行中还有五行一样，三焦中还有三焦。最后的落脚点是在治疗上：以病在上焦说明病位相对较浅，病情相对较轻，治疗靶点主要在本脏，按主证用药即可；以病在中焦说明正气受损，邪进正退，病位相对较深，病情相对较重，治疗靶点就可能是两个，一在针对本脏，一在针对更深层次的母脏，补母以助子，补母的重要性可能还超过治本脏；以病在下焦说明正气大衰，邪气深陷，病位已进入最深层次，病情也最重，治疗靶点就可能增加到三个，既要治本脏，又要补母扶子，还要隔脏求助，调动肾中元阴元阳参与到扶危济困工作中来。

大多数情况下，西医的病位诊断与中医三焦分证也有一定联系，肺系病变病位在上呼吸道时，大多舌前部苔色苔质表现较突出，反映病属上焦；病位在肺中段时，大多舌中部苔色苔质表现较突出，反映病属中焦；病位在肺底部时，大多舌根部苔色苔质表现较突出，反映病属下焦。中医舌诊常常具有这样的诊断指向意义。

强调一点：中医三焦辨证和西医病位诊断没有必然联系。西医诊断病位在上呼吸道的，中医诊断病位也有可能不在上焦而在中焦，甚至在下焦，中医得按中医的四诊标准去做出自己的认知判断。这种情况下的中医三焦辨证结论，表达的不是病位浅深，而是病情轻重，当然也预示着疾病的未来发展趋势。说明这样的上呼吸道病可能病情相对较重，而且正在形成每况愈下的内陷机制，有急转直下的发展趋势。西医诊断病位在肺底部的，中医三焦辨证也许不在下焦而在中焦甚至在上焦，这种肺底病变病情可能相对较轻，说明患者机体正气正在逐渐恢复，而且正在形成逐渐向愈的外达机制，有日益好转的发展趋势。总之，无论西医诊断病位在何处，上中下焦定位都得有中医诊断的三焦定位依据，绝不是想当然的主观认定。

学生听后长长地"哦"了一声，若有所思地说："老师这个见解我是第一次听到，太深刻了！真是让人耳目一新哪！我现在才算对三焦理论勉强有点开窍了，原来一直都是把三焦和人体区段及对应脏腑死板地联系在一起的。听老师这么一讲，认识偏差太大了！还得认真读书啊！"

早餐后我们到医院去看患者，患者告诉我们：服药两次后，出了一身汗，而且猛咳了几声后，咳出几大口痰来。第一口痰里，还有块花生米大小、颜色乌黑乌黑的血，后面的痰里，反而没有血了，人一下轻松了很多。昨天晚上想吃饭，还想吃肉，没敢吃。早上解了大便，很长时间没有这么畅快地解过大便了。大便一通，身心更加轻快。

看看他的舌苔，中后部白苔退去三分之二，脉象也比昨天有活力、有神气一些。就将原方中附子、羌活、独活减为 3g，桂枝减为 10g，叫他再服三剂。

并叮嘱他：一定不要人为造成频繁遗精！不要吃生冷！不要吃燥辣！不要吃零食！不要冲冷水澡！不要用低温空调！不要对着电风扇吹风！讲了一连串的"不要"。

然后告诉那位院长学生：服三剂后，白苔可能就退得差不多了，就去掉羌活、独活，将砂仁、白蔻、桂枝的用量减半，继续服三五剂。再根据舌脉形症变化，或补中益气，或温中健脾，或脾肾同补。

后来学生告诉我，那个小伙子的病情一天天好转，不到一年，结核病也好了，现在已经参加工作，生活得很好。

西医对结核病病因了解非常清楚，针对性抗痨药物也确有特效。但是，简单运用抗痨药，远不如中西医结合、双管齐下效果突出。尤其是在抗痨治疗期间，如果兼有其他因素的干扰，那就更需要配合中医的辨证治疗，才能收事半功倍的良好效果。

令人非常遗憾的是，今天不少中医工作者主动放弃中医诊断，全面生搬硬套西医诊断，问问主症，看看西医诊断资料就开药，完全不把脉，不看舌了，还非常得意，说这是求新创新，是与时俱进。

如果中医都像这样创新，都像这样与时俱进，那可以断言：离给中医学开追悼会的时间也就不远了！表面上，虽然开的还是中草药，但骨子里完全脱离了中医理论指导，脱离了中医诊断标准，脱离了中医治疗原则，这样搞下去，中医只能是名存实亡！这种完全不按中医理论、标准、治则办事，而按西医诊断用药的做法，绝不是中医！而是中药西用！

这种人之所以这样做，并不是用心险恶，欲置中医于死地。而是因为他根本就没把中医学懂。所以在西医无所发现、中医明确诊断的事实面前，他们仍然不敢确认那就是真理发现，那就是中医诊断优势体现。

你说他没学懂，他还不会承认，他还会振振有词地反驳：什么是湿？什么是热？能拿出来让人看看吗？湿热阻滞是什么病理状态？能通过 CT 扫描、病理切片找到客观依据吗？拿不出客观依据的诊断，能算是科学诊断吗？

大家听听，他们放弃中医诊断，否定中医诊断的理由好像充分得很呢！

其实，稍微动脑筋思考一下就会明白，这是一点智慧都没有的愚人之见！

我在《如何看待中医科学性问题》一讲中指出：中西两种医学的研究方法完全不同，找到的依据、做出的判断当然也就完全不同。中医诊断是建立在理解生命基础上的，是以宏观象变为依据的，到目前为止，是难以用现代科技方法进行定形、定量、定性内涵分析的。

西医用微观实证方法，借助一切现代高精尖科技手段都找过了，在什么也没找到的山重水复疑无路情况下，中医用宏观析象方法所获得的定因、定位、定性认识，这已经是柳暗花明又一村的惊人发现了！这就是终极答案了！以这样的答案指导临床，能收立竿见影的效果，这就是精妙无比的科学结论了！还有什么可怀疑的！哪里还需要耗子点头、兔子认账、微生物作证！

人类出于好奇心驱使，要想进一步去弄清中医诊断结论的微观本质，让人更深刻地知道疾病发生发展的形质变化之理，是好事，也是必然趋势。如果有一天，能在微观宏观互证基础上，建立起象数对应关系，进而使中医诊断形象化、数据化、标准化，那也是天大的好事！但在没有实现这种愿望之前，就武断否定中医诊断结论的科学性和实用性，是没有道理的，是与求实求真科学精神背道而驰的！

人类在用微观手段求证找不到任何依据，没有答案的时候，就应该主动积极地转换视角，转换思维，去寻找新的探秘窗口。中医理解生命，宏观求证方法正好能满足这一需要，这是大好事！怎么能够找到了依据，找到了答案，而且是对临床治疗具有权威指导价值的答案，却因为概念不同、表述方法不同、现代微观求证方法尚无力破解而遭遇价值否定呢？科学哪能如此蛮横无理！如果这种有效弥补现代辨微缺陷的结论都不算科学，那科学的定义就有问题！就应该修正！

再说，用现代微观手段不能揭示中医宏观象变的四诊内涵，那也只能说明中医微观研究手段有限，不能说明中医四诊无价值！中医四诊的微观内涵到底是什么你都不知道，怎么可以轻率下结论呢？鉴别四诊有没有科学价值的唯一方法暂时就只能是临床疗效！有效就是不折不扣的科学！

两种医学的诊断，或西医明确、中医难知；或中医可知、西医不明。诊断结论为什么会有那么大差异？

原因很简单，就是前面反复讲到过的，中西两种医学是用完全不同的研究方法在研究人体疾病。不同的研究方法决定不同的理论优势，创造不同的诊断技术，建立不同的评判标准，做出不同的认识结论，铸就不同的治疗学原则。在具体运用中，针对某个问题，中西医学认识交叉同轨，就采用相近的治疗手段，产生相同的治疗效果；认识不交叉同轨，就产生不同甚至相反的治疗效果。不同效果的真假优劣，得通过实践以疗效去进行评判，不能主观认定！

在看到中医诊断方法优势的同时，还要看到中医诊断方法的不足，只能以己之长补人之短，不能以己之长掩己之短！

在看到中医诊断方法独特性的同时，还要看到中医诊断方法运用方式的粗陋。在今天这个科学技术精进到神话水平的时代，让中医四诊借助超声、红外、光电子等现代科技手段实现仪器化、数据化、影像化迈出中医现代化的第一步，是很值得尝试的。四诊不革新，中医诊断就不可能实现形象化、数据化、标准化，就学难，用更难。对众多医生而言，通过综合分析，未必能得出正确答案。只有既理论功底深厚，又实践经验丰富的高明医生，才能得出正确答案，才能用来正确指导临床治疗。

人为操作为什么会出现这么大的差异？

举个例子就明白了。

比如说：中医全息求证找到的患病机体反射素材是舌红苔白。舌红主里热，苔白主表寒，两种素材同时呈现，到底应该如何判断？是属热？还是属寒？

一般而言，是表寒里热特点兼具。但对高龄、久病、大病之类特殊病例而言，还有主次甚至真假的区分，诊断结论就不是简单能下得了的。严格讲，要认定是寒是热，是虚是实，还得有其他佐证才行。

对年轻体壮者而言，有可能是里热为主，兼有表寒。对体质非常壮实，又嗜食燥烈辛辣、贪杯嗜酒者而言，甚至可能是里热盛极的表现。对年老体弱者而言,有可能是表寒为主,寒郁阳遏,不能宣通的表现。对新病者而言,有可能是表寒里热。对久病者而言,有可能是气虚寒郁。

你看,即便是同样的证据,都还得结合患者年龄、体质、性别、病程等具体情况具体分析,难度确实不小。这也是造成中医人才素质参差不齐的重要原因。所以,用现代科技进行望闻问切仿真模拟的中医四诊现代化是很有必要的!

只有通过中医四诊现代化才能最终实现四诊图表化、数据化、信息化、标准化,才能避免同一种色脉形症,却因操作者水平差异而人见人异,言人人殊;甚至是非颠倒,真相迷失。

中医四诊现代化绝不等于用西医诊断代替中医诊断。简单取代不是中医的创新,更不是中医的发展,而是中医的噩运!是中医的灾难!是在变相消灭中医!

现代化后的四诊还是原来的四诊,所不同的只是以现代仪器代替了人的感官。现代仪器可以把人的感官功能成千百万倍地放大,那就意味着人类感官不可捕捉的四诊要素,现代仪器可以捕捉;人类感官不可界定的四诊量变,现代仪器可以界定;人类感官不能分辨的四诊真相,现代仪器可以分辨。这对四诊革新是具有重大意义的。四诊仪器的功能定位不是微观求质,仍然是宏观辨象,仍然是综合析证,所不同的,只是把肉体凡胎的人类感官成千上万倍放大后,辨识更加精准罢了。只要把握住了这个原则,中医四诊现代化就不会歪曲中医四诊本质,更不会丧失中医四诊价值。

中医四诊除了传统操作方式的局限性外,还有对疾病这一客观事物认识上的局限性。中医以宏观证微观的认识局限性,也需要借助西医的诊断方法来加以弥补!尤其是对某些特殊重大疾病,如:肿瘤、艾滋病、埃博拉等病症的早期定位、定量、定性诊断,中医就不如西医!中医就应该积极参考西医诊断,做到早期明确,才有助对其未来发展趋势有个正确认识,以免乱开黄腔,以免误诊误治!

比如:临床上,不少恶性程度很高的肿瘤病,早期并没有突出临床表现,神色形态舌脉如同常人,中医四诊很难有所发现。人家大病在身,你却说:没事,气色、脉象、舌质、舌苔都正常,吃两剂药就好了。

真没事吗?吃两剂药真能好吗?在今天,开这样的黄腔就成了笑话!

开黄腔并不可怕,哪个医生一辈子不开几次黄腔?哪个专家不误诊误治几次!可怕的是耽误了患者的治疗时机,这可是误人性命的大事!可怕的是一辈子执迷不悟还自以为是！

一位刚过不惑之年的男性，精明能干，事业有成，经常在各大洲飞来飞去。他有一个医药保健上的偏好，就是笃信中医。每次生病，只看中医。哪怕是在万里之外的异国他乡，都是坚持从国内带大量成品中药去，自己看着标签服。还把看点中医书籍作为业余爱好，算得上忠实的中医发烧友。

夏末秋初的时候，得了发热月余不退的病症，前来诊治。

患者自述：在非洲工作时，由于那儿天气炎热，常吃生冷，后来因为经常容易感冒发热腹泻，就没敢再贪凉饮冷了。近十来年，经常反复发热身痛腹泻，一发就是十天半月。这次持续时间特别长，发热身痛已经四十来天了，也看过不少中医，就是不见效。

问诊得知：食欲低下，小便黄少，大便略见稀溏，日二三行。

望诊所见：身材匀称，面红目赤，舌红无苔。

切诊所得：脉劲疾，全身有多处淋巴结肿大疼痛。表面上看，就像湿温病邪热深入营分的病证，好在神识尚清，并未出现过昏迷谵妄。

前期已有几位中医看过了。一看处方，都是名家手笔。有的用白虎汤加人参汤清气培元；有的用犀角地黄汤清营凉血；有的用阿胶鸡子黄汤滋阴养血、柔肝息风；有的用安宫牛黄丸清热解毒通窍。医虽名家，药虽名方，但遗憾的是，都见不到效果。

我还是比较倾向于清营汤证的认识。考虑患者脉象劲疾，于是加入天冬、白芍、生稻芽，用量都在20g以上。服用3剂后，还是没有明显效果。考虑到他青年时期有过多年国外生活的经历，全身又多处淋巴结肿大，怀疑他可能有什么特殊重大疾病，于是再三动员去西医医院接受检查，必要时还应考虑住院治疗。

一检查，确诊为HIV患者，住院不到两个月就离开人世了。通过这个病例，我才看到艾滋病的严重危害性，真的有点可怕！

他前十来年的反复发热身痛腹泻，说不定就是这个病的表现。只不过那时年轻，机体耐受性强，还勉强扛得住。正是因为还能扛得住，就长期掩盖了疾病真相。如果在那个阶段能认真对待，查明原因，说不定中医药对他还有一定治疗价值。可惜的是他自作聪明，有病不就医，完全自救自疗，错过了宝贵时机。

患者自救自疗最为误事。一般业余中医爱好者自救自疗的特点是什么？绝大多数都是见热清热、见痛止痛、见吐止吐、见泻止泻的对症状用药！靠对症状用药，是无法体现中医治疗优势的，虽然也能在一定程度上缓解症状，但由于分不清寒热虚实的真假，很多时候是在帮倒忙。

像这种特殊病例，单凭中医四诊，虽也能按照中医诊断标准做出定性诊断，但却无法明辨疾病的特殊性。虽也能按照中医的辨证论治原则制订出合理的治疗方案，但要知道：医药有限，疾病无穷，任何疾病都是有可治、不可治界限的。一旦超越了可治界限，或邪气盛极，或正气败亡，即使是一种普通性质的疾病，也爱莫能助了，更不要说这样的特殊疾病。

虽然西医明确诊断后，照样爱莫能助，还是以失败告终，但不能因此就否定明确诊断的重要性和必要性。明辨是非和治疗成败完全是两个不同的概念，不能以成败论是非。这个患者如果能早期发现，就不至自己随便乱用药，寻找高明的中医治疗，在辨证论治原则的严格指导下用药，病情就很有可能向好的方向发展，生命的质量和长度都很可能得到大幅度提高和延长。这就是明辨病性的重要性。让医生预知疾病善恶和阶段性轻重程度，乃至未来发展趋势，重要得很！既帮助中医对病情善恶有清醒认识，又不影响中医辨证论治，好得很嘛！

医学的宗旨是救死扶伤，不是争强论弱，不是抢地盘，只要对患者的诊断治疗有帮助，就应该采取拿来主义，为我所用，服务患者。千万不要愚昧逞强！千万不要自以为是！

下面讨论中医的治疗优势。

中医最突出的优势还是体现在治疗方面。

讨论这个问题，真正的好中医自信得很。要论治疗手段的精巧，中医远不如西医。要论治疗理念的精妙，中医远高于西医！各有所长，优势互补！

这不是"王婆卖瓜，自卖自夸"，这是两种医学表现在临床治疗方面的基本特点。

就现实两种医学而论，客观上形成的治疗学特点是什么？

老百姓用两句最朴素的话作了深刻总结："西医治人病"，"中医治病人"。

西医是天人分离：重局部，轻整体；重静态，轻动态。在临床上的具体体现，用今天几乎已经大众化的语言来概括，就是"治人病"。

中医是天人合一：重整体，轻局部；重动态，轻静态。在临床上的具体体现，也有一句已经很大众化的概括，那就是"治病人"。

民众是创造语言的真正大师！这两句话简明而又生动地指出了中西医学

的临床特点：

西医治病不从整体角度去思考问题，体现的是更重视患病局部，常常忽视了患者的整体邪正对比状态、机体生命水平、机体内环境特点，是典型的见病不见人、治病忘治人。

中医治病是从整体恒动观去思考问题，更重视患者的整体邪正对比状态、机体生命水平、机体内环境特点，把患病局部仅仅看作疾病的一个反应点，一个暴露点，是典型的论病先识人、治病先治人。

西医的治疗特点是：对因、对病、定点、定量施治。

西医的治疗目标是：消除病因，以尽为期。

西医今天倡导个体化治疗，在提法上与中医极其相似，但具体体现则是在基因理论指导下的因病、因人制宜，属于看似精准、实则有限的个体化治疗。

中医的治疗特点是：因时、因地、因人、因证制宜。

中医的治疗目标是：调和阴阳，以平为期。

中医从古至今，一直提倡的都是个体化治疗。中医的个体化治疗与西医并不完全相同，中医的个体化治疗是在天人合一理论指导下去设计和执行的，强调因时、因地、因人、因证制宜，而且强调动态追踪执行。

在动态追踪执行过程中，即便是同一患者、同一病症，无论在什么阶段，只要进入了不同的机体生命水平，出现了不同的邪正对比状态，发生了不同的机体内环境特点改变，证性就有了重大区别，具体治疗措施、治疗方药也就可能有天壤之别。这是个体化治疗中的同病异治体现。

在动态追踪执行过程中，即便是不同的患者、不同的病症，无论在什么阶段，只要进入了相同的机体生命水平，出现了相同的邪正对比状态，发生了相同的机体内环境特点改变，证性就有了相近甚至相同特点，具体治疗措施、治疗方药也就可能相近或完全相同。这是个体化治疗中的异病同治体现。

中医的个体化治疗不仅体现在药物治疗上，而且体现在饮食、起居、动静、善后调养等各个方面。还体现在用药时的剂型、炮制、用水、用火、服法、禁忌等各个细节上。一句话，凡与治疗相关的各个环节，都有精细的思考和具体的区分。这就是中医高度成熟的全息个体化治疗。

西医过于看重疾病的现实存在，即使找到了特效药物，在运用时也会不自觉地陷于静态思维，忽视疾病的动态微妙变化。病情在发展变化，方药的配伍和用量却僵死不变，效果必然大打折扣！

西医过于看重局部，不自觉地忽视了整体的复杂影响，忽视了多因素的复杂影响，治疗也就难免要犯一叶障目、顾此失彼的错误，效果当然也就好不了！

正因为西医在药物内治法方面无法贯彻落实整体观思想，所以表现在对很多病症的药物内治上，西医的近期远期疗效都不如中医优秀，甚至还可能产生较大负面反应。这就给中医留下了很大运用空间。

在求理原则指导下，中医治一切病症，都是立足天人合一大整体观的，都是特别强调动态思维的。方药的选择，方药的调整，方药的用量，都是以人体对多因素复杂影响做出的不同反应为标准，而有多种不同选择的，所以能够最大限度地克服药物毒副作用，最大限度发挥方药治疗功效。

这就是中医治疗优势的客观体现！

还是要回到那句老话上来，决定中医疗效的是辨证论治！强调因时因地因人因证制宜！这就是相对西医而言，不仅疗效更好，而且毒副作用也小得多的根本原因。

今天不少人都说中医的远期疗效较好，但近期疗效比西医差，收效较慢，不少中医也都点头认账。

这种看法未必正确。

脱离具体病症谈疗效快慢，这本身就是不妥当的。不同病症有不同的病理特点，有不同的演变过程，有不同的变化周期，怎么能够简单混同起来谈疗效快慢呢？

谈收效速度得具体问题具体分析，才有说服力。

中毒、大失血、急重症救治，西医大多比中医收效快。但要申明一句：并不是百分之百都比中医收效快。

如：某些寒凝气滞的剧烈疼痛，西医有可能根本找不到原因，还无从下手，只有干着急。中医或艾灸一下，或温针一下，或喝碗姜汤说不定就解决了，而且立竿见影。

再如：大失血，西医输血虽然把命保住了，但如果找不到出血原因，就找不到有效的止血方法，血还是照样一个劲地流。很多时候，只好选择损伤性治疗，或结扎血管，或切除脏器。即使采用了这种极端措施，出血机制也并未消除，隐患仍然存在，还可能选择不同位置再度发生。通过中医辨明寒热虚实，对证治疗，常常能收到血止病除的良好效果。这是西医无法相比的！

前面讲到的外感病、功能性疾病、慢性病、西医查不到明确原因的未知病，中医治疗效果大多比西医好，收效大多也比西医快。

一位年轻妈妈的不满周岁小孩突然发高烧，立即去医院就诊，西医给孩子用了退烧的西药和抗生素。烧是退下去了，但效果不稳定。第二天又烧起来，温度比前一天还高。

做母亲的，见到这种情况精神很紧张，和我通电话时都哭了。

她送孩子过来诊断时，前额、头顶、太阳穴，到处都贴的退烧贴。察验指纹，略有点黯红粗大，还在风关内；察验舌象，舌尖红，舌苔很白，嘴唇并不干裂。触诊额头，是很烫，但并不出汗。问知尿不黄热，便不燥结，吃奶时口舌并不热烫。

问题性质很明确，这是寒郁表闭引起的发烧，治疗原则应该是《内经》提出的："体若燔炭，汗出而散"，用辛温解表药散寒解表，重新打开人与自然相通的最外一道门户，恢复人与自然息息相通常态，问题就解决了！怎么能够胡乱运用清热药呢！怎么能到处乱贴退烧贴呢？都是犯的原则性错误！

我当场就把所有退烧贴去掉，开了苏叶、防风、荆芥、炒苍术、川藿香类寥寥几味微辛微温还兼点芳香醒脾功效的中药，一味清热药都没有，服了一剂就汗出热退病愈了。那么小的幼儿，又是刚刚开始的外感病，既矛盾单一，又正气未伤，不需要复杂的处方，也不需要善后调理。

中医学的治疗优势还体现在方法丰富上，除了药物之外，还有针灸、按摩、拔罐、刮痧、熏洗等多种非药物疗法。这些方法简单易行，疗效神奇，只要按照中医的原则选择运用，大多都具有立竿见影的急救功能，应当努力发扬光大，不能轻看。对很多病症的治疗，中医都积极主张在辨证论治原则下数法并用，多管齐下，以提高临床疗效。

中医取效的关键是辨证论治，辨证论治是中医临床工作的灵魂！

中医的预防优势。

实事求是地讲，和已经形成一个庞大专门学科的西医预防相比较，中医在预防方面是没有优势可言的。

人类抗疫的凯歌是西医学奏响的，从"天花"被彻底消灭，到结核、麻疹、肝炎、流感等一个接一个传染性疾病被征服的捷报传来，让万千生灵幸免于难。这样的优势中医不必去争，争也争不了。

这样讲，也许会招来某些以中医卫道士自居者的不满，说这是在长他人威风，灭自己志气。好像只有处处和西医学唱对台戏才是在弘扬中医学术，才是中医队伍里的英雄豪杰。

其实，这种抑人扬己的风气很不好，最大的负面影响还不是破坏两种医学的和谐共存，而是盲目自信，误己误人！学术短长是客观存在，短者扬不了，长者抑不住。学术讨论不是为了争强论弱，而是为了明理知用。

所以我一再强调：讲中医优势时不能否定西医优势，谈西医优势时也不能无端给中医抹黑。正确的态度是互学互用，取长补短，更好地服务人类健康，而不是要拼个你死我活。

既无优势可言，那还谈什么预防优势？

今天谈中医预防优势，主要是为了发扬养正避邪、防微杜渐的预防理念，同时也是为了发掘某些具有特色的预防措施，如药物的洗浴、佩戴、烧熏，环境的洒扫、除虫等。和西医一道，把预防工作做得更好，而不是要和西医在预防领域争半壁天下。

有人也许就很不认同这种自甘人后的态度，立定志向，要和西医寸土不让，寸位必争！近年来，全国大力兴办"治未病医院""治未病专科""治未病中心"，甚至还有创建"治未病专业"的提法。这些创新性概念大概就是在这种心态支配下诞生的。

有人说：这是创新。

不少中医专家都很困惑，创新是这么创的吗？

"未病"是什么病？"未病"的病因是什么？"未病"的病机是什么？如果这些问题都没有答案，"治未病"那个"治"字的落脚点在哪里？具体治疗如何实施？如何体现？首先要把概念弄清楚再作为哟！

"治未病"不是指某种特定病症的专门治疗措施，"未病"也不是专用名词。"治未病"是一个动宾结构的短语，"治"是动词，类似防范、防止、治理等意思。"未"是用来修饰"病"的时间副词，类似白话"还没有""还不曾"等意思。"病"是名词活用作动词，类似"出现问题""发生事故""遭遇危机"等意思。通句是指防范事物发展变化过程中可能出现的问题、防止可能发生的事故、杜绝可能遭遇的危机等意思。

"治未病"原本是中华文化中的一种防微杜渐思想，政治、经济、科技、军事，百科可用；教育、金融、商业、旅游、交通、运输、制造，百业可用。大到联合国总部及各个国家的政府工作，小到寻常百姓家的日常生活，具体到男女老幼一人一事的活动，都可把"治未病"作为指导性纲领。"治未病"是社会各个领域无处不在、无时不用的防患未然理念。

当《素问·四气调神大论》提出"圣人不治已病治未病,不治已乱治未乱"见解,把"治未病"理念引入中医学时,包含的是有病早治、已病防变的认识理念,既不是在谈具体医学措施,也不是医学专用名词,而是贯穿在中医临床诊疗各个环节的一种指导思想。强调的是当医生要有小处着眼、大处着想,现实着手、未来着想的预见性、预防性职业意识;强调的是患者要建立正确的养生、预防理念,要把养生看得比治疗更重要,把有病早治看得比找名药名方名医更重要,不要等到疾病加身了才重视健康,不要等到病情严重了才重视治疗,这才是"治未病"的精神实质。

把这样的哲理性术语拿来作为专用名词给学科甚至医院命名,有没有专业理论支撑?怎么站得住脚?值得深思!

西医预防医学提法很明确,界定很严谨,就是"预防",而不是"治疗"。以预防为主导思想去研究影响人类健康的种种因素及其作用规律,制定应对策略,寻找应对措施,以达到预防疾病、增进健康、延长寿命、提高生命质量为目标的一门医学分支科学。在现代科技推动下,采用了不少专病专药专防的措施去达到预防目的。实践证明,力专效确,是谁都无法否认的。就连严重危害人类生命安全,如同死神一样的天花,都被西医的预防措施彻底消灭了,麻疹、结核、肝炎等广泛危害人类健康的病魔也正在被不断问世的免疫制剂所降服,确实值得称道!

不能否认,天花的消灭,中医学是做出过重大贡献的,人痘接种术就是中华民族在疾病预防方面的发明创造。据史料记载,早在唐代就开始尝试了,宋代就已经用于实际预防了,明代在某些地区已经运用比较广泛了,清代这种预防方法更是流行民间,而且有了种痘专著问世。后来这种方法流传到欧洲,对牛痘接种术的发明具有积极启发意义,这是毋庸置疑的。

尽管如此,但总的来说,这个领域不是中医的优势领域,没有必要挖空心思、虚构名目去和人家比拼。那样争是争不出效益来的。这样的标新立异既不是在发展中医,也不是在创新中医,更不是在强大中医!不管初衷如何,效果绝对不是!

中医强调"正气存内,邪不可干,邪之所凑,其气必虚"的预防思想,落脚点在养生上。"治未病"思想在中医领域的具体体现也主要是在养生上。把正确的养生理念灌输给大众,引导大众建立顺应自然的生活理念,这就是在发挥自己的优势,这就是中医对预防医学的重大贡献!

要办与预防相关联的医学实体也很简单,把养生康复这个理念响亮地提出来，办专科、办医院都很贴切，既带有浓厚的预防医学色彩，又具有突出的医学专科特点，还有天人合一的坚实理论支撑，这就是中医特色独具、优势独享的一席之地！

医学的美德是求仁求善，而不是逞强争胜。中西两种医学各有各的理论特点，各有各的专业特色，各有各的临床优势。临床实践已经反复证明，两种医学的优势是具有很强互补性的，为了更好地服务天下苍生，就各打各的旗帜，各挂各的牌子，各发挥各的优势，互参互用，互济互补，共创人类健康未来，这才是作为仁术应该秉持的正道！

中医的养生优势。

中医的养生原则和方法高明得很，超过很多现代科学实验结论。建议传统与现代相结合，不要全都去追潮流！

中医在养生方面吸取的是道家"法自然"思想，遵守的是"顺应自然"原则。强调饮食起居运动都得向大自然学习，都得遵守大自然的运动变化规律。

不同季节的气象气候特点，不同地域的环境特点，必然影响地球自然界各种生物在不同时令、不同环境的生理状态特点，即便是万物之灵的人，也丝毫不能例外。

为适应环境，人在不同季节、不同地域，就应有不同的饮食起居特点。再加上人的体质千差万别，就进一步要求即便是在同一季节、同一地域，不同个体还应当有不同个体的饮食起居特点，不能长期一式，不能天下一法，不能众人一律。这在《黄帝内经》中都是有全面总结、系统阐述的。

中医的这种因时、因地、因人养生原则，比今天那些毫无前提、毫无限制、毫无针对性地一会儿强调生命在于运动，一会儿强调生命在于静止；一会儿强调天天要喝多少水，一会儿强调天天要吃多少菜；一会儿强调要多吃这种维生素，一会儿强调要多吃那种维生素的普世"忽悠"价值高得多！

人类从远古一路走来，经历了数百万年艰辛进化的漫长历程，积累了极其丰富的生产生活经验。令人惊诧的是，在智能化时代到来的今天，很多人变得不知道如何生活了，甚至连路都不会走了！得天天竖起耳朵听某些专家指点迷津，得时时瞪大眼睛比照图表来确定走路的姿势、走路的步数。

在数十百万年艰苦卓绝生存斗争中，以牺牲无数智慧生命为代价所获得的宝贵经验，竟然比不上动物的实验观察，真是天大的笑话！

这样讲并不是中医养生观排斥现代保健理念，而是强调在今天这个门派林立、众说纷纭、是非难辨的时代，不要轻信某些贴着时髦标签的偏见，也不要机械照搬教条，更不要被某些意不在济世而在谋利的邪说所蛊惑！不要正常的一日三餐不好好吃，却大把大把地吃保健品！不要卖了粮食瓜果蔬菜禽蛋买维生素吃，买蛋白粉吃！不要成天没事找事，专干那种拿着珍宝换垃圾，既给自己添堵，也给家庭添乱的糊涂事！

关于中药的毒副作用问题。

有关这个问题的讨论，其实前面已经提到了，只是没有深入展开罢了。现在作点补充。

中药有没有毒性？中药有没有副作用？

笼统这样问，是很难回答的。古文献记载的中药数千种，现代文献记录的中药数万种，不能说样样都有毒，也不能说样样都无毒。不能说全都有副作用，也不能说全都无副作用。导致药物毒副作用产生的因素是很复杂的，年龄、性别、体质、病情、用量、药物炮制方法等都在其中，得针对具体药物、具体病情、具体用量、具体受众进行讨论，才有意义。

严格地讲，所有的中药都有自己的性味功能特点，都有自己的针对性，都有自己的适用范围，个别药物还有独特的炮制要求。所以，在临床运用时，关键是运用标准、运用方法。

只要与病情相吻合，只要经过正确炮制处理，即便是运用有毒药，也能做到"有病则病受"，而不会产生损害健康的毒副作用。

如果盲目乱用，没有了针对性，结果就一定会是"无病则身受"，伤及无辜的脏腑组织，造成医疗事故！

以中国人熟知的人参、大黄两种药品为例来看，就更好理解了。

人参是人人都想吃的大补元气药，有的古文献甚至说它多吃可以成仙，多好的东西呀！患元气亏损病症的人是该吃的，鼓励有条件的多吃点，大有好处！但不等于人人吃了都有好处。外感病初起、火热内盛、湿热壅盛之类病症的患者，吃了就会导致病情加重，甚至急剧恶化，造成医疗事故。这不是副作用是什么？严重的，还可以导致死亡！这样的后果和中毒有多大区别？所以，郑重劝君莫乱吃！

大黄是人人都不愿吃的泻下药，正常人吃了就会造成腹痛腹泻，类似中毒。患肠道积滞或热毒壅闭病症的人，吃了就能通过泻下排出肠道积滞，清除肠道热毒，收到病情迅速好转的奇效。这样的泻下功效，能说它是毒副反应吗？当然不能！那是治疗功效，那是活命仙丹！所以不能因为它是泻药就认为它有毒，就怕吃，就拒绝吃。该吃还得勇敢地吃，积极地吃，及时地吃！

任何药物，如果不因时、因地、因人制宜，长期简单运用，都会产生副作用，甚至是重大不良反应。早在中医理论创建初期，对这个问题就有了非常明确的认识。《素问•至真要大论》在讨论五味与脏腑关系时，已经肯定地指出："久而增气，物化之常也，气增而久，夭之由也。"即使是寻常食物，长期单一摄取，也都有可能造成伤身害命的严重后果。

正是因为这个缘故，中医在治疗上才特别强调：一定要结合时令、环境、年龄、体质等多因素，动态地去看待每一个问题，去处理每一个问题，而不是一成不变地简单运用什么经验方、固定方。如果简单理解中医治疗，机械僵死运用中医方药，那治疗层次、治疗部位、治疗方向就有可能始终停留在一个"靶点"上。而疾病是或进或退，动态发展演变的，今天正确的"靶点"，明天不一定正确。一成不变地持续运用下去，那就有可能完全"脱靶"，造成"祛邪不中邪，祛邪反伤身；补虚不补身，补虚反助邪"的不良后果。所以中医治病要不断追踪"证性"的演变，并根据病情变化不断调整治疗方案，以确保精准锁定治疗"靶点"。

中医的用药原则是"中病即止"，后续的"调和阴阳，以平为期"是通过"食养尽之"的方式来完成的。可以肯定地讲：只要严格执行辨证论治原则，一切中药的运用，都不会发生毒副反应！如果脱离辨证论治原则，一切中药的运用，都有发生毒副反应的可能！

从药物成分来看中西药毒副作用，也是有一定道理的。但不能简单强调中医所用是自然药物，这种说法是很片面的。

西医所用的药物，难道就不是自然药物吗？有人说是人工合成，人工合成的原材料还是来自自然界呀！人类今天所用的一切物资，都是取之自然、来之自然，怎么能说人家用的就不是自然药物呢？

中西药的本质差异不在这儿，而在中药用的是自然药物的全成分，每一味药都是一个最和谐、最完美的"上帝配方"。

上帝在哪儿？

上帝就在每个人身边，时时刻刻与万物同在，大自然就是上帝。严格地讲，中药应该属于纯天然药物，天性完整是它最大的优点。

西药虽然也是用的自然药物，但只是其中某些已知成分，甚至只是其中某种单一成分。这是在人类发明化学方法以后，通过化学手段提取或合成而得，很少有全成分纯天然药物的运用。这样的东西，天性缺失是它最大的缺点。

全成分的纯天然药，和通过化学方法生产的药，有什么差异呢？

以维生素的运用为例，来思考这个问题，可能有点启发意义。

维生素是运用最广泛、被全人类公认最安全的西药。严格地讲，它并不是什么标准的治疗药，而是半药半食的添加剂。对维生素的认识，也在伴随学术的发展不断深化。二十年前，就已经有外国学者研究，维生素的超大剂量运用，也可以引起实验动物中毒甚至死亡。但用可提取实验动物中毒量甚至死亡量的维生素原生植物榨汁灌胃，动物却安然无恙。

这说明什么？是不是可以说明提取物和全成分是存在重大差异的？是不是可以说明从粮食蔬菜瓜果中获取维生素，更有益身心健康？因为从蔬菜瓜果中所获取的维生素，绝不只是某个单一成分，而是与某个单一成分相关联的多种成分，是一个由大自然在运动变化过程中孕育而成的和谐结构。这种结构本身就是一个复杂配方，和用化学方法提取的其中某种单一成分是有很大区别的。所以，维生素的运用也应该和其他药物的运用一样，是有条件、有标准、有限制的。

今天在临床上看到的现实是什么？是把它作为保健补品疯狂滥用！

男的吃，女的吃，老的吃，少的吃，有病吃，没病吃，女人想吃出青春永驻，男人想吃出雄风万丈，老人想吃出长生不老，少儿想吃出智慧无双，有病想吃出脱离苦海，没病想吃出不坏金刚。

这样的现状，不能说都是西医造成的，很多人并不是医生叫他吃，而是自己积极吃，主动吃，想方设法参与进去吃，竭尽全力挤进去吃。就连穷乡僻壤的村民，都有用卖鸡蛋鸭蛋、卖蔬菜水果的钱去换维生素吃，换保健品吃的。以这样的理念指导养生，怎么不越追求养生，健康越出偏差呢！

作为单一成分的维生素提取，有没有意义？

当然有啦！

在某些特殊需要的情况下，它在很大程度上弥补了机体对这类物质的严重缺失呀！比如说：久涉荒漠，远渡重洋，以及某些吸收代谢功能紊乱，机体没有消化吸收原生动植物食品能力等特殊需要情况下，不失为最佳选择！甚至可以说是护体仙丹，是救命灵药！

但任何仙丹灵药的运用都是有条件的，一位搞了一辈子维生素研究、号称维生素之父的外国专家做客央视时,人家也没有说维生素人人都可以无条件乱吃呀!人家也强调标准,强调条件!

很多人把一知半解当神授仙传的养生法宝,谁说也不听,就是要坚决照办,坚定执行,哪怕是医生告诫,他也不听,你拿他有什么办法。

中医历来主张,只要能从日常生活中获取的营养,就不要节外生枝、自找麻烦地拿药品当补品。即使是寻常瓜果蔬菜,中医也不倡导人人大吃特吃,而是谆谆告诫要因时因地因人而异,合理选择品种,合理选择摄入量。

说到底,本质上还是执不执行辨证论治原则的问题,执行辨证论治原则,就能有效避免中药毒副作用的发生。不执行辨证论治原则,中药毒副作用的发生就难以避免。这就叫"有病则病受,无病则身受"。

关于中医药治本的问题。

说中医药"长于治本",西医"治标不治本",这个结论太模糊、太草率了,不要说西医不会认同,恐怕就连很多中医也不会认同。

怎么才算治本?如何才能实现治本?

中医方药,乱用都能治本?中医医生,人人都能治本?

哪有那回事!

果真是不讲任何条件,没有任何标准,无论什么水平的医生,随便怎样运用中医方药,全都能够治本,那人类还有其他医学诞生的可能吗?世界各国、各民族恐怕早就千方百计把中医药移植到他们的医药文化生活中去了!哪里会等到今天才开始走向世界!

西医就不治本?细菌性感染引起的发热、咳嗽、胀、痛、泻等症,抗菌治疗,是不是治本?颅内肿瘤造成的疼痛、眩晕、脑瘫、失明等严重后果,手术摘除,是不是治本?心脏瓣膜缺损引起的胸闷、胸痛、心悸、水肿、唇黯舌紫等症,瓣膜修补,是不是治本?脏器坏死的器官置换是不是治本?还有什么方法比这些方法更体现治本?

我今天在这儿讨论的治本是有限制条件的,主要限制在药物内治法方面。单就药物内治法进行中西医优势比较,中医药在很多时候确实比西医药更能体现治本的优势。

但这种优势的体现,是有前提条件的,而且是有严谨理论基础的。

这个前提条件就是辨证论治!这个理论基础就是天人合一,整体恒动!

遗憾的是,长期以来,中医辨证论治原则很难落到临床运用的实处。大多数中医师都停留在嘴上，说起来头头是道，用起来不着正道。中医认识问题的理念、判断问题的标准、处理问题的原则，都很难得到正确体现。

实事求是地讲，中医现状并不乐观。懂得辨证论治、能够辨证论治的人太少！精于辨证论治的人，那就更是少之又少啦！

就以儿科为例来看：小儿发热，有多少种原因？风寒郁表可以引起发热，湿热壅滞可以引起发热，饮食积滞可以引起发热，惊吓可以引起发热……今天的临床治疗有几个中医能正确分辨发热的成因？有几张处方是在按照不同证性用药？太少啦！千篇一律，几乎全都是用清热药，一派冰天雪地！这是在治本吗？发热就都该用清热药吗？

不少儿科医生还会振振有词地回答：小儿纯阳之体呀！最容易阳动而热，理所当然该用清热药，前人早有论述呀！不是强调疗效是检验真理的标准吗？用清热药个个有效呀！

首先要弄清楚。所谓"纯阳之体"，到底是什么意思？

"纯阳"不是指"阳气亢盛"！更不是指"独阳无阴"！而是指小儿天天向上的生长趋势！这是用阴阳对人一生的生长趋势、生机特点进行分类得出的结论。

在人的一生中，少儿是生长发育最旺盛阶段，生机蓬勃，天天向上，所以称"纯阳"。正是这样的体质特点，决定了小孩生病来得快，去得也快。

老年是生长发育显著退化阶段，生机萧索，天天向下，当属"纯阴"。中青年阶段，气血旺盛，精力充沛，应属阴阳两旺的阴阳稳定期、阴阳平衡期。这是人生不同阶段的基本生长发育特点，谁都不能例外。

儿童元神未充，发育未全，脏腑娇嫩，确有容易导致发热的病理演变特点，但并不等于个个都是阳热实证！怎么能够全都用寒凉药？温清补泻，都得根据病情需要来定！都得在辨证论治原则下执行！怎么能够想当然？

在清代医家徐大椿的《医学源流论》中，确有"小儿纯阳，最宜清凉"一说。这种见解仅限于提示儿科用药不能过刚过燥，不能大温大热。绝不能因为是名家见解，就当作儿科治疗用药的普世准则，永久定律。严格地讲，"清凉"前面再加上"最宜"二字，那就成了不折不扣的谬论！无论这话是谁讲的，性质都一样！不能说谬论出自名人之口就成了真理。很多人不动脑筋，认为这是名家见解，就机械照搬。贻误最深，危害最广！

学术继承发扬，要有只拜真经不拜佛的胆识，得先鉴别真伪，不能见佛就五体投地！名家也是人，也免不了有讲错话、做错事的时候！对他们的高论应该老老实实地拜，对他们的偏激言论甚至错误观点，那就得指正，得批判。只以真理论是非，不以权威论弃取。

对小儿阴阳特点的概括，只有清代吴鞠通《温病条辨·解儿难》中的"小儿稚阳未充，稚阴未长"见解最准确，而不是什么"纯阳"。

对小儿治疗用药要点的总结，只有宋代钱乙《小儿药证直诀》中提出的不可"峻攻蛮补""痛击大下"，当以"温""通"为主的见解最高明，而不是"最宜清凉"！

是"宜清"还是"宜温"，不是由年龄或性别决定的，而是由证性决定的。更不是某个古代或现代名家说了算，而是必须严格按照辨证论治原则办，必须遵守"有是证用是药"的规矩准绳！在这个基础上，再适当考虑不同年龄段的方药选用要点，才能制订出最佳治疗方案，才能选择出最优运用方药。

中西医各有短长，不是自高身价，而是客观存在。中西医互补，不是一句空话，而是要落到临床运用实处。中医有多方面优势，这是确定无疑的！

但话又说回来！如果大多数中医都没有能力展示中医优势，中医优势得不到充分体现，那中医还有资格谈优势吗？所以我再三强调，一定要提高中医学术水平！中医优势不是瞎猫遇到死耗子，靠碰运气碰出来的，而是建立在深厚的学术修养基础之上的。

中医对疾病发生发展所以然之理的探讨，对疾病诊疗的全方位思考，其细密周详程度，都是十分惊人的，至今令人难以想象。

中医在建立理论体系的当初，就因为缺乏像今天这样的微观研究手段，无法用实证性研究方法揭示人体疾病现象的所以然之理，也无法深刻阐明疾病诊疗原理，因而迫使中医选择了非实证性研究方法——这就是理解生命。

正是理解生命的研究方法，给人类医学留下了一份开阔视野、活跃思维、丰富诊疗内涵、有效解决某些西医叹莫能为疑难问题之精妙方法的宝贵遗产。这是人类的幸运。

总结一下这个专题的讨论，中医优势主要体现在以下方面：

中医研究方法优势在理解生命。

中医理论优势在整体恒动。

中医临床优势在诊治病毒病、慢性病、功能病、不知名病症。

中医诊断优势在以宏观象变为依据，综合析因求证，阶段性动态追踪病因、病位、病性、病机。

中医治疗优势在辨证论治，具体体现是因时、因地、因人、因证制宜。

中医方药运用优势在灵活配伍，加减化裁，药随证变。

中医预防优势在养正避邪。

中医养生优势在顺应自然。

谢谢大家的盛情相邀！

中医危机在哪里

大家好！

今天和大家一起讨论的题目是：中医危机在哪里？

一听这个标题，大家心里可能一下子就凉了半截，原本是想请个能给大家传经送宝鼓鼓劲、打打气的专家，没想到却请了个泼冷水的"消防队员"，在座的研究生朋友可能都会大失所望！

声明一下。我既不是什么怀揣锦囊秘方、包藏天地玄机的专家教授；也不是闲极无聊，来杀青春风景的泼冷水消防员。退休三年多了，成天过着僻居野岭、昼拾文碎、夜数星星、隔三岔五也和患者朋友交流交流的简单生活。标准身份，就是一介山野村夫，半个江湖郎中。

学术发展，需要积极向上的热情和动力，需要吹东风、吹暖风来不断鼓劲；不需要消极颓靡的影响，不需要吹西风、吹冷风来不断泄气。

借改革开放的东风，百科都在蓬勃发展。中医学也不例外，正在大踏步走向未来，走向世界。面对如此鼓舞人心的大好局面，为什么要泼冷水呢？

所以，首先声明：不是来泼冷水的！

任何事物，在它的发展过程中，都有可能存在两个方面的影响：有百花争艳的繁荣一面，可能还有风霜雨雪的危机一面。

谈危机，不是因为恐惧危机，而是为了防范危机，战胜危机。

对危机不能采取消极回避的态度，果真危机存在，想回避也回避不了，迟早会爆发。消极回避，只会让危机不断加深加重，持续下去，危机最终就有可能酿成不可避免的灾难。

等到灾难降临时，再去谈危机，那就成了空话连篇的事后诸葛亮。

从这个角度看，有点危机意识，只有好处，没有坏处。

所以说，谈危机，是为了预防危机，避免危机，最终化解危机，促进中医健康发展。绝不是泼冷水！这才是今天讨论危机这个话题的本意。

在当今这个学科林立、新株勃发、层出不穷、争奇斗艳的时代，中医学表现得非常特殊，特殊就特殊在它的研究方法、理论特点、运用标准都和现代自然学科难以接轨。

所以在现代数、理、化、天、地、生，再加电子信息文化环境中成长起来的人，学习中医、运用中医的时候，都有一个思维方法转轨换道的要求和过程。

思维转轨换道，这不是再简单不过的事情吗？该转就转，该换就换嘛！

说转就自然而然地转了？说换就自然而然地换了？是表个态那么简单的事情？

学术认知的转轨换道，可不是发誓、表决心就能顺利完成的。没那么简单！

学术认识思维转轨换道不只是个心理认同问题，而是文化知识融合，智慧弥合，认识问题，分析问题的角度、方法大转换，主客观逐渐统一的微妙复杂过程。

要真正做到思维转轨，认识换道，就得对古老的中国传统文化有深刻了解和理解，就得对中医的认知过程、研究方法有深刻了解和理解，就得对中医现实运用价值有深刻认知和体会。

不然的话，你就是誓发得再狠，决心表得再漂亮，也是枉然。

中医的学习与今天中小学时代数理化天地生那样一些基础知识很少挂钩，与学习数理化天地生那样一种逻辑性、实证性很强的思维方法很难接轨。

包括西医学在内的一切现代自然科学，讲述任何理论，都有非常生动、形象、直观的依据为支撑。在中医学里，缺少的恰恰是这种实证性素材，而更多的是类比性理喻。

这就要求学习中医、运用中医的人，通过理解自然，理解万物，来理解人的生命现象和疾病现象，来理解诊断治疗过程中各个环节的所以然之理。贯穿中医教育全过程的，就是这种引导和启发。中医认识疾病，运用各种治疗方法当然也有自己的标准，但受历史条件限制，所有标准都不是建立在现代科技基础上的微观物证，而是建立在长期观察、类比、证悟基础上的据象析理。而且所有生理、病理、诊断、治疗、方药之理，都必须与不断运动变化着的气象气候、物象物候之理相吻合，也就是和中医学的天人合一、整体恒动之理相吻合。中医学和当今一切自然科学最大的区别点就在这里。

中医对人与自然关系的理解，也应该有根有据呀！总不会是面壁虚构，凭空得来的吧？

当然不可能是凭空得来的，而是有根有据的。只不过，这根据不是在实验中找到，而是在实践中发现。放大了看，在漫长生产生活中的反复实践其实也是一种实验，只不过，实验场地不是今天这种分类清晰、设备齐全的实验室罢了，而是以天地为平台的大自然。实验过程没有现代科研那样的鲜明主题、严格周期、精确统计罢了，而是一切与生活生产相关的多主题发散，齐头并进，千年万年乃至数十百万年反复观察，无数次反复验证，直至被逐一确认而后已。

表面看，中医的一切知识，都缺乏精确数据的支撑。但并不等于没有数据，而是都有一个模糊的惊人大数据。

西医采用的是什么研究方法？是微观分析，实物求证，剖视认证方法。生理病理诊断治疗都要求言之有据，用之有据，而且一切知识都得有实实在在的统计学数据支撑。

这就决定了中西两种医学认识问题、分析问题、解决问题的方法各不相同。也就决定了不能用同一种方法去求证中西医学的是非对错。

所以，能够清晰找到的中西医学共同点只有一个：那就是治病救人这个大目标，大宗旨。

此外，无论讨论什么具体问题，中西医都谈不到一条轨道上去，因为二者的研究方法、理论特点、运用标准都完全不同，认识、思维当然也就不可能进入到一条轨道上去。

一讨论学术问题，西医就找中医要至真至实的确凿证据，中医就找西医要至精至妙的深刻理论，讨论就变成了争论。争来争去，最后就争成了谁也不服气谁的学术官司。

中西医研究问题的方法不同，认识问题的角度不同，说明问题的论据不同，结论自然也就不同。双方各执一词，这样的学术官司能打出谁是谁非的结果来吗？

是永远打不出结果来的！

中西医的学术官司内涵非常丰富，不是三言两语能说清道明的，短期内还打不出结果来，这很正常。

中医讲不讲证据？

当然也讲！

只不过，不是理化生方面的微观实物证据，而是色脉形症方面的宏观象变证据罢了。

在这个问题的认识上，有不少人都存在误解。认为中医研究生理、病理、诊断、治疗都是不讲证据的,而且根本就没有证据。

这是对中医学理的严重误解,甚至可以说是严重歪曲!

如果不讲证据,那还有什么标准?连标准都没有,还谈什么生理病理诊断治疗?岂不成了天大的笑话!尤其是临床诊疗,没有标准,怎么定性?没有标准,怎么定位?没有标准,怎么定量?没有标准,怎么设计治疗方案?怎么遣方用药?

中医学无论是讨论生理,还是讨论病理,还是讨论诊断治疗,标准都一定是有的,只不过,不是现代西医学那套理化生的标准,而是以宏观象变为依据的色脉形症标准。

不懂中医的人听了这话一定会惊呼:哇!都什么时代了,还以宏观象变为依据,作标准。不是愚昧至极,可笑至极吗?这样的标准还有运用价值吗?

他们以为谈古老的标准就很可笑,谈宏观就很粗陋,极力主张把这样的知识作为历史文物放到考古研究室去。更激进的,甚至主张当作文化垃圾,彻底抛弃!以免污染青少年的纯洁心灵。

不少中医朋友,尤其是青年中医朋友,一听到这样的嘲讽,就脸红筋胀,就心跳加快,就无地自容,这也是中医的一种危机表现。

为什么会有那样的反应?

说明你作为中医人,没有自己的学术自信!

学术自信不是建立在吹牛皮、喊口号基础上的,而是建立在对学术的深刻理解、正确认知基础上的。

没有学术自信说明什么?

说明你学术修炼还火候不够,说明你对中医学独特的理论优势、宝贵的临床价值还没有真正认识!

西医讲不讲理?

当然也讲!

而且讲得很细,很物化。西医所讲的理,都是以物证为基础的理,可以说,在西医那里,无证即无理。

西医的精巧在这里,问题也正在这里呀!

人类今天能获取的物证尽管已经非常丰富,而且越来越丰富,似乎已经达到了出神入化的境界。但用"至小无内"的东方哲学眼光看,今天提取微观物证的手段还是很有限的,并不能揭示疾病这一事物发生发展变化的终极真理。现实的一切物化真理都只能算是阶段性真理。

为什么这样说？

因为西医微观认证凭借的是日益精进的现代科技手段，而现代科技手段是伴随科学技术发展而不断推进，不断提高的。今天的科技手段只是人类科学技术发展的阶段性成果，而不是终极性成果。

就以放大人类视觉的显微镜来说吧，今天可以放大百万倍，这听起来已经是个令人瞠目结舌的天文数字了。可谁能断言这就是微观视野的极限？谁能断言将来不会进入到千万倍、亿万倍的微观视野中去？谁能断言当人类将来打开千万倍、亿万倍微观视野的时候，看到的不是一个又一个更加丰富多彩的崭新微观世界？

无论什么超级科学家都无法确切回答这样的问题。

正是因为这个原因，所以在研究工具、研究手段都已经精进到近乎神话的今天，也还有不少西医诊断不明，找不到确切原因的病症存在。也还有诊断虽明，却久治无功，叹莫能为的病症存在。

这说明什么？

说明今天西医的微观研究手段是有限的，今天的微观发现离终极真理发现还非常遥远。

说明受微观研究手段限制，西医的认识是近视的、狭隘的，必然存在不可克服的暗区、盲区。

找不到原因，不等于没有原因。找到了原因，而又并不是什么顽恶不治病症，却久治无效，也只能说明西医所找到的原因可能或不是终极原因，或不是全部原因，对疾病本质的认识还存在很大偏差。

在一切以物证为依据的西医那里，找不到物证根据，也就找不到解决问题的有效方法。

西医诊断不明，不等于中医也诊断不明。西医叹莫能为，不等于中医也无能为力。恰恰相反，对这类问题，中医常常能以望闻问切四诊所见色脉形症的宏观象变为依据，以阴阳表里寒热虚实为认识纲领，对疾病阶段性矛盾本质做出精准分析。

这种看似与西医微观物证风马牛不相及的诊断结论，能在独特理论指导下，作为可靠的治疗依据，制订有效的治疗方案，最终帮助患者解除痛苦，这就是最有说服力的科学认知证据。

这绝不是中医自夸自饰，而是可以到临床中去加以验证的。近百年来，无数临床成功病例早已揭示了这一真相，就连不少资深西医专家也不能不承认这样的事实。还有不少西医资深专家正是受到这样的震撼性影响后，完全改变了先前否定中医的态度，转而学习中医，研究中医。这样的例子在现实中举不胜举！

成功的临床实例是最能教育人的，不仅能改变某些西医对中医的认知态度，也常常改变中医自身对中医认知的深度。包括我自己在内，都是在临床实践过程中，不断受到临床案例的启发教育而不断成长，不断进步的。

二十多年前，我虽然已经工作十多年了，但说实话，临床历练并不深厚，学术眼光并不老到。一位六十多岁的男性糖尿病面瘫患者，不知听谁说我治这个病有经验，就专程找上门来向我求治。

我又不是干糖尿病专科的，见了多少疑难顽怪糖尿病？哪来啥子经验？纯属误传！

可人家找上门来，我还不得不硬着头皮接手治疗。

他说他患糖尿病将近二十年了，一直接受西医药治疗。先是运用二甲双胍，接着运用胰岛素之类西药治疗，血糖基本维持在正常范围内。不幸的是前不久又继发右侧面瘫，吃饭喝水都很不方便，经中西医治疗都效果不好。

一位好心的西医专家明确告诉他：你这个面瘫是糖尿病引起的，不同于一般面瘫，病程又长，已经无法挽回，不要四处求医，自找麻烦了。

西医专家的结论让患者非常失望。但面瘫影响了他的正常生活，他又心有不甘，还是想继续寻求治疗，盼望能找到解救的方法。

西医专家的结论让我也很失望，原想这也是个历练机会，哪知才是个西医下了结论的榆木疙瘩，不是三锤子两板斧就能劈开的。听患者一说，还没上阵，心里先就胆怯了几分。

但在临床上，不少西医自认无能为力的病症，恰恰能体现中医优势，我也抱着这样的期望，麻起胆子[2]给他治疗，想看看到底会是什么结果。

接诊时，查其形体、肤色、精神尚可，二便基本正常，脉略见弦滑，舌中部苔黄腻略厚，周边较薄较少，于是诊断为湿热阻络，治当清利湿热以畅通脉络。于是就按照这个原则去进行治疗，运用医方主要是藿朴夏苓汤、三仁汤、二术二陈汤之类，治疗全过程所用药物主要是藿香、佩兰、茵陈、金钱草、石菖蒲、茯苓、泽泻、冬瓜子、陈皮、广木香、法半夏、制南星、白芥子、路路通、丝瓜络、生晒参、生白术、生二芽、苏叶、荆芥、薄荷、桔梗、杏仁、桃仁、川

---

[2] 编者注：麻起胆子，四川方言，意思是勉强大着胆子，做以前不敢做的事。

芎、刘寄奴、威灵仙之类寻常树皮草根,不同证型,不同配伍。每次用药不过十二三味。

治疗了一个月,黄腻苔明显减退,但面瘫却不见丝毫好转。

搞医疗工作,能多接触些疑难顽怪病症是幸事!只有这样,你才能在解难破疑的过程中真正长见识,长水平。我开始接手这个病例的时候,充满探索的兴趣和破解疑难的渴望。可一个月不见功效的时候,心里就开始动摇了:"呗!怕是应了西医专家的话,真的无药可治哦!"又过了一周,实在沉不住气了,就动员患者"放弃治疗"。

那老头很惊讶地望着我问:"宋医生,为什么不给我治了?"

我说:"不是不给你治,而是治疗一个多月了,丝毫没有效果,说明西医专家'不可治'的认识是正确的,何必既浪费钱财,又自找苦吃呢?"

他说:"有效果呀!"

我问他:"效果在哪里?"

他说:"我面部的感觉在改变呀!不像先前那样麻木不仁,逐渐有点感觉了。"

我听了有几分高兴,仔细问他"什么感觉",他又说不明白。我就似信非信,以为他是渴求好转的强烈愿望造成的幻觉。还怀疑他是不是为了继续服药观察而撒的谎,当然不会有什么恶意,不过是想要稳住医生的心罢了。

世上什么人都有,有的患者盲目信任某个医生,真的会干这种傻事。

转念一想:"管他的哟!患者都有那么好的心态,那就再继续努力试试嘛!"于是抱着再试试的想法继续给他治疗。

很多患者不理解,其实医生的心情和患者一样,是渴望疗效的!患者渴望康复,渴望重获新生;医生渴望成功,渴望创造奇迹。

再治一个月后,舌质基本正常了,面色也比两个月前明润,精神也比先前好了许多。但就是不见面瘫好转。

我再次陷入犹豫,舌苔、气色都是判断湿病进退变化的重要指标,按照多数病例的临床表现,伴随病理舌苔消退,精神气色好转,主病也一定是同步好转的,这个人的面瘫怎么就毫无改变呢?是不是西医"无法挽回"的判断确实是推不翻的铁案呢?于是再次动员他放弃。

我说:"哎呀!老先生嘞!你现在舌象、脉象、精神、气色都好了许多,面瘫却没有任何改变,看来就只能这个样子了,别再浪费资源,浪费精力了。"

没想到的是,再次被他拒绝。

他对我说："哎呀！宋老师呃！你咋个那么性急哟！现在正在继续好转呢！你又叫我放弃，怎么能放弃呢！"

我说："你仔细照照镜子，和两个月前的歪斜程度相比，基本没有变化，好在哪里嘛？"

他说："我现在面部时常出现瞬间跳痛感，这是我患这个病以后从来没有过的。"

我听了心中一惊，这真的是个面部神经功能正在复苏的佳兆哦！

我问他："那我上次劝你不治时问你服药后的变化特点时你怎么不讲呢？"

他说："这种感觉是最近几天才有的，前几个星期只是觉得面部感觉还在慢慢恢复，前段时间那种感觉说凉不是凉，说痒不是痒，我也说不清楚嘛！"

我连声说道："好事！好事！继续治疗！继续治疗！"于是充满期待地继续和他一起与面瘫"抗战到底"！

就在将近三个月的时候，他的面瘫迅速好转，一周之内就恢复得相当完美。真是令人又惊又喜又惭愧呀！要不是患者的一再鼓励，就不可能有这样的圆满结局。患者成了帮助我获得成功的精神支柱，成了鼓励我不断进取的老师。这简直就是不折不扣的"医患相长"嘛！

临床实践告诉我们：中医理法方药的科学性，中医临床疗效的可信度，远比我们理解的要高出许多许多！

看似"神秘"的中医学可笑吗？看似"粗陋"的中医诊疗可笑吗？

这样的疗效来自哪里？来自中医思维原理的深邃性，来自中医诊断标准的可靠性，来自方药功效的确定性，来自中医学术理论的科学性！

要把中医的这些独特优势落到临床实处，最重要的保证就是对中医诊断标准、治疗原则不折不扣地坚定执行。

要做到坚定不移地执行中医诊断标准、治疗原则，那就必须有对中医理法方药科学性的高度自信。

中医取效的第一要素是诊断，诊不明则治必乱！诊有误则治必错！如果连诊断这一关都过不了，还谈什么治疗！

必须特别强调的是：诊断难点是四诊合参过程中的最后取舍！因为很多时候，四诊指向并不完全相同，有的甚至看似完全相反。

这就需要进行取舍，取舍就是考验医生水平的关键时候了。这和卷面考试差异巨大！作为学生，考场发挥失误，丢的是学分，没什么了不得，厉兵秣马，下次再战，未必不胜。作为医生，临床诊断失误，丢的就是患者健康甚至生命，很可能连弥补过失的机会都没有，那就是天大的问题！

所以，四诊合参过程中的取舍非常重要！

例如：患口眼干涩症而舌红少苔甚至无苔，脉沉细无力，小便清长，大便溏薄……到底应该如何取舍？是舍舌从脉从症？还是舍脉症而从舌？

很多人一见这样的舌象就诊断为阴虚血热，大剂量使用滋阴凉血药，越治越口眼干涩，越治越脉沉细，越治越脘痞纳呆便溏，甚至腹泻，还自以为辨证正确，错不在己，而在中医诊断标准不可信，或是错在患者没能按标准生病，或是错在医患无"缘"。

多遇上几次这样的失败，就动摇了对中医标准的信任，甚至动摇了对中医的信任，有的医生就干脆改用西医诊断指导中医用药了。

这样的舌脉症合参，当然应该是舍舌而从脉症！果真阴虚血热，必因津液亏损而舌体干瘦，同时出现口渴、唇燥、五心烦热，脉细数或弦数或洪数，小便黄少，大便干燥等症，这些症状都没有，阴虚血热的真相在哪里？

再仔细看看，这样的舌红少苔或无苔，舌红的程度并不重，大多是舌质略偏淡红或略见暗红，舌虽苔少甚至无苔，但舌体不瘦甚至反而偏胖；仔细问问，患者一定口不渴，顶多就是口干而并不想喝水，五心不烦热，有的还四肢欠温。

那舌红少苔应该如何理解？是简单下个假象的结论否定了事？还是应该进一步深求所以然之理？

当然还得找出根源来，这样才能明所以然之理！

中医学术的最高修炼境界就是一个"理"字，理透一分，学术境界提高一分。在中医学领域里，无理不言学！无理不言术！无理不言方！无理不言效！

这是个心脾阳气不足的气虚证，"舌红少苔"是因为心阳不足，失于蒸腾，脾阳不足，失于运化，中气匮乏无力，心脾阳气不能托举胃中津气上达于舌，造成舌上少苔或无苔，因而呈现遮蔽全无的裸露舌质。气血同源，若气虚血虚，舌色自然略显淡红。气行血行，若气虚血行不畅，舌色自然略显暗红。

从这个角度来认识"舌红少苔"，那就不是"假象"是"表象"了。"表象"背后是心脾阳气不足的深层次病理真相。这样去看待"假象"，"假象"就不假了。

可以肯定地讲：四诊中的所有看似矛盾对立症状，都不是假象，而是矛盾的特殊表现形式，无论是取是舍，都应该明其所以然之理！

称某些症状为"假象"，并不是说这样的症状没有任何临床意义，更不是说这个症状是完全与疾病本质相背离，根本不应该存在的虚假症状。这个

"假"字的运用，既是为了强调它和内在矛盾本质不相吻合，不能以此为判断疾病性质的依据。同时也是为了警示医者：对某些特殊症状，必须透过现象看本质！不能简单地只看外在的"象"。如果不明辨"象"的本质，简单地以象求解，就很容易错辨错认，而犯原则性错误。

其实，西医也一样，同样一份疑难病症的检验报告，不同水平的专家，可能会做出不同的结论，甚至可能会做出天壤之别的不同结论。

正确的诊断结论，正确的治疗方案，来自哪里？

来自扎实的理论功底，来自丰富的临床历练，来自广泛的智慧借鉴。而这一切，都来自学术上持之以恒的苦修苦练。

中医和西医的诊断指标在属性上有本质差异，西医是微观物证，中医是宏观象据。运用原则也完全不同，西医是循质探源，中医是据象析理，二者根本就没有可比性。如果放到一起来比较，只会越比越糊涂，越比越愚蠢！

硬要比较二者的精粗优劣，那结论也很不好下，肯定是中医的诊断指标要模糊得多，简单得多，有的甚至带有一定抽象性。如从四诊中考察"神"的变化，就具有突出的抽象化特点，形式上肯定要粗陋得多，但本质上的优劣就不好简单下结论了。平心而论，二者各有短长，各有优劣。

我在其他多个专题讲座中已经讨论过，中医能以宏观象变为依据，补西医对某些病症查无实据，而病情却客观存在的诊断认识之偏盲，并以象据为凭，制订出有效的治疗方案。还能以宏观象变为依据，纠西医对某些病症虽诊有所见，治有所本，却效与愿违，久不见功，甚至越治病情越加重之偏颇。这就再雄辩不过地证实了中医诊断至今仍具有西医不能取代的实实在在科学价值。

中医的这类知识运用起来确实有很大难度，再加上今天的自然因素、社会因素和中医自身学术传承混乱的影响，中医的优势不能得到很好发挥，在实践中不能把自己的优势充分展示出来，民众就无法信任，更不会热心选择。一旦被民众冷落，中医就失去了赖以生存的土壤，不用谁来反对，自己就会枯萎。这就是中医的危机呀！

如果在座各位研究生，在这个问题上没有清醒的认识，将来怎么克服这些危机？

如果这样的危机不能克服？中医的前途在哪里？

所以说，谈危机，不是为了给大家泼冷水，而是为了提醒大家既不要盲目乐观，也不要盲目悲观，早点建立危机意识，用迎接危机挑战的意识去激励自己刻苦学习，认真钻研，将来才能勇敢面对危机，积极化解危机。

存在于社会和中医药中的危机到底有哪些？简单归纳一下，大约在三个方面：

一是民众信任危机。

二是中药品质危机。

三是中医学术危机。

首先谈谈民众信任危机。

作为关系人类健康安危的医学，它的发展一定是受社会深刻影响的，一定是以民众需要为依托的。能得到民众的深刻信赖和积极运用，就能不断进步，就能蓬勃发展；失去了民众信赖，脱离了民众运用，就没有了生存土壤，就是巨大危机。所以今天要讨论的第一个危机，就是民众对中医的信任危机。

民众信任危机的具体体现，就是在中西两种医学并存的今天，人们对医药的选择，由原来对中医的情有独钟，逐渐演变为重西轻中，对中医的选择越来越少。

这说明什么？

说明人们对中医的信任度在降低，说明人们在情感上对中医越来越淡漠，在实际需要上对中医依赖程度越来越降低。这对中医的发展不是好兆头，长此下去，中医就有可能枯萎，就有可能被淘汰。生死存亡所系，这就是巨大危机呀！

信任危机主要来自两个方面：

一是来自社会的影响。

二是来自学术界内部的影响。

民众对中医的信任度下降不是偶然现象，更不是简单现象，而是现代文化和西医学对中医冲击所造成的，这就是社会影响的深层次原因。

概括而言就是：

文化背景改变：现代科技之精巧，冲击古典哲理之精妙。

两种医学并存：西医之超级微观，冲击中医之超级宏观。

所导致的后果：中医信任危机不断加深。

在中华文明数千年的延续发展过程中，中医学为中华民族的繁衍昌盛做出了巨大贡献，为什么会在今天出现民众信任危机呢？

那是因为中医今天的生存环境发生了翻天覆地的变化，和历史上任何一个时期都不一样了。

过去的中医，是在中国传统文化土壤中生，在中国传统文化土壤中长，在中国传统文化土壤中发展壮大而自成一体，独统一国的文化瑰宝。伴随人类不断融合的历史进程不断推进，尤其是现代科技的日益精进，现代文化的相互渗透，中华本土文化接受了西方科学文化的不断渗透直至全面植入，导致文化土壤发生了翻天覆地的改变。人们已经习惯于用现代科学文化的实证方式去认识问题、分析问题、解决问题，对老祖宗所创造的据象求理认识问题、分析问题、解决问题的传统思维模式反而越来越陌生。传统认知方法与现代认知方法形成了难以逾越的文化鸿沟。这正是造成民众对中医信任度不断降低的重要原因。

过去的中医，是独门独院，一科独行，一科独大。西医学传来之前，中华民族在医疗保健方面，没有第二选择，只有找中医。现在还是吗？独门独院的时代早就一去不复返了，现在是中西两种医学并存，而且西医已经占据了主导地位。在人们对医药有了更多选择的时候，现代人更习惯选择与数理化天地生等知识近缘的西医。这就是中医在当代民众中发生信任危机的根本原因。

声明一点。讨论中医在民众中的信任危机问题，不是为了和西医争疆界，论强弱，而是为了澄清两个方面的认识：

一是在今天这个由人类智慧创造的神话时代，西医的新工具、新技术、新方法层出不穷，中医还有运用空间吗？中医还有存在价值吗？

二是如何才能正确体现中医的存在价值？如何才能充分发挥中医的学术优势？

在今天这个人类文明大融合的时代，一切学术技术都是没有国界的，都是人类智慧结晶，都是人类共同创造的宝贵知识财富。如果某种医学能把人类疾病问题解决得尽善尽美，那是全人类都应该庆祝的大好事，没必要去和人家争一席之地。果真都已经有尽善尽美的医学了，别的医学又怎么可能争得一席之地呢？那无疑是痴心妄想！

问题是，由西医发展而来，已与现代科学融为一体的现代医学，真的是理无缺陷，术无遗憾，能把所有医疗保健问题解决得尽善尽美吗？就连现代医学的名家也不敢有这个自信，也不能不承认还远未达到这个境界。

客观事实是：西医在生命认识理念上，在疾病发生发展认识理念上，在药物内治法认识理念上，还远不如中医深刻，远不如中医高明。

这不是王婆卖瓜，自卖自夸。而是客观存在。

这不是口号式的文化自信，而是学术求真的文化自信。

西医在疾病的治疗上，盯住的仅仅是现实能找到的病因和现实能检测到的病灶局部改变，这就是西医探寻和治疗的目标。用今天的时髦术语说，就是"靶点"。西医的药物内治法追求的就是精确瞄准"靶点"。

而中医不这样看问题，中医学认为，人体任何部位的病症，大到五脏六腑，小到皮肤、毛发、爪甲，都与整体有着密切的联系。就像《内经》所说的"人以天地之气生，四时之法成"，从物质本原的角度看，每个生命都是"气"的聚合体，其聚合过程，从父精母卵结合的那个瞬间起，就打上了永不磨灭的宇宙烙印。由于各个生命的形成时空背景不同，携带的宇宙能量和信息也自然不同，宇宙烙印的编码也绝不相同！因而决定了每个生命的每个瞬间，都与时空发生着不同的微妙联系。这就是中医学整体恒动的生命观。

正是建立在这种整体恒动认识理念上，中医学强调：认识疾病，治疗疾病，都不能只盯着某个病变局部，更不能只盯着某种病因。而是强调用整体观、恒动观去指导自己认识问题，研究问题，解决问题。

中医学在整体恒动观引领下所建立的病因认识是多因论、动因论，而不是贯穿始终的一病一主因论。

西医更多时候是把发生在活体上的靶点当作固定不移、恒久不变的死靶点在看待，表面上精准度很高，弹无虚发，实际上却经常偏离靶点，甚至完全脱靶，令患者得不偿失。

中医永远把所有发生在活体上的靶点都看作是随时空运动而矛盾不断发展转化、不断位移的活靶点。所以在很多疾病的药物内治法上，疗效都比西医高。

西医借助超微手段都无法做出明确诊断，中医却能以宏观象变为根据，对这些西医无能为力的疑难问题做出定性、定位、定量诊断，而且以此为依据，制订出行之有效的治疗方案。临床上这样的病症还不少。这就是中医不可动摇的现实存在价值。

既然有这样的宝贵价值，为什么还会出现信任危机？

因为今天的民众都是在现代文化熏陶中成长起来的，对看得见摸得着的事物认同感最强，所以很容易接受西医的认识理念。再加上西医拥有那么庞大的现代高科技设备，更增强了民众信赖甚至可以说是依赖的心理。今天的患者，就医时首先想到的是现代科技能给他提供强大保护。有的患者，中医就是把他从死亡线上挽救回来，让他重获新生了，他也未必满意。他说他始终没弄明白你到底是怎么把他挽救过来的，到底是他命大福大？还是你医术精良？他心存疑问。你给他讲半天中医的治疗之理，他云天雾海，听不懂，根本没法沟通，虽然也会客客气气地不断点头，但心里还是一本糊涂账，最后还是带着满脑子疑问和医生告别的。这样的现象在现实中医临床中随处可见。

这不是信任危机是什么？

中医遭遇的信任危机，本质上是现代文化对传统文化的冲击，是西医微观认识对中医宏观认识的冲击。现代微观认识物证生动，传统宏观认识理致微妙。西医的优势就扎根在"生动"二字上，中医的问题就出在"微妙"二字上。

西医的病因病理，诊断治疗都物证生动，可察可验，不言自明。因而具有强大说服力，强大征服力。不管这物证是不是终极发现，是不是能揭示终极真理，它在现实生活中都会产生那么大的影响。

中医的病因病机、诊断治疗都理致微妙，只能意会，难以言传。虽然具有缜密说理性，深刻洞察性，但微妙的东西接受起来就没有那么浅近直观了。不要说民众，就是中医专家，要想用通俗易懂的语言把中医理论简明扼要地讲给其他人听，让别人能和你互动，都是很困难的。因而极大地降低了民众对中医的亲近感，影响了中医在现实社会中的民众信任度。

对舌苔又黄、又厚、又腻的咳喘患者，你说是湿热咳喘，还详细解释给他听，说是湿热阻滞，肺失清肃，宣降失司造成的，费了不少劲想让患者听懂，他可能也会"哦！哦！"地点头。但真听懂了吗？其实根本没懂，点头是出于礼貌。

你给他说呼吸系统有点炎症，他一下子满意了。哎呀！老师真高明，没看 X 片就知道我呼吸道发炎了。他还以为你是把脉把出来的。

再让他把西医的诊断拿出来看看，"非特异性发作性哮喘"，他更满意。你看西医说得多清楚，没有特殊原因影响就发作了的哮喘。

仔细想想，这个结论清楚吗？这话等于没说，可患者满意呀！

中医的湿热阻滞，肺气宣降失司认识，既有"湿""热"的明确病因指认，又有肺气"宣以排浊，降以纳清"功能紊乱的病理分析，深刻阐明了痰湿阻滞，气道不利，肺的内环境被自身代谢废料所污染，所堵塞，因而导致呼吸不畅通，肺所主导的清浊之气交换功能严重障碍之理。比西医那个"非特异性发作性"结论深刻了不知多少倍，但患者不懂。不懂就没法认这个理，他还要向中医要"湿""热"的物质依据，拿不出微观物质根据，无法做出是物理因子，还是化学因子，还是生物因子的明确认定，他就觉得中医很粗陋，很可笑。他不可能对"湿热哮喘"和"非特异性发作性哮喘"进行深刻的学术比较，当然也就无法做出到底谁深刻精妙，谁粗陋可笑的正确判断。

更可贵的是，中医针对"湿""热"两种病因造成的肺失宣肃矛盾用药，不仅能收到止咳平喘的效果，而且能从根本上消除导致咳喘的病因，收到西医望尘莫及的长治久安巩固性疗效。

西医针对这样的哮喘，只有对症状选择抗敏、抗炎、解痉类药，别无其他高明手段。这样的治疗可缓一时之急，难建根治之功。临床上，数年难愈甚至终身受困的例子多得很。

疑团不解，误会难除。很多患者，中医解决了他的问题他也很难一下子建立起对中医的牢固认同感。只有多接受几次中医药的恩惠，多有几次中西医治疗对比切身感受的人，他才会慢慢建立信任感，才会最终发出由衷认同的感叹：嗨！中医还是有点板眼！还可以解决西医不能解决的疑难问题呢！并慢慢成为中医的粉丝，最终深深爱上中医。这样的例子也为数不少。但是，认同感的建立时间漫长。

我有个亲戚，他的小孩动不动就发烧，一发烧就打吊针，每次至少得一个星期才能脱困，花费更是惊人，几大千呢！小孩的爷爷奶奶多次动员小孩的父母带孩子来找我看中医，可孩子的父母总是微笑点头，就是从不找中医诊治。

说明什么？说明他骨子里根本就不信任中医。一对夫妇一个小孩，多金贵呀！现代仪器设备没用上，钱没花够，在他们的潜意识里都觉得对不起孩子，怎么会轻易拿给中医用点树皮草根来糊弄呢？

有一次，高烧40℃以上，住院打吊针一周多，一切最好的抗生素都用上了，钱花了五六千，烧就是退不下来。两口子轮流请假看护，班都没法上，折腾得食不甘味，卧不安枕，体重都掉了好几斤。他父母再次给他们做工作，叫他们给小孩吃点中药。

在西医没有招数的情况下，他们才抱着侥幸一试的心态请我帮忙诊治。

仔细看看，发现小孩舌绛红，周边苔黄腻，中心厚厚一块白苔，根部还舌苔剥脱，脉沉细弦数。哎呀！既湿热郁滞，又寒食中阻，还先天不足，真的有点复杂。就给他开了个楂曲平胃散去陈皮、甘草，加苏叶、防风、川藿香、佩兰、茵陈、鸡内金、干姜、怀山药、肉桂的方，都是三五克的低剂量，肉桂更是低到半克。没想到，一剂药没有吃完，烧就退了。孩子父母高兴极了，立即办理出院手续,回家又用四剂药调理了一周,花费不到两百元,就痊愈了。从此以后,那孩子一生病,就全是吃中药。

这个例子说明什么?

说明患者父母在医药选择时,功利思想非常强。有用就取,没用就弃,绝不存在因对亲情友情的信任而改变认识!说明民众对中医的信任是建立在疗效基础上的。在疗效中见优劣,在疗效中见真理,没有疗效谁信!

民众求医,追求的是简、便、验、廉。在今天,还要加上两个字:"快""明"。就是要在最短时间内让他减轻痛苦,而且要让他知道自己到底出了什么问题。

所以,在现实中,绝大多数患者就医时,首选的不是中医,是西医!因为他看重的是设备精良,是服药方便,是药到病减,是结论明确。

西医治哮喘,一支喷雾剂,张嘴一喷,症状立即缓解,就跟神仙的宝贝一样,初次运用,爱不释手。但越喷依赖性越强,才慢慢产生无奈感,甚至有的患者产生了恐惧感。这是一个漫长的认知过程,只有在反复折腾之后,他才在难以自拔而又无可奈何的苦痛中,抱着试一试的心态来寻求中医治疗。

这就是中医的信任危机和危机中的中医信任!

要知道学术信任危机对中医的冲击到底有多大,看看中医医院的发展现状就知道了。

二十多年前,省中医管理局在成都中医药大学请了几位专家去座谈,讨论如何发展中医的问题,我应邀参加了。一位局领导主持讨论,他首先介绍中医发展现状。他讲话坦诚,开门见山讲他们对全省中医院发展现状进行调研的结果:"中医院主要是靠现代医疗设备和西医西药支撑着的,如果抽掉西医设备人才,一夜之间,就会全部垮掉!"尽管国家投入不少,但现实状况残酷。

这在当时不是危言耸听,是客观存在。二十多年后的今天,情况怎样?有没有大的改观?

作为中医专业医院,为什么不以中医为主业?

原因很简单。大多数基层患者就医时,对进什么医院并无苛求,是"医院"就行,哪儿近到哪儿,哪儿方便到哪儿。到了医院,他的要求就是"简、便、验、廉、快、明",用最少的钱,在最短的时间内,用最方便的方法,把问题解决好,把问题弄明白。当今患者认为只有西医才能满足他这个愿望,中医办不到。如果中医院里不配备西医设备和人才,就真的没法办下去。只有少数久病缠身,西医百治不效,万不得已的患者,才刻意选择进中医院。

这不是信任危机是什么？

由此也可以看到，信任危机是可以转变的。患者由不信任到信任，有个过程。在这个过程中，对他们产生决定性影响的是中医自身优势的充分发挥。能有效解决一些西医不能解决的疑难顽怪问题，是患者的期待，也是中医取信于民众的最强大影响因子。

不能充分发挥中医优势，怎么去解患者的困？怎么让人家信赖你？靠的是真本事，而不是喊口号。

看看今天的中医，还有几个是按照中医整体观、恒动观在认识疾病？有几个是按照辨证论治原则在指导理法方药运用？太少啦！不少中医都是对症状用药，还有不少中医是按照西医检验报告和现代中药药理研究成果在处方用药。两个"不少"加起来，就成了中医的大多数。

中医整体恒动的理论特点，决定了中医理法方药运用的正确轨道只有一条：那就是辨证论治！理论认识、诊疗方法都脱轨了，还能正常发挥中医优势？

可现在奇谈怪论泛滥成灾，包括不少中医名家都说中医是多派别，多模式，临床可以有多种选择，随声附和的人还不少，这种现象值得深思！

连什么是派别，什么是模式的基本要义都没弄明白，就胡说八道，还以什么名家自诩，什么大师自傲，打着创新的旗帜招摇过市，造成极坏的学术影响，中医怎么不危机深重！

自己献了青春献终身，苦苦学习的专业，自己却信不过，弃而不用，还玩出些虚假的把戏来搪塞，来自饰，真是可悲，可叹，又可恨！

这样的现象说明什么？

说明干中医的都不信任中医嘛！所以他才不敢照中医诊断标准判断病情，他才不敢照中医治疗原则解决问题。

这不是信任危机是什么？

这是来自中医自身的，更加危险，更加致命的信任危机！

外部危机不是毁灭性的，而是考验性的，考验中医的学术价值，考验中医工作者的学术智慧。

只要中医有疗效优势存在，中医的学术价值就不可否认，中医的存在价值就不可动摇！

只要中医工作者智慧卓越，能有效解除患者疾苦，外部信任危机就能在无声无息中逐渐化解！这是肯定的。如果中医学术技术优势日渐衰落，形成的内部危机，那就完全有可能是毁灭性的！

"堡垒最容易从内部攻破"这句名言,用在学术兴衰问题认识上,也是一理相通的。任何学科,如果自己不能发挥出自己的优势来,就不可能有解决疑难问题的能力,你能解决的,别人可能解决得更好;别人不能解决的,你却一筹莫展,照样无能为力,那还谈什么发展壮大?必然被淘汰!

要改变这种现状靠什么?

靠全体中医师的精良医术。除了这一点,找不到任何别的起死回生替代法宝!

要想全体中医师都具有精良医术,那就得靠中医学术队伍整体水平的不断提高!抓好中医学术传承那就是当务之急!

有关这个问题,关系到卫生制度、教育体制等方方面面,一言难尽,一介山野村夫叹莫能为,不如就此打住,以免肝郁气滞!不过,大家不要丧失信心,改革正在不断深入,国家正在花大力气治理学术环境,一切都会慢慢好起来的!

下面讨论中药品质危机。

影响中医健康发展的第二种危机,就是药物品质危机。

工欲善其事,必先利其器。器不利,事难尽善。中药是中医治疗疾病的工具,药物品质不好,无论你诊断多准确,治法多正确,用药多精确,也很难收到良好治疗效果。这个理谁都懂,但要解决好这个问题谁都无能为力。影响药物品质的因素太多、太复杂,不是一蹴而就能够办到的。

捡最主要的讲,影响药物品质的因素,概括起来约有以下几个方面:

药源改变:商品中药已难得纯天然野生精品。

环境污染:人工种植药材已难得善品。

加工粗糙:临床特殊需要已难得真品。

药品质量问题非常严峻!

影响药品质量的因素很复杂,其中,药源改变是一个最重要因素,同时又是一个迄今还找不到有效办法来加以解决的问题。

就拿大多数人都熟悉的人参这个药来说吧,过去都是用野山参,今天还有几个人能吃到野山参?可以非常肯定地告诉大家,吃不到啦!因为野山参快要绝种啦!历史上,哪个时代有近百年来那么庞大一支吃参队伍?哪个时代有近百年来那么庞大一支采参队伍?吃的人多,采的人就多!老祖宗们恐怕连想都没想到野山参会遭遇今天这样的灭顶之灾!在今天这个商品经济时代，在巨大经济利益驱动下，中国早已形成了一支采参大军，无论什么高山深谷，无论什么艰难险阻，都挡不住这支怀抱"向钱！向钱！向钱！"远大理想队伍的坚定步伐！

有信息说：国内外不少商界巨头，都高价收购野山参，对老山参更是不惜数十万甚至数百万一支，重金购买，供他们自己享用。普通人既买不到，也吃不起！

而历史上，中医所用的人参，全都是来自大兴安岭长白山一带的野山参！当然，这在古代也是珍稀贵重药材，但只要不苛求百年老参，普通患者还是能吃得到的。

也有注家认为《伤寒论》中所用人参产自山西上党，就是今天的党参。

这是个明清以来争议颇大而又见仁见智的复杂问题，认真查一查文献就会知道，这类注释本身虽都讲出了自己的道理，但并不完美，可以说任何一家的见解都带有一定的主观意识色彩。这些见解都只能作参考，不能作定论。经典的学习是学以致用，不是玩文字游戏。今天在学习运用《伤寒论》这样的经典著作时，到底是用人参还是用党参，你得自己去体会，然后再去选择，不要让别人牵着鼻子走。

我的体会，《伤寒论》所用就应该是人参。两千年前的人参并不像今天这么珍稀难求，也不会像今天这么金贵。在大兴安岭的崇山峻岭中也许随处可见。更何况，早在隋唐以前的南北朝时期，就已经如《本草经集注•序录》所说："又市人不解药性，唯尚形饰。上党人参，殆不复售；华阴细辛，弃之如芥"，党参就不被医生看重了，所有药店都不卖山西上党人参了，陕西华阴细辛也被当作一钱不值的垃圾了。

这种弃取是从什么时候开始的？已经无法确考，但对药物的认知是一个漫长过程，仲景离陶弘景时代并不遥远，以医圣的智慧而论，应该早有这样的觉醒和选择。所以仲景所用人参应该是五加科植物的人参，而不是桔梗科的党参。

再次重申：《伤寒论》所用到底是人参还是党参，谁说了都不算，只有读者自己到临床上去体验，去认识，根据病情需要，你觉得用哪种参好你就选哪种，千万不要被别人的见解牵着鼻子走！

明代医家陆养愚治两广制府陈公的消渴病，用人参数斤熬膏服！在明以前，制府是地方军事长官，明清时期"制府"就是总督的尊称。给总督吃的能是功效微弱的党参吗？肯定不是，而是上品辽参。折合成今天的价格，可能要值上亿元。现在就是拥有这种消费能力的富豪，也买不到这么多高品质的野山参了！

我在临床过程中的体会是，真要补益元气，用 10g 党参都抵不上用 3g 人参，所以我选择用人参。

还是回到主题上来。就品质而言，现在的人工种植参肯定没野山参好！野山参虽好，但早已是"山穷参尽"了，不可能满足大众需要。野山参都到哪儿去了？每个同学都能异口同声做出回答，人多了，吃光了呗！对！这是标准答案。就是人太多了，给吃光的。

现在市面上的人参，都是人工种植的，像萝卜一样高产，20 世纪 90 年代，人参的价格就跟萝卜干差不多，干品的红参三四十块钱一公斤，干品参须卖到七八块钱一公斤，人人都吃得起。

莫嫌质量差哟！这是功德千秋的好事情，如果没有人工种植，哪里还有人参可用！恐怕就真的要绝种哦！

有不少中医担心，这样的药材到底还有没有补益元气的功效？肯定地告诉大家，虽然它在质量上和野山参有很大差别，但还没差到完全丧失基本药性、药效的程度，可以放心使用，补益元气的力量也远比党参强！

不只是人参需要人工种植栽培，今天所用的药物，几乎全都是人工栽培的，就连普普通通的草本药材也都是集团式大型企业种植的。如果只是靠野生品种，那和民众需要相比较，真的就是杯水车薪，根本无法满足市场需要！

关于环境污染对药材的影响，我大概讲一下。

这个问题也是比较严重的。

现在大气、大地、大海都严重污染，那就意味着整个地球都成了一个污染体，生存的自然万物能不被污染？万物都会受害，无一能够幸免，这是必然的！粮食、蔬菜、水果的品质都会受影响，药材质量也一定会受到影响！

不仅药材质量受影响，有些传统的治疗方法今天都不敢用了，比如：用来解暑解毒，安中和胃的"地浆水"，现在还敢用吗？不敢啦！怕被污染了。

幸运的是，各个国家都越来越重视环境污染问题，正在花大力气进行治理，这是天大的好事！只要每个人都积极参与到环境保护工作中去，十年百年坚持不懈地努力，环境就一定会不断得到改善！粮食、蔬菜、水果、中药的品质也会不断提高。全人类都盼着这一天。

影响中药质量的还有一个重要环节，那就是加工炮制。

今天很多药的炮制辅料被随意替换了，工艺流程被简化了，传统的炮制技术正在被疯狂追逐经济效益的浪潮所吞噬。

为什么会这样？

节奏太慢了呀！时间就是金钱，节奏一慢，成本就提高了呀！

过去办诊所、开药店的，都必须请能炮制加工药物的资深药师，随时可以根据医生的需要，自己对某些品种进行加工炮制。不然，就没有医生愿意去坐诊，也没有患者愿意去买他的药。

现在还有几个诊所有这样的人才？

太少啦！

现代炮制大多都是机械化，其中很多环节都被省掉了，使用的辅料也常常被随意取代，疗效怎么保证？

某些有毒药物的炮制，更是让临床医生不敢轻信，用起来战战兢兢，不得不要求患者拿回去自己再加工一遍。如附片就是典型例子，明明白白写的是"制附片"，开完了后面还要加括号，注明先煎多少时间，这是典型的画蛇添足！只要有了那个"制"字，就不需要再先煎了，既然是"制"过的药品，它的有毒成分在药商那里就已经被炮制过程处理掉了，即便出了医疗事故，也应该是供货商的责任！但今天的医生都不敢轻信附片是制好了的，怕出医疗事故，所以要注明"先煎"。

有些"手法老到"的专家，更是要求患者把附子之类的药拿回去用一大锅开水泡24小时后，把水倒掉，再用一大锅水煎煮二到四小时后，再把水倒掉，然后入药，以保证运用安全。这到底是用的药还是药渣？

所以我对所有学生都强调：未做医生先做人。人在做，天在看，欺心欺世的事情做不得！学坏了心性人品，是金钱不能救赎的！

药品质量的下降，直接影响到中医疗效，没有好品质的药，你的处方开得再正确，疗效也要大打折扣！疗效打了折扣，中医在民众中的信任度也必然大打折扣！药品质量问题不能小看。

近年来，不断有文章发出警示：中医必亡于中药！

这话也许讲得过头了一些，但站在有效才能赢得民众信任，才有发展的社会土壤角度看，药品质量确实可以说是中医的生命保障基础，值得高度重视、认真对待！

下面讨论中医学术危机。

中医学术危机是中医面临的最严重危机。一个学科，学术是灵魂！学术是命根子！学术都衰危了，学科还能健康发展吗？这不是痴人说梦吗？所以中医学术危机是影响中医发展的最致命危机！

在今天这个学术百花齐放、百家争鸣的时代，中医学术危机表现形式很复杂，概括起来，大约有这样几种。

不学无术，衰竭死；

误解中医，冤屈死；

闹门闹派，肢解死；

墨守成规，窒息死；

邪说乱神，癫狂死；

只重科研，安乐死。

什么是"不学无术，衰竭死"？

半个多世纪以来，中医一直深感忧虑的是：后继乏人。

注意！"乏人"二字所指，不是人数多少问题，而是强调的人才质量问题，指的是"乏理透术精之能人良才"。

现在中医专业的各类人员全国加起来，估计至少已经是百万大军。从数量上看，中医绝不乏人！

可合格的中医人才有多少？缺乏精确的统计数据。我估计可能不到百分之三十，真正优秀的有多少？有没有百分之五？可能都要打个大问号！

由此可见，中医不是乏人数，而是乏人才！

这不是捕风捉影、信口开河。看看今天大多数中医处方就知道，其临床治疗特点是什么，是典型的对症状治疗！是典型的中药西用！是典型的机械照搬！

张三头痛，舌淡苔白而水滑，小便清长，大便溏薄，脉沉紧，开川芎茶调散。

李四头痛，气短心累，唇淡舌胖，苔白水滑，脉沉细无力，还是开川芎茶调散。

王五头痛，舌红苔黄腻，尿热口渴，胸闷心烦，脉弦滑数，照样开川芎茶调散。

很显然，到底哪个人应该用川芎茶调散？哪个人不该用川芎茶调散？不该用川芎茶调散的又该用什么方？医生一点也不知道。不知者胆大，糊涂者妄为，这样的"人才"就敢毫无依据地乱用方药。

这类"人才"可能不会接受这样的批评，他们会脸红筋胀地辩解说："我怎么没有标准哪？患者头痛，川芎茶调散就专医头痛嘛！那不是标准是什么？"

听到了吗？"川芎茶调散专医头痛"，这就是他们选用的理由。

要再问这类"人才"："川芎茶调散到底医哪类头痛？"

这类"人才"会瞪大眼睛看着你，理直气壮地回答："医人类头痛嘛！未必还医猪类头痛、牛类头痛、鸡类头痛、鸭类头痛？真是胡搅蛮缠！"

这类"人才"不懂理，所以也就不讲理，反倒认为提这类问题的人是"胡搅蛮缠"。你要想教他，都没这个勇气，你有能力把这类"人才"教懂吗？你有信心把这类"人才"教会吗？

张三的头痛用川芎茶调散，因为他有白苔，确与感冒风寒相关，还勉强可以算个擦边球，也只能是勉强。因为张三有舌淡、便溏、脉沉紧，并不是一个单纯风寒感冒型头痛，还兼有脾胃阳气不足，还需要与君子汤，或理中汤，甚至附子理中汤组合运用，通过振奋中阳，健脾益气，才能收到事半功倍的良好效果。

李四的头痛用川芎茶调散，完全是隔靴搔痒！人家有心累气短，唇淡舌胖，苔白水滑，脉沉细无力等一派阳虚水湿内盛特点，是用理中五苓散的典型寒湿内盛证，用川芎茶调散还隔着崇山峻岭呢！只有理中五苓甚至附子理中五苓，才能通过温中益气扶阳而使浊阴化解，只有浊阴去而阳气恢复，才能收到良好效果！单用川芎茶调散虽也能收到症状暂时减轻的微弱效果，但越是单一发散，越使得阳随汗泄而更虚其阳。如果经常给这类患者吃这样的药，必越治越虚，得不偿失！

王五的头痛用川芎茶调散，简直就是在牛头不对马嘴地胡乱用药！人家脉弦滑数，舌苔黄腻，胸闷心烦，尿热口渴，一派湿热内盛特点，头痛是热邪熏蒸，浊阴上干，壅滞络脉，气血运行不畅所致，必须清热利湿，同时还得借鉴王孟英的"展气化以轻清"之说，佐以辛凉轻宣，才能收到良好效果。而且，凡湿热病症，治疗都难收速效，必须经过一段时间的治疗，待苔净脉和，二便畅利，才能收到相对稳定的效果。用辛温药无异于抱薪救火，避之犹恐不及，岂敢妄投！

这不是乏术是什么？

这类"人才"，就是偶然巧合，用对了的，他也肯定不知对在哪里？用错了的，他也肯定不知错在何处？因为他开任何方都没有中医诊断标准，完全是以医方中所列适应证为选择。这不是通常所说的"头疼医头，脚痛医脚"是什么？

像这种全无半点中医理法的简单运用,和民间用姜汤治胃痛、用酸辣汤治感冒有什么本质区别?没有!完全一样!民间用姜汤治胃痛,用酸辣汤治感冒,是没有任何理论指导的,也是没有任何运用标准的,碰巧了有效,没碰巧有害,不是医学,是最古老、最简单,近似动物自救自疗本能的原始用药模式。

如果这就是中医,中医还需要办高等学府来培养人才吗?背点常用的成方,对照症状使用,通过口耳相传,文盲都可以做的事,何必浪费国家资源办大学呢!

我反复强调:无理不言医!无理不言术!无理不言方!无理不言效!

这种现象的本质是什么?

就是医理一窍不通,医术功底全无!就连教科书那点基本知识都没掌握,再加上缺乏名师指引,中医理法方药严重脱节,长期深陷迷局,连东西南北都分不清,这样的"人才",形式上虽是中医科班出身,能算个合格中医吗?能发挥中医临床优势吗?

没有精熟的理论功底,就不可能有精湛的临床诊疗技术!理论临床都上不去,中医不衰竭死才怪呢!

这不是影响中医健康发展的严重学术危机是什么?

青春无价哟!这样的"人才",几年大学光阴算是白白浪费了,父母养育艰难,国家培养不易,真的令人痛心!

回忆我的大学生活时代,恩师陈潮祖教授在课堂上讲过不少疑难顽怪病症医案,在带习过程中,还治疗过不少疑难顽怪病症医案,给学生留下了不少惊叹,不少震撼。有些病例的治疗方案,简单得令人难以置信,而疗效却好得令人瞠目结舌。见到这样的病例以后,对人的启发是无比深刻的,给人留下的记忆是终生难忘的。

举个我在不少年级不少场合多次举过的例子,我们在宜宾毕业实习的时候,见到过一个典型病例,就很有代表性。

宜宾是陈老的家乡,他在家乡享有很高的德望术望,深受家乡父老的爱戴。我们跟他在那儿实习,生活上沾光不少。

在那个时代,国家真的是一穷二白!一切物资都是定量供应,就连火柴都要凭号票才能购买,油、肉就更是稀世珍品了。一个人一月二两油,半斤肉,人人都肠道里缺油少腥。我们去那儿实习,当地政府给我们每人每月多吃半斤肉,医院还特别下了一纸不成文的规定,一日三餐都让实习师生先打饭，本院医生护士后打，以便能让我们多吃点油腥。

哎呀！现在想起来都热泪盈眶，感动不已哟！

有一天我们正在排队打饭，来了一对三十岁左右的夫妇，找老师诊病。老师是那种把治病救人视为医生天职的古道热肠老夫子，无论是在繁华都市，还是在穷乡僻壤，看病不分场合，应诊不分时间，有求必应。街头巷尾，田边地角，站着蹲着都可以施救。一听来人诉求，立即就从队伍里面出来，放下碗勺，站在队伍旁边工作起来，把我叫出来给他写处方。

据男士代述：他老婆患咽痛数月，水米难下，声音嘶哑，还伴神疲、腹胀、脘痞、纳呆、便溏等症。中西药治疗，百无一效，而且越来越加重。

乡村医生怀疑是喉癌，叫他转上级医院确诊。那时的医疗设施很差，一个地区医院还比不上现在一个县医院设备好。转到地区医院复诊，仍然怀疑是喉癌，叫再转上级医院。可这位患者家徒四壁，哪儿有钱再转院？无奈之下，于是来找老师救治。

讲完病情，诉完苦衷，拿出厚厚一摞中医处方给我们看。全是银翘马勃散、玄麦甘桔汤之类清热利咽润肺方药。

陈老把了一下脉，看了一下咽部，然后又叫我看，看完后说："她脉那么沉细，整个口唇咽部又都苍白肿胀，舌体胖，苔白厚水滑，哎呀！前面这些药都吃不得哟！"

讲完这话，然后就叫我开了个《伤寒论》的半夏散及汤加干姜、细辛，总共就五味药。

我当时心想，老师也太草率了嘛！人家前后折腾好几个月了，这么几味树皮草根，能解决问题吗？心里这样想，嘴里可没敢这样说，知道老师最不爱听别人讲不信任中医的话，怕自讨没趣。

陈老接着对患者说：这药每天一剂，要严格忌生冷！以前吃的那些中药西药必须全都停掉！如果还要继续服用，那你就找别人诊治，不要再来找我了。如果坚持服这药方，你们住得近，明天后天都可以来复诊，如果住得远，你就吃一个礼拜再来复诊。

患者被疾病折磨怕了，连声应承："一定照老师说的办！一定照老师说的办！"

由于求效心切，患者第二天就来复诊，说吃了非常好，饮食、睡眠、二便都有改善，人一下也感觉舒服多了，而且能说话了，虽然声音还不算洪亮，但很清晰。

服完三剂药以后，咽喉的肿胀疼痛全都消除了。

这个病例的惊人疗效真是让我太震撼了！对我启发太大了！两所医院都怀疑是癌症，前面服了那么多西药中药都没效，怎么就这么三五味树皮草根就解决了呢？

请教老师，老师再三强调：中医治病得讲条件，讲标准，得辨证论治。用老师的原话说："离开了辨证论治，中医就莫得搞头了哦！"

通过这个病例，让我明白了三个道理：

一是中医是能治疑难病症的！是能治大病重病的！

二是中医理法方药的临床运用是有标准的，只有通过辨证，才能把这个标准落到临床运用的实处。

三是决定疗效的，不是方的大小，不是药的贵贱，而是治疗方向是否正确！方向正确，可收立竿见影之奇效。方向不明，服药无功，无论吃多少药，无论吃多贵重的药，都未必有用。方向错乱，就会越治越糟糕！

在这个病例的治疗过程中，前面那些滋阴凉血、清热解毒的处方，都是针对咽喉肿痛不利等症状而用的，看起来和临床症状非常吻合，但与疾病的虚寒本质却是南辕北辙，怎么不越治越严重呢！

古今潜心中医的学者，对中医的热爱大多并不是与生俱来的，而是日复一日，在临床实践中，被中医神奇疗效征服，一步步引向深入的。

我在少年时代，从来就没有想到过要当医生，更没有想到要当中医，就连中医是否办高等学府这样的常识都没有，没想到就像湖南一位朋友说的那样，在人生路上一步步走来，竟成了铁杆中医。

这种对症状运用的错误做法，在今天的临床上，到处都能见到，对症状用药的处方满天飞，只要对中医真正有点认识又有点感情的人，面对这样的现实，怎么不因危机深重而忧心忡忡！

也许有朋友会说：《伤寒论》不就是强调方证对应吗？怎么能说对症状治疗不对呢？

提这种问题的人，简直是在闹笑话，方证对应的"证"和"症状"可不是一个概念。方证对应可不是对症状治疗！"症状"是"证"的外在表现，舌、脉、形、色、饮食、二便、睡眠、声音、动态、精神、情绪等尽在其中，都统称症状。"证"是包括病因、病机、病位、病性、病势在内的疾病阶段性内在本质。"症状"是反映"证"的基本临床素材，是对疾病本质——"证"做出正确判断的客观依据。要对"证"做出正确判断，就得通过对症状的综合分析，才能完成。

　　方证对应治疗不等于对症状治疗！对症状治疗的人，可以说根本就不懂中医的疾病观、中医的思维原理、中医的诊疗学原则。中医学认为，疾病的发生发展是受多因素影响的，表现形式是非常复杂的，没有众人一式的病症，也没有众人一药的治疗。在体质、年龄、性别、情志、饮食、劳逸、环境、时令等多因素影响下，同一种病症，可以出现差异巨大的不同症状；同一种症状，也可以出现在完全不同的病症中。所以中医才有同病异治、异病同治之说。无论是同病异治，还是异病同治，都不是对症状施治，而是对证性施治！这才是同病异治、异病同治的学术本质！

　　不少人对这些最基本的知识都没有弄懂，还动不动就信口开河地乱用，把对症状治疗说成是同病异治或异病同治。

　　不懂得正确运用中医理法方药知识，只知对症状治疗的医生，在中医队伍里到底占多大比例？

　　到目前为止，好像还没人做过全面深入的调研统计，最保守的估计，恐怕都在半数以上哦！

　　作为运用学科，如果人才合格率还不到一半，那这个学科的社会价值、存在意义就要大打折扣，人家攻击你就有理由，那就危及到这个学科存在的稳定性甚至合理性。

　　所以我再三强调，学中医的朋友，一定要把中医的理论学到手！不掌握深邃的理论，靠捡几个现成方子，就想治大病重病，就想解决疑难顽怪问题，那是白日做梦！

　　四十多年前，我在宜宾毕业实习的时候看到过一例创伤性溃疡，因感染铜绿假单胞菌，发展为脓毒败血症，经过地区医院和一所比地区医院设备更好，专家水平更高的国防工业职工医院诊治，都控制不了感染，高热持续不退，两所医院都建议截肢。地区医院要求从踝关节切，国防工业医院要求从膝关节切，他都拒绝。

　　医院无奈，就动员他转院治疗。

　　患者因家庭经济贫困，无力往上级医院转，就转到本市中医院。没想到，正是这次无奈选择，让患者化险为夷，重获新生。

　　到市中医院以后，收住在中医外科。我现在都还记得主管老师的名字，叫吕天银，是成都中医学院培养出来的老前辈。患者来的时候正是盛暑，溃烂的脚背表面软组织严重腐烂，满是绿色脓液，筋骨历历可数，高热持续不退。吕老师说："这么高的体温，西医的方案不能撤，全都要继续用，然后加上中药，双管齐下。"吕老师诊断后给我们讲："患者舌红，苔黄腻，脉滑数，重按无力，现在又正值盛暑，要芳香化湿药和解毒药同用，高烧这么久了，气液两伤，脉虽数但重按无力，也印证了这一点，所以还要加少许益气药，舌苔这么腻，养阴药就暂不考虑了。"他选择的是三仁汤合五味消毒饮加人参。

真是令人不敢相信，不到两天，高烧就退了，病情一天比一天好，仅仅三个多礼拜的时间，这个患者就带着满脚背的累累瘢痕，肢体完好地走出医院了，真是令后学大开眼界呀！

无论是谁，只要亲眼见证了那样的案例，都会终生难忘！灵魂的震撼，你怎么忘得了呢！我们学中医，爱中医的情感基础，就是这么奠定的，事实教育比什么空洞的说教都更有征服力。

这么重的病情，按说前两所医院要命就不要脚，要脚难要命的结论并没有错呀！既要保脚，又要保命，在当时的医疗条件下几乎是不可能哪！但中医加上平淡的树皮草根，并没用什么珍贵药，却收到那么惊人的效果。

这个病例启发了所有参加实习的同学，让我们认识了中医药在辨证论治原则指导下的惊人价值，认识了治大病重病时中西两法并用的必要性。

不少中医同仁，到上级医疗机构，到我们学校进修学习的时候，最热切的渴望，就是所有讲课老师都能扔几个锦囊秘方，好拿回去当作看家本领吃一辈子。我上讲台就告诉他们："我这兜里既没有海外奇方，也没有祖传妙方，更没有个人的锦囊秘方，我能给大家的，只有一个原则——辨证论治。"

再举一个例子。20世纪90年代末，云南某单位一位领导，专程赶来找我治失眠的例子，就可以看到，中医药真正能收到可靠疗效的，不是经验方，不是固定方，也不是经方，而是在辨证论治原则规范下紧扣病机的科学配方！

当时问他找当地中医看过没有，他说他找过当地不少中医看了，不仅没效，还越治越严重。拿出来的方大多都是天王补心丹、柏子养心丸、归脾丸之类处方。

我一把脉，天哪！筷子那么粗，寸关尺，浮中沉，都非常强劲有力，典型的实脉呀！再看看舌苔，又黄、又腐、又厚、又少津，湿热中阻，攻下犹恐不及，全方位的滋补药怎么用下去的？这样的运用还有中医标准的体现吗？错到这样没谱的程度是不能容忍的！

这样的罪过该谁来承担？是天王补心丹错了？是柏子养心丸错了？还是

归脾汤错了？

古人创造的这些方都没错！每个方都有它的适应证，每个证都有它的临床客观表现，每个证都有它的内在病机，你认真比对了吗？你综合分析了吗？你正确认识了吗？哦！失眠都用这类方，咳嗽都用止嗽散，头痛都用川芎茶调散，中医治疗有那么简单？中医有那么好学？中医师有那么好当？

从这个病例也可以看到，直到今天，中医的脉诊都很有价值，不能简单否定！不懂中医的人因误解而诽谤中医，说脉诊是故弄玄虚，是自欺欺人，这很正常，没什么奇怪的。他不懂，允许打胡乱说。

要紧的是中医自身诊断水平达标没有？作为职业中医，有的可能还是高级中医专家，今天都不诊脉了，有的还堂而皇之地讲："今天有心电图，有心脏彩超，有血管造影那么多高精尖技术手段，还诊什么脉哟！那都是在装模作样，自欺欺人！"呸！到底是谁在装模作样，自欺欺人啰？讲这话的中医还能算中医吗？平心而论，在今天这个现代科学技术精进到近乎神话的时代，西医一切心脑血管诊断指标的参考借鉴都是必要的，不能轻视，更不能忽视！但必须强调的是：中医脉诊的价值至今仍然是不可否定的！在真正能替代人工脉诊的电子脉诊仪问世之前，中医传统诊脉法是不可替代的！作为专业中医工作者，这么不守中医的规矩，还这么胡说八道，也未免太出格了嘛！

我问患者："你大便通吗？"他说这个问题你不用管，这是多年的老问题了，一周一次大便，解一次便，就等于受一次刑。但现在不用管这个问题，你只治我失眠的问题。困得不得了，睡又睡不着，走路都晕晕乎乎，我都快疯了。

我说："解决不了你大便的问题，就解决不了你失眠的问题，知道吗？如果解决了你大便的问题，就不用解决你失眠的问题了，知道吗？解决大便问题，就是为了解决失眠问题，知道吗？"

他可能把我的解释当作绕口令了，用疑惑的神情望着我。

我就给他吃大柴胡汤，叫他先买一剂，如果服药后大便通了，第二剂大黄就减少 5g，如果仍然没通，大黄就增加 5g，如果还是不通，大黄就再增加 5g。10g 生大黄吃下去没动静，15g 仍然没动静，用到 20g，大便才通。

他来复诊的时候把手伸出来叫我把脉，还善意地考我说："宋老师，你看我今天的情况怎么样啊？"

我一把脉，脉体适中，脉象从容和缓，就回答他说："大便通了。"

他又问："睡眠呢？"

我说："睡眠也一定好了！"

他说:"哎呀！睡了两天好觉,天天都睡不醒哪!"

然后他跟我聊天,说他是因为两年前到这儿出差,住在附近一个旅馆里,因患感冒来找我开过一次药,开的药很简单,价格也极低廉,他开始很失望,认为可能解决不了问题,抱着试一试的心理吃了一剂,没想到效果很好,所以这次又特意找来了。

没有辨证论治,这样的药你敢用?不通过辨证论治你不敢用,那你就只好成方照搬。人家精神不好,困得要命,又睡不着觉,不选天王补心丹、柏子养心丸、归脾丸之类的方,你还能选什么?

为什么大便干燥难解前面的医生还敢用补药?

很可能患者没讲,医生也就没问。还有一种可能,就是医生一问大便,患者就只是强调要医生"只考虑睡眠,其余都莫管"。医生一听这话,以为患者二便基本正常,也真的就没再问,没再管。

所以我再三强调:临床诊断一定要细心求证!

这个案例说明什么?

说明辨证论治是中医临床工作的灵魂,是中医诊疗的基本原则,是不二正道!

什么是"误解中医,冤屈死"?

所谓"误解中医",指的主要是"中药西用",也就是用西医的诊断结论指导中医的方药运用这种模式。

用西医的理论,解说中医病症;用西医的诊断,指导中医用药。还美其名曰,这是中西医结合的思路。深入分析一下出现这种模式的本质,是知其然不知其所以然,最终导致学用分离,名实错乱。这和对症状治疗的医生有相似之处,都是中医理论没有学好,不敢信,也不敢用。这样讲,不是反对中西医结合,而是强调这种运用模式不是中医思维的正确体现。没有中医思维,整体恒动的中医理论特点就无法落到临床运用的实处,中医的治疗优势就难以发挥。西医解决不了的问题,这样的中医也一定解决不了!在今天的中医队伍里,这种学用分离的医生也是一个不小的群体!援用这种模式搞中医的,今天还大有人在,主要体现在两类朋友身上:

一是体现在中西医结合理念很强的同仁身上。

二是体现在业余学习中医的西医朋友身上。

首先申明:不是要攻击谁,而是为了澄清学术混乱的事实,为了让大家对中医学理有正确认识。

这类"人才"比对症状用药那类"人才"脑子要灵活得多，他起码还想找个用药的理论根据来支撑实践，而不是简单照搬套用。

这类中医"人才"还有一个特点，那就是对西医学更有兴趣。他们学了中医学西医，学了西医弃中医。因为西医有数有据还有图，越学越觉得可信，越学越觉得踏实。而中医却无数无据更无图，越学越觉得虚无缥缈，越学越觉得心里没底。所以，最终导致他不能正确运用中医学理指导临床实践，只好另寻出路，找到的换位码头自然就是西医了。

这类"人才"对中医根本就没有学深学透学懂，还是个"半罐水"。中医理论天地人无所不包，深邃得很，是汪洋大海，是无底洞，"半罐水"是远远不够用的。理不明，法不清，是非真伪难区分，怎么可能正确运用中医理法方药去服务患者？更不要说纠他人认识之偏，正他人治疗之误，补西医之失，解临床之惑了。

这类"人才"对中医发展产生的负面影响很大，现在一大批无知者还以为这样的"人才"学术观念新，知识结构新，用药方法新，趋之若鹜想要效法！

什么是中西医结合？怎么结合？是结为一体，合为一种？还是名虽结而实不合，两种分学，兼修并用？还是以西医之理，释中医之理，以西医之诊断，指导中医之方药运用？

直到今天，这个概念都并没有弄清楚。

前些年，不少学校都在办中西医结合专业，学生都争相报考，以为将来就是双料人才，求职、求生存都比纯中医专业方便，生存空间更广阔。谁知学出来以后，求职确实方便了不少，但走上工作岗位以后，表现出的却是中医也平平，西医也平平，成了中西医都很难认可的另类医生。相当比例的学生干脆弃中从西，彻彻底底地改行了。

不是说所有的中西医专业学生的中医水平都不行，出类拔萃的也有，但相对纯中医专业少些。

围绕这个专业的开办，全国讨论了多次，如果是结为一体，合为一种，它的基础理论是什么？有没有一个兼容中西两种医学的基础理论？如果没有这样的基础理论，这个分科在合理性上就有问题。

如果是两种分学，兼修并用，那就不是学术的结合，而是临床合作，再独立分科既名不副实，也没有必要！

如果是以西医之理，释中医之理，以西医之诊断，指导中医之运用，那就是在走一个世纪以前"汇通派"没有走通的老路,多半会陷入曲解附会的尴尬局面。

毕生学习中医,又受时代科学技术影响较深,不能跳出西医理念认识生命,不能脱离西医思维认识疾病、诊治疾病的人,最终必然陷入所谓"中西医结合"学术怪圈,难以自拔。

有人也许会说,懂中医的人,懂点西医,既独立于中医的思维,精于辨证,又能看懂西医的检查报告,难道不是好事吗?

这当然是好事,但这在今天却是凤毛麟角的稀世奇才。因为两种理念的冲突,对人的思维干扰很大,很少有人能做到学兼两类而用自独立。所以这样的高精尖人才绝不是大多数,而是极少数。包括很多大师级专家在内,一旦被中西医结合理念所俘虏,就免不了淡化辨证论治,强化像西医那样对病因、对症状用药。挂在嘴上的常常就是:中医一定要致力于用某个专方治某个专病的研究,如果能用专方治好几个大病,中医就扬眉吐气了。

这种学的是中医理论,用的是西医理念,开的是中药处方,凭的是西医检验报告的名家,无论他混出个什么吓人的名头来,无论他发表过多少奇论怪论新见解,本质上都已经不是真正的中医了,与中医名家更是相去十万八千里!

这种似中非中、似西非西的医生,临床治疗时以西医诊断指导中医用药,所体现出的特点是什么?本质上就是在树皮草根中去淘西药成分。如此劳神费力,还不如干脆直接用西药好嘛!

还有一类是西学中的朋友。西学中的朋友现在用中药很多,用中成药的热情尤其高得可爱,所以朋友们临床时都要仔细一点,患者给你讲他吃些什么药,如果方便,你都要看看他的药品标签,看他到底吃的是西药,还是中药。因为现在有些中药,经过现代制剂后,大多重新命了个跟西药一样洋气十足的名称,单从名称上,是难辨中西的!

今天西医朋友对中药的运用,绝大多数是按照西医诊断标准加中药现代实验研究依据在用。比如用"地榆升白片"治疗免疫功能低下的白细胞减少,不分病症的阴阳表里寒热虚实,不分药物的升降浮沉寒热温凉,众人一药,只要是白细胞减少都用这个药,就是这种模式的典型体现。

这种运用是对中医的严重误解!

去看看历代医家对地榆的运用是怎么认识的?在历代医家笔下,一切虚寒病症都不能用,只有血热型病症才能用。因为中医是以"证"为依据选择药物的。西医的"病""症"都不等于中医的"证"。

以辨证论治来规范中医方药的临床运用，则任何一方一药的运用，既要区分药物的寒热温凉，升降浮沉属性；又要区分病症的表里寒热虚实性质。治寒以热，治热以寒，治虚以补，治实以攻，都得讲条件，都得有标准，都得与证性相合，这是中医用药的基本原则。只有与证性相合的方案、方药，才是最佳方案、最优方药，才能最大程度地发挥疗效。

从这个角度来看中医治法方药的运用，包括地榆升白片在内的一切中医治法方药，其临床运用，都是有严格限制条件的。这是中医治法方药临床运用的基本原则。

西医运用中医治法方药也需要遵守这些原则吗？

必须遵守！没有一丝一毫价钱可讲！

理由很简单，因为一切病症，都存在多种证型，免疫功能失调或紊乱的病症也不例外。

无论是免疫功能低下，还是免疫功能亢进，一切免疫功能紊乱病症，在中医的证型区分里，都存在多种证型。只有血热型，还要不夹湿夹瘀夹虚的血热型免疫功能低下，才是地榆升白片的适应证。

西医朋友不理解中医证型分类的重要性，更不知道辨证论治的必要性，他就只能相信在动物实验中看到的结果。他不懂中医，又热衷于运用中医的治疗方法、方药，所以造成的滥用、乱用、误用现象相当严重。这是值得高度重视的！

尽管如此，我个人还是认为，对这类西医朋友，不要反对，不要苛求，应看作是好事，不是坏事。因为无论怎么说，西医朋友参与运用中医治法方药，至少形式上说明有不少西医朋友在关注中医，在一定程度上认同中医，总比全都站出来不问青红皂白，就否定中医好呀！他们通过长期运用，一定会有部分朋友在实践中逐渐进步，逐渐成熟，逐渐提高中医理论修养，慢慢成长为中医行家。如果完全不参与中医药运用实践，他们的认识怎么能够提高？

这种中药西用现象在现实临床中随处可见，负面影响不可低估！

例如：在抗感染思维影响下，不少小儿发热咳嗽，脉虽数而无汗，咳虽频而音浊声嘶，舌虽红而苔白水滑，明明寒郁表闭，得遵《内经》的"体若燔炭，汗出而散"原则，辛温发汗解表，恢复人与自然息息相通常态，才是正法正治。但今天开出来的方，无论汤剂还是成品中药，绝大多数是以抗感染、消炎为目标的冰天雪地寒凉方药。令人不解的是，这样的运用还很有市场，这是为什么呢？

当然首先是"有效"哦！如果没有疗效，怎么可能有那么大影响呢？这样的治疗半数以上患儿服药后确有"热退咳减"的"疗效"。有疗效就有征服力，就有信众，所以不仅能博得患者信任，甚至有可能产生门庭若市的影响。

寒证用寒凉药，明明严重背离了中医治疗原则，怎么会有疗效呢？

要知道，临床疗效是有真假之分的，患者的"信任"是不明学术真相、跟风盲崇盲信群体效应造成的。

外感发热是寒郁表闭后，机体阳气与邪气相争产生的。大剂量清热解毒药削弱了机体阳气，阳弱而不能与邪气相争，故热退。咳嗽是风寒犯表，肺卫失宣，痰浊内闭状态下机体做出的宣以开闭、排泄浊阴反应。大剂量清肺止咳药使肺气受损，欲宣不能，气机闭郁的情况进一步加重，故咳嗽得以暂时减轻。

这样的热退咳减，是以机体付出真阳耗伤、脏腑功能受损为代价的，类似西医所说的降低了机体免疫功能，降低了机体反应性。

这样的治疗，最大问题就在于不是杀敌三千自损八百，而是彻彻底底自杀自损！所以，伴随热退咳减而发生的病情转化，是邪气乘虚而入，内陷于里，痰浊潴留。所以，体质较好的小孩常常热退而复来，咳减而复增。体质较差的小孩常常热退而纳呆脘痞，甚至腹胀腹泻，咳减而胸闷气紧，转发哮喘，而且愈演愈烈。

可悲的是，这种假疗效具有很大欺骗性。不仅病家不知，就连医家自己也始终不能醒悟，祸害了患者，还沾沾自喜，以为救苦救难，功在苍生。

既然病家无知无怨，医家不悟不悔，这种只看现象，不究本质的运用模式自然就能长期存在，而且还后继有人了。

中药西用现象的泛滥，从长远发展看，对中医造成的负面影响也很大，尤其是对缺乏临床历练，是非对错判断能力较差的青年中医，误导最深，很容易上当受骗，跟风效法。一旦进入了那条畸形轨道，就再也难以回头了。

临床上经常能见到这样的情况：患者患腹泻头痛，脉象沉细无力，舌苔黄腻。在这样的情况下，能简单当作风寒表证去治疗的都不多，能当作脾虚去治疗的更少。

比较常见的是什么？

是以腹泻为肠道感染，以头痛为神经血管痉挛，不是清热解毒药，就是活血化瘀药。很显然，医生是把这样的病情和西医的感染性炎症，或神经血管性状改变，进而导致功能紊乱联系起来在思考，所以要到树皮草根里去淘消炎、抗菌、活血、解痉药来解决这个问题。

这是典型的中药西用！

既然都以西医诊断结论来指导治疗了，那就直接用西药呀！西药的有效成分含量高得多嘛！有效成分大多在百分之九十九点九以上，在树皮草根里，同类有效成分大多只有百分之零点零零几，没有必要劳神费力大海捞针似的去打捞可怜巴巴的这么点成分呀！这不是误人误己是什么？

现实临床中，这样的例子还不少。一位十九岁的欧洲姑娘，从十来岁开始就经常腹痛腹泻伴里急后重，反复发作。多次住院接受西医检查治疗。反复检查，并无特殊发现。西医开始认为是肠炎，后来时间长了，认为是肠道菌群失调、功能紊乱导致的。经过抗菌、抗炎、抗敏、酵母、益生菌等治疗，虽能暂缓暂安，却从没收到过哪怕稍微稳定一点的效果。受困数年，苦不堪言。

伴随中医学的世界性传播，她国内也引进了中医，她所在的那个城市也有中医，治了几次，也不见明显改善，有朋友就鼓动她到中国来寻求中医药治疗。

她接受朋友的善意，万里迢迢来到中国，一边"走遍中国"式的旅游，一边沿途求医。到成都来找我看的时候，吃过的中药处方已经二三十张了。

患者身高一米七左右，体重不到 50 公斤，语音低怯，精神不振，皮肤白皙无光泽。白种人肤白是基本特点，但健康的白种人皮肤白里透红而光亮。今天在中国任何地方都可以看到这样的西方美女，不是灰白无光，惨白无彩。四诊得知，患者腹泻发无定时，没有季节性，和月经也没有时间上的关联，每个月都会发作两三次，每次持续三五天。腹泻轻微时，每天两三次，便溏而轻微后重。发作严重时，每天十多次，多是水样便，明显里急后重。脉细数无力。舌体瘦薄而淡，舌苔隐隐薄白微润，两手湿冷，月经量少。不腹泻时小便正常，腹泻时小便减少。

看看她吃过的中药，有用半夏泻心汤的，有用大建中汤合香连丸的，有用异功散合白头翁汤的，有用补中益气汤加黄连黄柏广木香的，还有用理中汤加黄连黄芩和其他如地榆、紫花地丁、野菊花的，还有用乌梅丸加味的，患者吃了以后，腹泻有所减轻，但都没有收到根本性、巩固性疗效。

我就用人参败毒散与补中益气汤和参苓白术散合方加减：升麻 5g、柴胡 5g、羌活 2g、独活 2g、川芎 2g、黄芪 5g、当归 2g、红参 5g、炒白术 20g、炒苍术 10g、炒怀山药 20g、炒扁豆 20g、茯苓 20g、广木香 3g、炮姜 2g、肉桂 1g、制附片 5g。

服药后告诉我说："奇效！喝一次，肚子里就咕咕叫，放响屁，放屁后自觉从来没有过的轻快。"后来就原方去羌活、独活，加川藿香 10g，做成散剂，继续服用。

这个小孩在成都一边近郊旅游，一边坚持治疗将近三个星期，情况非常好，体重增加了好几千克，精神、气色、肤色都有明显改善。她高兴得不得了，临行，还专门买了一个青花陶瓷的鲜花盆景送给我。

我再三叮嘱：平时不能乱吃乱喝！药物还得坚持服用半年甚至更长，才能收到相对巩固的疗效。

她问我：乱吃乱喝是指什么？

我说：欧美人喜欢喝冷饮，喝可乐，吃生菜，吃巧克力，嚼口香糖，这样的生活方式对你那些身强体壮的同胞可以，对你这种弱不禁风的人却极不合适，应该尽量减少，甚至完全终止！最好能学习我们中国人的饮食生活方式，喝热饮，吃熟菜，不吃零食！这样你的身体才能逐渐向健康的方向发展。

她听了以后，惊叫一声："哇！那我只有将来移民到中国啦！"

看看这姑娘来中国后所吃中药，前面的治疗都还不错呀！并不是中药西用"人才"开的方呀！而是在辨证论治原则指导下开的方呀！怎么会收效不佳呢？这个问题是值得深刻反思的。

分析一下前面的处方，都有一个共同特点，那就是或多或少都要用到黄连、黄芩、黄柏、白头翁、秦皮、马齿苋之类清解肠道湿热的药，有的甚至还用了地榆、紫花地丁、野菊花之类的药，而且用量都比较大，起点量都在 10g 以上。

这说明什么？

说明这些大夫都被"里急后重"和"脉数"这两个症状蒙蔽了智慧的眼睛。潜意识里可能还或多或少夹杂了西医认识理念，把里急后重当作感染性炎性反应看待，因而在中医辨证论治基础上不自觉地引入了西医的抗感染治疗。

"里急后重"是不是湿热下注的临床特点？当然是，包括历代名家著作在内，对这个症状的认识，确实大多都归结为湿热下注。但并不绝对是呀！早有明眼人强调指出，这并不是湿热证的特异性依据，元气大衰，中气下陷，阴血大亏也会里急后重呀！

明代医家张景岳，在他的《类经》中，就专门对"里急后重"这个症状的性质做了透辟分析。他说："以里急后重为湿热者，但知湿热壅于大肠，因而重坠，不知气陷则仓廪不藏，阴亡则门户不摄，故当以病之新久，质之强弱分虚实也。若邪正不明，则祸如反掌。此虚实之不可不辨也。"

"再以治法言之，则当必求其所感之邪，所受之藏，以明致病之本，其他所变，皆为标也。如因于湿热者，去其湿热则愈，因于积滞者，去其积滞则愈，因于气者调其气，因于血者和其血，新感而实者，可通因通用，久病而虚者，当塞因塞用，是皆常法，无待言矣。"

"第见今人之病痢者，虚常六七，而今之治痢者，补无一二焉，若气本陷矣，而复行其气，后重不将甚乎？中本虚矣，而再攻其积，元气不将竭乎？湿热伤血，自宜调血，若过用推陈血愈伤矣。津亡作渴，自宜止泄，若专于渗利，津愈耗矣。使必待血清痛止而后补，则事已无及矣，此无他，特以本末未明，故但据见在者为有形之疾病，而不知可虑者在无形之元气也。夫元气既虚，不补将何以复？"

"诸当补者，自有所据，请尽悉之：凡脉息微弱者可补，知其非实邪也。形体虚羸者可补，知其不可攻也。口腹素慎者可补，知其本无所积也。胸膈宽快者可补，知其中无留滞也。因病后而感者可补，以元气有所伤也。因攻伐而愈剧者可补，以攻所不当攻也。后重之可补者，陷则升而补之，热则凉而补之，腹痛之可补者，滑泄则涩而补之，虚寒则温而补之。"

你看，从诊断到治疗，讲得头头是道，面面俱到，该说的话几乎都让他说完了。

张老前辈谆谆教诲的效果如何？

看看现实中医临床就知道了，有几人认真去学习钻研？有几人认真去实践体验？少得很。讲了也白讲！他老人家的一片苦心，在很大程度上都算是付之东流了！

景岳所论的"痢"不等于今天的感染性痢疾。不只是景岳，凡是古人所讨论的痢疾，都并不全是今天西医所诊断的严格意义上的感染性痢疾，而是以腹泻为主要症状的多种病症。

景岳的见解很值得大家好好学习，深入研究，认真借鉴。

湿热下注是"里急后重"的一个重要原因，但并不是唯一原因，不能把所有"里急后重"都看作是湿热下注。景岳已经把这个问题讲得很清楚，很深刻了：除"湿热下注"外，"气陷不藏""阴亡不摄"也是产生里急后重的重要原因。

对虚实两种性质完全不同的里急后重，临床如何区别？这是考验医生水平的关键环节。景岳把这个鉴别诊断大原则也毫无保留地交给了大家，那就是通过病程长短和体质强弱来加以辨别呀！要点多明确，方法多简单！

任何病症，诊不明则治必乱，鉴别诊断是关键。四诊合参最重要的环节，其实就是症状鉴别！

可惜的是，今天很多人不愿把时间和精力花在读书明理上。

十几岁的姑娘，一病六七年，瘦得像根竹竿，舌质也那么干净，明明是个大虚证嘛！哪里来的湿热？为什么要用清热解毒药？而且还用那么大的量，怎么不事倍功半？

在今天这个科学技术高度发达，一切讲微观实证的时代，加上又搞了半个多世纪的中西医结合，绝大多数中医几乎都不可避免地会受到西医诊治理念的影响，在处方用药时，带进一星半点西医的色彩，无可厚非，有时还具有一定积极意义。

如：治疗温热病卫分证阶段的邪热炽盛，参考一下西医的病毒病因说，选药可能就更加精准。就是不受病毒说指引，直接援用银翘散，认识上也更加心明眼亮，哦！银翘散里的金银花、连翘是抗病毒药。

但绝不能倒过来，完全用西医的病毒病因观指导中医认识温病和指导温病治疗。那样的话，就有可能对银翘散的配伍发生误解，认为豆豉、荆芥、薄荷、桔梗、牛蒡子、竹叶、芦根、甘草都是多余的，就有可能引导你去全方位运用抗病毒药，而且还沾沾自喜，以为独得妙法。

半个世纪前的银翘大板合剂就是这么产生的！

半个世纪前的温病"截断疗法"也是这么产生的！

什么是温病"截断疗法"？

就是主张治温病不必卫气营血辨证，而是用五味消毒饮合银翘大板等抗病毒药，直接从气分治疗的新方法。提出这种新见解的人，还给它起了个时髦的名称，叫"截断疗法"。

这样的认识至今还大有市场。

我在这里郑重地表达自己的意见：无论是银翘大板合剂，还是所谓"截断疗法"，都不符合温病发展的客观规律！

一般情况下，温病都是表里同病，外有风寒之郁闭，内有热毒之壅滞，并不是单一的里热独盛。只有按照卫气营血辨证论治原则进行治疗，初起既开解表卫气机，又清解上焦热毒，表里同治，表里分消，才是与温病初起阶段矛盾特点高度吻合的原则。

"截断疗法"所倡导的那种全方位单一清里，不与开解表卫同步进行，而且大量运用寒凉药的做法，看起来好像在集中优势兵力抗病毒，有利于速战速决，实际上却忽视了人这个生命活体的整体复杂联系，忽视了人与自然息息相通的微妙联系，认识上和治疗方案的设计上都具有重大缺陷，不仅疗效会大打折扣，而且还会使脏腑阳气受到损伤，给后期康复制造不小的麻烦。

这是中医的错吗？中医哪本书上主张这么去思考问题，认识问题，解决问题的？没有呀！这在本质上就是中药西用。

几年前，我的老岳父就经历过这样的一次治疗。他原本是军人出身，身体很棒，一辈子又没有任何不良嗜好，就连茶都不喝。晚年生活就是把逛公园当作健身运动，每天从东城区的望江公园，走到西城区的人民公园，几乎把老城区几个公园都要走遍。日复一日，年复一年，从无间断，简直可以说是健身过程中的万里长征。年年健康检查除血压略偏高外，其余都是全优。

有一天，一位老年朋友告诉他，哎呀！老太爷，你脸色有点发黄呀！

一个人这么讲，两个人这么讲，他都没太在意。连续几天好几个人都这么讲的时候，他就虚了。他回到家里对着镜子照，左边脸照了照右边脸，看来看去好像是有点黄。马上就收拾包袱，到一所高级别医院里面去住院治疗。

他去住院时没通知任何人。住进去以后，岳母第二天下午才打电话告诉我们这个信息。

第二天晚上，我们去医院看望老泰山，顺便给他进行了中医诊断，他六脉洪大滑数，浮中沉三部强劲，舌苔黄厚腻，就告诉他西医解决这个问题可能效果不理想，还不如先吃点中药，可能效果更好些。正在这时，主管医生来关心患者，我就立即打住了。那是一位和我年龄差不多，态度和蔼可亲的女专家，我自报来意跟她交谈起来。

从主管医生那儿了解到，西医对老泰山的诊断是：长期服高血压药导致肝功受损引起的面黄。

她说："这个问题呀！你放心，我们高度重视，专门给他成立了一个专家治疗组，由一位归国的洋博士担任组长。经过讨论，已经给他拟定了治疗方案，今天晚上就要开始执行。"

我问："用什么药呢？"

她告诉的药品名称好像叫"耐克"，不知道我记准确没有。反正听起来就是个典型的西药名称。说是一种新药，五百多元一支，静脉给药。

出于对亲人的关切，我情不自禁地继续问她："'耐克'是什么成分？"这话一出口，我就有点后悔了，人家讲出成分来你也不知道呀！何必多此一问呢。

谁知歪打正着，问到点子上了。她告诉我说："是人参、黄芪、苦参。"

我说："哦！这药不能用！"那位老师很惊异地盯了我一眼，然后问我是干什么的？我说："我是中医药大学的中医，你们这药是百分之百的中药，主要是补气药，我刚才把了老岳父的脉，脉象非常强劲，属于实证，不能用补药！而且告诉她，我的岳父一生体质强壮，很少生病，能吃能睡能运动，他就因为别人说他脸色有点黄，一激动就来住院了。脸色黄多种原因都可以引起，虚证实证，寒证热证都有。他的脉象那么强劲，舌苔还黄厚腻，是典型的大实证，绝对不能用补药！"

那位老师听我讲得斩钉截铁，而且讲出了中医的道理，就非常为难。她说："哎呀！那怎么办哪？这是治疗组定了的方案，今天晚上就要给你老泰山用。你现在突然不让我用，我没权擅自终止治疗方案呢！要终止这个治疗方案，必须报组里讨论。"

我说："那也不行，你们用的是中药，中药的运用原则，我可能比你们专家组长更清楚。"我态度也很强硬。

那位老师苦苦向我请求："宋老师！能不能让我用一次？不执行既定方案我没法交差吧！"

我想了想，只能同意。

为什么呢？

因为我告诉老岳父应该吃中药时，他态度极为冷淡，根本就不回答我。这就明白表达了他对中医的不信任。心里可能想的是：现在条件这么好，我八十多岁的人了，又有权享受住大医院，接受高科技设备检查治疗的良好医疗条件，生了病你不支持我住院，反倒动员我吃中药，你这安的什么心哪？一点树皮草根，能解决我这问题吗？能保证我的安全吗？所以他不仅不接受我的建议，内心里对我的劝告可能还很反感。我想只有通过这次治疗后的临床反应，才可能对他有一定启发意义，在临床反应不适的事实面前，也许他会回头。同时，我也认真权衡了一下，以他的体格，一次误治，还不至于有大的风险，于是就说："那好吧！就让你们用一次吧。"

后来主管医生告诉我，医院在未经我同意的情况下，又用了一针。用后老人就双下肢迅速从脚背开始水肿，三四天时间，水肿就从脚背肿到腹股沟附近。老人真的很棒，除增加了心累气短，下肢沉重，脘痞纳呆外，还没有其他严重不良反应。

我天天去看他，动员他吃中药。我说："你进来时好好的，几天时间，怎么就变成这个样子了呢！脚肿了，腿也肿了，你再这么治疗，恐怕真的要出大问题哟！"

老泰山说："那怎么办呢？"

我说："你要是愿意信我的话呢，西药就不要吃了，送来后你就收藏起来，明天我给你煎中药来吃。"

在病情迅速加重的事实面前，他终于同意了。

原本应该服通腑泻下方药的，为了避免老人在病房里拉肚子，我就给他服三仁汤加金银花、连翘、虎杖、桔梗、杏仁、牛蒡子、瓜蒌仁、冬瓜仁这类药，试图通过和缓平稳的方案来改善病情。

连续服两天，水肿就开始从上到下慢慢消退了。

就在水肿明显消退的时候，我去看望老人，又碰到主管老师。她高兴地对我说："宋老师，你看，你老泰山的后续治疗效果出来了嘛！水肿逐渐在消退了。"

我笑一笑，没有反驳，只是强调："你们那个药不能再用哈"！作为医生，我是知道医院规矩的。临床责任在主管医生肩上担着，没经过主管医生同意，就背着人家吃中药，属于严重违规。

有一天，我又去看老泰山，老泰山提了个愿望，想用人血白蛋白。我问他为什么想用这个东西呢？他说："你看旁边那个小伙子，用了九针就好了许多。据医生说，他原来的情况比我严重得多，叫我也用点白蛋白，可能大有好处。"

我说："你和那小伙子的情况不一样。这白蛋白呀，有点类似中药的大补药，你不需要补，你用白蛋白可能又会像用前面那种药一样，出现严重的不良反应。"

他不相信，但又不好对着我这个半子身份的人发作，只好沉默。

沉默就是不满嘛！

他本来就是个很固执的人，老了就更固执了。看来他是一定要用的，谁劝也没用。

岳母也来问我怎么办？我想既然老人有这个心愿，那就让他用用，满足他的心愿吧！就像医生要求患者忌口，不能吃油腻，患者自己却坚持要吃鸡吃鸭吃肉一样，你拿他有什么办法呢？只有让他吃吃，看看吃了有什么反应，如果吃了不舒服，他自己就会放弃。我把中药都给他停了，就让他用白蛋白。

用了一个礼拜的白蛋白，不仅再次发生水肿，而且水肿迅速发展到肚脐，还二便不通。

主管专家也很无奈，想了想，对我说："宋老师帮帮忙吧！"我还来不及问她帮什么忙，她就拉着我到病房去，对老泰山说："大爷，你女婿都是医生。你问问他嘛！你这个病是世界难题，无药可治，我们一直在尽最大努力解决你的问题。"

然后回过头来对我说："你老泰山对治疗效果不满意，这两天一直在给我们提意见。"哦！原来如此。

我一听到"世界难题，无药可治"这话，心中暗暗一喜，我想要的就是她这八个字呀！

等他走了以后，我就问老泰山："听到没有，你这个病是'世界难题，无药可治'，你愿意在这里待就继续待，不愿意待就出去吃中药，你考虑考虑。"

他一下子激动起来，马上收拾包袱就要走。我说今天是星期天，没人给你办出院手续，不要着急，明天早上办完出院手续，从从容容地回去。

老人回到家中以后，我给他吃大柴胡汤。八十多岁的人，连服十二剂大柴胡汤，面黄、水肿、便秘、脘痞、纳呆，甚至连多年的血压高等所有问题，全都解决了。我每次去给他看病都和他开玩笑，说："你这病的诊费是每次五千元哈！"

记得出院那天，主管医生非常关切地对我说："宋老师，我们对你老泰山的评估，出去以后生存时间恐怕最多不会超过一个月。"

我这人最大的缺点就是个性强，当着人家的面，我就直截了当地否定了。我说："你们的评估太保守，太离谱了！我那老泰山的体质棒得很。这次并没有什么大问题，全是他自己吓自己，吓出来的病。生存时间还长哦！哪里是一个月哟！现在不能把话说得太绝对了。我估计呀！三五年他都走不了哦！"岳父是88岁时去世的，距出院有7年。

新型中成药只会越来越多，单从名称根本就分不清是中药还是西药，在了解患者用药情况时，一定要详细询问，最好是看看药品说明书，弄清药物处方中到底是些什么药，对思考问题和处理问题才有参考意义。

如果看不到中药西用的严重危害性，人人都可以打着创新的牌子，唱着创新的高调，堂而皇之地去效法，中医还有什么优势可言？中医还有什么前途可言？中医最终就难以逃脱废医存药的厄运！

这不是危机是什么？

什么是闹门闹派，肢解死？

中医学术危机的表现形式千奇百怪！在一千八百多年前，完全靠师带徒形式传承中医学术的时代，中医老祖宗张仲景深恶痛绝的"各承家技"现象，在现代学府式中医教育环境下依然存在，这种现象如果延续下去，必然导致中医肢解死！

各承家技的具体表现，就是闹派别，就是强调某些所谓独门绝技。这是以偏概全，把偏法偏方当作不传之秘，把一法一方视为看家本领。这种做法，不是在推动中医发展，而是在扰乱中医发展！

不知这股风是从哪里冒出来的？好像是有点来头！派风一起，全国各省各市群起效法，都在总结地方特色的中医门派。一时间全国各地"热火朝天"，都快要闹出金庸小说中的天山派、华山派、昆仑派、武当派来了。

闹派者绝不会接受我的观点，他们会理直气壮地说："《四库全书总目提要》就明白指出'儒之门户分于宋，医之门户分于金元'嘛！今天的《各家学说》也是专讲派别呀！怎么没有派呢？"

我就是讲《各家学说》的，对这个问题多少有点发言权。在鄙人看来，《四库全书总目提要》"医之门户分于金元"的提法并不完全准确，"中医各家学说"这门课的命名也不完全正确。

什么是学派？什么是流派？什么是门派？首先得把这类基本概念搞清楚，否则就会斩不断，理还乱，越说越糊涂。我在讲授《各家学说》时针对这个问题，提了点个人观点，今天再次提出来，供大家参考。如有不妥之处，也恳请批评指正！

所谓学派，应该是指为解决同一矛盾，达成同一目的，各自提出不同的学术命题，创建不同的理论体系，寻找不同的理论根据，阐发不同的学术观点，最终形成学术见解迥殊，学术主张迥殊，求解方法迥殊的宗殊识异学术群体。不同学派成就或互不相干，或相辅相成，或互相对立，差异巨大，却又各自持之有故，言之成理，这就是学派。

战国时期的诸子蜂起，百家争鸣就是中华文化史上最朝气蓬勃的学派现象。战国时期要解决的同一矛盾是国家分裂，文化多元，要达成的目的是国家一统，文化合流。各家各派的学术研究都是围绕这样的"矛盾"和"目的"展开的。

所谓流派，应该是指在同一理论主体下，或针对不同学术命题，提出的发扬学术理论新见解，新观点，新思路，新方法。或针对同一学术命题，各自从不同视角、不同侧面、以不同理论根据揭示矛盾本质，阐发因果联系，创新破解矛盾新方法，因而成为相互补充、相互发挥的不同学术群体。中医各个流派的成果都是学术新问题的发现，临床新方法的创建。

历代中医名家的学术争鸣，就是生动活泼流派现象。无论哪家哪派，无论提出什么新见解，新命题，都一定是以《内经》天人合一，整体恒动理论为根据的，非此不言中医之理。都一定是以辨证论治为理法方药运用原则的，非此不言中医之术。

所谓门派，应该是指在同一理论主体下，针对同一学术命题，因师承关系不同，理论修养不同，认识浅深不同，形成的学术观点、诊疗经验自然也就不同，或严重分歧，甚至完全对立。这种形式上理论同宗，实质上见解各别，而且五花八门、参差不齐的学术群体，就是门派。

门派成就差异巨大。有慧眼独具者，有认识偏颇者；有理法精湛者，有理法荒诞者；有充实发挥者，有曲论偏解者。泥沙混杂，金石难辨，今天的对症状治疗、中药西用、照搬经方、独倡温热、专主寒凉、特重独门绝技等，就是门派现象。

看看历史上自然产生的中医派别，再看看现实人为的中医派别，各自属于哪种性质？不做深究，懵懵懂懂谈派别，好像都可以既称流派，又可以称门派，还可以称学派，这是典型的概念不清！深究一下就会明白，历史上自然形成的是学术流派。果真是同一命题，在辨证论治原则规范下，虽时隔千年，地隔万里，都一定学术认识相同，学术原则相同，实际运用中的求解方法相同。所不同的，只是认识深浅程度略殊，方法细密程度略异罢了。

从宋代庞安时《伤寒总病论》提出"温病若作伤寒行汗下必死"，到金代刘河间《素问玄机原病式》提出"六气皆从火化"，李东垣《内外伤辨惑论》提出"气虚大热"和创造"甘温除大热"，到元代朱丹溪《格致余论》提出"阴常不足，阳常有余"，到明代张景岳《类经图翼》提出"阳非有余，阴常不足"，到清代叶天士《温热论》提出"温病辨卫气营血虽与伤寒同，若论治法则大异也"，哪一个不是全新的课题，全新的视角，全新的观点，全新的见解？就连文字表面完全对立的丹溪和景岳之论，也是各有所指，根本就不是同一个问题的不同见解！

在中医学里，真正带有强烈派别意识的论争有没有？当然还是有的，最具代表性的就是伤寒、温病两类外感病症的理法方药运用之争。否定温病学理者主要是学术理念极端保守的伤寒学者，而不是所有伤寒学者，更不是温病学者同时也否定伤寒学理，温病学者从来就不否定伤寒，而且认为伤寒学是临床学术的源头，是临床各科之母。

学术态度极端的伤寒学者否定的不仅是温病学理，而是除伤寒之外的其他所有外感病常理。

在他们的学术意识里，伤寒学理就是阐释一切外感病的公理、定理。有关伤寒诊疗的理法方药就是解决一切外感病诊疗问题的万能法宝，垂之千古而不朽，放之四海而皆准，施之百病而不爽，用于众人而不易。不能有一丝一毫的改变！这样的见解能够成立吗？如果不能成立，那就只是学术的是非争鸣，而不具备真正可以与温病相抗衡的派别特点。

在中医学科里，无论哪个老师教出来的学生，理论源出都一样，都源自《黄帝内经》。还另有《扁鹊内经》派？《白氏内经》派？根本没有！《汉书·艺文志》记载的这两家早就消亡了。我认为这并不是粗心大意弄丢了，也不是时代动乱毁灭了，而是在医经整理过程中，被《黄帝内经》"兼并"了，是百家一统，思想融合，学术汇流的必然结果。很可能是为了避免郑声乱雅，多歧亡羊，其余各家医经就被有意识地销毁了。

医学是自然学科，自然学科和哲学、文学、艺术等学科不一样，哲学、文学、艺术类学科可以因师门不同而见解迥异，花样翻新，门派林立，共同繁荣。

同一自然学科研究的是同一自然事物，同一自然事物具有相同的运动变化规律，无论多少人研究其发展变化中的某一个问题，揭示真理的正确结论都只有一个，解决矛盾的标准答案也都只有一个。

问题就在于真理并不是自然显露在事物表面，可以一望而知；标准答案不是现成放在某处，可以随意提取。真理的揭示，得在系统理论指导下，通过全面调查，深入研究，综合分析，潜心思考，直至大彻大悟，才能完成。标准答案的提取，得在正确理论要求和严格标准规范下，通过实践反复验证，反复对比，反复选择，直至精益求精，才能获得。

在中医的"学派"见解里，基本上都是谬误不断剔除，偏颇不断纠正的学术反复更新；都是真理不断掘进，标准答案不断获得的学术日益精进；都是理论认识不断升华，临床空白不断填补的学术自我完善。

表面上，中医确实门派林立，观点分歧，方法各异。但认真看看，各家各派的学术成果，却并不是针对相同矛盾本质问题提出的不同见解，而是针对某些错误认识提出的纠偏改错见解，或是针对某些真相长期不明，治疗一直没有找到标准答案的问题，提出的补漏填缺新见解、新方法。哪里是对同一矛盾本质问题在各执己见，争论是非短长，还长期并存，共同繁荣呢？

严格讲，在理论缜密，标准统一，临床运用原则相同的成熟医学体系里，在讨论同一个问题时，各家各派的观点不可能无是无非，对立并存！方法不可能无优无劣，同等有效！必然或是或非，相互否定；或短或长，相互补充；或缺或漏，独填空白。这就决定了只有认识不断加深所带来的学术真理不断发现，标准答案不断补充，并不存在以独立于理论体系之外的新理论、新学说为支撑的门户之见、门派之争。

金元医学没有抱残守缺的门户之见，只有慧眼独具的真知灼见！没有是非不分的平庸争吵，只有理明法彰的匠心独运。

刘河间的"六气皆从火化"说，既是纠偏，又是补漏。纠治外感病只知辛温解表之偏，补以辛凉解表治外感热病之漏。

就在他给别人纠偏的时候，他提出的见解又带有偏见。"六气皆从火化"，这个提法不客观嘛！这样提，"从火化"好像就成了六气运动变化的必然过程、必然归宿。这就偏激了呀！六气会不会"从火化"，还有其他影响条件，条件不具备，就不会"从火化"，条件具备了，才"从火化"！

六气"从火化"的条件，概括起来主要有这样几个方面：

一是患者感邪的轻重程度，重者易发，轻者难成。

二是感邪后是否形成郁闭的病机特点，郁而难达者易发，畅而易去者难成。

三是感邪者的年龄体质状态，年轻体壮者易发，年老体弱者难成。

四是感邪的时令特点，春夏易发，秋冬难成。

这仍然只是大概率的相对而言，不是绝对的，如果绝对化了，那就又带有偏颇成分了。

要明白其中一个道理，六气"从火化"并不是一个必然过程，而是一个多因素影响下的复杂演变过程。所以，在"六气皆从火化"中的那个"皆"字后面，还得加个"可"字，才更严谨，更客观。

刘河间提出"六气皆从火化"见解，是有针对性的，针对的是在此之前，中医对外感的认识，被《伤寒论》的寒邪致病观念统治了将近上千年，整个医学界，治疗外感病，包括不少斗方名士在内的绝大多数医生，都只知有寒证，不知有热证，只知从寒治，不敢从热医的严重偏颇现象而发的。

其实，这种真理迷失的偏颇现象，也并不是发生在所有医家身上，真正的名家还是心明眼亮的。

举个典型人物。早在唐代，同样是治外感病，作为一代宗师的大医学家孙思邈，临床手法就复杂得多，有直接援用仲景原方的，也有经他化裁后成为典型寒温并用结构的，他对《伤寒论》中的方很多时候化裁到了面目全非的程度。

如《备急千金要方》中的"治伤寒三日外，与前药不差，脉势仍数者，阳气犹在经络，未入脏腑方"就是个典型例子。方中所用药物为：桂枝、黄芩、甘草（各二两），升麻、葛根、生姜（各三两），芍药（六两），石膏（八两），栀子（二七枚）。

再如《备急千金要方》中的"治少小伤寒，发热咳嗽，头面热者，麻黄汤方"也是个典型例子。方中所用药物为：麻黄、桂心、生姜、黄芩（各一两），甘草、石膏、芍药（各半两），杏仁（十枚）。

虽然桂枝汤、麻黄汤的框架还在，所加药物的数量、用量远远超过了原方，确实面目全非！而且所加寒凉药物与原方中辛温药物也势均力敌，原本辛温发散的方，一下子变成了典型的寒温并用结构！

这样的例子，在《千金要方》里还有很多，甚至还有不少完全运用寒凉药治疗外感病的方！《千金要方》中的"治少小伤寒，芍药四物解肌汤方"就有一定代表性。全方所用仅四味药：芍药、黄芩、升麻、葛根（各半两），一味麻桂那样的大温大热药都没有。

如此大刀阔斧地化裁前人成方和大胆自创辛平发散与苦寒合用的新方，说明什么？

说明早在隋唐时期，已经认识到外感病并不只是单一由寒邪引起的寒证，还有寒热合邪的寒热兼夹证，甚至还有但热不寒的热证存在。

话又说回来。尽管在伤寒方的运用中，早已体现出了对外感病多样性的认识，但却一直没有通过阐明所以然之理来唤醒医林，大多数医生还是不敢轻信，还是觉得信圣人的更可靠，所以仍然崇尚的是麻桂类大辛大热方药，认为只有辛温发散才能解表。

学《伤寒论》学成这样的认识，对《伤寒论》就是严重的歪曲。仲景用辛温是有条件的，是在"有是证"前提下，才"用是药"。他什么时候讲过六气只有寒邪才能伤人？什么时候讲过只有大辛大温大热方药才能治疗外感表证？

仲景是满腹经纶，饱学力行，思想解放，学术开明的真专家，真学者，不是那种腹内空空、装腔作势的假大空"名家"，追求的是实事求是，探索真理，救死扶伤的人道主义人生。

仲景在其原序里把自己的人生观、学术观、事业观表达得很清楚，人生要以健康为根本，学术要以明理为根本，事业要以济世为根本。

而且特别强调：学习医学，最重要的是"勤求古训，博采众方"，贵在通过"思求经旨"，弄懂包括人在内的各种自然事物"玄冥幽微，变化难极"之理，把前人的智慧、他人的经验，融入自己的灵魂，变成自己的鲜活知识，才是真正有用的知识。那种"各承家技，终始顺旧"，僵死继承前人，机械照搬前人，轻松得来的现成经验，是没有生命的死东西，是没有内涵的躯壳，是没有灵魂的僵尸。

已经讲得够清楚了，不要再扯着耳朵讲了。

读仲景的书，学仲景的术，扛着仲景的牌子在世上混饭吃，却不明仲景的心思和仲景的至理名言，怎么可能把圣人的智慧学好用活？没把圣人的智慧学好用活，就解决不了问题，更发挥不了中医的优势，这该怪谁呢？怪圣人没有把真东西交给你？怪圣人留下的智慧遗产过时了？

同样是学《黄帝内经》，学《伤寒论》，学出来的同时代，甚至同师门医家，学术眼光、临床水平都不一样。宋代庞安时学《伤寒》学出的独到见解，就是个典型例子。

他认为外感病虽然都与寒邪伤人相关联，但临床发病特点却差异巨大，产生差异的主要原因在于是否兼感其他时令邪气，如有兼感，疾病的性质就可能发生重大变化，就不再是典型的寒性病症了，治疗也必须随病症性质改变而改变，不然的话，就有可能造成严重医疗事故。所以才大声疾呼："温病误作伤寒，行汗下必死！"

刘完素或许正是因为受到庞安时振聋发聩的警示，才在潜心深入研究《内经》基础上，提出"六气皆从火化"新见解，提倡特立独行的"辛凉"解表法，才有了外感认识的真理新发现。

李东垣"气虚生大热"见解和"甘温除大热"方法，更是如此。

说明一下，这两句都不是李东垣的原话。

"气虚生大热"是后人根据他在《内外伤辨惑论》和《脾胃论》中的"饮食不节则胃病，胃病则气短精神少而生大热"及"饮食损胃，劳倦伤脾，脾胃虚则火邪乘之，而生大热"等论述，概括提炼而来的，非常精练准确，因而成为东垣学术观点的提纲性总结。

"甘温除大热"也是后人根据东垣《内外伤辨惑论》和《脾胃论》中"内伤不足之病，苟误认作外感有余之病，而反泻之，则虚其虚也。实实虚虚，如此死者，医杀之耳！然则奈何？惟当以辛甘温之剂，补其中而升其阳，甘寒以泻其火则愈矣。《经》曰：劳者温之，损者温之。又云：温能除大热，大忌苦寒之药，损其脾胃"的论述，概括提炼而来的，也非常精练准确，因而成为东垣独特临床心法的精髓提炼。

在东垣之前，气虚生大热的病症临床早已客观存在，但却一直没有人深刻揭示出这类问题发生发展的理论本质，也没有人总结出诊断这类问题的辨证要点，更没有人找到有效解决这类问题的标准答案。是李东垣第一个阐明病情本质，提出辨证要点，找到化解矛盾之有效方法的。所以，这是一项填补空白的重大成果。

尽管如此，但并不是独立于中医理论体系之外的新知识派系。

东垣在发表"气虚生大热"学术见解和创建"甘温除大热"方法时，都引用了《内经》的相关论述为理论根据，来说明他的见解和创新，都不是独立于中医理论体系之外的理论新体系、学术新派别，而是在《内经》基础上的进一步发掘和发现。

朱丹溪在《格致余论》中提出的"阳常有余，阴常不足"见解，还是因为前人没能正确理解《内经》中的阴阳气血盛衰之理，养生不知惜精，治虚不知护血，他才从阴精难成易亏，再加情欲妄动两个方面加以深入分析、全面阐发的。目的是教人懂得惜精护血的养生防病要点，并不是在中医理论体系之外另出新说、另立山头。

《格致余论》全书都是在深入浅出地讲养生防病治病的所以然之理，意在让人明是非，辨真伪，知至理，懂至道。确实具有纠过用辛温香燥之偏，正"贪补误补"之弊，明恣情纵欲之害的济世救人无量功德。他所讲的这些理，《内经》都有纲领性提示，经他发挥之后，真理内核被剥露出来，焕发出开启智慧的活泼生机。这是真理的发掘，而不是另立门派。

明清温病学体系建设，可以说是中医发展史上的又一次革命性、颠覆性创新，在外感病认识方面，创建了可以和《伤寒论》六经辨证体系媲美的温病卫气营血辨证论治体系，全面论述了风暑湿燥火的致病特点，全面给出了不同外邪所致病症的诊治标准答案。其对中医学术的贡献，仅次于《伤寒杂病论》！

但必须明确的是：这样的革命性成果，革的绝不是中医天人合一、整体恒动理论体系的命，而是革的狭隘认识外感病成因，不以六气论外感，专以寒邪论外感的狭隘学术观念的命。

这样的颠覆性创造，颠覆的绝不是中医辨证论治的理法方药运用原则，更不是伤寒六经辨证的科学体系，而是脱离辨证论治原则，专以辛温发散治一切外感病的理法方药错误运用模式。

后世把历代这些有独创性成就的医家定位为某派鼻祖，并不是因为他们为了标新立异而突发奇想，面壁虚构，毫无根据地自创了某种理论，更不等于他们只知运用某种理论去认识问题、分析问题，只知运用某种方法，万病一药地去解决一切问题。

实际情况恰恰相反，因为他们都是不同时代的大师，所以他们在理论修养上都很深厚，学术认识都很健全，临床运用经验都很丰富，手法都很精妙。并不是他提什么主张就只知这种主张，只用这种主张，而是一切按照整体恒动认识原理办。约束他们的，只有运用的标准，没有僵死的教条。他们都是在辨证论治原则指导下，该用什么方就用什么方，该用什么药就用什么药。以至于今天不少研究名家学术思想的专业学者都读不懂他们的学术见解，参不透他们的学术灵魂，认为他们言行不一，是浪得某派开山祖师虚名。

不少人问：作为寒凉派开山祖师的刘河间，怎么临床上用的大多是温热方药呢？作为滋阴派鼻祖的朱丹溪，怎么临床上大多用的是除湿化痰行气方药呢？

被后世奉为各派开山祖师的名家、大家，可不是浪得虚名。实实在在的学问是大师们自己做的，分门别类的标签是后世子孙贴的，他们并没想另立山头，更没想当什么"开山祖师"，他们想的只是把某个问题搞清楚，把某种正确答案找出来。

分派别，立门户，封祖师，都是后世子孙做的事情。这样做的用意，主要是给后学立个路标，指明方向，便于心明眼亮地去学，好收事半功倍之效。其次也通过立牌子、戴帽子，向祖宗表达了后世子孙的崇敬感情。

立牌子，戴帽子，得有依据，不能随便乱点鸳鸯谱。

依据是什么？

就是看他们各自都有什么创新性成果。这有点像今天评科研成果奖，特别重视的是"创新"二字一样，是以他们各自的新观点、新见解、新方法为依据在给他们做评判，而不是以他们在临床中运用各类方药的比例来评判。所以读他们的书时，常常发现他们的见解和实际运用出入很大。

历代著名医家所创造的学术成就，都是在求实、求真、明理精神指导下，推动中医学术认识不断掘进、学术真理不断发现、标准答案不断产生的体现，而不是独立于中医学理之外的门派展示。

所以，我在和中青年教师讨论"各家学说"教学要点时，就多次指出：从《黄帝内经》诞生以后，中医学的理论认识就基本成熟了，从《伤寒杂病论》问世以后，中医学的临床运用模式就基本定型了，经过其后将近一千五百多年的发展，到清代温病学体系的建立，中医就已经是一门理论高度成熟、标准高度统一、理法方药运用原则高度严谨的学科了。

各派各家在研究运用中医理法方药知识时，严格遵守辨证论治原则是他们的共性特点。

从不同视角研究问题，从不同侧面阐明问题，从不同切入点解决问题，以不同技巧驾驭方药运用，是各派各家在研究运用中医理法方药知识时的个性特点。

共性是根，个性是枝；共性是原则，个性是巧思；共性求本质，个性求机变；共性规范个性，个性服从共性。

所以我也反复强调：讲"中医各家学说"先得把各派各家的共性讲清楚。达不到这个效果，就是在误解历代名家，更是在误解中医学！如果讲成叶桂斗仲景、东垣斗河间、景岳斗丹溪，那就成了不明整体恒动之理的无知妄言！

我也明确表达自己的观点："各家学说"这门课的名称就值得斟酌，不如改为"名家学说"妥当。因为有了"各家"两个字，就很容易让学理未精、临床历练未深的人产生中医原本就是派系林立、方法各异的错觉。一旦有了这种混沌模糊的认识，辨证论治的立场就很难站稳。

所以说，名家学术经验的继承，不是轻而易举，想得到就能得到的，首先得有苦心求理，恒心求练的扎实功夫，其次，还得讲点悟性。

既善于学习，理论基础又扎实的人，是在用活思想、活眼光看待各派各家，深研各派各家，融会各派各家，取各家之长，为自己所用。这样的人，最终也就很有可能修成名家！

既不善于学习，理论又混沌不清的人，是在用僵化的思想、僵化的眼光看待各派各家，只知道死记一方一法的经验，根本就没有能力去深研医理，所以越学越觉得各派各家不是在学术求真，而是在学术斗殴，打群架。最终学成门派林立，眼花缭乱，无所适从。

学了仲景，就天下一切外感病都属伤寒病，就只知用辛温方药去治疗一切外感病。

学了河间，就天下一切外感病都属火热病，就只知用寒凉方药去治疗一切外感病。

学了东垣，就天下一切内伤杂病都属气虚证，就只知用补中益气方药去治疗一切内伤杂病。

学了丹溪，就天下一切内伤杂病都属阴虚证，就只知用滋阴降火方药去治疗一切内伤杂病。

这样学下去会是什么结局?

这种不求甚解,没有标准,不讲条件,照搬套用的学法,只会是越学越杂乱无章! 必然是学一家死一家! 最后是中医天人合一、整体恒动的学术灵魂都不可避免地被肢解死!

如果闹派的始作俑者一定要坚持认为:把中医闹成门派林立是中医繁荣兴旺的好现象。那在中医走向世界的今天,闹派的胸怀是不是还应该更宽广一点,海外凡有中医的国家和地区,是不是也都应该闹点洋派才名实相符? 世界上凡有中医存在的国家和地区,要是都挂上中医门派旗帜,闹出美派中医、英派中医、德派中医、日派中医、韩派中医……那才叫轰轰烈烈,盛况空前嘛! 这真是中医的繁荣昌盛景象吗?

也许有人会驳斥说:你这不是在否定中医存在学术派别吗? 那古代的寒凉派、攻邪派、补土派、滋阴派,难道都是邪说? 都是谬论? 就前几天我还听到有研究生当着我的面这么讲,只不过措辞比较委婉罢了。

听到这样的见解,真的有点令人哭笑不得。不是打击你。看来呀! 你尽管已经是硕士、博士、主治医师,甚至主任医师了,但你不知道什么是派,更不知寒凉、攻邪、补土、滋阴、温阳等具体派别的学术内涵,你根本就没有认真学过他们的作品。

再重复强调一遍,学派的划分是后人总结归纳的,不是医家自封的。为什么要这样归纳? 那是根据医家自身学术成果来确定的。确定的标准是以医家作品中有没有新发现、新创建为根据的,不是像今天某些伪命题、伪知识也能评奖那样的欺世盗名。

一个真正能有新发现、新创建的学者,绝不是只知某一点,而是对学术有全面系统深入研究的,由博才能返约嘛! 如果没有博的铺垫,他怎么知道自己想要讨论的问题别人是不是已经讨论过了? 别人已经讨论到什么深度了? 如果连这些都不知道,他怎么敢乱发言? 自己讲出来的理别人早就讲过了,而且比自己讲得全面,比自己讲得精辟,他的见解还有问世机会吗? 他还能成为某个派别的旗手吗?

可以肯定地告诉大家:历代各派名家,首先必须是全能大家,是辨证论治一流高手!

以东垣为例来说吧,他首先是一个辨证论治高手。他在《内经》认识基础上,深刻阐明了脾胃的生理病理,进一步创造性地提出了"脾胃内伤,百病由生""气虚生大热""甘温除大热"等新见解,弥补了前人在内伤杂病发生、发展、诊治等问题上的认识空白。对这类课题，此前没人系统深入研究阐发过，是他研究了，而且独有心得。是他阐发了，而且见解独到，说理透辟。这就是他的学术发现、学术发展、学术贡献！这就是他独坐补土派祖师爷这把交椅的原因所在呀！

他能坐上这个"神坛"，是他的学术成就决定的，是后人公认的，他自己并没有存半点名利杂念。我再三强调，古人著书立说绝大多数是没有功利思想的。作为资雄乡里，富甲一方，自己家里都建有图书馆的李东垣，更没有一丝一毫这样的欲念。

大家认真看看他在《内外伤辨惑论》序言中所讲这书的刊印故事，就知道那时的学者灵魂有多纯洁，人品有多高尚。这部书写好之后放了十六年都没有刊刻问世，他甚至连这个念头都没有，写文章就是在谈自己的学习心得、临床体会，有感而发，别的什么都不在乎。在进入老年时期后，一位范仲淹先生的后人在借阅这部书稿时，发现了这书的巨大学术价值，才再三鼓动他说：哎呀！你老人家这书对推动学术发展，提高同行学术水平很有帮助，对拯救天下患者很有帮助，刊印出来就是做了一件济世利人的大好事嘛！他才刊刻出版的。以这样的心态去做学问，怎么不出高精尖成果！

东垣在脾胃内伤病症研究方面的卓越成就，代表了他的中医水平，但并不代表他只知脾胃内伤，不知其余。更不代表他只重脾胃这一个系统，不重其他系统，不重整体关系。不然，他的《内外伤辨惑论》，那"惑"怎么辨？要通过四诊明确分辨阴证阳证，表证里证，寒证热证，虚证实证，不是件容易的事情。要认清同一种症状到底是外感引起还是内伤引起，还要分清是哪一种邪气或哪一脏内伤引起，也不是件容易的事情。要进一步阐明在什么情况下用什么方药来化解矛盾，并讲清所以然之理，更不是件容易的事情。不是岐黄通才、医林高手，不敢选这么个题材来进行研究，来著书立说！

再看看寒凉派祖师爷刘河间，论主寒凉，用多温补。现代有人对他的作品做过研究，发现他所用方药，百分之八十以上是温热类，因而提出质疑：刘完素到底能不能坐寒凉派祖师爷这把交椅？这是完全不懂学派划分标准、划分意义，典型的开黄腔，闹笑话。

派别祖师爷可不是随便什么人都可以充当的。后人认不认这个账，不是看他是不是著作等身，不是看他哪类方药运用频率高，而是看他在学术上有没有独到创见。有，后人就认可，没有，后人就不认可。是后人把他抬到那把交椅上去的，不是他自己投机取巧上去的！

这有点像今天国际上颁发科研大奖，不是看你搞过多少项研究，拿过多少大项目，而是看你有没有创新性发现，有没有突破性成果，有就领奖台上站。

作为寒凉派祖师爷，却大量运用温热方药，正好说明他不是只知寒凉、只用寒凉的偏家，而是寒温并知、寒温并用、寒温并精的通家，是该用什么才用什么的一流辨证论治名家。

今天分派，不仅有"水神"派、"火神"派，还分地方派。一地开端，全国效仿，像戏剧文化一样，京派、粤派、川派、楚派、秦派等。好像中医学并不是一个有共同理论体系，有共同运用原则，有共同诊疗标准的整体学科，而是一地有一地之医学，各地医学都可与中医学相提并论，甚至分庭抗礼似的。

中医有没有共同的理论基础？中医有没有共同的临床诊疗标准？中医有没有共同的理法方药运用原则？

如果没有，那就各张其帜，各行其是。张三就是张三的医学，李四就是李四的医学，四川就是蜀医学，陕西就是秦医学，两湖就是楚医学、晋有晋医学、黔有黔医学、吴有吴医学、越有越医学，总之一句话，不必再有中国的中医学。

如果中医有共同的理论基础，有共同的临床诊疗标准，有共同的理法方药运用原则，那就不要别出心裁，标新立异。这样的标新立异，看起来很花哨，其实毫无学术意义，只会自乱中医阵脚。

这样讲并不是否定一地有一地的气候特点，一地有一地的饮食习惯，一地有一地的体质特点，一地有一地的地方性多发病，一地有一地的用药特点。

但在强调地域性特点时，不要忘了，中医的临床诊疗原则是辨证论治！这是中医临床工作的灵魂！在这个原则指导下，一切地域性差异、个体性差异，都细腻地得到体现了。不会南方的阴虚证，到了北方就变成阳虚证了。北方的气虚证，到了南方就变成血虚证了。在证性约束下，真正的高明医生到哪里都能慧眼识真，妙手回春。不会南方的真名家，到了北方就识证不明了；北方的真名家，到了南方就用药颠倒了。

不要人为地把原本高度成熟的完整中医学划分地域鸿沟，这样对中医学术传承没有好处。尤其是今天的青年中医学者，生活节奏那么快，精神压力那么大，仅中医这个学科的继承，就够他们苦一辈子的了，还要搞得那么门派纷呈，他们到底是学哪个派别好？他们会心乱神迷！

还有，过分强调地域性特点，那中医教材是按哪个派别特点编写为好？还要不要统一的教材？统一教材又该如何编写？

强调地域特色并以此为立派的主要标准之一，有必要吗？各有什么不同的理论基础吗？不少真正热爱中医的人看到这种乱象都感到很悲哀，也很生气。

什么是"墨守成规，窒息死"？

这个问题的主要表现形式就是尊经崇古。

尊经崇古是中华文化发展中由来已久的传统风尚。早在公元前二世纪，西汉时期的《淮南子·修务训》就指出："世俗之人多尊古而贱今，故为道者必托于神农、黄帝而后能入说。"当代人看不起当代人，当代人的学术见解，都不敢以自己的名义发表，都要依托在古代那些超级名家名下，才能被社会所看重，被世人所追捧。

这是遵古贱今在古人那儿的表现形式。

今天的表现形式大不一样了，今天有一些"著书立说"的人不是把自己的成果依附在前贤名下，以求显露于世，以求推动学术发展，推动社会发展，而是挖空心思把前人成果、他人成果，经过改头换面，像变魔术一样，变成自己的成果。功夫不在学问的研究上，全在移花接木的伎俩上。拼接技艺高超者，造出来的假冒伪劣品赃痕隐微，不细审详查，还难辨真伪。学术制假造假泛滥，伪知识充斥网络世界，严重得很！为求风清气正，国家正在严厉整治科教环境，但要真正实现风清气正的目的，还需要很大的努力！

今天讨论的是中医学科范围内，以学术观念保守为特点的尊经崇古。更具体地说，主要是在经典学习方面，尤其是在《伤寒论》《金匮要略》的方药运用上，表现最为突出。

他们极力主张：

仲景的方必须百分之百地照搬套用，不能加减化裁！

仲景的方是万能的，可以通治百病。

仲景的方是最好的方，非后世医方可比，治病以仲景方为最佳选择。

这类人才在伤寒研究运用方面大多是有真才实学的，不少都是学术名家。所以在学术界具有一定影响力，被不少青年中医所追捧，有的还粉丝一大群，占有不小的市场！

有关这几个问题，我在《伤寒求真》那个专题中已经讨论过了，有兴趣的朋友可以参考。今天只简单提一提。

无论读哪位古圣先贤的书，用哪本传奇名著的方，都绝不能完全听某个大师怎么说，你就五体投地地去迷信。某个权威怎么做，你就亦步亦趋地去效仿。

最重要的，你还是得从原著中求答案。看看作者到底是怎么说的，怎么做的。你得到实践中去用，才能有自己的真实体会，只有在认真研究和深入实践过程中得来的知识，才是追本溯源的真功夫、真学问。道听途说，往往差之毫厘，失之千里。

《伤寒论》中的方，能不能加减？看看仲景是怎么做的，就清清楚楚了，就不怕任何人给你灌迷魂汤了。仅仅一个桂枝汤，涉及加减的就有二十条之多，由桂枝汤加减化裁而成的方就二十多个。怎么不可以加减？仲景是最反对各承家技、终始顺旧的开明学者，怎么会要求后世学者一成不变地照搬套用他的方？

持一成不变、照搬套用见解的人，虽故作高深，其实一点也不高深，反倒是中医整体恒动理趣未通，食古不化的学术局限性表现。果真只需要照搬套用，还办什么中医高等教育！《伤寒论》《金匮要略》两书，总共不过六万来字，二百多个方，半年一年就能背得滚瓜烂熟，就可以克隆出无数医圣新苗来，哪儿还用得着读什么硕士博士！

要想修炼成一个高明中医，真就这么简单？

一分耕耘，一分收获，还是把工夫下在辛勤耕耘上吧！

至于《伤寒论》和《金匮要略》中有没有包医百病的万能医方，这个问题，其实不需要讨论。如果都已经有了包医百病的万能医方，你还学什么医学？你还背什么《伤寒论》？记住那一个宝贝方就够了嘛！任何人只要记住了那个宝贝方，就掌握了降伏一切病魔的万能法宝，人人都会争着去记去背，这样的方药知识早就传遍全球，成为人类共有的常识了嘛！人类还创建什么医学？

哎呀！这么简单的道理，如果都还要拿到学术讲台上来讲，实在是浪费大家的宝贵时间。

可能某些尊经崇古专家并不认同这种观点。他会板着面孔，一本正经地说：怎么没有？桂枝汤不就是"外证得之，解肌和营卫；内证得之，化气调阴阳"，通治外感内伤的方吗？

这话好像是清代医家徐忠可前辈讲的，并迅速传为医家口头禅，至今流行讲台，充斥医林。这话讲得很智慧，也讲得很含糊。

说这话讲得智慧，是因为这个见解对桂枝汤的结构认识深刻，指出了桂枝汤具有广阔的运用空间。

说这话讲得含糊，是因为这个见解缺少桂枝汤的运用原则和理论根据，容易误导人滥用桂枝汤。

桂枝汤是不是可以不受辨证论治原则约束,不讲条件地随处滥用?

绝对不是!无论是什么名家大腕或"神级专家"讲的,你都不要信!

《伤寒论》中禁用桂枝汤的条文就有五条,而且把禁用的原则性条件都讲得很清楚。

第十五条指出:"太阳病,下之后,其气上冲者,可与桂枝汤,方用前法。若不上冲者,不得与之。"

仲景只讲了运用条件,没有阐发"可与"和"不得与"的道理。气上冲是阳热内动之象,桂枝汤是温热性医方,阳热内动,怎么还用桂枝汤以阳助阳呢?气机不上冲,是体内没有阳热内动的表现,为什么反而不能用温通阳气的桂枝汤呢?这是最值得认真思考的问题。

读书不能只看结论,还要看前提条件。不看前提条件,结论是否正确就无法判定。

这儿的前提条件有两个:一是伤寒"太阳病",二是"下之后"。

太阳病是伤寒初期阶段病症,一切外感病在初期阶段造成的最大病理影响,就是人与自然息息相通关系中断,治疗的当务之急,就是消除寒郁表闭的病理影响,恢复人与自然息息相通生理常态。

具体处理原则是:体实而又感邪重者,当辛温发汗解表,麻黄汤为首选。体虚而又感邪轻者,当调和营卫,沟通表里,桂枝汤为首选。

前面的治疗却没有遵守这样的原则,而是采用的"下法"。

为什么会犯这么低级的错误?仲景没有交待,后人也没有讨论。

照我看哪!主要是因为寒郁表闭,肺失宣降,气滞津凝,导致了患者便秘。医者失察,误以便秘为可下之证,于是轻率运用了下法。这样的情况,在现实临床中仍然大量存在,不足为怪。

因误下必内伤阳气,自毁长城,当然就要导致邪气随阳气内陷而深入,成为病情发展变化的一个重要转折点。病势或进或退,取决于两个方面的影响:一是体质的强弱状态,二是攻下的轻重程度。

凡桂枝汤证患者,体质原本就不那么强健。但虚体中又有三六九等的不同程度区分,相对体虚不甚而又误下较轻的,还不致一溃千里,成为难治甚至不治的"坏病"。在机体自我保护机制的抗争中,还有重返初始层次的趋势和可能。其临床表现特点就是体内有"其气上冲"的反应。在这个决定病情进退的紧要关头,是扶一把还是踹一脚,治疗措施的选择就很重要了。正确的选择就是用桂枝汤去扶一把,所以告诉你"可与桂枝汤"。

仲景把话讲得那么委婉，其中也可能是颇有深意的，其中未尽的深意，不外两点：

一是误下后用桂枝汤并不是非用不可的不二选择，而是"予"或"不予"之间的或然选择，要用其他方也是可以的，只要和桂枝汤性用相近就行，话不讲那么绝对，既给作者自己留下态度客观的余地，也给读者留下一定选择空间。

二是初始用桂枝汤和误下后用桂枝汤的原则不同，初始用桂枝汤是方证对应的标准答案，不必画蛇添足，另行加减。误下后用桂枝汤意在纠偏改错，还有根据患者下后临床反应加减化裁的讲究。

如何加减化裁？仲景没有细讲，临床病症千变万化，要细讲也讲不完，所以干脆打住，留给读者自己去思考。

照我理解呀！误下直接损伤中阳，那就最好能和低剂量的理中汤合用，才更为贴切。体虚较甚，而又误下严重的，那就有可能一泻千里，导致病情发生重大变化，甚至造成不可收拾的严重后果。其临床表现特点就是气"不上冲"，这时候，就不是桂枝汤能挽回的了，所以才明确指出"不得与之"。

"不得与"和"不可与"还不一样，"不得与"并不是说用不得，而是说病情已经发生了本质变化，已经不是桂枝汤证了，"与了"也"白与"，药不胜病，无济于事。

具体到底应该如何处理？仲景没讲。可能就得用《伤寒论》第十六条提出的"观其脉证，知犯何逆，随证治之"原则来处理了。

仲景讲得很清楚，桂枝汤没用到正确的靶点上，是不会有重大价值的。

仲景在第十九条中还指出："凡服桂枝汤吐者，其后必吐脓血也。"

服桂枝汤而发生呕吐，说明脾胃有湿热邪气盘踞其中，故得温则蒸腾浊阴，激扬而上，发为呕吐。"吐脓血"虽然并不是服桂枝汤直接造成的，而是湿热内蕴所致，但误用桂枝汤温热助阳，对湿热邪气化秽化腐、蚀脏、溃肌、成脓的病理发展有密切关系。这就说明一切内夹湿热邪气的病证，都不可用桂枝汤！再放大一点看，都不可用温热药！更不可用温补药！

但临床上确有这样的医家，一辈子无论外感内伤病症，无分男女老幼患者，都用桂枝汤，而且还医名远播。对这种现象，又该怎么看待呢？

对这种医家的处方，你要仔细看清楚，他可能不是一成不变地照搬套用，而是灵活化裁，千变万化。虽然每个方里都有桂枝汤的影子，配伍、用量却都并不遵古法，而是根据自己面对的患者病情在加减变化。很多时候，还寒温补泻同方，辛温辛凉并用。这样的经方家可不是冒牌货，而是功力深厚的真行家。他的融会贯通理趣,灵机巧变智慧,全在加减化裁里。和一成不变、机械照搬完全是两码事!这或许是他不愿让人透过处方就取到真经的一种障眼法。这样的医家不在墨守成规的书呆子队伍里。

对经典的学习和运用,一定要有正确的认识。

首先,经典是名家智慧结晶,值得珍视,应该努力继承,不断发扬光大。但继承不等于机械照搬,发扬不等于无条件滥用。以前人智慧启发自己的性灵,以把握灵魂为继承宗旨,以破解疑难为继承目的,以不断创新为发扬宗旨,才能不断推动中医学术发展。

经典是实践的产物,必须接受实践的验证。有效就有价值,无效就无价值。疗效越高,价值越大,疗效与价值成正比。但取效是有条件的,这个条件就是实践必须在理论指导下进行!脱离理论的实践是盲目的实践,歪曲理论的实践是荒唐的实践,背离理论的实践是错误的实践。切记不可以想当然代替严谨的理法方药运用原则!中医的理法方药运用原则就是辨证论治,别无第二种选择!

经典是人撰著的,不是神颁发的。只要是人撰著的,就免不了有瑕疵,甚至有错误,不能只见其光辉,不见其瑕疵。更不能只承认一时一人之智慧,不承认历史发展的巨大动能和伟大创造。

经典是解决问题的参考模式,不是凝固公式。是参考模式就可以加减,就可以化裁,不能采用机械照搬套用的方式去对待经典。那样做,必然是经典学术不死而学经典者的灵魂必死,成为没有灵魂的字纸篓。

学术是不断发展,不断进步的,任何学科都一样,否定学术发展的必然性和积极意义,盲目照搬套用经典方药,过度夸大经典的实用价值,其实不是在尊重经典,而是在曲解经典。

那种俨然以经方家自居、一成不变、机械照搬套用经典医方的人,问题的本质是食古不化。如果这种一成不变、僵死照搬的风气在医林中长期弥漫,大家还视为高深,奉为神圣,那就太可悲了。长此以往,中医就有可能学风颓靡,思维僵化,最终像一氧化碳中毒一样,在不知不觉中窒息而死!

在经典的学习运用上,大家一定要保持清醒的头脑,千万不要见佛就拜,盲目追捧!是真佛还是假佛,先擦亮眼睛,看清楚了再拜不迟!

直到今天,还有不少中医专家教授,甚至大师,把经典看作千古不变的至上真经,后世的一切知识都没有超过经典的,甚至都是垃圾。强调学中医只学经典就够了,学经典工夫要下在背诵上,经典方疗效最好,价值最大,是临床运用的首选。他们还会一脸严肃地告诫："用经典方绝对不能化裁！化裁了就不是圣人手笔了，你比圣人还高明吗？"

这话讲得很尖锐，后世医家有多少能超越医圣张仲景？从总体讲，没有！如果有，那就不止一个圣人了，就可能要成立"圣人委员会"了。今天的中医，普天之下，就找不出几个能与仲景一比高下的"明家"。

是不是圣人之后中医学就一代不如一代，毫无发展，毫无建树了？

这是睁眼说瞎话！

从某个专科，某种观点的局部看，肯定有突破，有创新，有超越！这是中医发展的必然！

看看魏晋时代王叔和的《脉经》，隋代巢元方等人的《诸病源候论》，唐代孙思邈的《千金方》，宋代成无己的《注解伤寒论》，钱乙的《小儿药证直诀》，金代李东垣的《脾胃论》《内外伤辨惑论》，元代朱丹溪的《丹溪心法》《格致余论》，明代张景岳的《类经》《景岳全书》，清代喻嘉言的《医学三书》，张路玉的《医通》，王维德的《外科证治全生集》，柯韵伯的《伤寒来苏集》，尤在泾的《伤寒贯珠集》，叶天士的《温热论》，薛生白的《湿热条辨》等等，哪一部作品没有自己的闪光点？哪一位医家没有自己的独特诊疗心法？怎么能说一代不如一代呢？

什么是圣人？

所谓圣人，应该是智慧卓越，成就卓著，品格卓然独立，有幸站在某个特殊历史坐标点上的高人伟人！其间要素，既有天赋的卓越智慧，更有自己的艰辛努力，还有历史的机遇成全。

圣人的伟大体现在什么地方？

圣人是体现在把自己的智慧保守起来，让子孙一代不如一代，好永远独占历史制高点？还是无私奉献自己的智慧，苦心教化自己的子孙，让子孙变得越来越聪明，代代后人胜前人？

圣人的选择当然是后者啦！不然的话，还配被子孙奉为圣人吗？不配！那么狭隘的心胸，就决定了他不可能有高尚的人品，连高尚人品都不具备，无论他有多大的本事，多高的学问，都不配！

圣人以毕生心血从事的就是教化后人，让后人不断提高智慧，不断推动人类文明发展，这才是圣人修为，这才是圣人的一片苦心，这才是圣人品格！这才是圣人之所以为圣人的伟大体现！

不能说因为有了圣人，后世子孙就永远不能有所作为。不能说因为有了圣人，思想文化、学术技术就一代不如一代。

历史的真实是恰恰相反！因为有了圣人的披荆斩棘在前，才奠定了人类文明的起点。因为有了圣人的无私奉献，才推动了人类文明的不断发展。因为有了圣人的锐意进取，才开阔了人类文明的无限空间。

就以外感病为例来看吧，同样是外感病成就，伤寒、温病只有内容实质不同，并无尊卑优劣之分。有些选择不是医家个人能主宰的，是时代的选择，是时势造英雄！叶天士的成果要放在仲景那个时代来评价，没准又多出一个中医圣人或亚圣来。

硬要说叶天士比张仲景差多少，我看他差就差在没能把人生时机定位在造就伟人的时代坐标点上。

再看看圣人是什么样的学术观，是不是僵化守旧的理念？

不是！绝对不是！

仲景在其原序里的态度就非常鲜明！他是极力反对各承家技，始终顺旧的。特别反对机械照搬别人经验，把原本鲜活的宝贝搞成"木乃伊"！他的批判是有感而发的，他所看到的他那个时代中医临床现实，显然就是各承家技，终始顺旧风气流行呀！他才会发这样的感慨。他怎么会教育自己的子孙：我的作品你们可不能改哟！因为我是以圣人身份来到人间的，圣人之见不可改，这是"上帝"定的天规哟！

哪儿有这样的说法？所有的圣人都不知道自己要成为圣人。作为医学圣人的张仲景也一样，不可能先知先觉，更不可能怀抱那样的私心杂念！圣人是后世子孙怀念他们，崇敬他们，把他们抬到圣坛上去的，是真正的实至名归。设置圣人这么一个牌位来供后人祭祀，是一种讴歌祖先功德，表达子孙崇拜的情怀寄托。子孙是不忘本的，子孙是懂得感恩的。同时也是树立的一个教化子孙样板，为的是告诉子孙：做人要做这样的人，做事要做这样的事！

至于经方能不能化裁的问题，不能一概而论，要看是用于哪个方面，如果放到实验室去进行科学研究，这种要求是正确的，组方药物，各药分量，一分一毫都不能改动！改动了，就不是仲景智慧的严谨体现了，而是篡改者的认识体现了。如果是用于临床，那就首先要学习仲景破除迷信，解放思想的求实求真精神，破除门派之见，根据临床需要，永远方随证变！只有这样，你才能够把中医真正学好，你才能够把经典真正用活，你才能不辜负圣人的教诲和期望。

古今相比，自然环境、医疗环境、生活方式都发生了古人连想都不可能想到的翻天覆地大改变。古代中国有西医的参与吗？那时西医还远远落后于中医呢,今天是什么医疗现状?西医已经反客为主了,谁也不能否认。古人有冰箱吗?古人有数以万计的食品添加剂吗?这是央视节目中的信息,不是道听途说。现有食品添加剂上万种,我听了都不敢相信自己的耳朵,当时就惊呆了。最近还有人说不是上万种,而是两万多种。药物品质也变了,过去用的全是野生品,现在用的全是化肥农药浇灌出来的人工栽培品,一切都在变,伤寒方药的运用能一成不变吗?恐怕就是仲景本人都不会答应。

变通运用前人学术经验还不仅仅只是今天的要求,早在金代,张元素就已经响亮提出"古方今病不相能也"的求新求变口号。"不相能"就是不相吻合,不相匹配。言下之意,就应该通过加减化裁进行灵活调整,使之更符合现实临床实际,才更具实用价值。

就前人成方而言,变则活,不变则死!就医家个人而言,变则进,不变则退;就医学发展而言,变则兴,不变则废!

这是我们在学习经典,研究经典,运用经典时必须认识的基本道理。

什么是"邪说乱神,癫狂死"?

具体表现形式很复杂,今天只讨论最突出的三个方面:一是"造神弄玄",二是标新立异,三是超大剂量用药。他们的共同特点,一言以蔽之:故作高深。

先说一说"造神弄玄"。

中医界有些人喜欢"造神"不是一天两天的事了,我们这个年龄段的人都知道,迄今为止,至少闹了半个多世纪了。

早在半个多世纪前就闹过"水神",只不过没有谁公然打出"神"的旗帜来。看问题看本质,虽无"水神"旗帜,却有"水神"实质,这就足以说明问题了。"水神"运动比的是谁用石膏剂量大。

那次的"水神"运动,源头在1954年秋天,石家庄乙脑大暴发,病死率很高,一位名叫郭可明的中医前辈以白虎汤为主方进行治疗,取得显著疗效。1956年北京又乙脑暴发,借鉴石家庄用白虎汤的经验,效果却并不理想。蒲辅周前辈根据气候特点和发病情况,就用苍术白虎汤为主方进行治疗,同样取得了显著疗效。经蒲老亲自治疗的167例,没死一个,让西医都很震惊。但遗憾的是,最后还说一百多个病例,用了九十多个方,都属个案性质,没有统计学意义,无法对治疗的科学性做结论。相同的疾病,中医却给出了近百种不同治疗方案,而且个个疗效都好,这充分说明中医天人合一整体恒动理论认识,辨证论治诊疗原则是非常生动活泼,非常科学的。

同一种病因，在不同的气候特点下，危害性不同，作用于不同个体后的临床表现特点也千差万别，中医正是以不同临床表现特点为依据，去把握人体内在矛盾本质，然后因人而异制订治疗方案的，这是建立在整体动态认识观上的最生动活泼的个体化治疗，体现的是科学认识原则！也是科学治疗方案！与西医局部静止的思维理念格格不入，当然没法沟通哦！没法沟通，不能理解都可以，但疗效雄辩地证明了中医的科学性，岂能否定！

从那以后，石膏的运用就逐渐被医界吹捧，石膏用量不断攀升，最终形成一场长达二三十年的"水神"运动。具体表现形式就是比谁的石膏用量大，用到二三百克，甚至半斤一斤都不算稀奇，似乎石膏用量越大，技术水平就越高，石膏成了检验中医学术技术水平的试金石。谁用石膏多，谁就是"杏林豪杰"，你用二两，我用四两，他用八两，就这样成倍地攀比，《药典》定量形同虚设。

在那样的风气影响下，寒凉药处方铺天盖地，真是千里冰封万里雪飘的一派北国风光！这种倾向的出现，也许与那时的气候特点有一定关系，火热病症也许相对多一些。但这绝不是根本原因，根本原因还是不求甚解，盲目跟风效法的人太多了。

有兴趣的朋友去查查杂志，一定还能查到这样的文章呀！其实那就是一场地地道道的"水神"运动！

也许有人会说：那是由于运气轮回，热病流行所致呀！

从运气理论角度讲这话，看似有理，但却大可商榷。即便是风火燥热之气流行，也不可能一气流行二十年吧？即使与运气相关，也不可能所有的人天天都患同一证吧？再说，就在同一时代，如蒲辅周、秦伯未、岳美中这样的真正名家、大家，并没有这样的见解行世呀！更未见他们极力倡导大剂量用石膏之类大寒大凉药物呀！这些真正的名家，他们是该用的时候精确运用，不该用的时候绝不跟风盲从盲信盲目乱用！这种猜想性理由是站不住脚的。

最近三十多年闹"火神"，旌旗飘扬，轰轰烈烈！

"火神"风潮的源头在哪里？

表面上源于巴蜀书社出版的晚清四川名医郑钦安的《医法圆通》《医理真传》《伤寒恒论》三书。郑氏是中医发展史上最杰出的温补名家，被医界奉为"火神"。一时间，效法郑氏运用温热药物形成风气。"火神"风潮由此而兴。

实际上没有那么简单。认真分析一下，可能还与闹"水神"有深刻因果联系。

任何特点的学术风潮，都是在社会客观需要的强大推动下形成的。正是闹"水神"把中医闹成一派冰天雪地景象，导致不少病症因过用误用苦寒药物而严重损伤脏腑阳气，才有了用温热药物补偏救弊的临床客观需要，这才是推动"火神"风潮迅速席卷全国的重要原因。

正是有识之医用温热方药破疑解惑，纠偏正误，在收到解危救困良好效果的影响下，才有了"追温逐热"群体效应，并进而逐渐演变为热浪滚滚的"火神"时代风潮。

滥用寒凉造成的危害该不该适当纠偏？当然有这个必要！从纠滥用寒凉之偏这个角度看，倡用温热是有积极意义的。

既然纠偏矫枉，可不可以力度适当大一点？可不可以矫枉过正一点？

在我看来，这也是允许的，"矫枉"可以适当"过正"，才能迅速遏止滥用寒凉的惯性势力泛滥。

问题是纠偏矫枉的"过正"程度还需不需要有限度？对滥用寒凉进行纠偏矫枉，不等于没有限度地肆意妄为！如果打着纠偏矫枉的旗帜，喊着"矫枉必须过正"的口号，肆无忌惮地无限发挥，这就不是矫枉纠偏了，这是从一个极端走向另一个极端！

所以，学"火神"、用"火神"并不是坏事情，而是时代需要，是学术发展的自我纠偏，原本是好事情。但问题的关键在于如何学？如何用？

要知道如何学，如何用，就得首先弄清什么是"医神"。

无论"水神"也罢，"火神"也罢，真正能晋升"神"级的医家，都一定是精通中医学术理论，精熟中医诊断标准，严格执行中医理法方药运用原则的真名家。

在学习"水神""火神"的时候，为了避免对"神"的误解，首先应该通过深入研究"神"的作品，做到全面了解"神理""神术"。如果这个工作都还没做，那就奉劝你不要急于去使用"神"的那些"降妖捉怪"法宝，以免祸害苍生，殃及无辜！

通过研究你会发现，无论是用清热药的"水神"，还是用温热药的"火神"，都有这样一些共同点：

如果是"真神"的话，他一定是精通辨证论治的高手！

如果是"真神"的话，无论用寒凉药还是用温热药，都一定是严格遵守中医运用标准的！该用才用，绝不是不辨病情寒热虚实地乱用！

如果是"真神"的话，除了善用寒凉或温补方药外，对其他性质方药的运用也一定得心应手，技高一筹，而非平庸之辈！

如果是"真神"的话，他无论用什么方药，都一定是辨证论治原则下的必然选择，而不是脱离辨证论治原则的个人偏好！

四十年前学"水神"和今天学"火神"，学的什么？

都是学的用大寒大凉或大温大热方药的一招一式。最大误差就是把原来"水神""火神"师父、师爷的某方某药治某证，放大为某方某药包医百病。还要掐头去尾地把《内经》《易经》的只言片语拿来作为理论根据，然后不遗余力地到处鼓吹，说这就是"水神"派或"火神"派的学术精髓。

今天"火神派"倡导的学说是什么？是万病都从肾虚起，肾虚都因阳虚起，所以主张万病都从温补肾阳论治。大大小小"火神"们攀比的是谁用姜桂附胆子大，尤其是附子的大剂量运用，几乎达到了空前水平，超《药典》五倍十倍的都很常见。你用 100g，我用 200g，你用 300g，我用 500g。不敢无条件地全面用附子，不是合格中医；不敢超《药典》大剂量用附子，不是好中医。大温大补治大病，全温全补治怪病，敢温敢补是名家的说法甚嚣尘上！

世上有这样的医理吗？这还是一门学问吗？这样搞下去中医还有什么前途可言。这是在把中医往死里折腾！疾病的发生有没有浅深层次的差别？疾病的病位有没有在某脏某腑的区分？疾病的发展有没有轻重转化的过程？疾病的治疗用药该不该根据病性、病因、病位、病势而定？药物的选择该不该以病位病性为依据？药物剂量需不需要以病情轻重来确定？这么简单的道理还用一遍又一遍地讲吗？

这样一来，祸害就大了！

主要是祸害了临床历练未深，不识"医神"真面目，却又梦里都在对"医神"顶礼膜拜的中青年中医。同时也祸害了大批并非阳虚证的患者，误服大温大热药物而使病情加重，甚至危及生命。这样的例子不少，真是令人触目惊心。

其结果，也必然严重祸害中医学，让中医学背上全无理法约束、必然伤生害命的黑锅。

"火神派"的人不是都扛着清末名家郑寿全的大旗吗？为什么不去好好看看郑寿全的书，真正把作为近代"火神"泰斗的郑氏医书读懂，看郑氏到底是不是这样不讲中医理法？

有人或许会说：超《药典》大剂量用药难道就没有研究价值吗？

只要来提这种问题的人，我就知道又遇到"诡辩大师"了。这样的问题其实没有什么诡辩的价值。答案很简单，只要加了"研究"二字的限制，答案就非常肯定：确有价值！不仅超大剂量值得研究，超微剂量也值得研究。

但研究得有条件限制，你得拿到实验室去研究，不能随便在人身上放大若干倍研究！法律告诉我们，任何医生都没有这个权利！

现实存在的问题是，如此普遍的攀比运用成风是在研究吗？两千年理论指导下凝炼而成的方药剂量运用标准，就这么被否定了，还要挂上"研究"的招牌吗？这样做可以吗？为了中医的前途命运，该有一个共同的声音啦——"绝不可以！"

自然科学的学术是求实的，是排妄的，要实实在在对待古今一切名家经验、名家见解，态度才科学。不要夸大，更不要道听途说就跟着瞎起哄！

今天所谓"火神派"的核心见解是什么？是肾为先天之本，阳主阴从，肾阳虚更是万病发生之源，万病发展所归。所以，中医诊病的最高境界就是万病都从肾阳虚起，中医治病的最高境界是万病都从肾阳虚治。中医选方用药的最高境界是万病都用姜桂附。中医学术修炼的最高境界是附子用量越大，医疗技术水平越高。

这是什么理论？一派胡言！谁敢信？

你不敢信别人敢信，信的人还多得很！

直到今天，崇信火神的人还前赴后继。他们只认"肾为先天之本，先天不虚，就不会生病，一切疾病都是先天亏损引起的"这个理。在他们眼里，一切疾病的治疗，都得从温补先天着手！温补先天又以姜桂附为上品，极力鼓吹姜桂附的用量越大，效果越好。可以大到把人吃昏死过去，而且以几千年前的文献《尚书·说命》所载"若药弗瞑眩，厥疾弗瘳"为根据，断言服附子一旦中毒昏迷，是好事，醒来以后，一切疑难顽怪病症都会霍然痊愈！甚至有可能收到脱胎换骨的神奇疗效！讲得神采飞扬，活灵活现。

我也想问这些信神、学神、称神的人几个简单问题：

首先，你这理论是不是中医理论？如果不是，那没有讨论的必要。因为既是另类医学，和中医就全无关系了。

如果你承认是中医理论，那我得问你：中医论五脏生理是怎么讲的？

五脏各有生理重要性，你怎么就记住了肾为先天之本一个要点呢？

哪本书讲的，某脏最重要，可以替代五脏？某脏不重要，可以忽略不计？某脏与机体生命关系最疏远？某脏与机体生命关系最密切？某脏主百病的发生发展？某脏与百病发生发展全无关系？

五藏之间有没有密切生理联系？五脏病症在发展过程中，治疗过程中，会不会相互影响？

疾病的发生发展有没有层次区分？有没有阶段性变化？怎么百病都一发即入肾系统？一发就进入少阴深层次？

临床病症分不分外感内伤？外感治疗是以解表为主，还是以温补肾阳为主？什么样的外感才考虑表里兼治？什么样的外感才需要虚实兼顾？什么样的外感才考虑与温肾阳相辅而行？表里兼治是不是治里就是治肾？虚实兼顾是不是治虚就是温肾阳？

疾病也是自然事物，所有的自然事物都有发生、发展、终结的宏观三阶段，怎么疾病这一自然事物，到"火神派"这里，就只有一阶段了呢？所有的病症一来就进入下焦了呢？怎么无论外感内伤、男人女人，一患病全都是肾阳虚了呢？

解决问题，是因地因时因人制宜，对因对证选方用药为好呢？还是千人一法，万众一方，普天一药好呢？

中医学是理综万类、学贯天人的系统知识。中医疗效的获取，不是卦卜测度，靠冥冥莫测定吉凶。不是掷骰赌博，靠碰运气获效益。而是要靠求实求真求理，才能获取真疗效的。

"火神"运动影响很大，推波助澜的，还未必就是挂"火神"招牌的人，更多的是信奉者，追捧者。青中年中医里有一大批追随者，时髦术语称为"火神"粉丝。

"火神"存不存在？"火神"可不可以学？"火神"可不可以做？

我的回答是：肯定存在！过去存在！现在存在！将来还存在！学"火神"没错！做"火神"骄傲！

不仅"火神"存在，"火神"可学，"火神"可做，其他"水神""土神""风神""金神"，一切神医都存在，都可学，都可做！

但是，要想认定是不是神医？如何学习神医？如何争当神医？首先必须弄清什么样的医生才称得上是真正的神医。

能够按照中医理论、中医标准，把疾病过程中的各个证型清晰精确地辨认出来，能够针对不同证型制定出合理的治疗方案，能够针对证型精巧地选药组方，这才能解危济困，才能药到病除。只有这样的医生，才是患者心目中的真神医！

"神医"不是官封的，不是民评的，而是在理论学习和临床实践中，通过长期苦修苦练，逐渐成长起来的。真正的神医，一定是精于辨证的中医一流高手。这样的高手，除了精于某一种病症的诊治外，对其他各种病症也有深刻认识，也能正确施治，也能收到良好治疗效果！除了擅长驾驭某类性质的方药外，也一定擅长驾驭其他各类性质的方药！

"火神"粉丝们应该沉潜心智，好好研读一下真正堪称"火神"鼻祖的郑寿全医学作品！

如果没有积淀丰厚的中医理论功底，没有精于辨证的临床水平，靠机械照搬"火神"，是永远不可能成为"火神"的！靠盲目运用附子类大温大热峻剂刚燥药，最后修成的，必然是"祸神"！是"死神"！

造神运动导致了滥用寒凉、滥用温补的不良风气泛滥，给患者带来了很大的伤害。而这种现象持续存在的原因很复杂，这儿无法展开。其中一个重要原因就是患者不懂中医，受害而不能自知。所以他还要带着感恩的心情，老老实实地继续去接受这样的伤害。真的既很可气，又很可怜！

不知大家认真思考过没有。滥用寒凉和滥用温补，其破坏性影响是同样严重的。

长期滥用寒凉，就会导致人体阳气萧索。阳主护卫统摄，阳主温煦气化，阳主发展壮大呀！阳气萧索以后，体表失于护卫，津液精血失于统摄，脏腑失于温煦，功能严重减退，津液不生，精血不长，整个机体从表到里都处于消极衰弱的低水平状态，层层的防卫功能都受到摧毁性破坏，机体就会处于门户洞开状态。既然门户洞开，自然就为邪气的进入，功能的紊乱创造了极为有利的条件，就很容易造成外感、内伤病的发生！

长期滥用温补，就会导致人体内在阳气壅闭。

闭在里面不耗散，那不挺好吗？

这是完全不懂中医的胡说八道。

人体气血津液是伴随人体生命活动不断运动变化的，都是受生命节律严格调控的，其运动特点是升降出入，其表现形式是盈虚通滞。正是气血津液的升降出入，保证了五脏六腑、四肢百骸的正常生理功能发挥，保证了机体生命活动的有序进行。一旦升降出入停止，是什么后果？《素问·六微旨大论》严肃指出："出入废则神机化灭，升降息则气立孤危！"这就是后果。若滥用温补，导致阳热壅闭于内，机体各个层次都会气机闭塞，进入重门深锁状态！

重门深锁是什么后果？

那后果就是内外气机不能出入，机体阳气不能正常布运宣散，发挥温煦气化的功能，反而会郁蒸于内，酿成口渴、尿热、烦躁、神昏类发热性重病。甚至由热化毒，酿成内蚀脏腑的大病。有的还闭得越紧，类似阳虚恶寒的假象越严重，医生越以为找到了给这种患者服大温大热药的临床依据，致死不悟。

虽说滥用寒凉是导致门户洞开，滥用温补是导致重门深锁，性质完全相反，但在给患者造成严重伤害这一点上，却是相同的！这就是这些"显学"的恶劣影响！

曾经治疗过一例青春期男青年因拜"火神"而致病情加重的案例。

青春期和更年期的病调治难度都很大！最主要的是这两类患者的精神心理状态很难把握，很难调控。

一位二十多岁的男青年，因每天遗精两三次，烦躁失眠，治疗两年多不愈，自觉身体越来越差，心理压力极大。听人鼓吹"火神"方药最是神奇，有病治病，无病延年，青年吃了强身壮体，老人吃了返老还童。于是专程从数百里外赶来租房拜"神"求治。

令他没想到的是，越吃"火神"仙方，遗精越严重。原来是日有所思，夜有所梦，睡眠状态下才发生。后来是阳强不倒，白天都频繁发生，每天遗精至少四五次，而且心烦，汗出，失眠，尿不畅，腹股沟处胀痛等症状更加严重。

小伙子是刚刚参加工作不久的硕士生，通过网上查阅相关资料，渐渐懂得一些养生常识，知道频繁遗精的严重危害性，心里越想越害怕，越想越紧张，就到处求医寻药，试医试药。有一天又撞到我这儿试医试药来了。

听患者讲述病情，说得很严重，但看看他的形体、气色、精神都还可以，讲起话来语音也还洪亮，只是语速较快，还很有点啰唆，反复强调他身体如何不行了，强调他病情如何复杂难治。

再仔细看看，唇舌都红，舌苔黄厚腻，脉弦数略细，二便不爽利。

参考"火神"治疗之前的几十张处方，有用金锁固精丸的，有用桂枝加龙骨牡蛎汤的，有用知柏地黄汤的，有用归脾汤的，有用丹栀逍遥散的。

再看看一位"火神"所开处方，所用都是滋肾填精固涩药，再加大剂量附子和普通剂量的肉桂、干姜。从结构上看，类似右归丸加味，是比较强有力的温阳补肾、填精养血、固涩止遗方。

如果不看舌脉形症，只看处方，谁都不会说前面这些方开得不好，而是各有各的特色。"火神"的方开得更好！针对性更强。

一结合舌脉形症看，那偏差就太大了，简直可以说是南辕北辙！患者舌脉形症都是湿热郁闭特点，疏肝解郁，滋阴清热，调营潜阳都是隔靴搔痒！养血益气更是抱薪救火嘛！温补肾阳加固敛肾气，简直就是既抱薪救火，还怕火力分散，关起门来烧哦！湿热郁闭特点那么突出，一切补药都无法使用，怎么能够吃大温大补再加固涩肾气的药呢？

于是就给患者开了桑叶 3g、菊花 3g、薄荷 5g、川藿香 15g、佩兰 10g、茵陈 10g、金钱草 5g、石菖蒲 5g、土茯苓 15g、茯神 20g。嘱其加盖密闭，小火微煎，一天一剂，代茶频服，连服 7 剂。

现在的年轻人，有什么疑问都知道去"网大师"门上求助，自己的健康出了偏差，更是经常登门向"网大师"求教，经过"网大师"指点，久病成医，对相关问题都具备一些基本常识。对遗精造成的危害，他所了解到的可能就是遗精会导致肾亏，治疗要点在填精补肾。所以，他看了我的处方，就直截了当地问我："老师，怎么没有补肾的药？"

我的回答也直截了当："补肾药你还吃少了吗？怎么越补越严重？现在不能吃补药！"

他只好带着满脸困惑，满腹疑虑，无奈地离开了。

二诊时，我一看他那毕恭毕敬又笑容可掬的神情，就知道收效不错。他的原话是："效果非常好！连续一周没有遗精了，出汗、睡眠、二便都好了。"

查看舌象，红色减退，黄腻苔化掉十之六七。就告诉他说："啥子'都好了'哦！万里长征才刚到遵义，还前路漫漫呢！"就在原方基础上，根据舌苔减退情况，酌情加苇茎、荷叶、生白术、生稻芽、淮山药、生川断之类生发清阳，守护中气，平补肾气的药，调理两周，就痊愈返回了。

在二十来天的治疗中，遗精两次。

我告诉他："二十多岁的青年人，这是很正常的，不用紧张。"

还告诉他："不要酗酒，不要过食辛辣、腌卤、烧烤及一切垃圾食品！只要认真总结教训，不被色情所惑，不人为造成遗精，这个问题就不会复发。否则，这些药都是白吃了的，还得重走治疗长征路！"

这么典型的湿热郁闭证，为什么就不去化解湿热呢？难道这就是"火神"的治疗标准？作为"火神"泰斗的郑钦安会这么做吗？

去认认真真读一读郑氏作品就知道了，他老人家是绝不会这么做的！

作为最具代表性的"火神"郑老前辈，在他的代表作《医理真传》自序中就强调指出："医学一途，不难于用药，而难于识症。亦不难于识症，而难于识阴阳。阴阳化生五行，其中消长盈虚，发为疾病，万变万化，岂易窥测？诊候之际，犹多似是而非之处，辨察不明，鲜有不误人者也。"

贯穿郑氏著作全书的，确实是扶阳的重要性和阳虚证的诊治方法，因为他所看到的当时临床状况就是铺天盖地滥用寒凉。他著书目的，就是纠偏正误！即便是这样，也绝不是说可以无条件地乱用温阳方药！疾病是"万变万化"的活生生事物，无论用什么方药，都是有严格限制条件的。正如喻嘉言所说："有是证"才能"用是药"，所以辨证是关键！是前提！是纲领！如果离开了这个大前提，一旦"辨察不明"，那就很容易造成"误人"的严重后果。这才是要点中的要点！纲领中的纲领！

读学术著作不能跑马观花，一定要从字里行间读出作者的灵魂来，才有收获，才有意义。如果读书不用意，神形分离，就是读得再多，也是枉然。

再说一说脱离中医理论本旨的标新立异。

学术发展是倡导创新，倡导标新立异的。在今天这个科学技术瞬息万变的时代，创新更是引领学术发展的时代潮流。

中医学术发展也不例外，看看历代能独树一帜的名家，都是因为他们有自己的创新性成果。但创新不等于没有任何理论规范的胡思乱想，而是对理论的深入挖掘和发挥发展。

现在中医界有一种新学说，叫"主因论"，影响不小，蛊惑性很大，青年中医趋之若鹜。

有一天，我走到成都中医药大学附院大门口，突然围上来五六个青年人，开口就叫："老师好！"退休几年了，和学生很少接触，对面前的青年一个也不认识，但听到这个熟悉的问候，心里还是很亲切，也立即反应过来，这是中医大的学生。

于是问他们："有什么事？"

一位青年说："老师，可以问个问题吗？"

我问他："什么问题？"

他说："老师能不能谈谈您对'主因论'的高见？"

我从没听到过这个新词儿，不敢不懂装懂信口开河乱发言，愣了一下，就说："我还不知道什么是'主因论'呢，哪儿去找什么高见。你们从哪儿看来的？"

那位同学回答说："'主因论'就是每个病都有一个主要病因贯穿始终，所以治疗就应该有针对主因的主方主药，贯穿始终。是我们学校老师讲的。"

我乍一听，觉得很新颖，也很有说服力。但静心想想，不对呀！这样的见解岂不把问题都说死了吗？

我没有直接回答，还是反问："你们是怎么认识的？"

大家七嘴八舌地发言，有的说"我觉得很具体，很好掌握，也很好用"；有的说"掌握起来是很方便，但就是不知道和辨证论治如何接轨"；还有的说"我觉得这个概念有点问题，但又不知道问题在哪里"。我一边听，也一边在积极思考他们提出的问题。

我问他们学历才知道，两位是博士生，一位是硕士生，还有三位是本科生。

我夸他们："你们的中医学得很好嘛！不是老师说什么就认定是什么，而是自己积极动脑筋思考问题，而且还把辨证论治这个中医理法方药运用的灵魂问题都联系起来了，考虑得很深刻。你们再仔细想想，这个新观点的本质是什么？是不是中药西用的变种？"

我还告诉他们："中医不是'主因论'，而是动因论，多因论。你们看看《内经》是怎么讲的？《内经》强调'虚邪贼风，避之有时，恬淡虚无，真气从之，精神内守，病安从来'，同时也强调'邪之所凑，其气必虚'，所以才明确指出'正气存内，邪不可干'，都是强调的邪正两个方面。内因是决定矛盾形成与否的基础，是根本，外因是矛盾形成与否的诱发因子，是条件，外因离开了内因，就不能起作用。要说主因，内因才是中医最看重的主因！"

大家专注地听，没有人插话，我继续讲："外因重不重要？当然重要！内因是决定矛盾是否发生的本质要素，外因是矛盾发生的诱发因素，而且决定矛盾的特殊性。没有不同性质邪气的影响，就没有不同性质的疾病发生。但无论外感或内伤杂病，发生后都并不是永远停留在同一个层次，永远停留在同一种状态，永远属于同一种证性。"

"你看仲景《伤寒论》所论由感受风寒邪气引起的伤寒外感病，初起主因，表面看显然是寒邪，标准证型是麻黄汤证，但就在疾病初起的太阳病篇中，所论也并不只是麻黄汤一证，还有桂枝汤证、葛根汤证、大青龙汤证等多种证型。还有桂枝麻黄各半汤证、桂枝二麻黄一汤证、桂枝加葛根汤证、桂枝加附子汤证、桂枝去芍药汤证、白虎加人参汤证、甘草干姜汤证、芍药甘草汤证、调胃承气汤证、四逆汤证等多种变证。

说明什么？

说明寒性外感病的发生，除寒邪影响外，还有由体质特点决定的内在复杂因素影响。

说明在治疗过程中，受治疗措施的影响，矛盾性质也有可能发生重大变化。

说明在伤寒病症分三阳三阴六阶段中，各个阶段都有各个阶段的症候群。每个具体方证的主因都不相同。

按照主因论者的说法，一部《伤寒论》，用麻黄汤一个方就解决问题了啊！再提炼一下，用一味麻黄就够了，还分那么多阶段，分那么多证型干啥？一百一十三方都是多余的嘛！"

看几位年轻人都专注地听着，就继续说："不能笼统地针对某个具体病症的发展全过程提'主因论'，提'主因论'得加上一个限制，那就是以证为基本单元的阶段性主因，不同阶段有不同主因。也就是说，即使感受邪气相同，在疾病发生发展变化过程中，由于体质、性别、年龄不同，形成的矛盾性质也并不相同。由于治疗时机、治疗措施不同，矛盾性质也会随病情演变而不断转化。简单地提'主因论'，最后把落脚点定在一病一主方、甚至一主药贯穿始终上，肯定是错误的！听起来很有新意，实际上是中药西用的变种！"

"大家认真思考一下，'主因论'是不是有这样几大特点：

'主因论'与中医整体观恒动观完全脱节，本质上是只孤立重视外因的作用，忽视了内因的复杂影响。这是很片面的，中医不这么看问题。

'主因论'与西医的病因观和发病观完全相同，只不过提法不同罢了。

'主因论'与辨证论治完全脱节，使中医理法方药运用原则被架空，治疗无法进入中医思维轨道。只能在西医检验报告单的指引下，到树皮草根里去淘抗生素、维生素、激素类现代医药'宝藏'。"

和这些学生交流以后，大家都笑了，说是"终于解除了心里的疑团"。

"主因论"负面影响很大，青年中医中毒的不少，因为掌握运用都比较简单。

值得庆幸的是，还是有那么些肯动脑筋的学生对这种见解持怀疑态度，而且渴望解除心里的疑团，所以迫不及待地在大街上拦路提问，这是中医的幸事！只要有这样一批勤于思考、善于思考的青年才俊存在，守住中医的真理，中医未来就前景光明！

第三种表现就是鼓吹药物用量越大疗效越高，因而导致违犯中医法规的超《药典》大剂量用药现象泛滥。这个问题有兴趣的朋友可以参考《如何看待中药用量问题》一讲。

如果上述现象成为主流，那么中医的下场会很悲惨，那就是癫狂死！

什么是"只重科研，安乐死"？

这是个涉及中医发展方向的大是大非问题，在下面大家议论起来言辞激烈，真要拿到台面上来讨论，很多人又采取的是顾左右而言他的态度。台上安安静静，台下滔天舆论。这样的情景其实不好，从维护学术健康发展考虑，还是开诚布公地讨论一下比较好。

讨论这个问题绝不是反对中医引入现代科技手段。科学技术作为人类最强大生产力，在进入百科的时候，也必然进入中医学，这是谁都阻挡不住的！中医学也应该积极主动地借助科学技术推动自身发展，最重要的是找准切入点。

第一个切入点应该是四诊科技化。

第二个切入点应该是辨证论治智能化。

采用现代科技手段彻彻底底地对四诊进行革新，是当务之急！人尽其能的传统诊法，同一医生差异不大，不同医生差异太大，标准很难把握，也很难评判。

比如，同一医生望诊不同患者的舌象，在舌苔颜色、厚薄区分上，就很可能出现误差，几乎不可能对各个患者精确定性定量，误差在所难免，但差异不会很大。不同医生望诊同一患者的舌象，在舌苔颜色、厚薄区分上，几乎不可能求得统一，常常是张医生说是黄苔，王医生说是白苔，李医生还可能说是灰苔。张医生说是厚苔，王医生说是薄苔，李医生还可能说无苔，很多时候结论都差异巨大。这不是讲笑话，我就亲身经历过。我在《中医优势在哪里》里发表过有关论述，这儿就不再重复。

对脉象的触感体会分歧就更大了。切诊同一患者的脉象，有说是洪脉的，有说是实脉的，还有说是弦脉、芤脉的……。所以现在有不少中医师干脆不把脉，说有心电图，有心脏彩超，还把啥子脉哟！自身的诊断方法都弃而不用了，还算是一个合格中医吗？对同一患者的诊断都结论严重分歧，中医诊断标准还可信吗？这是中医学无法回避的重大问题！

就是真正把四诊功夫修炼到家了的一流高手，也只能说对四诊把握可以做到基本无误，但在色诊、舌诊、脉诊的具体区分上，仍难免带有模糊性，不可能做到绝对精确，最后的临床意义分析也难免存在误差。更何况，这样的顶级高手有多少？

早日实现四诊现代化，是中医的期盼。如果能以智能化手段把古今名家经验集合起来，铸成能精确辨证论治的机智过人机器中医大师，那更是全人类的殷切期盼！

所以，我再三申明：今天讨论中医科研问题绝不是反对中医进行科研。

合理地引入科技手段，正常地进行科学研究，只会有助中医发展，加速中医发展。但前提条件是忠实中医理论特点，坚持中医理法方药运用原则。

正是因为如此，才在提纲的"重"字前面加了个限制性副词"只"字，表明背后还有一句潜台词，那就是"不重传统"。

传统指的是中国以儒释道学术为核心的庞大文化体系，这是中医发生、发展、成长的文化丛林，是土壤，是灵魂！离开了这样的文化丛林，中医就会变种！离开了这样的文化土壤，中医就会衰竭！离开了这样的文化灵魂，中医就会死亡！中医本体就会丧失。

如果连中医的本体都丧失了，还有真正体现中医学术本质的科研存在吗？

这也许正是国家"十二五"以来，再一再二再三地强调中医教育必须重传统的原因和理由所在。

所以，几年前，我在和基础医学院的中青年教师讨论中医科研问题时，就坚持认为：整体恒动认识理念是中医科研工作的灵魂。

据我了解，在作为中医人才培养大本营的中医高校里，重现代科研、轻传统理论已经成为普遍现象。某些学校都只重科研，只抓科研，不重中医传统理论的培养教育，对研究生培养更是如此。

"重传统"是写入中医高等教育人才培养纲领的"国策"，近十年来都在反复强调，表面上看起来不是不重视，而是高度重视。但实质却是，越是反复强调的问题，越说明这个问题存在的严重性。

怎么会这样呢？科研和传统并不是矛盾对立双方，完全可以并重，可以统一呀！为什么要人为地对立起来看待呢？作为中医高等学府，本来就应该有教学、临床、科研三支队伍才是合理结构。

现在有一些学校，在晋职晋级以及带教研究生资格审核方面，科研所占权重太大，我认为这种导向存在很大的问题。

有的教师，一辈子上课没人听，讲完第一节课，学生就走掉三分之二。同样一门课，换个老师上，从始至终，济济一堂。学校也很无奈，只好实行听课考勤制度，每节课都点名画圈，强化对学生的管理。传道授业，一门课有没有学生愿意听，主要是取决于教师的教学水平。学生能不能从老师那里学到真知识、真本事。既取决于学生的学习态度、学习方法，也取决于老师的学术水平、授业精神。现在的学校规模那么大，动辄上万人，甚至数万人，为了维持学校的教学秩序，必要的约束制度也是需要的，但绝不是积极有效的措施！积极有效的措施是调动老师积极性，提高教师学术水平，提高教学质量。不然的话，学生即便是都坐在教室里，他们的心在教室里吗？他们的灵魂在课堂上吗？

作为医学院校就应该教学临床科研并重的导向不变，晋职晋级，三头并重的奖惩机制不能扭曲。不能全以课题中标数量、课题级别高低、课题经费多少为衡量标准！

高等医学院校既是培养高级医学科研人才的地方，更是培养高级医生，高级医学导师的地方，衡量贡献的标准首先是有没有实实在在对深化中医理论，提高中医疗效有指导价值的教学、临床成果。然后才是有没有相关科研成果。对科研成果的评价还得首先看质，然后才是看量。

如果以科研一把尺子量所有的人，使能讲好课，治好病，真正有实绩贡献的教师、医生职称工资都上不去，终其一生，被冷落，被遗忘，这就更不公平了！这就有意无意扭曲了国家人才评价机制，和党历来倡导的实事求是精神也是背道而驰的。果真如此，谁还会去一门心思精益求精地搞好自己的本职工作？还谈什么热心传道？还谈什么尽心授业？

如果中医教育、中医临床都这样持续下去，是什么后果？

必然是中医灵魂脱体，顶着科学光环，带着无奈长叹，一步步走向安乐死！

如何才能有效化解中医面临的这些危机？

有关这个问题的答案，在《中医优势在哪里》一讲中有明确解读。这里简单概括一下，解决危机的法宝就两件：一是管理体制重科学，二是理论传承重传统。

有了这两件法宝，中医教育就能健康发展，中医学术就能健康传承，中医辨证论治的理法方药运用灵魂就能发扬光大。

所谓管理体制重科学问题，不是哪个学校能解决的，更不是发点议论能解决的，唯一的选择只有耐心期盼，期盼国家教育体制改革的顺利完成。这一点，大家要有信心，我们正生活在一个积极进取的伟大时代，但国家这么大，任何一件事情做起来都没有那么简单，都免不了牵一发而动全身，国家正在努力革旧鼎新，改革尚未完成！万众还须努力！光明就在前头！

所谓理论传承重传统，又主要体现在牢固掌握整体观和牢固掌握恒动观两点上。

只有牢固掌握整体观，才能做到宏观中求微观，而且是现实还无法捕捉的超微微观。

只有牢固掌握恒动观，才能做到变化中求本质，而且是现实还难以把握的活性本质。

只有牢固掌握整体观、恒动观，才能深刻把握辨证论治原则的学术本质，才能严格按照辨证论治原则去运用中医的理法方药。

只有严格按照辨证论治原则去运用中医的理法方药，才能在预防治疗调养各个方面真正做到因时、因地、因人制宜，从而收获中医最大临床效价。

此外，在方药运用经验的传承方面，我是一贯主张：继承前人，贵在变通，结合现实，不断创新。只有这样，才能把前人的学术灵魂、学术智慧不断发扬光大。才能推动中医不断发展进步！才能永远保持学术的生命活力。

谢谢大家！

痴斋吟

形痴老，意痴深。

乐痴荒野，趣痴空灵。

山痴翠而莽然，水痴碧而婉韵。

无车马痴喧嚣，有虫蛙痴嘶鸣。

登峰痴呼啸，临渊痴沉吟。

风清痴听鸟，月朗痴观星。

痴梦甜，痴笑醒。

神痴呆，情痴凝。

术痴岐黄，理痴天人。

心痴愚而多惑，性痴顽而寻根。

远巧诈痴求索，近鲁钝痴耕耘。

讲坛痴论道，斗室痴研经。

医馆痴问病，陋庐痴养生。

痴淡泊，痴宁静。

庚子秋于痴斋